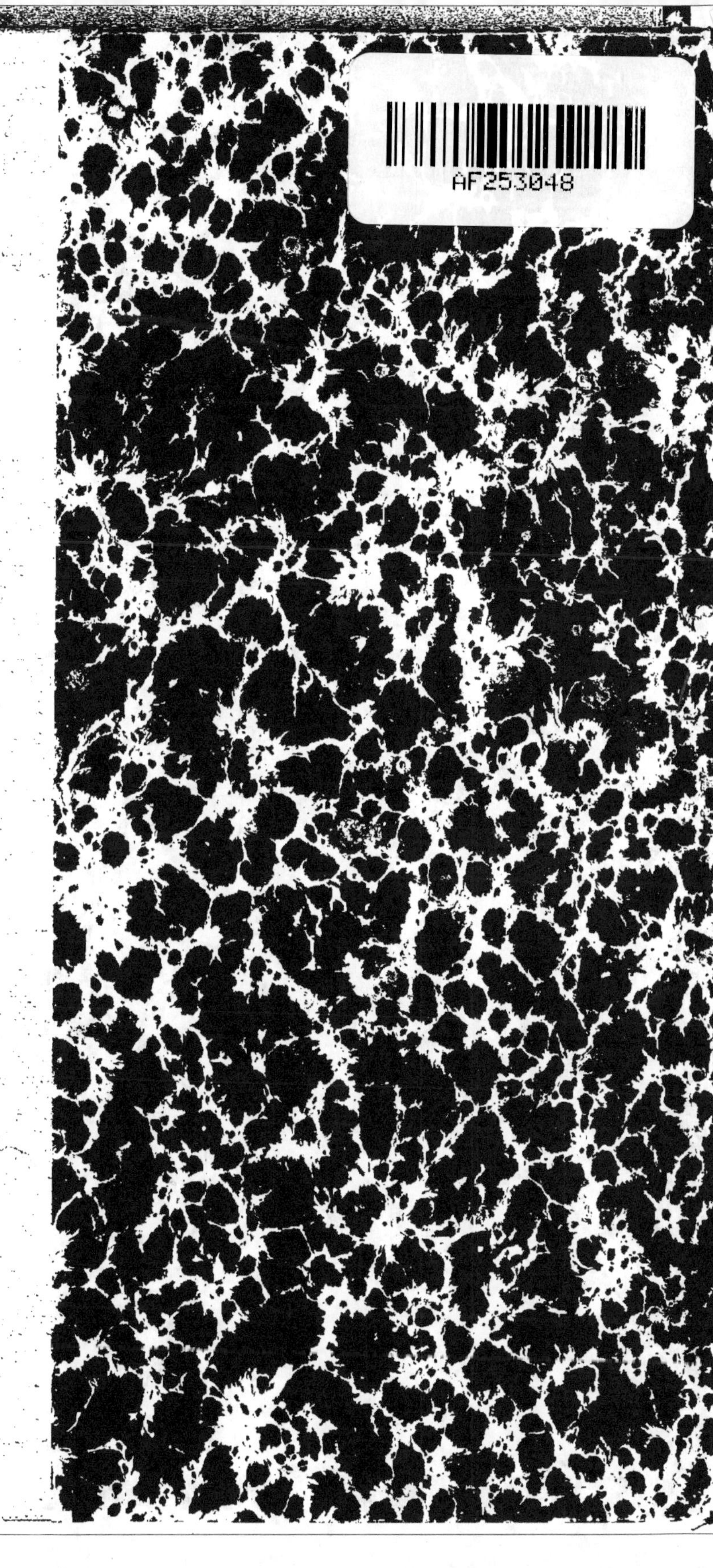
AF253048

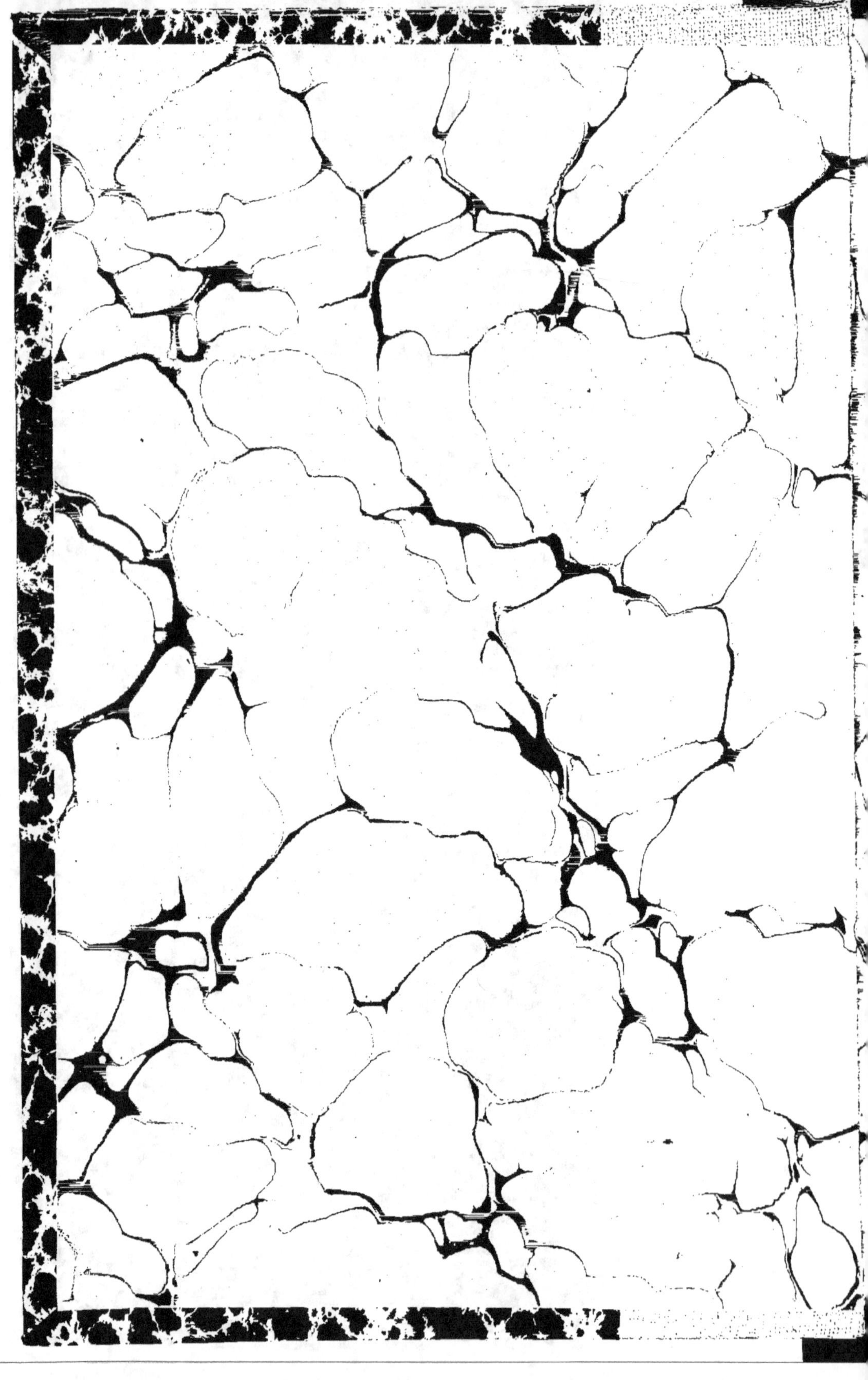

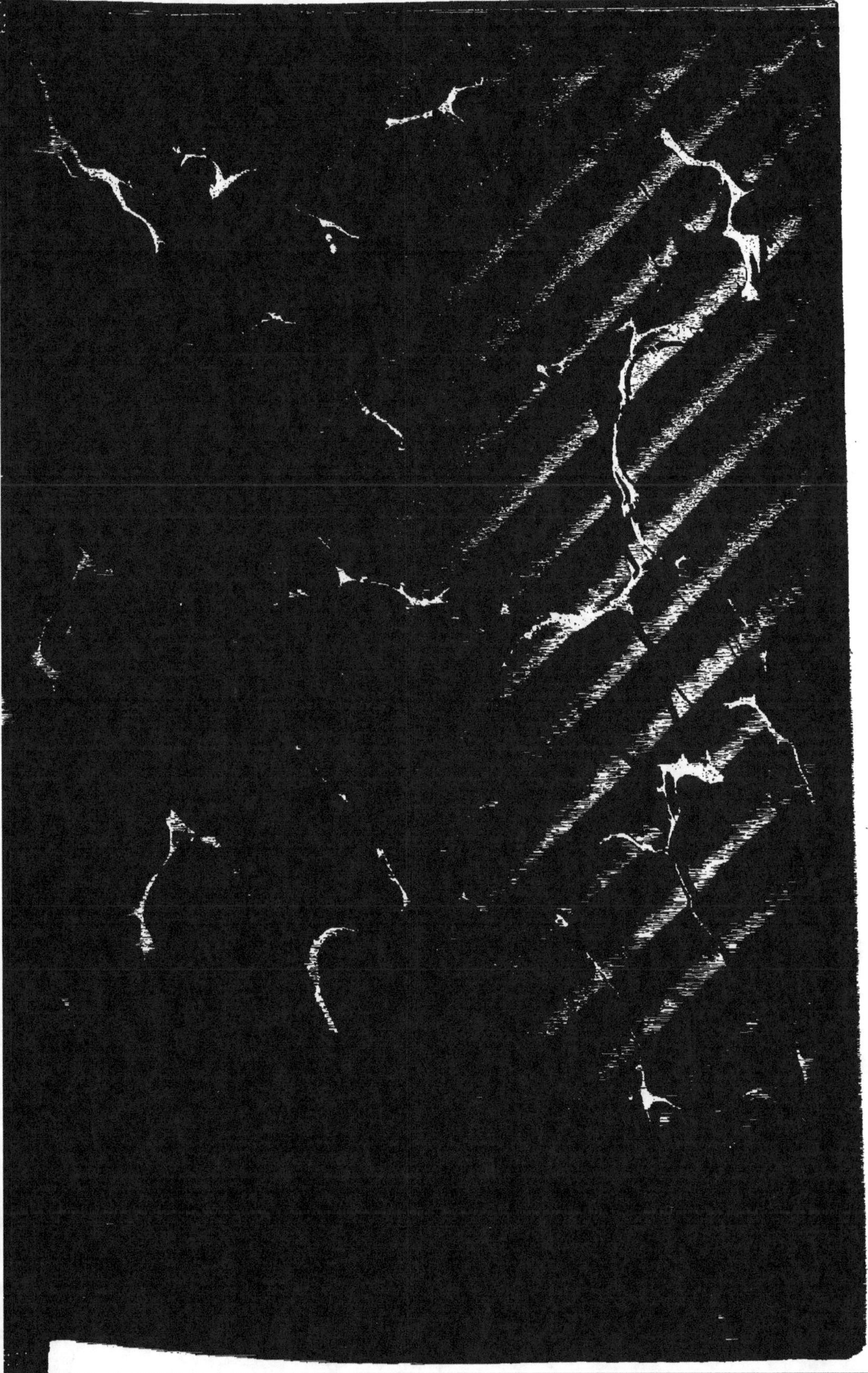

Conserver la Couverture

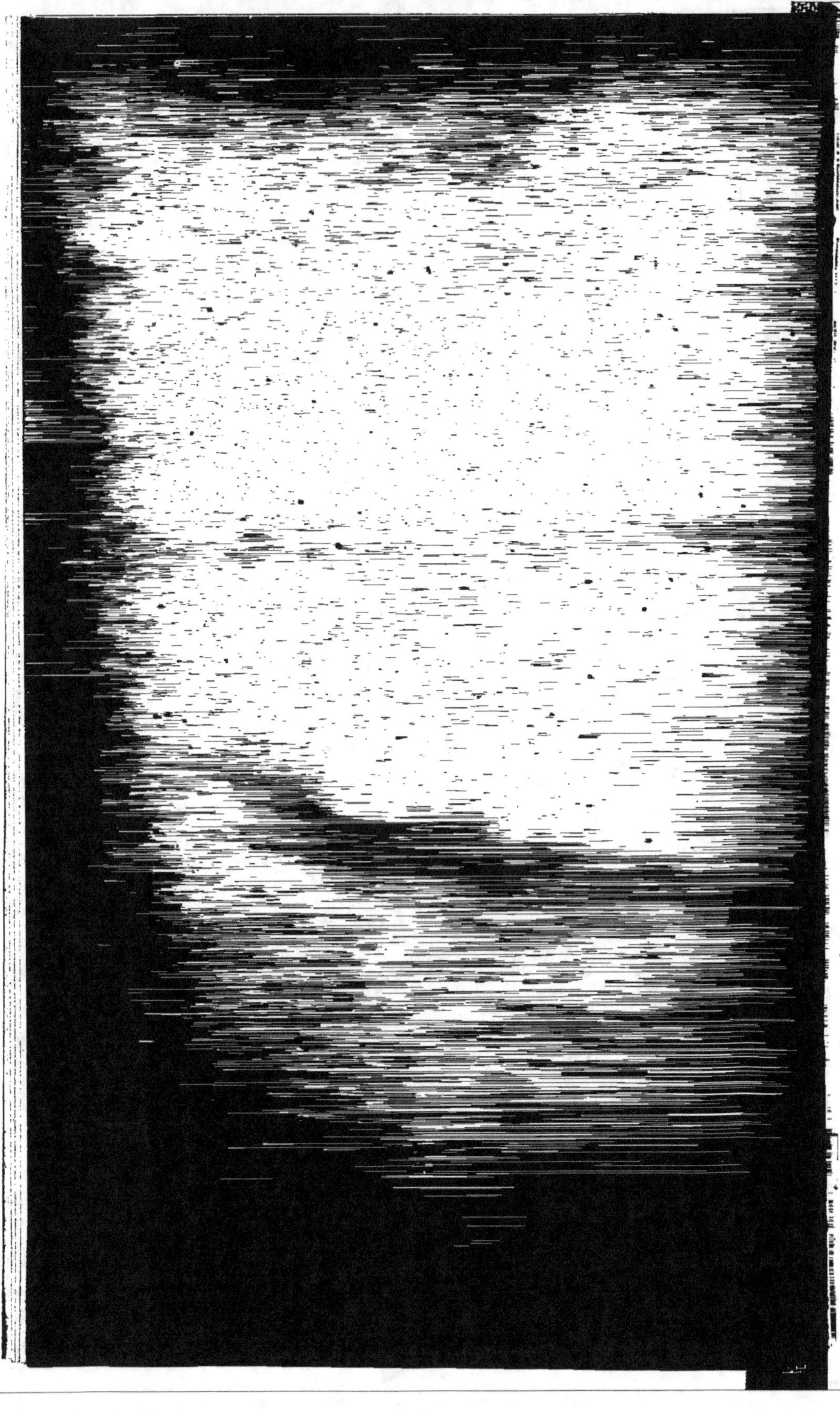

TRAITÉ DES VARIATIONS

DU

SYSTÈME MUSCULAIRE

DE L'HOMME

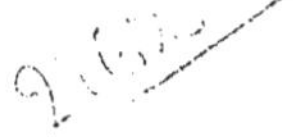

OUVRAGES DU MÊME AUTEUR

Leçons cliniques sur les fractures de jambe faites à l'Hôtel-Dieu de Paris, en 1875, par le professeur RICHET, recueillies, rédigées et publiées par MM. L. GARNIER et A. LE DOUBLE, internes des hôpitaux. In-8° de 68 pages. Paris, 1875.

Du kleisis génital et principalement de l'occlusion vaginale et vulvaire dans les fistules uro-génitales. (Th. inaug. récompensée par la Faculté de médecine de Paris : médaille de bronze.) In-8° de 250 p. Paris, 1876.

Essai sur la pathogénie et le traitement des hémorrhagies de la paume de la main. In-8° de 110 p. Paris, 1876.

De l'épididymite blennorrhagique dans les cas de hernie inguinale, de varicocèle ou d'anomalies de l'appareil génital. (Ouvrage récompensé par l'Académie des sciences, prix Godard : 1 000 fr., et par la Faculté de médecine de Paris, prix Chatauvillard : 2 000 fr.) In-8° de 252 p., avec 3 planches. Paris, 1879.

Des avantages de l'allaitement maternel pour la mère, pour l'enfant, pour la famille et pour la société. (Ouvrage récompensé par la Société nationale d'Encouragement au Bien : médaille d'argent.) In-8° de 39 p. Tours, 1880.

La médecine et la chirurgie dans les temps préhistoriques. In-8° de 24 p. Tours, 1887.

La grotte des Fées, de Mettray, à l'époque de la pierre polie. (Reconstitution à l'exposition nationale de Tours, de 1892.) In-8° de 28 p., avec de nombreuses figures dans le texte. Tours, 1892.

Velpeau. In-8° de 24 p. Tours, 1897.

Pour paraître prochainement :

RABELAIS ANATOMISTE ET PHYSIOLOGISTE

ÉVREUX, IMPRIMERIE DE CHARLES HÉRISSEY

TRAITÉ DES VARIATIONS

DU

SYSTÈME MUSCULAIRE

DE L'HOMME

ET

DE LEUR SIGNIFICATION

AU POINT DE VUE DE L'ANTHROPOLOGIE ZOOLOGIQUE

PAR

Le Dʳ A.-F. LE DOUBLE

PROFESSEUR D'ANATOMIE A L'ÉCOLE DE MÉDECINE DE TOURS
LAURÉAT DE L'INSTITUT

AVEC UNE PRÉFACE

DE

M. E.-J. MAREY

Membre de l'Académie des sciences et de l'Académie de médecine,
Professeur au Collège de France.

TOME SECOND

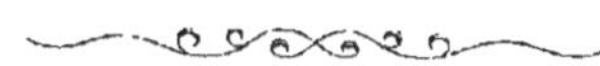

PARIS

LIBRAIRIE C. REINWALD

SCHLEICHER FRÈRES, ÉDITEURS

15, RUE DES SAINTS-PÈRES, 15

—

1897

MUSCLES DU MEMBRE SUPÉRIEUR

MUSCLES DE L'ÉPAULE

DELTOÏDE

Variations de volume. — Le deltoïde est plus développé chez l'homme que chez la femme ; dans l'un et dans l'autre sexe il est plus marqué à droite qu'à gauche ; dans les professions qui exigent des mouvements répétés d'abduction et d'élévation des bras (chez les boulangers par exemple), il a des dimensions plus considérables.

Diminution du nombre des chefs ou du nombre des faisceaux qui les composent. — Otto a signalé la disparition du chef claviculaire (Otto, *Pathol. an.*, 1830, p. 247), et M. Macalister celle du chef acromial (Macalister, *Cat. cit.*, p. 74). Le professeur Testut a observé et j'ai observé également un cas où le faisceau claviculaire était réduit à l'état d'un ruban très grêle. W. Gruber a disséqué un deltoïde dont cette même portion offrait une perte de substance mesurant quatre pouces de longueur et de deux pouces de largeur.

Si tous les anatomistes sont d'accord sur la division du deltoïde en trois chefs, il n'en est plus de même en ce qui concerne le nombre des faisceaux dont est composé, par suite des prolongements celluleux interstitiels de la gaine aponévrotique, chacun de ces chefs. Ainsi pour le chef acromial, où la fasciculation est si apparente, ce nombre serait de 8 à 10, suivant Winslow ; de 5, suivant Albinus ; de 18 à 20, suivant Cruveilhier.

En présence de la diversité des chiffres que j'ai notés, j'incline à croire qu'il y a là une question individuelle. Chaque chef peut, suivant les sujets, avoir moins de faisceaux comme il peut en avoir plus.

ANATOMIE COMPARÉE. — « Le chef acromial du deltoïde existe seul chez les *Oiseaux*, les *Amphibiens* et les *Reptiles*, » dit Lannegrâce [1]. Cette assertion est discutable, du moins en ce qui concerne les *Oiseaux*. Dans son *Essai sur l'appareil locomoteur des Oiseaux*, publié quatre ans avant la thèse de Lannegrâce, Alix a fait mention dans les *Tinamidés*, les *Cracidés*, les *Pigeons*, etc., d'un deltoïde postérieur parfaitement différencié du muscle sous-épineux.

Dans la *taupe* la portion scapulaire paraît manquer (Meckel, *Anat. comparée*, t. VI, p. 257).

Multiplication au nombre des chefs. — Par suite de la scission de chacun des trois chefs principaux, le deltoïde peut être partagé en un plus grand nombre de corps. Sœmmerring et Macalister ont trouvé six ou sept segments presque séparés. Jenty dit avoir disséqué un deltoïde composé de dix-huit ou vingt muscles distincts (Jenty, *Course of Anatomico-Physiological Lectures*, vol. III, p. 232).

ANATOMIE COMPARÉE. — La subdivision du deltoïde en plusieurs ventres se retrouve même chez les *Mammifères claviculés*. Dans la *marmotte*, il y a quatre ventres, par suite de la division de la portion claviculaire et de l'indépendance des portions acromiale et spinale.

Indépendance des chefs. — L'anomalie du deltoïde qui me paraît la plus fréquente, celle qui est indiquée par le plus grand nombre d'anatomistes, et que j'ai rencontrée souvent, est celle qui consiste dans l'indépendance complète du chef claviculaire (*M. delto-claviculaire*) du reste du muscle. Alors le deltoïde est divisé en une partie postérieure plus grande, composée des deux chefs spinal et acromial unis comme d'habitude, et en une partie antérieure, plus petite, attachée plus en dedans de la clavicule que d'ordinaire. Le sillon celluleux qui sépare ces deux parties est quelquefois assez large. Une fois, Macalister a noté la séparation complète du chef postérieur ou spinal du deltoïde (*M. delto-spinal*) du chef acromial (*M. delto-acromial*) (Macalister, *Cat. cit.*, p. 18).

[1] Lannegrâce. *Loc. cit.*, p. 94.

J'ai noté sept fois cet isolement du chef spinal du chef acromial : cinq fois chez l'homme, trois fois des deux côtés, une fois à droite, une fois à gauche ; deux fois chez la femme, une fois des deux côtés et une fois à droite. M. Chudzinski l'a également assez souvent constaté chez des sujets de races colorées [1].

ANATOMIE COMPARÉE. — La séparation du chef claviculaire du deltoïde du reste du muscle est commune à tous les *Mammifères non claviculés*, où ce chef est non seulement distinct du deltoïde, mais encore forme la partie inférieure du céphalo-huméral ou masto-huméral [2]. La réunion de la portion claviculaire deltoïdienne à la portion acromio-spinale marche en général de front avec le développement plus parfait de la clavicule. Dans les *Makis*, où les trois chefs sont indépendants, le chef antérieur est uni étroitement au grand pectoral.

La subdivision du deltoïde en trois chefs isolés ou presque isolés [3] se retrouve dans les *Carnassiers*, les *Chéiroptères*, notamment dans la *roussette* (Edwards), le *murin* (Maisonneuve), etc.

Les fibres postérieures du deltoïde des *Pithéciens* forment un corps charnu indépendant dans la plus grande partie de son trajet (Chudzinski).

Variations des insertions. — L'empreinte deltoïdienne, ordinairement située au-dessous du tiers supérieur de l'humérus, est située quelquefois plus haut ou plus bas. Il s'ensuit que le deltoïde varie aussi bien de longueur que de volume. Le professeur Testut a observé la disposition suivante [4] :

« Les faisceaux les plus internes de la portion claviculaire du

[1] Th. Chudzinski. *Bulletins de la Société d'Anthropologie*, t. VIII, IIIᵉ série, 1ᵉʳ fascicule, janvier 1885.

[2] Les insertions scapulo-claviculaires du deltoïde correspondent exactement à celles du trapèze et les deux muscles, bien qu'indépendants dans l'espèce humaine, paraissent n'en constituer qu'un seul coupé par une intersection osseuse. L'anatomie comparée démontre en effet, que dans un grand nombre d'animaux ces deux muscles ont d'étroites connexions. Ainsi, pour ne parler que des chefs claviculaires du trapèze et du deltoïde dans les *Mammifères non claviculés*, le cléido-mastoïdien ou le cléido-mastoïdien et le cléido-occipital se soudent à la portion claviculaire du trapèze et à celle du deltoïde détachée des portions scapulaires, pour former un muscle unique, le *céphalo-huméral* ou *masto-huméral*, étendu du basi-occipital à l'humérus. (Pour détails complémentaires voy. Le Double, art. *Deltoïde* du *Dict. encycl. des sc. méd.*)

[3] Ils constituent dans le *chat* les muscles appelés par Strauss-Durckheim : *M. delto-claviculaire, M. delto-acromial, M. delto-spinal*.

[4] Testut. *Traité des an. musc.*, p. 338.

deltoïde se dirigeaient, comme à l'état normal, en bas et en dehors vers le V deltoïdien ; mais avant d'atteindre cette empreinte rugueuse, où ils se terminent d'habitude, ils se jetaient sur un tendon arrondi et fort grêle, rappelant comme volume et comme aspect celui du petit palmaire. Ce tendon s'infléchissait et en dedans croisait le bord interne du biceps, le paquet vasculo-nerveux du bras et venait s'insérer sur la face antérieure de l'épitrochlée au-dessus des muscles épitrochléens. »

M. Testut a donné à ce faisceau placé en dedans de la veine céphalique et qui n'a par conséquent rien de commun avec le *M. chondro-epitrochlearis* de Wood (voyez ce muscle), le nom de *faisceau cléido-épitrochléen*.

Un de mes anciens prosecteurs, M. Hahusseau, a retrouvé en 1888 cette formation anormale, à droite et à gauche, chez une femme.

Anatomie comparée. — Le deltoïde est très puissant chez tous les *Anthropoïdes*. « Chez le *gorille*, il s'étale en avant et latéralement pour ne s'insérer que vers le milieu de l'humérus. Chez ce *singe* il se distingue du brachial interne, mais d'une manière peu nette. Chez le *gibbon*, il se prolonge à peu près autant que chez le *gorille* et il en est de même chez l'*orang* ; mais chez le *chimpanzé* il ne descend pas aussi bas (Hartmann). »

« Dans le *fœtus de gorille*, dit M. Deniker, le deltoïde présente la même disposition que chez le *gorille adulte ;* son insertion humérale se trouve un peu plus haut que le milieu de l'humérus, à 21 millimètres au-dessus de l'extrémité inférieure de la trochlée. Ce muscle confond en partie ses fibres charnues avec celles du triceps ; son aponévrose est liée à celle du long supinateur [1]. »

Quant au faisceau cléido-épitrochléen, le professeur Testut trouve son explication dans une disposition particulière du *masto-huméral* de la *chèvre* et du *mouton*. Dans ces deux *Mammifères* le masto-huméral se divise à son extrémité inférieure, d'après Lannegrâce, en deux branches entre lesquelles passe le biceps. L'une des branches, se fixe à l'humérus, l'autre à l'épitrochlée. « Restituons à la *chèvre* et au *mouton* leur clavicule atrophié, dit M. Testut, et nous aurons dans ce faisceau supplémentaire un véritable cléido-épitrochléen. »

Faisceaux surnuméraires. — On a trouvé un faisceau étendu du

[1] Deniker. *Recherches sur les Singes Anthropoïdes*, p. 111.

bord vertébral du scapulum au sommet du deltoïde. Ce faisceau, qui peut se détacher d'un point quelconque du bord vertébral de l'omoplate ou de l'aponévrose sous-épineuse dans le voisinage de ce bord et offrir plus ou moins de largeur et d'épaisseur, a été décrit par Gruber sous le nom de *fasciculus infra-spinatus deltoïdeus*, et par Krause sous celui de *basio-deltoïdeus*. M. le D Knott en a observé deux cas.

D'après ce dernier anatomiste et M. le professeur Krause, les faisceaux appelés *costo-deltoïdeus, acromio-clavicularis lateralis, tensor fasciæ deltoïdeæ a fasciá infra-spinatá, tensor fasciæ deltoïdeæ a margine axillari scapulæ*, bien qu'ayant des insertions différentes, en dedans et en dehors, chez l'homme, ne seraient, d'après l'anatomie comparée, que des variétés du *basio-deltoïdeus*.

Cette assertion me semble erronée en ce qui concerne le *tensor fasciæ deltoïdeæ a fasciá infra-spinatá* dans lequel il m'est impossible de voir autre chose qu'un lambeau du peaucier dorsal (voy. ce muscle).

Le *costo-deltoïdeus* provient du bord axillaire du scapulum et se jette en totalité dans le deltoïde ou en partie dans ce muscle et en partie sur l'aponévrose deltoïdienne sur laquelle il se prolonge sous forme de fibres tendineuses curvilignes jusqu'à l'acromion et l'extrémité externe de la clavicule. Il peut se détacher : du bord axillaire au-dessous de l'épine, dans une étendue de 25 millimètres (Chudzinski, *Revue d'anthropologie*, 1874) ; entre le grand et le petit rond (Calori, *Mem. della Accad. delle Scienze dell'Instituto di Bologna*, 2° série, vol. VI, p. 237) ; entre le sous-épineux et le petit rond (Henle, Albinus), entre le petit rond et l'angle inférieur du scapulum.

Décrit pour la première fois par Albinus dans son *Historia musculorum*[1], ce faisceau a été signalé ensuite par Meckel[2], Theile[3] et Calori, qui lui a donné le nom de *M. costo-deltoïdeus*.

Le costo-deltoïdeus est encore appelé *M. tensor fasciæ deltoïdeæ a margine axillari scapulæ*, et *M. costo-acromio-clavicularis*. Qu'il soit rond ou aplati, charnu ou tendineux, grêle ou très prononcé, indivis ou divisé à son extrémité externe il est toujours distinct, à son origine, du bord postérieur du deltoïde. « Il tend, dit Calori, l'aponévrose del-

[1] Albinus. *Historia musculorum hominis*, p. 482.
[2] Meckel. *Manuel d'anatomie*, t. II, p. 150.
[3] Theile. *Encycl. anat.*, t. III, p. 208.

toïdienne et abaisse accessoirement la clavicule pendant le mouvement d'adduction du bras [1]. »

Les bandelettes contractiles anormales naissant de l'aponévrose du sous-épineux et de la cloison qui sépare ce muscle du petit rond (*fasciculus infra-spinatus deltoïdeus*, de Gruber) ont été rencontrées par Macalister, Flesch, Beaunis et Bouchard, Meckel, Knott, Nicolas [2], etc.

L'*acromio-clavicularis lateralis* va de l'extrémité acromiale de la clavicule au deltoïde.

J'ai vu seulement le *basio-deltoïdeus* et le *costo-deltoïdeus* qui sont d'ailleurs les faisceaux surnuméraires les plus communs.

Ce qui prouve bien, comme le pensent Krause et Knott, que les productions anormales précitées ne sont que les rudiments d'un même élément musculaire, c'est qu'elles peuvent coexister. C'était le cas chez un nègre dont M. Chudzinski a moulé le deltoïde [3]. Les insertions du faisceau deltoïdien surnuméraire se faisaient non seulement à l'aponévrose sous-épineuse, mais encore au bord axillaire de l'omoplate entre les points d'attache des muscles grand rond et petit rond.

Peut-être convient-il de rattacher aussi au *basio-deltoïdeus* le *scapulo-humeralis digastricus* de Gruber. C'est un petit faisceau composé de deux bandelettes charnues réunies par un tendon moyen, qui se fixe, d'une part à la racine de l'acromion et aux deux tiers externes du bord inférieur de l'épine de l'omoplate, et, d'autre part, à l'humérus entre le deltoïde et le triceps [4].

Quant au *tensor scapulæ* de Hyrtl qui se détache de la face inférieure de l'acromion et va se perdre sur la capsule de l'articulation de l'épaule, on peut le regarder, avec le savant professeur de Vienne, comme un faisceau deltoïdien profond incomplètement développé qui s'est soudé à la capsule scapulo-humérale [5].

Theile a appelé *second deltoïde profond* un petit cordon musculaire qui se porte de l'humérus, en dehors de l'insertion du sous-scapulaire, sur la capsule de l'articulation de l'épaule. Ce n'est qu'une forme incomplète du court coraco-brachial (voy. ce muscle).

---

[1] Calori. *Memorie dell'Instit. accad. di Bologna*, 1868, série II, t. IV, p. 614.

[2] Nicolas cité par Prenant, in *Contribution à la connaissance des anomalies musc.*, p. 9.

[3] Chudzinski. Une anomalie du muscle deltoïde, *Bulletins de la Société d'Anthropologie de Paris*, t. VIII, IIIe série, 1er fasc., p. 10, janvier et février 1885.

[4] Gruber. Ein musc. *scapulo-humeralis digastricus* singularis (*Virchow's Arch.*, vol. XXXII, p. 218).

[5] Hyrtl. *Anatomia dell'uomo*, trad. ital., p. 379.

ANATOMIE COMPARÉE. — D'après Krause, le basio-deltoïdien et ses variétés (*costo-deltoïdien*, etc.), représentent dans l'espèce humaine *l'abducteur inférieur du bras* des *Vertébrés inférieurs* (Krause, *Anatomie des Kaninchen*, 1868). Ce qui est sûr, c'est qu'il se retrouve, ainsi que tous les autres faisceaux surnuméraires du deltoïde, que nous avons énumérés, dans des animaux les plus haut placés dans l'échelle zoologique.

Dans le *chimpanzé* et l'*orang*, le deltoïde est remarquable par la manière dont son faisceau postérieur (deltoïde spinal) recouvre toute la fosse sous-épineuse, prenant à la fois des insertions et sur l'aponévrose sous-jacente et sur le bord vertébral du scapulum. Le faisceau postérieur du deltoïde du *gorille* constitue un muscle indépendant dont les insertions se font non seulement à l'aponévrose sous-épineuse, mais encore au bord axillaire de l'omoplate entre les insertions des muscles grand et petit rond.

La portion spinale ou sous-épineuse du deltoïde des *Chéiroptères* constitue un muscle parfaitement distinct superposé au sous-épineux, de sorte que l'on dirait qu'il existe deux muscles de ce nom, l'un superficiel, l'autre profond.

Meckel confond cette couche musculaire avec le sous-épineux, dont elle est cependant séparée par une lame cellulo-fibreuse. Humphry la considère comme le petit rond ; mais le professeur Macalister a constaté dans un grand nombre d'espèces l'existence simultanée de cette portion spéciale et du petit rond. Notre éminent ami croit, et nous partageons son avis, que le muscle en question doit être considéré comme faisant partie du deltoïde. En effet, les fibres de cette portion se continuent dans certaines espèces, par exemple le *Rinolophus diadema* et le *murin*, directement avec la portion acromiale du deltoïde.

Chez les *Quadrupèdes non claviculés* la portion scapulaire du deltoïde dénommée en anatomie vétérinaire *M. long abducteur du bras* se termine sur la crête externe de l'humérus au-dessus du masto-huméral (deltoïde claviculaire). Au niveau de cette insertion inférieure l'humérus des *Solipèdes* offre une tubérosité dont le volume rappelle celui du 3e trochanter du fémur[1]. De plus dans cet ordre, ainsi que dans le *lapin* et les autres *Mammifères dépourvus d'acromion*, le deltoïde spinal « peut à son tour se bifurquer supérieurement et lancer une branche sur l'angle dorsal du scapulum » (Lesbre).

---

[1] On sait que le 3e trochanter du fémur se retrouve assez souvent dans l'espèce humaine.

Le professeur Testut a vu, en 1880, sur un *cercopithèque*, quelques-unes des fibres profondes de la portion acromiale du deltoïde s'arrêter sur la capsule de l'articulation de l'épaule, à l'égard de laquelle elles jouaient le rôle de muscle tenseur.

Connexions plus intimes avec les muscles voisins.

A). Avec le grand pectoral (voy. ce muscle).

B). Avec le trapèze (voy. ce muscle).

C). Avec le sous-épineux. Le deltoïde est parfois relié par des trousseaux de fibres détachés de sa face externe ou de son bord postérieur, au tendon d'insertion à l'humérus du muscle sous-épineux. Cette anomalie a été observée 1 fois par Meckel, 1 fois par Theile, 2 fois par Knott et 2 fois par moi (1 fois des deux côtés sur un homme, 1 fois à droite seulement sur une fillette). Chez les *Cétacés*, le *chameau* (Meckel) et le *perroquet* (Alix), le deltoïde et le sous-épineux sont confondus.

D). Avec le grand dorsal. Cette malformation a été observée en 1894 par mon prosecteur M. André. Voici la note qu'il m'a remise à ce sujet :

H..., cinquante ans, manouvrier. Des deux côtés le faisceau du grand dorsal naissant de l'angle inférieur de l'omoplate détache, au niveau de cet angle, un cordon musculeux qui se porte en haut vers le bord postérieur deltoïde auquel il est uni par un tendon très grêle. Ce cordon est plus prononcé à droite qu'à gauche où il est difficile de le séparer du muscle sous-épineux.

Ce faisceau *dorso-deltoïdien* n'a pas été décrit, je crois, avant moi. Quoi qu'il en soit, il est aussi facile à expliquer que les précédents. Nous avons dit plus haut que dans les *Anthropoïdes*, les *Chéiroptères*, etc., le deltoïde se prolongeait jusqu'au bord spinal de l'omoplate et que dans les *Cétacés*, le *chameau*, etc., il était confondu avec le sous-épineux. « Cette portion sous-épineuse de deltoïde rétablit, dit M. Sabatier, la continuité de la couche formée par le grand dorsal et le deltoïde, couche interrompue chez l'homme par la présence de l'aponévrose sous-épineuse. Chez les *Sauriens*, chez les *Crocodiliens*, la couche grand dorsal, grand rond et deltoïde est continue ou presque continue [1]. »

E). Avec le brachial antérieur. Sur un monstre Haller a trouvé l'extrémité inférieure du deltoïde confondue avec le brachial antérieur (Haller, *Op. anat. argument*, vol. III, Lausanne, 1768, p. 25).

---

[1] Sabatier. *Comparaison des ceintures et des membres*, 1880, p. 228.

Dans des sujets bien conformés les professeurs Macalister et Testut ont remarqué un échange de quelques fibres entre ces deux muscles. Cette anomalie n'est pas très rare. Mes élèves et moi l'avons observée 7 fois en dix ans (1884-1894) : 3 fois chez l'homme, 1 fois des deux côtés et 2 fois à gauche ; 4 fois chez la femme, 2 fois des deux côtés, 1 fois à droite et 1 fois à gauche. Sur un nègre, M. Chudzinski a vu un prolongement musculaire du deltoïde se fixer à la cloison intermusculaire externe du bras. L'Angolaise que j'ai disséquée m'a présenté une disposition similaire.

Dans le *chimpanzé* de Humphry, le deltoïde se continuait avec le triceps et le brachial antérieur. Par contre, dans les *chimpanzés* de Macalister, Champneys, Alix et Gratiolet, etc., le muscle du moignon de l'épaule ne différait pas sensiblement de celui de l'homme. Mais la continuité des fibres du deltoïde, du triceps et du brachial antérieur qui constitue un état anormal chez l'homme et le *chimpanzé*, est un état normal chez le *gorille* (Deniker et Duvernoy). Dans cet *anthropoïde*, l'aponévrose du deltoïde est même liée à celle du long supinateur [1]. (Pour de plus de détails voy. *M. brachial-antérieur*.)

F). Avec le long supinateur. Une réversion très curieuse observée par le professeur Macalister est la suivante : le chef moyen du deltoïde ne prenait aucune insertion à l'os du bras et se perdait en totalité dans l'extrémité supérieure du long supinateur, de manière qu'une chaîne musculaire non interrompue existait, en dehors, entre l'acromion et l'extrémité inférieure du radius [2]. Des cas d'union partielle du long supinateur et du deltoïde ont été décrits par les professeurs Gruber et Macalister.

Pour Humphry, le deltoïde est au membre thoracique l'homologue du couturier et du fascia lata du membre pelvien. « Et de même que dans les *Vertébrés* le couturier et le fascia lata peuvent s'insérer, en bas, sur l'un ou l'autre des deux segments du membre pelvien, le deltoïde ou un de ses faisceaux (*oryctérope*) peuvent se prolonger jusqu'au radius bien que d'ordinaire ils s'arrêtent à l'humérus [3]. » Une portion du deltoïde s'attache tout à fait au bas de l'humérus dans l'*agouti*, à l'aponévrose brachiale dans la *marte*, à l'extrémité inférieure de la courte portion du biceps dans les *Paresseux*, à l'épicondyle dans le

[1] Duvernoy. *Loc. cit. supra*, p. 81.
[2] Macalister. *Trans. of the Roy. Irish Acad.*, vol. XXV, 1871.
[3] Voy. *M. couturier*.

fourmilier, sur le cubitus en avant du muscle brachial interne dans la *marmotte* (Meckel), à l'épicondyle et au métacarpe dans les *Oiseaux*, etc. Suivant Macalister, la bandelette musculaire trouvée par lui, entre l'acromion et l'apophyse styloïde chez un homme, serait l'homologue du *tensor plicæ alaris* des *Oiseaux*.

La tendance qu'a le deltoïde à s'éloigner de l'épaule est déjà indiquée dans le *gorille* par la liaison qui existe entre l'aponévrose du muscle qui recouvre le moignon de l'épaule et celle du long supinateur. Chez le *fœtus de gibbon*, le long supinateur est « réuni encore au deltoïde par une aponévrose commune » (Deniker).

SUS-ÉPINEUX

Le sus-épineux varie peu. Les quelques malformations de ce muscle que j'ai relevées dans les auteurs ou que j'ai observées sont les suivantes :

1° La fusion de son tendon avec celui du sous-épineux (Cruveilhier, 2 cas personnels) ;

2° L'insertion sur son tendon du tendon du petit pectoral (Macalister, 1 cas personnel) ;

3° Le renforcement de son corps charnu par un faisceau détaché du ligament acromio-coracoïdien ou du grand pectoral (Macalister) ;

4° La division de son corps charnu en deux ventres aboutissant à un tendon commun (1 cas personnel) ;

5° Une augmentation ou une diminution de volume de son corps charnu ;

6° Son insertion sur une lamelle tendineuse qui naissait au-dessous du grand pectoral (Souligoux [1]).

ANATOMIE COMPARÉE. — Le sus-épineux des *Anthropoïdes* ne diffère pas sensiblement de celui de l'homme. Chez un *chimpanzé* disséqué par Hepburn, une portion considérable du tendon du petit pectoral se portait pourtant, par exception, sur le tendon du sous-épineux [2]. Au dire de Humphry, le sous-épineux et le petit pectoral sont les pro-

[1] Souligoux. *Bullet. de la Soc. anat.*, 1895, p. 660.

[2] Hepburn. On the comparative anatomy of the muscles and nerves of *Anthropoïd apes*, *Journ. of an. and phys.*, vol. XXVI, new series, vol. VI, part. II, january 1892, p. 155.

duits de la segmentation du muscle *précoraco-huméral*, des *Vertébrés inférieurs* [1]. Les relations du sus-épineux et du sous-épineux trouvent peut-être leur raison d'être dans ce fait qu'ils « ne sont qu'un seul et même muscle, dont un des nombreux interstices cellulaires est occupé dans une étendue variable par une lamelle osseuse, l'épine scapulaire qui ne se développe que tard, comme un plissement de la surface externe du scapulum cartilagineux et sans point d'ossification spécial » (Sabatier).

Ce qui n'est pas douteux c'est que, dans les *Mammifères*, il y a un rapport direct entre le développement du trochiter huméral et celui du sous-épineux. Chez les *Quadrupèdes* et principalement chez le *porc* et le *lapin*, où cette tubérosité est énorme, le sus-épineux est plus volumineux que le sous-épineux. Chez le *lapin* même, le sus-épineux se divise en deux couches superposées attachées au trochiter par un tendon fibro-cartilagineux unique. Chez les *Solipèdes* et les *Ruminants*, il a deux tendons trochitériens dont l'un enlace le tendon glénoïdien du biceps huméral.

SOUS-ÉPINEUX

Variations dans l'étendue des insertions à la fosse sous-épineuse. — Le sous-épineux est tantôt plus étroit, tantôt plus large. Dans un cas de Leboucq où les os de l'épaule offraient les stigmates d'une maladie chronique, il était considérablement réduit et se fixait sur la capsule de l'épaule ainsi que le sus-épineux et le sous-scapulaire [2]. La bourse séreuse sous-épineuse est moins commune que le prétend Hagen [3].

ANATOMIE COMPARÉE. — Le sous-épineux est énorme dans la *taupe* et très restreint dans la *marmotte*. Entre ces deux modes de conformation extrême il y a une série de types intermédiaires.

Division en plusieurs faisceaux. — M. Knott a donné le nom de *m. infra-spinatus minor* à un corps charnu formé par la différenciation plus ou moins complète de quelques-uns des faisceaux supérieurs du sous-épineux.

MM. Macalister et Wood ont vu chacun un petit muscle qui se déta-

[1] Humphry. Observ. in *Myology*, p. 157.
[2] Leboucq. *Bullet. de la Société de médecine de Gand*, 1873, p. 106.
[3] Le Double. Art. *Sous-épineux* du *Dict. encycl. des sc. méd.*

chait du bord vertébral du scapulum, croisait la face superficielle du sous-épineux bien conformé et venait se terminer sur la grosse tubérosité de l'humérus.

En janvier 1895, mon prosecteur M. Jacques Thomas a disséqué et moulé un *sus-épineux superficiel.*

« Ce sus-épineux superficiel était constitué par un faisceau triangulaire s'attachant dans les deux tiers internes de la face inférieure de l'épine de l'omoplate ; il partageait en dehors les insertions du muscle sous-épineux dont l'aponévrose se dédoublait pour lui fournir une gaine complète. Il existait des deux côtés, mais était plus prononcé à gauche qu'à droite. »

Anatomie comparée. — Le sous-épineux du *murin* est divisé en deux portions par une mince lame fibreuse dont chacune des faces donne attache à des fibres musculaires. Un faisceau détaché du sous-épineux du *porc* se porte dans la fosse sus-épineuse où il se fixe en avant de l'épine scapulaire qui est fortement renversée en arrière. Chez les *Solipèdes* où la convexité du trochiter prédomine notablement sur la marge de la tête articulaire, on trouve au-dessous du sous-épineux un petit muscle attaché, d'une part sur le revers de ladite tubérosité, d'autre part, en bas de la fosse sous-épineuse. C'est la *petite portion de l'épineux postérieur* des hippotomistes allemands, l'*abducteur trochitérien* du professeur Lesbre. S'il était démontré qu'il est uni, en dehors par quelques fibres au deltoïde, on pourrait, à la rigueur, le considérer comme l'homologue du *costo-deltoïdeus.*

Connexions avec les muscles voisins. — *A*). Avec le deltoïde (voy. ce muscle).

B). Avec le petit rond. —La cloison fibreuse séparant le sous-épineux du petit rond peut être plus ou moins prononcée. J'ai présenté, le 3 décembre 1896, à la Société d'Anthropologie de Paris, l'omoplate droite d'un aliéné disséqué par un de mes élèves, M. Mahoudeau, où elle était remplacée par une crête osseuse [1].

La cloison qui sépare le sous-épineux du petit rond et du grand rond est, suivant les espèces, réduite à quelques filaments celluleux inappréciables ou formée par une lame aponévrotique ou une crête osseuse. D'après Broca, une crête saillante, presque aussi saillante que l'épine de l'omoplate, se trouve à l'état normal chez divers ani-

[1] Le Double. *Bullet. de la Soc. d'anthrop. de Paris*, 1896.

maux, notamment dans l'*ours*[1]. Meckel avance que chez les *Fourmiliers*, et en particulier chez le *tamanoir* et l'*unau*, il existe une seconde épine très forte dans la face postérieure du scapulum.

PETIT ROND

Absence. — L'absence du petit rond a été signalée par Petit[2] et Knott. Pour affirmer la réalité de l'absence d'un muscle il faut avoir constaté que ses surfaces articulaires sont libres de toute insertion charnue ou tendineuse. Or dans chacune des observations d'absence du petit rond de Petit et de Knott, il n'est pas fait mention de l'état de la facette rétro-scapulaire ni de l'état de la facette inférieure du trochiter auxquelles s'attache en majeure partie le petit rond. Il est donc permis de supposer, sans trop s'avancer, que les cas d'absence du petit rond observés par Petit et Knott ne sont que des cas de fusion de ce muscle et du sous-épineux. D'autant mieux que le petit rond et le sous-épineux sont assez souvent partiellement ou entièrement confondus. M. G. Schwalbe et W. Pfitzner ont publié une statistique très probante à cet égard[3]. Dans les trois séries de sujets qu'ils ont examinés, la disposition était la suivante :

		Petits ronds incomplètement séparés du sous-épineux.		P. 100.	Petits ronds non séparés du sous-épineux.	P. 100.
Série	I.	Dans 160 sujets . . .	chez 21, soit chez 13,1		chez 16, soit chez 10	
—	II.	— 189 — . . .	— 24 —	12.7	— 31 —	16,4
—	III.	— 162 — . . .	— 16 —	9,9	— 19 —	11,7

ou en additionnant les séries :

Série I+II.	Dans 349 sujets . . .	chez 45, soit chez 12,9	chez 47, soit chez 13,5
— I+II+III.	— 511 — . . .	— 61 — 11,9	— 66 — 12,9

Et tenant compte des sexes :

Dans 341 hommes . .	chez 39, soit chez 14	chez 44, soit chez 12,9
Dans 190 femmes . .	— 22 — 12,9	— 22 — 12,9

[1] Les professeurs Testut et Shepherd ne font pas mention de cette disposition dans l'*Ours brun d'Amérique*.

[2] Petit. *Mémoires de l'Académie royale des Sciences.* Paris, 1733.

[3] G. Schwalbe et W. Pfitzner. Varietœten statistik und anthropologie. *Dritte Mittheilung*, p. 465.

Enfin sur **223** cadavres examinés des deux côtés, le petit rond était bien séparé à droite et à gauche du sous-épineux chez 148 (102 hommes et 46 femmes), mal séparé ou pas séparé, à droite et à gauche, du sous-épineux chez 28 (19 hommes et 9 femmes) ; bien séparé à droite du sous-épineux chez 24 (15 hommes et 9 femmes) et bien séparé à gauche du sous-épineux chez 23 (13 hommes et 10 femmes).

Anatomie comparée. — M. Maisonneuve n'a pas trouvé trace du petit rond dans le *Vespertilio murinus ;* selon Macalister, ce muscle existe néanmoins dans certains genres de *Chéiroptères*. Il manque comme muscle propre dans les *Cétacés*, les *Rongeurs*, les *Marsupiaux*, chez la plupart des *Carnassiers*, dans les *Makis* (Meckel), les *Cercopithèques* (Testut), etc.

Variations des insertions. — Le muscle petit rond qui se fixe d'ordinaire aux deux tiers supérieurs du rebord de la fosse sous-épineuse se fixe quelquefois seulement à la moitié supérieure de ce rebord (Morel et Mathias Duval).

« Il n'est pas rare, dit Cruveilhier, de voir les fibres charnues inférieures naître de la face postérieure du tendon du triceps. Pour ma part, j'ai vu sur une série d'omoplates sa facette d'insertion située plus ou moins bas. »

Anatomie comparée. — D'après Champneys, « le petit rond du *chimpanzé* s'attache au tiers moyen du bord axillaire de l'omoplate au lieu de s'attacher, comme chez l'homme, aux deux tiers supérieurs de ce bord et à la partie adjacente du scapulum ». Hepburn croit cependant que ce n'est pas là le mode de conformation habituel. Dans les *Anthropoïdes* qu'il a disséqués, le muscle dont il s'agit, qui ne se prolongeait pas, au-dessous de la cavité glénoïde, au delà d'un pouce, dans le *gibbon*, occupait le tiers supérieur du bord axillaire du scapulum dans le *gorille*, la moitié supérieure de ce bord dans l'*orang*, les deux tiers supérieurs dans le *chimpanzé*[1]. Dans le mémoire de Duvernoy sur les *Grands singes pseudo-anthropomorphes*, on peut lire que dans le *Gorilla gina* « le petit rond ne descend qu'à la moitié du bord costal de l'omoplate ». A l'inverse de celui de l'homme le petit rond de nos *Animaux domestiques* est aponévrotique à son extrémité interne

[1] Hepburn. *Loc. cit. supra*, p. 156.

découpée en languettes tendineuses qui s'insinuent sous le sous-épineux pour s'attacher au bord postérieur du scapulum et de la fosse sous-épineuse et charnu à son extrémité externe insérée sur l'humérus au-dessous du trochiter.

Division en deux faisceaux. — Dans les *Anthropoïdes* ainsi que chez l'homme, l'insertion humérale du petit rond est en partie épiphysaire et en partie diaphysaire. L'insertion épiphysaire se fait au tubercule postérieur du trochiter, l'insertion diaphysaire se fait par un prolongement qui descend au-dessous de cette tubérosité. A l'état normal les faisceaux diaphysaires et épiphysaires sont confondus; à l'état anormal les faisceaux diaphysaires sont plus ou moins différenciés des faisceaux épiphysaires et forment un muscle particulier, que W. Gruber a décrit en 1865 sous le nom de *M. teres minimus*[1]. En 1881, ce muscle a été signalé à nouveau, et presque en même temps, par MM. Knott et Testut. J'en ai rencontré des spécimens très variés.

ANATOMIE COMPARÉE. — Les hippotomistes allemands appellent petit *scapulo-trochitérien* « un faisceau profond du petit rond qui s'insère directement en haut sur un petit tubercule que porte en dehors le sourcil de la cavité cotyloïde, mais qui est confondu en bas avec le reste du muscle[2] ».

GRAND ROND

Absence. — Le défaut de présence du grand rond a été constaté par le professeur Macalister (Macalister, *Journ. of anat. and phys.*, vol. 1, p. 316).

Variations de volume. — M. le professeur Testut a vu le grand rond, « triplé de volume, s'insérer sur le bord axillaire dans une étendue de 6 centimètres, sur le bord spinal dans une étendue de 3 centimètres, et sur l'aponévrose sous-épineuse, comprise entre ces deux bords jusqu'à 8 centimètres de l'angle ». J'ai observé un cas analogue. Cruveilhier a avancé « que, sous le rapport de ses usages

[1] Gruber. Ein musc. *teres minimus*, *Reichert u. Du Bois-Reymond's Arch.*, 1876, p. 523.
[2] Lesbre. *Loc. cit.*, p. 104.

aussi bien que sous le rapport de sa disposition anatomique, le grand
rond doit être considéré comme l'accessoire du grand dorsal ».
Cette proposition est exacte. Quand le grand rond augmente de
volume, le grand dorsal est relativement petit et *vice versa*.

ANATOMIE COMPARÉE. — Dans la *girafe* le sous-scapulaire et le grand
rond ont très peu d'épaisseur (Lavocat). « Le grand rond du *fœtus de
gorille* est remarquable par ses dimensions, dit M. Deniker[1]; il
occupe les trois quarts du bord antérieur de l'omoplate, c'est-à-dire
un espace beaucoup plus grand que l'espace correspondant chez
l'homme (de 1/4 à 1/3 de la longueur totale), quoique moindre que
chez le *gorille adulte* (la totalité du bord antérieur d'après Duvernoy). »
Dans les *chimpanzés* de Champneys, d'Alix et Gratiolet, le grand
rond était beaucoup plus large et plus fort que celui de l'homme.
Dans le *gibbon* de Hepburn, il était également très prononcé, tandis
que, dans l'*orang* et le *gorille* du même anatomiste, il n'occupait que
le tiers inférieur du bord axillaire de l'omoplate.

Connexions plus intimes avec les muscles voisins.

A). Avec le grand dorsal (voy. ce muscle).

B). Avec le rhomboïde (voy. ce muscle).

C). Avec le triceps et l'aponévrose brachiale.

J'ai trouvé, après MM. Macalister et Testut, un faisceau musculaire
assez volumineux étendu du bord supérieur du grand rond à la longue
portion du triceps. Blandin a disséqué une bandelette musculaire
allant du grand rond à l'aponévrose brachiale. Pour Blandin, cette
bandelette représenterait « au bras un muscle analogue au fascia lata
de la cuisse ».

Il n'en est rien. Elle se détache du grand rond qui s'insère au bord
axillaire de l'omoplate qui a pour homologue au bassin la grande
échancrure sciatique (Sabatier). Pour moi, elle n'est qu'une variété du
faisceau étendu entre le grand rond et le triceps que Duvernoy a
signalé chez le *chimpanzé*.

« Le grand rond a dans le *chimpanzé*, dit Duvernoy, une liaison
remarquable avec le triceps par un faisceau considérable qui va joindre
la partie moyenne de la portion interne de ce dernier muscle[2]. »

[1] Deniker. *Loc. cit. supra*, 141.

[2] Duvernoy. *Mémoire sur l'anatomie comparée des Grands singes pseudo-anthropomorphes*, cit. p. 32.

Cette formation n'existant pas dans les *chimpanzés* de Champneys, de Hepburn, etc., elle est donc vraisemblablement anormale chez le *chimpanzé* comme chez l'homme. En fait, le grand rond descend d'autant plus bas sur l'humérus que l'épaule est plus oblique et le bras plus appliqué sur le thorax : ainsi chez l'homme, les *Singes*, le *porc*, les *Carnivores* il s'attache à la lèvre interne de la coulisse bicipitale, au-dessous du trochin et chez les *grands Quadrupèdes* vers le milieu de l'humérus.

SOUS-SCAPULAIRE

Division en plusieurs faisceaux. — Le sous-scapulaire peut être divisé en un plus ou moins grand nombre de bandelettes distinctes ; la division en deux est la plus fréquente.

Anatomie comparée. — A la page 7 de l'importante monographie que Pouchet a consacrée au *Myrmecophaga jubata*, on peut lire la phrase suivante : « L'insertion du sous-scapulaire se fait par un puissant tendon perforé, ou plutôt divisé en deux parties entre lesquelles glisse le tendon de la courte portion du biceps [1]. » M. Galton a fait mention d'une disposition semblable chez le *Macropus tamandua* [2].

Connexions plus intimes avec les muscles voisins. — M. Macalister a décrit une lamelle musculaire qui rattachait le sous-scapulaire au grand pectoral. Assez souvent les fibres les plus inférieures du sous-scapulaire se perdent dans la courte portion du biceps (Cruveilhier). Gruber a donné le nom de *tensor fasciæ et cutis foveæ axillaris* à un faisceau musculaire sous-cutané qu'il a disséqué dans le creux de l'aisselle et qui était fixé, d'une part, au bord inférieur du tendon du sous-scapulaire et, d'autre part, à l'aponévrose et à la peau de la base de l'aisselle. Knott a retrouvé ce faisceau qu'on a considéré comme une variété du coraco-brachial. C'est tout simplement l'homologue du *dermo-humérien* des animaux (voy. *M. peaucier*). Au niveau de l'angle supérieur et du bord spinal de l'omoplate, MM. Terrillon et Gaujot ont décrit une bourse séreuse. Pour MM. Terrillon et Gaujot, cette bourse séreuse serait constante. (Gaujot, *Bourse séreuse crépitante sous-*

---

[1] Dans cette monographie un très bon dessin accompagne le texte (pl. II, fig. 4).
[2] Galton. *On the Dasypus sexcinctus*, cit. p. 535.

II.

scapulaire in *Bulletin de la Société de chirurgie*, 1875, p. 342 ; Terrillon, sur le frottement sous-scapulaire et le développement d'une bourse séreuse accidentelle sous l'omoplate in *Arch. de médecine*, octobre 1874 et juillet 1877.) Je l'ai vue manquer plusieurs fois.

Sous-scapulaire accessoire. — Le sous-scapulaire accessoire est un petit muscle qui naît le plus habituellement de la partie supérieure du bord axillaire de l'omoplate, en avant de la longue portion du triceps et de la capsule scapulo-humérale, et qui s'attache en dehors à l'humérus, près de la lèvre postérieure de la coulisse bicipitale, immédiatement au-dessous de la petite tubérosité humérale, entre le sous-scapulaire et les tendons du grand dorsal et du grand rond.

Parfois quelques-unes de ses fibres ou l'ensemble de ses fibres se perdent sur la capsule de l'épaule. Le sous-scapulaire accessoire est ordinairement mal différencié, en dedans ; on cite même plusieurs cas dans lesquels il se détachait de la face profonde du sous-scapulaire.

Ce muscle a été décrit pour la première fois d'une manière complète, en 1854, par le professeur W. Gruber (*Abhandl. des aus merschl und vergl. Anat.*, 1854, p. 109, Saint-Pétersbourg). En 1866, le professeur Macalister, qui n'avait pas eu connaissance des recherches de W. Gruber, le signala à nouveau.

Antérieurement Cruveilhier (*An. descript.*, p. 155) et Blandin (*Élém. d'anat. descript.*, Paris, 1838, p. 458) avaient noté l'existence de cette lame musculeuse, mais sans en préciser la signification.

Aujourd'hui le sous-scapulaire accessoire est bien connu. Il a été observé par Henle, Wood, Haughton, Knott, Kölliker, Bardeleben, Krause, Walsham, Testut, etc.

Il est appelé *subscapsularis minor* et *subscapulo-capsularis* par W. Gruber, *subscapulo-humeralis* et *subscapularis secundus* par Macalister, *infraspinatus secundus* par Haughton, *axillary slip of the subscapularis* par Walsham, *petit sous-scapulaire* ou *sous-scapulaire accessoire* par les anatomistes français.

Ces diverses dénominations tiennent à ce que le petit sous-scapulaire peut s'attacher, exclusivement en dehors, je le répète, sur l'humérus seul (*M. sous-scapulo huméral*) sur la capsule de l'épaule seule (*M. sous-scapulo capsulaire*) ou à la fois sur l'humérus et la capsule de l'épaule. De ces trois formes du muscle en question la première est la plus commune, la dernière, la plus rare.

Le sous-scapulaire a, comme le petit rond, des insertions diaphysaires et des insertions épiphysaires. Pour Cruveilhier, Knott, le sous-scapulaire accessoire serait le produit de la dissociation plus ou moins complète des fibres diaphysaires du sous-scapulaire. Avec divers anthropotomistes j'ai cru longtemps le contraire. Mes articles *sous-scapulaire* et *sous-scapulaire accessoire* du Dictionnaire de Dechambre, sont l'expression de mon ancienne opinion. Depuis 1881, les nombreux muscles sous-scapulaires accessoires incomplètement différenciés que j'ai rencontrés m'ont fourni surabondamment la preuve qu'ils dépendent bien du sous-scapulaire. D'autre part, M. Macalister a démontré que les muscles grand dorsal, grand rond et sous-scapulaire ne forment à l'épaule, jusqu'à la neuvième semaine de la vie intra-utérine de l'embryon humain, qu'une seule lame contractile dont la portion inférieure du feuillet correspondant au sous-scapulaire différencié ultérieurement, s'isole parfois pour constituer un *subscapularis secundus*[1]. C'est pourquoi je me suis abstenu de dresser une statistique du degré de fréquence d'apparition, chez l'homme, du muscle surméraire dont il s'agit. Je tiens donc pour peu valables la statistique de Krause qui a trouvé ce muscle 5 fois sur 35 sujets ; celle de Knott qui l'a trouvé 3 fois sur 39, et Testut, 3 fois sur 18. Une statistique de ce genre pour être à l'abri de tout reproche devrait ne comprendre que les faisceaux diaphysaires du sous-scapulaire nettement différenciés.

ANATOMIE COMPARÉE. — Le sous-scapulaire accessoire se rencontre normalement chez divers *Vertébrés* d'un ordre supérieur. Il a été retrouvé par M. Haughton dans le *Macacus radiatus* et quelques *Singes* voisins et par M. Macalister, dans le *cheval*, le *phoque* et plusieurs autres *Mammifères*. « Quelques faisceaux charnus de la partie inférieure du sous-scapulaire des animaux prennent insertion directe, dit M. Lesbre, sur l'humérus en longeant le tendon. Dans les *Ruminants*, le *porc* et les *Carnivores*, celui-ci se trouve inclus comme dans une gouttière charnue, disposition qui rappelle d'une manière frappante le mode de terminaison du psoas iliaque au trochantin. Le sous-scapulaire n'est-il pas, en effet, homotype du psoas trochantérien, c'est-à-dire du grand et de l'iliaque ? Chez l'homme lui-même on a constaté maintes fois une dissociation du sous-scapulaire donnant naissance à un sous-scapulaire accessoire ou petit sous-scapulaire[2] ». J'ai noté

---

[1] Macalister. *Congrès des Sciences anthropologiques de Londres.*
[2] Lesbre. *Loc. cit.*, p. 104.

précédemment pour quelles raisons il convenait de séparer l'iliaque du grand psoas (voy. *M. de la fosse lombo-iliaque*).

MUSCLES SURNUMÉRAIRES

Je ne parlerai ici que du *tenseur de la capsule de l'épaule*, les autres muscles surnuméraires de l'épaule appelés *M. coraco-capsularis; capsularis-humero-scapularis; depressor tendinis subscapularis majoris seu retinaculum musculare subscapularis majoris; capsularis-humero-scapularis superior; levator tendinis musculi latissimi dorsi* n'étant que des *coraco-brachiaux supérieurs* incomplets et celui appelé *gléno-brachialis* qu'un faisceau du biceps huméral. (Voy. *M. coraco-brachial supérieur* et *M. biceps huméral.*)

Tenseur de la capsule de l'épaule.

Le tenseur de la capsule de l'épaule s'attache en dedans à la partie supérieure de la poignée du sternum (manubrium) et au cartilage de la première côte, et en dehors à la face externe de la capsule de l'épaule. D'abord situé entre le grand et le petit pectoral, il croise ce dernier muscle tout près de l'apophyse coracoïde.

Le tenseur de la capsule de l'épaule a été indiqué d'abord par Bérand (voy. *M. tenseur postérieur de la capsule du coude*) et Gantzer, mais c'est le professeur W. Gruber qui l'a le premier étudié d'une façon complète[1]. Il l'a trouvé une fois chez un sujet où le radius était absent[2].

M. le professeur Macalister a disséqué ce muscle sur une femelle de *chimpanzé*; mais dans ce cas le tenseur de la capsule de l'épaule avait une insertion additionnelle au cartilage de la 2ᵉ côte[3].

Je l'ai isolé 6 fois : 2 fois il existait des deux côtés (sur 2 femmes); 4 fois il existait d'un seul côté, 3 fois à droite (2 femmes et un homme) une fois à gauche, sur un enfant où il prenait insertion par un faisceau supplémentaire sur le cartilage de la 2ᵉ côte[4].

[1] Wenzel Gruber. *Mém. de l'Académie imp. de Saint-Pétersbourg*, 1860, nᵒ 2, t. III, p. 10.
[2] Ib. *Virchow's Arch.*, Band 10, p. 127.
[3] Macalister. *Cat. cit.*, p. 49.
[4] Le Double. Contributions à l'histoire des anomalies musculaires, *Revue d'anthropologie*, 1884, p. 299.

MUSCLES DU BRAS

RÉGION ANTÉRO-INTERNE

CORACO-BRACHIAL

Les variations du muscle coraco-brachial ont, en 1867, été l'objet d'un excellent travail de la part de Wood (Wood, *Journ. of anat. and phys.*, 1867, t. I, p. 51).

Le coraco-brachial de l'homme est un reliquat du vaste corps charnu qui dans les *Vertébrés inférieurs*, relie la face antérieure de l'arc pectoral à l'humérus [1]. Il représente à lui tout seul la masse des adducteurs fémoraux toujours divisée en plusieurs muscles distincts. « La perforation du *coraco-brachial moyen* par le cutané externe ou nerf musculo-cutané indique chez les *Mammifères*, dit le professeur Humphry, la tendance qu'a ce muscle à se diviser en deux corps. Cette division est réalisée dans le *lapin*, le *Singe proboscide* et la *gerboise* (*Dipus gerboa*) où le corps supérieur, inséré isolément sur le tubercule cubital, constitue un *coraco-brachial supérieur*. Dans les *Amphibiens*, les *Reptiles* et les *Monotrèmes* il y a ordinairement un troisième corps, un *coraco-brachial inférieur*, séparé du *coraco-brachial moyen* par l'artère brachiale et le nerf médian, et qui se prolonge jusqu'au condyle

---

[1] Les anthropotomistes décrivent le coraco-brachial en même temps que les muscles du bras et les anatomistes vétérinaires, en même temps que les muscles de l'épaule. La manière de voir des anatomistes vétérinaires est seule admissible, en anatomie comparée, attendu que le coraco-brachial ne dépasse pas quelquefois, en bas, le col de l'humérus et ne se prolonge jamais jusqu'aux os de l'avant-bras comme les autres muscles du bras. En le plaçant dans la région brachiale je ne fais donc qu'obéir à une tradition surannée et mal fondée.

interne[1] ». A l'état anormal on peut, de même, rencontrer chez l'homme deux ou trois coraco-brachiaux. Wood a appelé :

Le coraco-brachial supérieur : *rotator humeri, coraco-brachialis brevis, short variety,* troisième *variété du coraco-brachial;*

Le coraco-brachial moyen : *coraco-brachialis medius, middle variety,* première *variété du coraco-brachial;*

Le coraco-brachial inférieur : *coraco-brachialis longus, long variety,* deuxième *variété du coraco-brachial.*

Etudions-les successivement.

Coraco-brachial supérieur.

« J'ai rencontré, dit Cruveilhier[2], un petit muscle coraco-brachial surnuméraire, étendu de la base de l'apophyse coracoïde, au-dessous du petit trochanter, immédiatement au-dessous des insertions du sous-scapulaire; la même disposition existait des deux côtés. Ce petit muscle décrivait une courbe au-devant du sous-scapulaire. »

Cette description est très précise et très nette. Aussi M. Testut revendique-t-il pour Cruveilhier l'honneur de la découverte du court coraco-brachial attribuée par d'autres anatomistes à Theile. « L'*Enclopédie anatomique* de Theile (*Sœmmerring's Lehre*), remarque le professeur d'anatomie de la Faculté de médecine de Lyon, fut imprimée à Leipsig en 1844, et nous possédions, depuis quatre ans déjà, la première édition de l'*Anatomie* de Cruveilhier, parue à Bruxelles[3]. »

M. Testut se trompe ici doublement. D'abord en ce qui concerne la date et le lieu d'origine de la première édition de l'anatomie de Cruveilhier. J'ai vu une édition de cette anatomie qui date de 1834 et qui est sortie de la librairie Béchet, place de l'Ecole-de-Médecine, n° 4.

Ensuite, en ce qui concerne l'honneur de la découverte du coraco-brachial supérieur, cet honneur appartient à Otto. (Voy. Otto, *Neue selt Beobacht,* Bd. II, 1824, p. 40.)

Depuis 1824, ce muscle a été observé non seulement par Cruveilhier

[1] Humphry. Obs. in *Myol.,* cit. p. 158. Dans son Traité intitulé *The human skeleton* (p. 559), le professeur Humphry a comparé le *court coraco-brachial* au *court adducteur de la cuisse,* le *moyen coraco-brachial* au *moyen adducteur,* le *long coraco-brachial* au *long adducteur* ou *grand adducteur* qui se prolonge jusqu'au condyle interne après avoir livré passage à une artère qui va se placer du côté de la flexion sur la partie moyenne de l'articulation des deux segments supérieurs du membre pelvien.

[2] Cruveilhier. *Loc. cit.,* p. 164.

[3] Testut. *Traité des an. musc.,* cit. p. 358.

et Theile, mais aussi par Gruber[1], Wood[2], Macalister[3], Mac Whinnie[4], Calori[5], Rüdinger[6], Popoff[7], Pruen[8], Testut[9], Souligoux[10], Reid et Taylor[11], Henle, Krause, Leidy, Chudzinski, etc.

La forme, les dimensions, la structure, les connexions et les insertions du court coraco-brachial sont très variables. Aussi a-t-il été décrit sous les noms les plus divers. Je l'ai vu se détacher de la base, du sommet, de la face inférieure ou du bord interne de l'apophyse coracoïde, jamais du bord externe de cette apophyse. Inférieurement il peut se terminer soit :

I. Sur le col chirurgical de l'humérus entre la petite tubérosité et les tendons du grand dorsal et du grand rond. C'est le court coraco-brachial type, celui de Cruveilhier.

II. Sur la coulisse bicipitale (cas de Reid et Taylor).

III. Sur la cloison intermusculaire interne (cas de Mac Whinnie et de Wood).

IV. Sur le tendon du grand dorsal. C'est le *levator tendinis musculi latissimi dorsi* de W. Gruber. Généralement grêle et formé en proportions à peu près égales de tissu musculaire et de tissu fibreux, il vient se fixer sur le tendon du grand dorsal, en arrière du coraco-brachial moyen. Il est parfois incomplet et s'étend seulement du tendon du grand dorsal à la petite tubérosité de l'humérus ou à la capsule de l'épaule. Il a été considéré tour à tour comme une variété du coraco-capsulaire, l'homotype à l'épaule de l'obturateur interne du bassin ? (Testut), un faisceau anormal du grand dorsal.

Je l'ai trouvé trois fois (deux fois chez l'homme des deux côtés, une fois à droite chez une femme). Il a été rencontré également par Wood, Macalister, Nicolas, etc.

V. Sur le tendon du sous-scapulaire (cas de Macalister). M. Macalister a même disséqué un sujet chez lequel les fibres inférieures du court coraco-brachial s'entremêlaient avec celles du sous-scapulaire.

[1] Gruber. *Muller's Arch.*, 1848, p. 425.
[2] Wood. *Journ. of anat. and phys.*, vol. 1, p. 45.
[3] Macalister. *Cat. cit.*, p. 74.
[4] Mac Whinnie. *London Med. gaz.*, 1846.
[5] Calori. *Memorie dell' Institut. di Bologna*, 1866, série II, t. VI, p. 166.
[6] Rüdinger. *Die Muskeln der vordern Extremitæten der Reptilien*, Haarlem, 1868.
[7] Popoff. *Ueber einige uber'zahlige Muskeln des menschl Korpers*. (*Med. Bôte*, 1873).
[8] Pruen. *Saint-Bartholomew's hospital Reports*, vol. XVII, 1881, p. 71.
[9] Testut. *Loc. cit.*, *suprà*, p. 357 et suiv.
[10] Ch. Souligoux. *Bullet. de la Soc. anat. de Paris*, p. 214, février-mars 1894.
[11] Reid et Taylor, *Saint-Thomas's hospital Reports*, 1879.

VI. Sur la capsule de l'épaule. C'est le mode de conformation le plus habituel du court coraco-brachial après celui noté par Cruveilhier. D'où les qualificatifs de *M. coraco-brachialis brevis* et de *M. coraco-capsularis* dont le professeur Macalister se sert indifféremment pour désigner le faisceau musculaire anormal dont il s'agit.

Au groupe des adducteurs du bras et plus particulièrement au court coraco-brachial il faut rapporter aussi les formations musculaires inaccoutumées dont les noms suivent :

α) *M. Capsularis humero-scapularis superior.* — Il est constitué par un trousseau de fibres verticales qui se portent, en avant du tendon du sous-scapulaire, de la partie du col chirurgical où s'insère le court coraco-brachial, à la capsule de l'articulation scapulo-humérale. Il a été signalé successivement par Gruber, Wood, Curnow[1], Pruen, Alezais[2], Testut, etc. Le professeur Gruber l'a rencontré trois fois sur 380 sujets. Pour le distinguer du suivant, M. Testut le nomme *M. brachio-capsulaire.*

β) *M. capsularis-humero-scapularis.* — Il naît de la petite tubérosité ou du pourtour de la petite tubérosité de l'humérus, et se termine sur la capsule articulaire de l'épaule. Il a été découvert par Krause (W. Krause, Myologische Bemerkungen, *Arch. f. anat. und phys. anat.* Abth, 1881, Heft 6, S. 419-422).

γ) *M. depressor tendinis subscapularis majoris* seu *retinaculum musculare subscapularis majoris.* — Cet abaisseur ou ce frein du tendon du sous-scapulaire est formé par un corps charnu dont une des extrémités s'attache au col chirurgical de l'humérus et l'autre au tendon du sous-scapulaire. C'est un *capsularis-humero-scapularis superior* qui, au lieu de se prolonger jusqu'à la capsule de l'articulation de l'épaule, s'est arrêté sur le tendon du sous-scapulaire ou sur l'aponévrose d'enveloppe de ce muscle (1 cas de Pruen et 1 cas personnel, à droite, à gauche chez une femme). C'est W. Gruber qui l'a observé le premier.

Ce qui démontre clairement que les faisceaux musculaires appelés, *capsularis-humero-scapularis superior; depressor tendinis subscapularis majoris,* par W. Gruber et *capsularis-humero-scapularis,* par Krause, dérivent bien du groupe des coraco-brachiaux, c'est qu'ils sont quelquefois une dépendance du coraco-brachial supérieur (cas de Souli-

---

[1] Curnow. *Journ. of anat. and phys.,* 1873, t. VIII, p. 305.
[2] Alezais. *Trib. Méd.,* 1881, p. 604.

goux, de Calori, etc.). J'ai trouvé, des deux côtés, en 1890, sur une femme, un coraco-brachial supérieur dont le corps charnu, fixé au-dessous du trochiter, était formé par la réunion de deux faisceaux provenant, l'un du sommet de l'apophyse coracoïde, l'autre du tendon du sous-scapulaire.

ANATOMIE COMPARÉE. — Ce muscle a été mentionné dans l'*Orycteropus Capensis*, l'*opossum* par Galton [1], le *Macropus giganteus* et le *Martes abietum* par Rolleston, le *Macropus ruficollis* (var. *Benetti*) et le *Phascolomys wombata* par Galton et Rolleston [2], la *taupe* par Wood, le *lapin* et la *gerboise* par Humphry, l'*Hyœna striata*, l'*Hyœna crocuta*, les *Protèles* par Young et Robinson, la *civette* par Young. Robinson, et Devis, le *chat* par Young, Robinson et Strauss-Durckheim, l'*échidné* [3] par Alix et Meckel (Meckel, *de Ornithorynco*), l'*ours* par Testut, l'*éléphant indien* par Young, et la *girafe* par Lavocat.

Le professeur Macalister, qui l'a trouvé à l'état rudimentaire chez un *chimpanzé*, affirme qu'il est représenté chez tous les *Quadrumanes*.

Il a été décrit ou figuré, en effet, dans le *saï*, le *magot*, l'*ouistiti ordinaire*, le *papion*, le *callitriche* par Meckel, le *bonnet-chinois* par Wood [4], l'*Atèle Belzébuth* par Kuhl [5], les *Lémuriens* de Madagascar par Milne-Edwards [6], le *Macacus sinicus* par Testut [7], les *Cercopithèques* par Testut et Mivart [8], le *Nycticebus tardigradus*, par Murie et Mivart [9], le *Singe proboscide* par Humphry, le *Cynocephalus Anubis* par Champneys, etc. Mais dans les *Anthropoïdes*, comme dans l'espèce humaine, sa présence paraît être exceptionnelle. Depuis M. le professeur Macalister, il n'a été retrouvé que par MM. Testut et Vrolik dans le *chimpanzé*, et par M. Hepburn dans le *gorille*.

Parmi les animaux il en est chez lesquels il existe seul, d'autres dans lesquels il est accompagné d'un coraco-brachial moyen et d'un long coraco-brachial ou de l'un ou l'autre de ces deux muscles. (Voyez ces deux muscles.)

Dans le *gorille* du docteur Hepburn, le coraco-brachial avait même

[1] Galton. *On the myol. of the Orycteropus Capensis*, cit. p. 535.
[2] Rolleston. *Student's note Book*.
[3] Launegrâce nie la présence du court coraco-brachial chez cet animal.
[4] Wood. *Loc. cit., passim*.
[5] Kuhl. *Beiträge z. Beschreibung mehrer Mammalien*, p. 16.
[6] Milne-Edwards. *Loc. cit., suprà*, t. I, p. 105.
[7] Testut. *Trait. des an. musc.*, p. 361.
[8] Mivart. *Proc. zool. societ.*, janvier 1865.
[9] Murie et Mivart, *ibid.*, février 1865.

un mode de conformation différent à droite et à gauche. Du côté droit il naissait, avec la courte portion du biceps, en arrière de laquelle il était situé, du sommet de l'apophyse coracoïde et se terminait sur la partie moyenne de la face interne du corps de l'humérus. De son bord inférieur se détachaient quelques trousseaux fibreux qui allaient s'épanouir sur la cloison intermusculaire interne, après avoir croisé en le recouvrant le nerf musculo-cutané et qui étaient vraisemblablement les vestiges du long coraco-brachial. Du côté gauche on trouvait, en plus des parties sus-indiquées, un corps charnu un peu plus gros qu'un muscle lombrical, étendu de la face profonde du coraco-brachial à la face interne du col chirurgical de l'humérus, au-dessus du tendon du grand rond et qui était, à coup sûr, l'homologue du court coraco-brachial. « De sorte, remarque le docteur Hepburn, que dans cet *anthropoïde*, les trois éléments constituants du coraco-brachial étaient représentés : deux, le coraco-brachial supérieur et le coraco-brachial inférieur, par des faisceaux rudimentaires et un, le coraco-brachial moyen, par un faisceau bien développé[1] ».

Dans le fœtus de *gorille* et dans le *gorille adulte* disséqués par Deniker et Duvernoy, le coraco-brachial moyen existait seul.

La division du court coraco-brachial en deux chefs, l'insertion de ce muscle sur la capsule de l'épaule, le sous-scapulaire, etc., se rencontrent chez les animaux ainsi que chez l'homme. Le coraco-brachial supérieur de l'*éléphant* remonte jusqu'à la capsule de l'épaule[2] ; celui de l'*Oryctérope du Cap* échange quelques fibres avec le sous-scapulaire; celui de l'*ours brun d'Amérique* est composé de deux faisceaux dont l'externe s'arrête sur le trochin et la capsule de l'articulation scapulo-humérale. En anatomie vétérinaire on donne les noms de *m. capsulaire de l'épaule*, de *m. scapulo-huméral grêle* à un petit corps charnu qui, chez les *Solipèdes*, se porte du sourcil de la cavité cotyloïde à la racine de la tête de l'humérus, en arrière de l'articulation de l'épaule.

CORACO-BRACHIAL MOYEN

Absence. — Barkow a vainement cherché le coraco-brachial moyen sur les deux bras d'un monstre. En 1881, j'ai disséqué un paralytique

---

[1] Hepburn. *Journ. of anat. and physiol.*, cit. p. 157, janvier 1892.
[2] Young. Notes on the anat. of the Indian elephant. *Journ. of anat. and physiol.*, 1880, t. XIV, p. 290.

général dont la moitié inférieure du coraco-brachial moyen du côté droit était réduite à l'état d'une mince lame aponévrotique.

ANATOMIE COMPARÉE. — Ce muscle est remplacé par un court ou un long coraco-brachial ou par l'un et l'autre chez divers *Mammifères*. Il est très petit chez les *Chauves-souris*, mais il n'y manque, pas comme l'a dit Cuvier (Meckel, Macalister, Maisonneuve, Blanchard). D'après Meckel, le *kangurou*, la *loutre* et le *phoque* sont dépourvus de tout coraco-brachial ?

Par contre, il existe seul dans l'*aï*, les *Loris* (Meckel), le *murin* (Maisonneuve), le *bradypus* (Wood), le *Cholœpus didactylus* (Galton), etc.

Imperforation du muscle. — Deux cas peuvent se présenter :

I. *Le nerf musculo-cutané fait défaut.* — Alors la racine externe du nerf médian ne donne naissance à aucun tronc nerveux ; de la racine interne part le cubital qui naît par deux branches dont l'une constitue le nerf lui-même, tandis que l'autre, après un court trajet, abandonne le cubital pour se porter obliquement vers le médian qu'elle rejoint. Il en résulte un très fort nerf médian duquel se détachent plusieurs rameaux qui sont : un rameau pour le coraco-brachial, un rameau pour le biceps, un troisième rameau assez volumineux qui, après avoir perforé le biceps, va constituer le musculo-cutané à l'avant-bras ; de ce troisième rameau et avant la perforation du biceps part un ramuscule pour le brachial antérieur.

Il y a donc fusion du musculo-cutané et du médian, de sorte qu'il n'existe à la partie antérieure du bras qu'un seul tronc nerveux, duquel émanent les filets nerveux destinés aux muscles du bras [1].

[1] Pour les anomalies et les anostomoses des nerfs du membre supérieur, voyez :
Calori. *Memorie dell' Accad. delle Scienze di Bologna*, 1868.
Hyrtl. *Anatomia dell' Uomo*, trad. ital., p. 381.
Gruber. *Archiv für anat. von Reichert*, 1870, p. 501.
Debierre. *Soc. biologie*, t. V, n° 19.
F. Verchère. *Bullet. de la Soc. anat.* 1883, 26 janvier, p. 49.
Richelot. *Soc. de chirurgie*, 1883, 23 mai, p. 438.
Testut. *Journ. de l'anatom. et de la phys.*, 1883, t. XIX, p. 103 et *Mém. de l'Acad. de médec. de Paris*, t. XXXIV, avril 1884.
G. Hervé. *Bullet. de la Soc. d'anthropologie de Paris*, 1883, p. 40 et 1889, p. 405.
Chaput. *Bullet. de la Soc. anat.*, 1886, p. 427.
Curtis. *Aus der internationalen Monatsschrift anat. u. hist.* Bd III, Heft, 9.
Hartmann. *Bullet. de la Soc. anat.*, 1887, 5° série, t. 1, p. 860 à 864. — *Ibid.*, 1888, 10 février, p. 151.
Broca. *Ibid.*, 24 février 1888, p. 206.
Villar. *Ibid.*, 1887, p. 192 ; et 1888, p. 607.
Beaunis et Bouchard. *Anat. humaine*, 3° édit., *Anomalies nerveuses*.

II. *Le nerf musculo-cutané existe.* — Alors le musculo-cutané côtoie d'abord le bord interne du coraco-brachial moyen, puis s'insinue entre la face postérieure de ce muscle et la face antérieure de la portion coracoïdienne du biceps, pour suivre au delà son trajet accoutumé. Cette disposition, qui pour Cruveilhier et Wood n'est pas très rare, est, au contraire, pour Jamain, Leidy, Macalister et Testut, très exceptionnelle. Sur 30 sujets qu'il a examinés le professeur Macalister ne l'a pas rencontrée une seule fois. M. Testut ne l'a observée que 11 fois sur 105 bras qu'il a disséqués et moi que 3 fois sur 87.

ANATOMIE COMPARÉE. — Le coraco-brachial moyen du *chimpanzé* disséqué par Vrolik [1] et celui des *gibbons* disséqués par Hepburn [2] et par Kohlbrügge [3] était imperforé. Il en était de même du coraco-brachial moyen du *cynocéphale Anubis* de Champneys [4]. Dans le *magot*, le *papion*, l'*ouistiti ordinaire*, le *callitriche* et les *Atèles* le musculo-cutané passe entre le court coraco-brachial et le coraco-brachial moyen [5] (Meckel). Chez un certain nombre de *Vertébrés inférieurs* le musculo-cutané est confondu avec le médian duquel émanent tous les nerfs des muscles de la région antibrachiale.

Division en deux chefs. — Le coraco-brachial moyen peut être divisé en deux chefs entièrement distincts entre lesquels passe le nerf musculo-cutané. J'ai disséqué une vieille femme dont le coraco-brachial était constitué, de chaque côté, par deux faisceaux au-dessous desquels glissait le musculo-cutané : le faisceau inférieur avait les mêmes insertions que le muscle normal ; le faisceau supérieur avait deux têtes d'origine, bientôt fusionnées, l'une provenant de la capsule de l'épaule, l'autre du ligament coraco-huméral, et se terminait sur la face interne de l'humérus au-dessus du précédent. M. le professeur Macalister m'a écrit qu'il avait rencontré une malformation identique.

Mon ancien aide d'anatomie, M. Hahusseau, m'a remis en 1890 la note suivante, concernant un homme dont chaque coraco-brachial dédoublé était traversé à la fois par le musculo-cutané et par un filet du nerf médian.

[1] Vrolik. *Recherches d'anatomie sur le chimpanzé*, 1841.
[2] Hepburn. *Journ. of an. and phys.*, janv. 1892, p. 157.
[3] Kohlbrügge. *Anatomie des genus Hylobates*, 1890 (Dr Max Weber, Amsterdam).
[4] Champneys. *Journ. of anat. and phys.*, nov. 1871, p. 183.
[5] Il en était de même chez un sujet du sexe masculin, fils d'un nègre et d'une mulâtresse disséqué par M. Chudzinski. (Voy. Chudzinski. *Revue d'anthropologie* 187; et tirage à part, p. 15.)

« Homme, quarante-cinq ans, phtisique. — Chaque coraco-brachial a un faisceau supplémentaire, inséré en haut sur le quart antérieur du bord interne de l'apophyse coracoïde en avant du petit pectoral, et se portant directement vers l'extrémité inférieure du muscle avec laquelle elle se fixe sur la partie moyenne de l'humérus. Entre les deux portions passe, outre le musculo-cutané, une branche du nerf médian, bifurqué. »

ANATOMIE COMPARÉE. — Dans les *chimpanzés* de Hepburn et de Champneys et dans les *orangs* de Hepburn [1] et de Church [2] le coraco-brachial était formé de deux corps charnus indépendants entre lesquels passait le musculo-cutané. « Il nous est arrivé une fois de voir, chez le *cheval*, dit M. Lesbre, le nerf brachial antérieur passer non pas à travers le muscle dont nous nous occupons (le coraco-brachial), mais en dessous ; en outre, l'artère préhumérale était remplacée par une branche ascendante de l'artère principale du biceps, et, malgré cela, le coraco-brachial était divisé comme d'ordinaire en deux portions [3]. »

Variations de volume. — Dans la majeure partie des *Mammifères* le volume du coraco-brachial est en raison inverse de celui de la courte portion du biceps.

Variations des insertions. — On a dit que le coraco-brachial moyen se terminait à la partie supérieure du tiers moyen de l'humérus (Winslow), au-dessus de la partie moyenne de cet os (Bichat, Krause), à la partie moyenne (Boyer, Morel, Duval, Gegenbaur, Leidy), à l'extrémité inférieure de la coulisse bicipitale (Hyrtl), etc. Pour ma part, je crois qu'il se termine le plus communément à la partie moyenne du bras.

On a signalé l'expansion de quelques-unes des fibres du muscle en question sur la cloison intermusculaire interne ou sur le ligament de Struthers (Chudzinski, Nicolas, Gegenbaur, Souligoux).

A son origine, le coraco-brachial moyen suit les déplacements de la courte portion du biceps. Je l'ai vu, à droite, chez un homme, entièrement indépendant de cette courte portion.

ANATOMIE COMPARÉE. — Les insertions du coraco-brachial moyen

[1] Hepburn, Champneys. *Loco citato suprà.*
[2] Church. *Nat. Hist. Review*, janv. 1862.
[3] Lesbre. *Loc. cit.*, p. 106.

varient dans chacun des quatre *Anthropoïdes*. Suivant M. Deniker, ce muscle aurait un mode de conformation différent chez le *fœtus de gorille*, chez le jeune *gorille* et chez le *gorille* adulte.

« Le coraco-brachial du fœtus du *gorille* est plus court, dit-il, que chez l'homme : son insertion inférieure se trouve sur la limite entre le tiers supérieur et le tiers moyen de l'humérus. Il envoie une expansion aponévrotique au tendon du grand dorsal. Chez mon jeune *gorille*, ce muscle s'insère presque au milieu de l'humérus et envoie une expansion aponévrotique au biceps et au brachial antérieur. Chez l'adulte, ce muscle se comporte comme chez l'homme (Duvernoy) [1]. »

Vrolik a décrit et figuré [2] un ruban musculeux qui va, dans le *chimpanzé*, de la portion supérieure de ce muscle à la portion interne du triceps.

Faisceaux surnuméraires et connexions plus intimes avec les muscles voisins. — Theile, Leidy, Wood, Macalister, Krause, Mac Whinnie, Hyrtl, etc., ont fait mention de l'union fréquente de la branche interne du brachial antérieur et du muscle dont il s'agit [3]. Le professeur Struthers a vu une expansion du coraco-brachial moyen recouvrir, vers le tiers supérieur du bras, l'artère humérale. Dans quelques animaux, le *pteropus* entre autres, les deux muscles dont je viens de parler se continuent directement.

Coraco-brachial inférieur.

Le coraco-brachial inférieur ou long coraco-brachial a été décrit par Theile qui l'a regardé comme un faisceau aberrant du brachial antérieur [4]. Il est situé au-dessous du bord inférieur du coraco-brachial moyen dont il peut être entièrement différencié et se termine sur la partie inférieure de la face interne de l'humérus ou le ligament fibreux étendu de l'épitrochlée à l'apophyse sus-épitrochléenne au-dessous duquel passe tout ou partie du paquet vasculo-nerveux du bras.

L'étendue de l'insertion inférieure du coraco-brachial inférieur est, du reste, très variable. Elle peut ne pas se prolonger au delà d'un

---

[1] Deniker. *Loco citato suprà*, p. 142.

[2] Vrolik. *Loco citato suprà*, p. 19 et pl. IV.

[3] *Loc. cit. passim.* Hyrtl. *Lerbuch der anat.*, p. 862.

[4] Theile. *Enc. anat.*, trad. Jourdain, p. 215.

demi-centimètre du bord inférieur du coraco-brachial moyen ou envahir tout l'espace compris entre ce bord inférieur et l'épitrochlée.

Depuis Theile, le coraco-brachial inférieur a été signalé par Gruber[1], Wood, Macalister, Struthers, Bianchi[2], Romiti[3], Testut et moi. Dans un cas observé par le professeur Nicolas[4], de Nancy, il avait deux faisceaux terminaux, l'un inséré sur l'humérus, l'autre sur la face postérieure du bras et entre lesquels étaient logés les nerfs huméraux, le nerf médian et le nerf cubital.

ANATOMIE COMPARÉE. — D'après Meckel, Cuvier[5] et Wood, les *Tatous* ne posséderaient qu'un long coraco-brachial. Sur le *Tatou à six bandes* qu'il a disséqué, M. Galton a cependant trouvé un court coraco-brachial, un coraco-brachial moyen et un long coraco-brachial dont l'extrémité inférieure était bifurquée pour livrer passage au nerf médian et aux vaisseaux du bras.

Il n'y aurait également qu'un long coraco-brachial dans les *Cétacés*, le *porc-épic*, l'*écureuil*, s'il faut en croire Meckel; dans le *Myrmecophaga tamandua*, s'il faut en croire Rapp[6], et dans le *grand fourmilier*, s'il faut en croire Pouchet[7].

Le *tenrec* (*Centetes caudatus*) et l'*ours* n'ont qu'un long et court coraco-brachial (Rolleston, Testut), et les *Équidés* et l'*Hystrix cristata*, qu'un long et un moyen coraco-brachial (Arloing et Chauveau, Galton). Dans le *chat*, on ne trouve normalement qu'un court coraco-brachial, mais il peut aussi s'y développer, de l'aveu même de Strauss-Durckheim[8], « un coraco-brachial plus étendu qui vient s'insérer en bas sur la partie postérieure de la crête interne de l'humérus ».

J'ai indiqué les divers modes de conformation des adducteurs du bras observés chez les *Anthropoïdes*.

Une preuve évidente de la communauté d'origine des trois coraco-brachiaux, dans l'espèce humaine aussi bien que dans la série animale, c'est que, chez l'homme de même que chez les animaux, ils

[1] Gruber. *Neue Sell anom.*, p. 28, t. I, fig. 1.
[2] Bianchi. *Lo Sperimentale*, août 1886.
[3] Romiti. *Bollet. della soc. tra i cult. delle sc. med. in Siena*, 1885.
[4] Nicolas. *Loc. cit. suprà*, p. 5 et 6.
[5] Cuvier et Laurillard. *Anat. comparée*, pl. CCLX.
[6] Rapp. *Anatomische Untersuchungen über die Edentaten*, Tubingen, 1852, p. 47.
[7] G. Pouchet. *Mém. sur le grand fourmilier*, 1re livraison, Paris. 1867, pl. III, fig. 1 et 2.
[8] Strauss-Durckheim. *Anat. du chat*, t. II, p. 344.

apparaissent simultanément ou isolément, offrent les combinaisons les plus variées, diffèrent même quelquefois comme nombre et comme structure d'un membre thoracique à l'autre.

BICEPS BRACHIAL

Absence totale ou partielle du muscle. — L'absence complète du biceps a été signalée par M. Macalister[1]. Meckel[2] a vu la courte portion faire défaut. J'ai noté deux fois (une fois à droite chez l'homme, une fois à gauche chez une femme) la disparition totale de la longue portion. Cette malformation a été indiquée également par Otto[3], Lauth[4], Hyrtl[5], Henle[6], Macalister, Jessel[7], Lebouq[8], Gegenbaur[9], Gruber[10], Testut (deux cas), etc.

ANATOMIE COMPARÉE. — Le biceps est formé, comme l'a démontré le professeur Krause, de l'Université de Berlin, par 4 muscles : le *coraco-radial*, le *coraco-cubital*, le *gléno-radial* et le *gléno-cubital*. Les deux premiers naissent par une insertion commune de l'apophyse coracoïde et composent la courte portion. Les deux derniers ont aussi une origine commune, le bourrelet glénoïdien, et composent la longue portion. « La courte portion qui, sur l'humérus, se trouvait en dedans de la longue portion, passe au-devant d'elle au niveau du pli du coude. Les extrémités inférieures se divisent : les fibres tendineuses se groupent autrement que les fibres musculaires. Le tendon du biceps est formé par les muscles *coraco* et *gléno-radial* ; les fibres tendineuses de ce dernier passent derrière celles du *coraco-radial*, l'insertion du *coraco-radial* se fait en avant de celle du muscle *gléno-radial*. L'expansion aponévrotique du biceps est constituée par les fibres tendineuses du muscle *coraco-cubital*, en avant, et par celles du *gléno*

[1] Macalister. *Loc. cit. suprà*, p. 80.
[2] Meckel. *Arch. Bd.*, 8, p. 587.
[3] Otto. *N. sell Beobacht.*, p. 50, Heft. 1, p. 809.
[4] Lauth. *Nouv. man. de l'anat.*, p. 144.
[5] Hyrtl., p. 362.
[6] Henle. *Meckel's Arch.*, 1826, p. 39.
[7] Jessel. *Zeitschr. f. anat. u. Entwick*, vol. II, p. 142-144.
[8] Lebouq. *Ann. de la Soc. de méd. de Gand*, 1873.
[9] Gegenbaur. *Virchow's Arch. Bd. XXI*, p. 356.
[10] Gruber. *Virchow's Arch.*, XXXIII, p. 241.

cubital, en arrière. Les muscles *coraco* et *gléno-radial* sont beaucoup plus volumineux et partant plus puissants que les deux faisceaux *coraco* et *gléno-cubital* [1].»

Au total, les quatre faisceaux du biceps rappellent ceux du sterno-cléido-mastoïdien ou muscle quadrijumeau de la tête; aussi a-t-on appelé par analogie le long fléchisseur de l'avant-bras, *quadrijumeau du bras*.

Les données de l'anatomie comparée témoignent que les différents faisceaux peuvent manquer ou se combiner diversement. En voici la preuve :

Coraco-radial seul : *Oryctérope du Cap, rhinocéros, échidné, grenouille, crapaud, lézard*.

Coraco-radial et coraco-cubital : *Emys, caméléon*.

Coraco-radial et gléno-cubital : *Carnivores* (les deux muscles sont complètement distincts).

Gléno-radial seul : *Nyctipithèque, sténops, taupe, Ruminants, cheval*.

Gléno-cubital seul : *Hyrax du Cap, Rongeurs*.

Gléno-radial et gléno-cubital : *Porc, Monotrèmes*.

Variations des connexions des deux chefs. — La réunion de la longue et de la courte portion du biceps qui s'opère, en général, vers la partie moyenne du bras, peut s'opérer beaucoup plus haut ou beaucoup plus bas; la longue et la courte portion peuvent même être entièrement isolées ou entièrement fusionnées depuis leur origine jusqu'à leur terminaison. L'indépendance complète des deux portions du long fléchisseur du bras a été observée par Riverius, Weibrecht, Albinus[4], Rudolphi[5], Meckel[6], Macalister[7] etc. Je l'ai constatée 4 fois : 2 fois chez l'homme, 2 fois chez la femme et toujours des deux côtés. La fusion complète des deux portions du long fléchisseur du bras a été signalée par Gruber, Macalister, Wood, etc. Je l'ai observé des deux côtés chez une femme. En 1892, mon prosecteur, M. André, m'a montré un sujet dont les deux portions du biceps gauche étaient seulement reliées l'une à l'autre, un peu au-dessus du pli du coude

[1] Krause. *Man. d'anat. hum.*, fasc. II, trad. franç. de L. Dollo. p. 200.
[2] Riverius. *De Dissect. partium human. corpor.* Paris, 1545, p. 314.
[3] Weibrecht. *Comment. Petrop.*, 1737.
[4] Albinus, *in* Meckel, *Manuel d'anat.*, trad. Jourdan et Breschet. 1825, t. II. p. 158.
[5] Rudolphi, *in*. Gantzer. *Loc. cit.*, p. 6.
[6] Meckel. *Manuel d'anat.* préc., p. 158.
[7] Macalister. *Loc. cit. passim*, p. 80.

II.

par deux rubans musculeux. Dursy[1] a fait mention d'un cas analogue, et le professeur Testut, de deux.

Chacune des branches d'origine du biceps peut, elle-même, se segmenter en partie ou en totalité. Moser[2] a rencontré et j'ai rencontré moi-même (à droite, sur un colon de Mettray) la longue portion double. Une double tête coracoïdienne a été trouvée par les professeurs Wood, Macalister et Testut. Chez le sujet du professeur Macalister, la tête coracoïdienne surnuméraire se portait sur la tête coracoïdienne normale au-dessus du point où elle se confond avec la longue portion. Chez celui de Wood, la tête coracoïdienne surnuméraire allait se perdre dans le biceps au-dessous du point d'accolement de ses deux portions. Chez celui du professeur Testut, il y avait, en plus des deux chefs coracoïdiens, un chef provenant de la face profonde du grand pectoral, qui rejoignait le chef glénoïdien à 4 centimètres au-dessous de son origine. Sur un homme disséqué par le professeur Leboucq, de l'Université de Gand, le biceps du côté gauche était formé par la courte portion normale et par un chef inséré sur la capsule de l'épaule et celui du côté droit par deux chefs coracoïdiens[3]. W. Gruber a donné le nom de *M. gleno-brachialis* à un faisceau musculaire qui naît du sommet de la cavité glénoïde avec le tendon de la longue portion, sort avec lui de la capsule articulaire, après avoir contourné la tête de l'humérus et se termine sur le corps de l'humérus, en dedans de la coulisse bicipitale, au-dessus du bord supérieur du grand dorsal. Ce muscle rudimentaire est très rare. Depuis Gruber, il n'a été retrouvé que par MM. Knott et Macalister. Il est généralement unilatéral. Pour éviter des redites, je traiterai plus loin des insertions anormales du tendon inférieur segmenté du biceps.

ANATOMIE COMPARÉE. — Ces anomalies sont, pour moi, la conséquence d'un trouble embryogénique qui fusionne plus étroitement ou moins étroitement les quatre chefs qui composent le long fléchisseur de l'avant-bras. J'ai soumis cette interprétation à mon éminent collègue de l'Université de Gand, M. le professeur Leboucq, qui en avait proposé une autre pour le cas, relaté plus haut, de biceps à 4 chefs qu'il a rencontré, et voici ce qu'il m'a écrit le 18 juillet 1895 :

---

[1] Dursy, *Henle u. Pfeufer's Zeitschrift*, XXXIII, p. 45.

[2] Moser, *Arch.*, vol. VIII, p. 227.

[3] Leboucq, *Bullet. de la Soc. de méd. de Gand*, 1873.

« Ce qui m'avait porté à émettre l'interprétation erronée d'un déplacement de la longue portion (chef glénoïdien) pour venir s'insérer avec la courte à l'apophyse coracoïde, c'est qu'il y avait deux masses distinctes, l'une terminée par un tendon long et grêle et que le volume total de ces deux masses était équivalent à celui des deux chefs de l'autre côté. L'interprétation que vous proposez me semble la seule rationnelle. Il y avait, à droite, absence du chef glénoïdien et suppléance par le chef coracoïdien plus développé que normalement et dans lequel la division en coraco-radial et coraco-cubital était évidente, tandis que de l'autre côté cette division ne se voyait pas dans le chef coracoïdien, et il y avait un chef glénoïdien à terminaison anormale dans la capsule. — La division du biceps en quatre chefs se voit très bien sur beaucoup de sujets. Je considère la dénomination proposée par Krause (*Quadrijemellus brachii*) comme logique et conforme à la réalité des faits; malgré cela, il vaut mieux s'en tenir à l'ancien nom. »

Le muscle *gléno-brachial* que M. Testut considère « comme l'homologue exact du chef coracoïdien de l'obturateur interne[1], n'échappe pas lui-même à cette interprétation. C'est un des deux chefs glénoïdiens dont l'extrémité inférieure mal développée s'est soudée à l'humérus.

Dans le *fœtus de gibbon* de M. Deniker « le biceps était formé presque exclusivement par le long chef » et, dans le *jeune gorille* du même anatomiste, « était divisé dans ses quatre cinquièmes supérieurs ».

Variations des insertions. — I. *Variations des insertions supérieures.* — Elles peuvent porter sur l'une ou l'autre des deux têtes. Celles qui portent sur la courte portion sont relatives à l'extension des fibres le long du ligament acromio-coracoïdien. Cette anomalie est assez commune : elle a été observée 6 fois par le professeur Macalister, 1 fois par Wood et 7 fois par moi (6 fois chez l'homme : 1 fois des deux côtés, 1 fois à droite et 1 fois à gauche et 1 fois à droite chez une femme).

Quant à la longue portion, elle peut se fixer :

α) Dans la coulisse bicipitale (Macalister[2], Welcker[3], Gruber[4], Testut[5], Nicolas, Le Double);

---

[1] Testut. *Trait. des anom. musc.*, p. 368.
[2] Macalister. *Cat. cit.*, p. 80.
[3] Welcker. *Arch. f. anat. u. Entwicklungsch.* Leipzig. 1878. II. 1. p. 20.
[4] Gruber. *Bullet. de l'Acad. imp. de Saint Petersbourg.* 1872.
[5] Testut. *Loc. cit. supra.* p. 382.

β) Sur la petite tubérosité de l'humérus (Davies-Colley, Taylor et Dalton, Cruveilhier[1], Radams[2]);

γ) Sur la grosse tubérosité de l'humérus (Macalister);

δ) Sur la capsule de l'articulation de l'épaule (Macalister, Theile, Soller[3]);

ε) Sur le tendon du grand pectoral (Koster[4], Macalister, Pozzi[5], Chudzinski[6], Kölliker, Testut, Le Double, etc.[7]).

M. Macalister a vu le tendon de la tête glénoïdienne perforer le tendon du grand pectoral. Sur un sujet disséqué par Gruber les fibres les plus externes du tendon de la longue portion allaient se fixer sur le tendon du grand pectoral. Dans un cas observé par M. Testut, le long chef du biceps était renforcé par une bande musculeuse provenant du bord inférieur du grand pectoral et de la capsule de l'épaule.

ANATOMIE COMPARÉE. — De l'accroissement en largeur des insertions à la voûte acromio-coracoïdienne de la courte portion du biceps, je dirai peu de choses : il est en rapport, dans les *espèces supérieures* avec la masse des fibres musculaires. Pour les insertions de la longue portion à la coulisse bicipitale, aux tubérosités humérales, à la capsule de l'articulation de l'épaule ou au tendon du grand pectoral elles décèlent le chemin que parcourt la longue portion avant d'atteindre le bourrelet glénoïdien, les étapes où elle peut s'arrêter définitivement pendant sa migration.

La pénétration du tendon d'origine du long chef à l'intérieur de la cavité de l'articulation scapulo-humérale est, en effet, le résultat d'une migration progressive dont on rencontre plusieurs phases réalisées à l'état permanent chez les *Mammifères*. Chez l'embryon humain ce tendon n'est pas encore libre dans la cavité articulaire, mais se trouve uni à la capsule articulaire par un prolongement de la membrane synoviale.

C'est à Hermann Welcker et à J. Muller qu'on doit la connaissance

---

[1] Nicolas, Davies-Colley, Taylor et Dalton, Cruveilhier. *Loc. cit. suprà.*

[2] Radams. *Todd's Cyclopædy of an. and phys.*, vol. VII, 1852, p. 586.

[3] Soller. *Soc. des conf. anat. de Lyon.*

[4] Koster. *Nederlansch Archief*, II, p. 271.

[5] Pozzi. *Assoc. franç. pour l'avanc. des sc.* Lille, 1872.

[6] Chudzinski. *Revue d'Anthropologie*, 1874-1882.

[7] J'ai trouvé cette malformation, à droite et à gauche, chez une négresse de la Martinique.

de ces faits. C'est Hermann Welcker[1] qui a démontré la pénétration, après migration, de la longue portion dans la capsule de l'épaule. C'est J. Muller[2] qui a prouvé qu'au cinquième mois de la vie intra-utérine, le tendon de la longue portion du biceps n'est pas libre dans la capsule, y est attaché par un repli de la synoviale qui disparaît plus tard, mais qui peut persister et que Weber[3] a constaté une fois chez un garçon de quinze ans.

« Chez aucun de nos *Animaux domestiques* le long fléchisseur de l'avant-bras ne mérite son nom de biceps, observe M. Lesbre[4], vu que son chef coracoïdien fait défaut. Par contre, le tendon glénoïdien est très développé et situé plus ou moins hors de la capsule articulaire ; dans le *porc*, le *chien*, le *chat*, le *lapin*, cette dernière donne un cul-de-sac synovial qui accompagne le tendon dans la coulisse bicipitale ; tandis que dans les *Solipèdes* et les *Ruminants* il y a là une synoviale propre, indépendante de celle de l'articulation. Au fur et à mesure que le tendon se dégage ainsi de l'articulation, il prend plus d'épaisseur et s'insère sur un tubercule sus-glénoïdien de plus en plus accentué et séparé de la cavité glénoïde. Ce tubercule, qui se développe avec l'apophyse coracoïde par un même noyau d'ossification, est désigné en anatomie vétérinaire sous le nom de *base* de l'apophyse coracoïde : il est à son maximum de développement chez les *Solipèdes ;* aussi le tendon supérieur du biceps de ces animaux est-il énorme, de consistance fibro-cartilagineuse et la coulisse bicipitale, très large, divisée en deux gorges par un tendon médian. »

Dans le même ordre, les *Chéiroptères*, la longue portion du biceps se fixe au scapulum dans le *Phylostoma hanstatum* et le *Nycteris tabarca* (Gruber) et à l'humérus dans la plupart des autres variétés.

Chez un *cercopithèque du Sénégal* disséqué par M. Testut, la longue portion du biceps avait deux tendons dont l'un, relié à la capsule de l'épaule par un repli synovial, allait s'attacher sur le bourrelet glénoïdien et l'autre, en partie sur le trochin, en partie sur la capsule.

La portion intra-articulaire du tendon du long fléchisseur de l'avant-bras de l'*atèle* est pourvu également d'un méso-tendon.

---

[1] Welcker. *Arch. fur anat. und phys.*, 1871, p. 20, et 1878, p. 21.
Pour Welcker le ligament sus-gléno-sus-huméral de l'articulation de l'épaule humaine correspondrait histologiquement au ligament rond de l'articulation de la hanche.
Pour Sutton le ligament sus-gléno-sus-huméral représenterait au contraire un reste ancestral du tendon du muscle sous-clavier.

[2] J. Muller. *Handbuch der physiolog. des Menschen*, Bd. 1, p. 412.

[3] Weber. *Handbuch der Anatomie*, Bd. 1, p. 615.

[4] Lesbre. *Loc. cit.*, p. 107.

II. *Variations des insertions inférieures.* — Le défaut de présence du tendon radial a été noté par Petit[1], Haller[2] et Gruber. Dans le cas de Gruber le radius manquait et le biceps était inséré en partie sur l'apophyse coronoïde du cubitus, en partie sur l'articulation du coude[3]. L'expansion aponévrotique du biceps (*lacertus fibrosus*) peut être :

α) Absente (Macalister, 1 cas personnel) ;

β) Très mince ou très épaisse ;

γ) Plus ou moins large ;

δ) Plus ou moins longue ;

ε) Émaner à la fois du tendon terminal et du corps charnu ;

ζ) Être indépendante, en partie ou en totalité, du tendon ;

η) Recevoir toutes les fibres du chef huméral ;

λ) Recevoir des faisceaux de renforcement du brachial antérieur (voy. ce muscle).

ANATOMIE COMPARÉE. — « Chez le *gorille*, dit le professeur Hartmann[4], l'aponévrose bicipitale se prolonge sous forme d'un faisceau tendineux très puissant du fascia anti-brachial jusqu'au fascia palmaire. »

Cette expansion descendait très bas sur l'avant-bras du *Troglodytes Aubryï* et sur l'avant-bras d'un *orang* disséqué par M. Testut. Elle était renforcée par des fibres provenant du brachial antérieur chez le *fœtus de gibbon* que M. Deniker a eu à sa disposition.

Augmentation du nombre des chefs. — Biceps à trois chefs. — Cette anomalie est la plus commune de toutes les anomalies du biceps. Le troisième chef du biceps tricipital peut provenir des parties *dures* ou des parties *molles* de l'épaule ou du bras.

A. *Biceps tricipital dont le 3ᵉ chef provient des parties dures de l'épaule ou du bras.* — Dans cette variété du biceps tricipital le chef surnuméraire peut émaner :

α) De l'apophyse coracoïde (voy. *Variations des connexions des chefs glénoïdien et coracoïdien*) ;

β) De la grosse tubérosité de l'humérus (cas de Meckel et de Macalister) ;

γ) Du bord externe de la coulisse bicipitale (cas de Haller, de Gruber) ;

[1] Petit. *Mém. de l'Acad.*, 1733. p. 31.

[2] Haller. *Opusc. anat. argument. minor.*, vol. VIII. Lausanne.

[3] Gruber. *Virchow's Arch.*, vol. XXIII, p. 212.

[4] Hartmann. *Loc. cit. supra*, p. 127.

δ) De la face interne de l'humérus, entre le brachial antérieur et le coraco-brachial ;

ε) De la face externe de l'humérus, entre le deltoïde et le long supinateur (cas de Macalister) ;

ζ) Du bord externe de l'humérus et de la cloison intermusculaire externe, entre le deltoïde et le long supinateur. — Ce faisceau surnuméraire est décrit à l'étranger sous le nom de *M. brachio-radialis*. Il a été rencontré par Wood[1], Gruber[2], Theile[3], Hyrtl[4], Wagner[5] et par moi (chez 2 hommes, 1 fois des deux côtés, 1 fois à gauche). Dans deux cas observés par Wood et Gruber il était indépendant du biceps jusqu'à son extrémité inférieure.

De tous ces chefs surnuméraires du biceps tricipital le plus intéressant à cause de sa fréquence et des nombreuses discussions auxquelles il a donné lieu, est le chef qui prend naissance sur la face interne de l'humérus, entre le brachial antérieur et le coraco-brachial. Il a été trouvé par Theile, Hallett, Cruveilhier (3 fois), Wood, Macalister[6]. Frœlich, Nicolas[7], Cuyer[8], Testut, Hervé (3 fois)[9], Chudzinski (8 fois)[10], Struthers (4 fois)[11], Beaunis et Bouchard[12], Debierre[13], Laskowski[14], Hyrtl[15], Calori[16], Henle[17], Gegenbaur[18], Quain[19], Bellini[20], Schwalbe et Pfitzner[21], Bianchi[22], Souligoux[23], etc., etc.

Il a été trouvé également par plusieurs de mes élèves, MM. Lelot, Maurice, Petit, Héron de Villefosse, etc., et par moi. Rubané, cylin-

[1] Wood. *Loc. cit. passim*, p. 496.
[2] Gruber. *Müller's arch.*, 1848, p. 428.
[3] Theile, in *Sœmmerring's Encyclop. anal. (Jourdan's Transl)*, 1843.
[4] Hyrtl. *Lehrbuch*.
[5] Wagner. *Beusinger's Zeitschrift*, Heft. III, Bd. III. S. 345.
[6] Theile, Hallett, Cruveilhier, Wood, Macalister. *Loc. cit. passim*.
[7] Frœlich, Nicolas. *Bullet. de la Soc. des sc. de Nancy*, 1891.
[8] Cuyer. *Bullet. de la Soc. d'anthropol. de Paris*, oct. 1893, p. 467.
[9] Hervé. *Ibid.*, juin 1889, p. 405, et janvier-mars 1893, p. 40.
[10] Chudzinski. *Revue d'anthropol.*, 1882, p. 280.
[11] Struthers. *References to paper in Anatomy*. Edimbourg, 1889, p. 9.
[12] Beaunis et Bouchard. *Nouv. Élem. d'anat descript.*, 3e édit. 1880. p. 707.
[13] Debierre Soc. de Biol. de Paris, t. V, no 19.
[14] Laskowski, cité par M. Hervé.
[15] Hyrtl. *Anat. dell' uomo*, trad. ital. d'Occhini, p. 381
[16] Calori. *Mem. dell'. Accad. dell' Sc. di Bologna*, 1868.
[17] Henle. *Muskellehre cit*.
[18] Gegenbaur. *Trait. d'anat. hum.*, trad. franç. de Julin, 1889, p. 446.
[19] Quain's *Anatomy (myology)*.
[20] Bellini. *Loc. cit. suprà*.
[21] Schwalbe et Pfitzner. *Anat. Anzeiger*, 1889-90-91-92-93-94-95.
[22] Bianchi. *Le Sperimentale*, août 1886.
[23] Souligoux. *Bullet. de la Soc. anat. de Paris*, décembre 1895, p. 658.

drique ou fusiforme, large ou étroit, unilatéral ou bilatéral, il se termine tantôt sur le tendon (disposition fréquente), tantôt sur le corps charnu (disposition plus rare), tantôt sur l'expansion aponévrotique du biceps (disposition excessivement rare).

D'après Hyrtl, ce faisceau huméral annexe n'est rien autre chose qu'un faisceau du brachial antérieur séparé de ce dernier muscle par le nerf musculo-cutané dévié de son trajet normal. « Toujours lorsqu'il existe un chef huméral j'ai vu, dit-il, le nerf musculo-cutané passer entre ce chef et le brachial antérieur. » C'est une assertion contre laquelle je ne saurais trop m'élever. Le biceps peut posséder un faisceau huméral sans que le musculo-cutané soit dévié de son trajet (voy. *M. coraco-brachial moyen, anomalies nerveuses du bras*). Il est faux, d'autre part, d'avancer qu'un nerf dévié de sa route peut soulever et détacher un faisceau musculaire ; il est faux d'avancer qu'un muscle normal ou anormal est perforé par un nerf. Une semblable manière de s'exprimer est vicieuse ; elle est contraire aux faits. Dans l'enchaînement des causes et des résultats, c'est à l'anomalie musculaire qu'appartient le rôle initial ; en d'autres termes, l'anomalie du muscle est la cause, et non la conséquence de l'anomalie dans le trajet du nerf. Par suite, la perforation d'un chef anormal ou d'un muscle quelconque, comme le coraco-brachial, par un nerf, ici le musculo-cutané, ne saurait être qu'une apparence. L'apparence vient de ce que, le tissu musculaire étant encore à l'état embryonnaire, des fibres et des faisceaux s'y sont développés en avant, en arrière et tout autour du nerf, englobant ce dernier sur une certaine longueur de son parcours et lui ménageant une sorte de canal que le nerf semble ainsi s'être creusé dans la masse même du muscle.

Cette explication est conforme aux données embryologiques actuelles concernant le développement des nerfs et des muscles des membres. Les nerfs des membres sont des branches des nerfs spinaux qui se prolongent dans les extrémités.

Cette pénétration a lieu de fort bonne heure, dès le 4e jour chez le *poulet*[1]. Or, à ce moment, les muscles des membres n'existent pas encore à l'état d'organes distincts ; leur matrice seul est présente sous la forme d'une lame cellulaire indifférente, émise par la lame musculaire proto-vertébrale et pénétrant à partir de cette lame dans le rudiment de l'extrémité (Kölliker). Au sein de ce blastème primitif, les diffé-

---

[1] Kölliker. *Embryologie*, trad. franç., p. 625.

rents muscles prendront naissance, mais plus tard et sur place, englobant ou laissant en dehors d'eux, suivant les régions et les accidents du développement, les nerfs préexistants. Les muscles des membres de l'homme apparaissent seulement dans le cours du deuxième mois ; ils sont encore pâles à cette époque et à peine distincts de leurs tendons.

Ce processus d'englobement limité par les faisceaux musculaires des branches nerveuses, improprement dites perforantes, permet en même temps de comprendre comment il suffit que quelques faisceaux ne se développent pas en leur lieu habituel pour qu'un nerf ne traverse plus un muscle, mais lui devienne simplement contigu. C'est ainsi que, dans un grand nombre de cas, le musculo-cutané ne traverse pas le coraco-brachial moyen. On ne saurait expliquer d'ailleurs par un autre processus la prétendue perforation par des nerfs d'organes tels que les os, dont le tissu acquiert au cours de leur développement une consistance très dure [1].

Sur une femme j'ai vu, des deux côtés, le chef huméral du long fléchisseur de l'avant-bras naissant de la face interne de l'os du bras se terminer sur le bord supérieur arrondi du grand orifice, dit hiatus semi-lunaire qui donne passage à la veine basilique. Enfin, dans un cas observé par Meckel, le long fléchisseur de l'avant-bras était formé seulement par le chef huméral et le chef coracoïdien [2].

Le chef huméral du biceps provenant de la face interne du corps de l'humérus a été rencontré : 1 fois sur 9 sujets par Theile, 1 fois sur 15 par Hallett, 18 fois sur 175 par Wood, 1 fois sur 10 par Macalister, 11 fois sur 105 par Testut, 57 fois sur 519 par Schwalbe et Pfitzner [3] et 16 fois par moi et mes élèves, sur 200.

Réunissons tous ces chiffres :

Theile.	1 fois sur	9 sujets.	
Hallett.			
Wood.	1 —	15	—
Macalister.	18 —	175	—
Testut.	1 —	10	—
Schwalbe et Pfitzner.	11 —	105	—
L'auteur.	57 —	519	—
	16 —	200	—
Soit	105 fois sur 1033 sujets.		

[1] Ainsi que Cruveilhier, Bock, Gruber et le professeur G. Hervé, j'ai disséqué des rameaux des branches du plexus cervical qui traversaient la clavicule.

[2] Meckel. *Arch.*, 1826, p. 39.

[3] Schwalbe et Pfitzner. *Anzeiger*, IV, n° 23 (1889); *ibid.*, VI, n° 20 et 21, 1891 et *Schwalbe's morphologische arbeiten*, Bd. III, 1894.

Soit chez 10,1 p. 100 des sujets, proportion qui concorde avec celles de M. Testut (10,5 p. 100), de Wood (10,3 p. 100) et de MM. Schwalbe et Pfitzner (11 p. 100).

Dans la statistique des professeurs Schwalbe et Pfitzner où les hommes sont représentés par le chiffre 345 et les femmes par celui de 174, il est noté que le faisceau surnuméraire existait :

Chez 14 p. 100 des hommes des deux côtés ;
— 10 p. 100 des femmes —
— 16 p. 100 des hommes du côté gauche seulement ;
— 17 p. 100 des femmes —
— 13 p. 100 des hommes du côté droit seulement ;
— 4 p. 100 des femmes —

Sur mes 200 sujets comprenant 110 hommes et 90 femmes, il était présent :

Des deux côtés . . . . chez 7 hommes ;
— — 4 femmes ;
Du côté droit seulement . — 1 homme ;
— — 2 femmes ;
Du côté gauche seulement — 1 homme ;
— — 1 femme.

B. *Biceps tricipital dont le 3ᵉ chef provient des parties molles de l'épaule ou du bras.* — Dans cette variété du biceps tricipital le chef en excès peut naître :

α) De la capsule de l'épaule (cas de Nicolas, et d'un de mes élèves M. Robert). Theile a disséqué un biceps formé par deux chefs coracoïdiens et par un chef inséré sur la capsule de l'épaule ;

β) Du tendon du petit pectoral (cas de Wood, de Macalister, 1 cas personnel) ;

γ) Du tendon du grand pectoral (cas de Chudzinski) ;

δ) Du bord inférieur du grand rond (cas du professeur Macalister) ;

ε) Du deltoïde (2 cas du professeur Macalister[1]) ;

ζ) Du brachial antérieur (cas de Wood, de Macalister, de Testut, de Horner[2], plusieurs cas personnels) ;

η) Du coraco-brachial (plusieurs cas personnels) ;

---

[1] Dans un cas le chef en excès émanait à la fois de la face externe de l'humérus et du deltoïde, et dans un cas la longue portion du biceps faisait défaut.

[2] Horn r. *Loc. cit.*, p. 117.

μ) De la cloison intermusculaire interne (cas de Hyrtl, de Macalister, de Quain[1], de Walsham) ;

ν) Du rond pronateur (cas de Macalister, de Wood, de Clason[2], de Testut, 2 cas personnels).

C'est à ce faisceau prolongé plus ou moins loin sous forme d'une lame aponévrotique très mince sur la face externe du rond pronateur que le professeur Struthers a donné le nom de *M. brachio-fascialis*. Il en existe un bon dessin dans l'anatomie de Quain (pl. XXXV, fig. 5).

ρ) Du long supinateur. M. Kelly, de Dublin, a disséqué un faisceau de la longue portion du biceps dont l'extrémité inférieure trifide se terminait sur le long supinateur et l'aponévrose antibrachiale.

ANATOMIE COMPARÉE. — Le biceps reçoit un faisceau de renforcement venant de l'humérus dans le *Myrmecophaga tamandua* (Rapp[3]), le *rhinocéros* et quelques *Chéiroptères* (Macalister), l'*aï* (Humphry), l'*orang-roux* (2 fois sur 5 sujets disséqués par M. Chudzinski).

« Une exception intéressante au point de vue philosophique, et en particulier au point de vue de la comparaison des membres supérieur et inférieur est, a écrit Broca[4], présenté par le *gibbon*. Les deux chefs du biceps brachial se comportent chez lui comme les chefs correspondants du biceps crural. Un seul faisceau vient du scapulum ; il n'y a pas de faisceau coracoïdien, le court chef étant représenté par un faisceau qui s'attache à l'humérus et à l'aponévrose intermusculaire interne. »

« Chez le *gibbon*, a écrit, d'autre part, M. Hartmann, le faisceau court ne naît pas toujours, comme on le dit, du trochin ou du tendon du grand pectoral (Huxley), mais de l'arête du trochin, en se reliant dans ce cas au grand dorsal, au trapèze, au brachial interne déjeté latéralement et au triceps brachial. »

Laquelle de ces assertions est exacte ? Elles sont trop affirmatives l'une et l'autre. Dans le *fœtus de gibbon* de M. Deniker le long fléchisseur de l'avant-bras avait le mode de conformation du long fléchisseur de l'avant-bras humain normal. Dans le *Gibbon cendré* de Bischoff la courte portion était formée par deux faisceaux provenant l'un du petit trochanter, l'autre de l'apophyse coracoïde, auxquels faisait suite un

[1] *Quain's Anat.*, p. 270.
[2] Clason. *Upsala Läkareforenings Forandlingar*. Bd. III, Hft. 2.
[3] Rapp. *Anatomische Untersuchungen über die Edentaten*. Tubingen, 1852.
[4] Broca. *Les Primates*.

tendon unique qui perforait le grand pectoral. Dans le *gibbon* du docteur Hepburn, le corps charnu du biceps dont la courte portion était insérée à la partie supérieure de la coulisse bicipitale recevait en bas des trousseaux de fibres de la cloison intermusculaire interne. Dans l'*Hylobates entelloïdes* qui a été remis à M. Chudzinski pour le musée de la Société d'Anthropologie de Paris, la courte portion naissait, comme dans le *gibbon* du professeur Huxley, du tendon du grand pectoral.

Le biceps est plus ou moins uni au long supinateur dans l'*Ateles paniscus* (Macalister), au brachial antérieur dans le *phoque* (Humphry), au deltoïde dans l'*Oryctérope du Cap* (Galton).

Dans les *Ursidés* le biceps a les modes de conformation les plus variés. Il avait une tête glénoïdienne et une tête coracoïdienne chez les sujets disséqués par Cuvier et Laurillard [1] et Shepherd Kelley et une tête glénoïdienne seulement chez le sujet disséqué par le professeur Testut. « Un *ours brun* m'a offert une fois à gauche, dit Meckel, la tête simple comme à l'ordinaire et dépourvue du faisceau accessoire coracoïdien ; à droite il y avait au contraire un faisceau tendineux en haut, s'étendant de la partie supérieure du coraco-brachial au muscle principal. Chez un *ours blanc*, le coraco-brachial gauche se bifurquait au contraire, et il y avait, à droite, outre la longue tête qui était très forte, une courte tête propre. Celle-ci avait son origine à côté du coraco-brachial et n'envoyait que vers le milieu du bras un faisceau à la longue tête avec laquelle elle se confondait ensuite à l'extrémité inférieure du bras. »

Biceps à quatre chefs. — Le biceps à quatre chefs est ordinairement constitué par le chef glénoïdien, le chef coracoïdien, le chef huméral provenant de la face interne de l'humérus entre le coraco-brachial et le brachial antérieur et un chef provenant du trochin. J'ai rencontré le biceps ainsi conformé chez 5 hommes (3 fois des deux côtés, 1 fois à droite et 1 fois à gauche) et chez 2 femmes (1 fois des deux côtés, 1 fois à gauche). Quatre des 18 sujets sur 175, examinés par Wood, possédaient un biceps pourvu à la fois d'un chef détaché de la partie moyenne de l'os du bras et d'un chef détaché soit du trochin, soit de la coulisse bicipitale, soit de la face externe de l'os du bras entre le deltoïde et le long supinateur. M. Macalister a vu la tête que

---

[1] Cuvier et Laurillard. *Atl. d'anat. comp.*, pl. LXXXIX (fig. 1 et 2).

naît de l'humérus, entre le coraco-brachial et le court fléchisseur de l'avant-bras, coexister, dans un cas, avec la courte portion dédoublée à son origine et la longue portion attachée au trochin ; et, dans un autre cas, avec les portions glénoïdienne et coracoïdienne normales et un trousseau musculeux descendant de la lèvre externe de la coulisse bicipitale. Un de mes anciens élèves, M. Girard, m'a montré la dernière disposition sur les deux membres supérieurs d'une fillette. Elle a été constatée aussi par MM. Davies-Colley, Taylor et Dalton. MM. Chudzinski et Kölliker ont fait mention, chacun, d'un biceps qui était constitué par les deux portions bien conformées, un chef huméral fixé à la face interne de l'os du bras, entre le fléchisseur cubital et le coraco-brachial, et un quatrième chef inséré au tendon du grand pectoral. Chez un sujet disséqué par le professeur Testut, ce chef pectoral renforçait un fléchisseur radial composé de deux têtes coracoïdiennes et d'une longue portion normale. Dans une observation de Theile il est relaté que le *biceps brachii* avait une portion glénoïdienne dédoublée, une portion coracoïdienne indivise et un chef huméral venant de la face interne de l'humérus, entre le coraco-brachial et le court fléchisseur de l'avant bras.

Biceps à cinq chefs. — Les cas suivants ont été signalés :

α) Les deux têtes coracoïdienne et glénoïdienne normales étaient accompagnées du chef huméral le plus commun et de deux autres faisceaux provenant, l'un du deltoïde, l'autre de la coulisse bicipitale près du tendon du grand pectoral (Henle).

β) Au corps charnu du biceps formé, comme d'habitude, par la réunion au milieu du bras de la longue et de la courte portions bien conformées succédaient trois rubans musculaires dont l'externe, le plus large, était fixé sur le fascia semi-lunaire et le radius, le moyen, le plus petit, sur le long supinateur et la bourse séreuse bicipitale et l'interne trifurqué, sur trois points différents de l'apophyse coronoïde (Wood).

γ) En plus du biceps normal il y avait un fléchisseur radial surnuméraire inséré par un tendon indépendant sur le radius et la tubérosité bicipitale et naissant par trois chefs : un venant de la face interne de l'humérus, un de la face externe, le troisième de la courte portion du biceps (Pietsch[1]).

---

[1] Pietsch. *Journ. de médecine de Roux*, t. XXXI, p. 34.

δ) La courte portion et deux chefs huméraux contribuaient à former le corps charnu du biceps auquel succédaient deux tendons attachés séparément l'un sur le radius, l'autre sur le cubitus (Gruber).

ε) Les deux portions glénoïdienne et coracoïdienne étant complètement développées, il existait un troisième chef huméral et une tête coracoïdienne renforcée elle-même par un faisceau émanant de la capsule de l'épaule (Testut).

On peut rapprocher des cas de Wood et de W. Gruber où le long fléchisseur de l'avant-bras était fixé à la fois sur le radius et le cubitus, ceux du professeur Macalister, de Sels, de Rudolphi, de Hyrtl, de Pye-Smith, Howse et Colley, de Testut et de Kelly. Les voici :

Le professeur Macalister [1], Sels [2] et Rudolphi [3] ont trouvé un faisceau musculaire qui provenait de la longue portion et allait se fixer isolément au radius. Hyrtl [4] a vu ce même faisceau terminé par deux tendons dont l'un se portait sur le radius et l'autre sur le cubitus. Pye-Smith, Howse et Colley ont disséqué des trousseaux de fibres du biceps qui se rendaient directement à l'avant-bras. Kelly et le professeur Testut ont signalé la possibilité de l'union du muscle précité et du grand palmaire par des fibres conjonctives ou aponévrotiques. M. Thébault [5] a fait mention d'un long fléchisseur de l'avant-bras qui offrait trois faisceaux surnuméraires : un qui reliait la portion glénoïdienne au grand pectoral, et deux qui reliaient le corps charnu au brachial antérieur et à l'articulation scapulo-humérale.

ANATOMIE COMPARÉE. — Dans l'*Emys geographica* (Macalister), les *Paramèles*, le *chœropus* (Sabatier), le *Macropus rufficolis* (var. *Benett*) (Galton), le *Macropus giganteus* (Meckel), le *Dasypus sexcinctus* (Galton), l'*Echidna hystrix*, l'*Iguana tuberculata* (Mivart), l'*Hyène striée* (Young et Robinson), le *porc*, le *chat*, le *chien*, le *lapin*, etc. [6], le long fléchisseur du bras se fixe par deux tendons distincts au radius et au

[1] Macalister. *Cat. cit.* p. 83.
[2] Sels. *Dissert. anat. musc. var. sistens*, 1815, p. 12.
[3] Rudolphi. *Blumenbach's med. bibl.*, Bd. I, p. 176.
[4] Hyrtl. *Oesterreich Zeitschrift*, VIII, n° 20, 1862.
[5] Thébault. *Bullet. de la Soc. d'anthrop. de Paris*, juillet 1893, p. 286.
[6] Dans les *espèces domestiques* l'extrémité inférieure du biceps brachial se fixe à la tubérosité bicipitale du radius et à la base de l'olécrâne. Quant à l'expansion aponévrotique, elle existe, plus ou moins prononcée, dans toutes les espèces; elle se perd sur l'extenseur antérieur du métacarpe constitué, on le verra plus loin, par les deux radiaux externes fusionnés.

cubitus. Le long fléchisseur du bras des *Chamæléonides* (Sabatier), du *fourmilier*, du *coati* (Meckel) a également deux tendons inférieurs dont l'un (le cubital) s'unit à celui du brachial antérieur qui lui est contigu. Le biceps du *daman*, du *porc-épic*, du *hérisson*, s'attache exclusivement au cubitus. Le tendon inférieur du biceps du *murin*, facilement séparable en deux ou trois tendons secondaires, s'insère à l'extrémité supérieure du radius dans une excavation triangulaire que présente cet os sur son bord antérieur et qui est déterminée par le rapprochement du radius et du cubitus soudés ensemble (Maisonneuve). — (Pour détails complémentaires, voyez le muscle suivant.)

BRACHIAL ANTÉRIEUR

Absence. — Cette absence a été notée par Voigt sur un sujet qui était privé de radius [1]. Elle serait normale dans le *tamandua*, au dire de Rapp.

Variations des insertions supérieures. — Contrairement au professeur Krause, j'ai vu presque toujours le brachial antérieur s'insérer sur la face externe de l'humérus. L'empreinte deltoïdienne n'ayant pas la même étendue chez tous les sujets, il s'ensuit que le muscle en question qui se fixe au-dessous d'elle remonte plus ou moins haut sur le bras.

ANATOMIE COMPARÉE. — En anatomie comparée on pourrait définir le brachial antérieur « *le muscle de la gouttière de torsion de l'humérus* ». Dans l'espèce humaine sa direction spirale n'est pas évidente parce qu'il ne répond qu'à la partie inférieure de cette gouttière, est logé derrière le biceps et se termine par un tendon unique sur le radius. Mais cette direction spirale apparaît nettement chez les *Animaux domestiques* et principalement chez les *Solipèdes* et les *Ruminants* où le brachial antérieur naît de la base de la tête de l'humérus, passe de la face postérieure à la face externe, puis à la face antérieure de cet os et se place à côté du biceps pour se terminer à la fois sur le radius et le cubitus.

[1] Voigt. *Arch. f. Heilkunde*, 1863 Leipzig, p. 27.

Segmentation du muscle. — Le brachial antérieur peut être divisé en deux faisceaux longitudinaux, juxtaposés ou superposés, entièrement ou partiellement distincts. L'un et l'autre ou l'un ou l'autre des deux faisceaux ainsi formés, peuvent se segmenter eux-mêmes en faisceaux secondaires. Ces faisceaux secondaires, auxquels on a donné les noms les plus divers (*M. brachialis internus*, Gruber ; *M. brachialis internus minor*, *M. brachialis lateralis minor*, Macalister, etc.), ont été étudiés d'une façon toute particulière par le professeur W. Gruber dans son mémoire « Ueber die varietœten d. *M. brachialis anticus* in *Mém. de l'Académie de Saint-Pétersbourg*, 1868, p. 528 et (*Mélanges biologiques*, XII, p. 363). Ce qui est cause que ces faisceaux ont été décrits sous des qualificatifs différents, considérés même par certains anatomistes comme des muscles autonomes, c'est l'extrême variabilité de leurs insertions inférieures. En fait ils dépendent tous du brachial antérieur, quelles que soient leurs insertions inférieures qui peuvent se faire soit :

I. Sur le cubitus seul (cas de Henle [1], de Weber-Hildebrandt, de Meckel, de Gruber, de Testut, de Macalister [2], deux cas personnels [3]).

II. Sur le radius seul (cas de Führer [4], de Henle, de Chudzinski [5], de Gruber, de Testut, de Macalister, d'Halbertsma, de Morel et Mathias Duval [6], de Morestin [7], un cas personnel [8]).

III. Sur le radius et le cubitus. — Le brachial antérieur, qui présente cette malformation ou l'une ou l'autre des deux malformations dont la description suit, rentre dans la classe des muscles anormaux que les anatomistes anglais nomment « *muscles tripartites* ». Dans la malformation en question, deux faisceaux du brachial antérieur peuvent se

---

[1] Henle. *Muskellehre*.

[2] Weber Hildebrandt, Meckel, Macalister. *Cat. d'anatom.*, cit. p. 76, 77.

[3] Les voici : 1° F., 23 ans, avril 1885. — Le brachial antérieur droit est divisé dans toute son étendue en deux chefs distincts, parallèles, d'égal volume, terminés chacun par un tendon attaché à la partie moyenne de la face interne de l'apophyse coronoïde. Le brachial antérieur gauche est normal.
2° H., 71 ans, décembre 1887. Le brachial antérieur de chaque côté se segmente, à un travers de doigt au-dessus de l'interligne articulaire du coude, en deux corps dont l'interne se fixe par un tendon très fort sur le tubercule de la face interne de l'apophyse coronoïde et l'externe, par une expansion aponévrotique très mince sur l'empreinte rugueuse située au-dessous du tubercule précité

[4] Führer. Cit. par Macalister in *Cat. d'an*.

[5] Chudzinski. *Revue d'Anthropologie*, t. III. p. 28.

[6] Morel et Duval. *Manuel de l'anat.* cit.

[7] Morestin. *Bullet. de la Soc. anat.* Paris, 1894, p. 1015.

[8] Dans tous ces cas l'insertion avait lieu soit au-dessous, soit sur la tubérosité bicipitale.

porter sur le radius et un sur le cubitus (cas de Dawson [1], de Weber-Hildebrandt, de Turner [2]) ou deux sur le cubitus et un sur le radius.

IV. Sur le radius et une arcade fibreuse qui l'unit à l'apophyse coronoïde du cubitus. — M. Morestin a rencontré ce vice de développement chez huit sujets sur soixante [3]. Je l'ai rencontré également plusieurs fois.

V. Sur le radius ou le cubitus et le fléchisseur superficiel des doigts. M. Macalister a disséqué un brachial antérieur dont deux faisceaux se rendaient au cubitus et un à la portion du fléchisseur superficiel destiné au médius. Sur le bras droit d'une femme j'ai vu le brachial antérieur se fixer par deux tendons au radius et par un troisième tendon sur le faisceau de l'annulaire du fléchisseur superficiel.

VI. Sur le radius et le rond pronateur. — Ce n'est que l'exagération de l'état normal [4]. A cet ordre d'anomalie se rattachent les muscles fusiformes étendus du bord externe du brachial antérieur au rond pronateur trouvés par Macalister et Wood et le « *muscle quadripartite* » de Clason [5], dont deux faisceaux s'attachaient sur le radius, un sur le cubitus, un sur le rond pronateur.

VII. Sur le biceps (Voy. *Biceps à trois chefs*).

VIII. Sur l'aponévrose antibrachiale. — « J'ai vu sur de nombreux sujets, a écrit le professeur Gruber, soit des faisceaux détachés du brachial antérieur, soit de véritables muscles surnuméraires se jeter sur l'expansion antibrachiale, ou bien directement, ou bien en empruntant l'expansion aponévrotique du biceps. J'ai vu leurs tendons devenir très forts et très larges, si larges même qu'ils recouvraient entièrement le paquet vasculo-nerveux. » Ce vice de conformation est, en effet, assez commun. Il a été signalé encore par Lauth [6], Hyrtl, Sœmmerring, Mac Whinnie, Theile, Struthers [7], Wood, Nicolas, Chudzinski [8], etc. J'en possède deux moulages pris par un de mes prosecteurs et un de mes élèves; MM. Bougrier et Servant.

---

[1] Dawson. *Edimb. med. Journ.*, vol. XVIII, p. 82.
[2] Turner. *Journ. of an. and phys* ., t. XIII, p. 362.
[3] Morestin. *Bullet. de la soc. an* Paris, 1896, p. 264.
[4] Krause prétend avec raison que le brachial antérieur envoie toujours quelques fibres au rond pronateur.
[5] Clason. Upsala, *Lak. for Forandl.* Bd. III, Heft, 2.
[6] Gruber et Lauth. *Muller's Arch.*, 1848, p. 427.
[7] Struthers. *Refer. in. anat.*, cit. p. 9.
[8] Chudzinski. *Revue d'Anthropologie*, 1884.

II.

IX. Sur la synoviale du coude (voy. *M. tenseur antérieur de la synoviale du coude*).

X. Sur le long supinateur. — Le long supinateur et la partie inférieure du corps du brachial antérieur sont souvent reliés par un pont charnu au-dessous duquel passe le nerf radial. Cette malformation signalée par Macalister, Gruber, Struthers, etc., a été observée des deux côtés, chez six femmes sur cent deux sujets par Wood et sur trois femmes (deux fois des deux côtés et une fois à droite) et deux hommes (une fois à droite et une fois à gauche) sur quatre-vingts sujets[1] par moi. Theile a vu le faisceau musculaire fusiforme, qui se détache parfois du bord externe du brachial antérieur, pour se porter sur le rond pronateur, se porter sur le long supinateur. Wood a disséqué une femme dont chacun des deux muscles brachiaux antérieurs était divisé en deux corps dont l'externe envoyait des trousseaux de fibres sur le long supinateur et le « *bicipital semi-lunar fascia*[2] ». Le professeur Testut a noté la fusion à peu près complète du long supinateur et du brachial antérieur. Sur des sujets examinés par Reid et Taylor le long supinateur provenait presque entièrement du muscle dont il s'agit[3]. J'ai trouvé l'anomalie décrite dans la note ci-jointe par un de mes élèves :

« Extension en hauteur de chacun des deux longs supinateurs et fusion de leurs fibres avec celle du brachial antérieur.

« Les longs supinateurs se continuent sur la partie externe du bras, jusqu'au tiers supérieur de l'humérus. Leurs fibres sont : 1° les unes, internes et plus courtes ; elles aboutissent au bord externe de la gouttière de torsion ou à la cloison intermusculaire externe, comme le muscle normal ; 2° les autres, externes, s'étendent de l'aponévrose tendineuse commune à l'empreinte deltoïdienne en contractant, dans leur partie supérieure, des adhérences avec le brachial antérieur et en faisant saillie entre ce muscle et le vaste externe du triceps. »

ANATOMIE COMPARÉE. — Dans un mémoire intitulé : *On the Disposition and Homologies of the extensor and flexor muscles of the leg and foream* qu'il a publié en mai 1869 dans le *Journal of Anatomy and Physiology*, le professeur Humphry a montré que la segmentation du brachial antérieur en deux faisceaux longitudinaux correspondant aux

[1] Dont 47 femmes, et 33 hommes.
[2] Wood. *Proceed. of the Roy. Soc.*, 1868, p. 497.
[3] Reid et Taylor. *St Thomas's hospital Reports*, 1879.

deux courts extenseurs du bras (vaste externe et vaste interne) établissait une analogie manifeste entre le groupe des fléchisseurs et le groupe des extenseurs de l'avant-bras.

La division du brachial antérieur en deux chefs distincts existe normalement dans les *Crocodiliens* (Sabatier), le *Dasyprocta cristata* (Murie), l'*agouti* (Humphry, Wood), l'*ours* (Testut), le *lapin*, le *lièvre*, etc. Chez le *murin* le brachial antérieur « est constitué par une série de fibres musculaires composant des faisceaux très déliés et pour ainsi dire espacés entre eux » (Maisonneuve). « Le brachial interne du *gorille* et du *gibbon*, dit le professeur Hartmann, se partage en deux et même trois faisceaux [1]. » Après les dissections de MM. Hepburn, Bischoff, Vrolik, etc., cette affirmation n'est plus soutenable. Mais pour n'être pas constantes dans le *gibbon*, le *gorille* et les autres *Anthropoïdes*, les malformations du brachial antérieur de l'homme ne s'y retrouvent pas moins. Chez le *fœtus de gorille* disséqué par M. Deniker, le brachial antérieur était réuni par des fibres charnues au deltoïde et au triceps et par des fibres aponévrotiques, au long supinateur. La même disposition existait chez le *gorille adulte* et le *chimpanzé* de Duvernoy. Sur le *chimpanzé* de Rolleston, une bandelette musculaire provenant du bord externe du court fléchisseur de l'avant-bras allait se perdre sur l'aponévrose antibrachiale. Sur le *fœtus de gibbon* de M. Deniker, le long fléchisseur de l'avant-bras envoyait une expansion fibreuse sur le brachial antérieur et l'aponévrose antibrachiale. Pour Wood, Duvernoy et Deniker ces liaisons du brachial antérieur des *Anthropoïdes* « avec le deltoïde, d'une part, et le long supinateur d'autre part, sont relatives au grimper qui exige une transmission des efforts et des mouvements de la main au tronc par l'épaule ».

Une interprétation qui se base sur l'exception et non sur la règle ne vaut guère. Il faut, à mon sens, chercher ailleurs la raison d'être de la tendance à devenir externe qu'a, chez les *Anthropoïdes* et dans l'espèce humaine, le brachial antérieur, tendance révélée non seulement par ses anomalies musculaires, mais encore par ses anomalies nerveuses [2]. Où donc ? Dans l'anatomie philosophique.

« Parmi les *Mammifères*, a observé M. Sabatier, le brachial antérieur est seulement cubital chez ceux dont le cubitus joue le rôle capital et presque unique dans la flexion du coude ; tels sont, avec l'homme, les

[1] Hartmann. *Loc. cit.*, p. 127.
[2] La partie du brachial antérieur, qui naît en dehors de l'extrémité distale de l'humérus, est souvent innervée par le nerf radial.

Singes, les *Carnivores*, les *Monotrèmes*, dont le cubitus, très développé, forme la plus grande partie de la surface articulaire de l'avant-bras au coude et atteint la face de flexion de l'avant-bras à ce niveau par son apophyse coronoïde. Mais chez beaucoup de *Mammifères non claviculés*, tels que le *cheval*, les *Ruminants*, les *Rongeurs*, chez lesquels le cubitus perd de son importance et est retiré en arrière, abandonnant la face de flexion du coude pour la céder au radius, le brachial antérieur s'insère sur le radius en même temps que sur le cubitus et même parfois principalement sur le radius. »

Le brachial antérieur se fixe même sur le radius seul dans le *platypus*[1] et le *daman* (Meckel).

« Les deux fléchisseurs de l'avant-bras des *Animaux domestiques* tendent, remarque M. Lesbre[2], à identifier leur insertion inférieure, soit que le biceps lance une branche sur le cubitus, soit que le brachial antérieur prenne attache sur la tubérosité bicipitale du radius[2]. » J'ajouterai pour être complet que, chez les *Anoures* et les *Oiseaux*, le biceps et le brachial antérieur ne forment inférieurement qu'un seul muscle dont le tendon s'attache à chacun des deux os de l'avant-bras, que chez l'*échidné* et l'*ornithorynque* le court fléchisseur de l'avant-bras est constitué par les fibres profondes du long supinateur (Lannegrâce), que chez le *chien* le tendon terminal commun du biceps et du brachial antérieur est « consolidé par un tendon de renforcement qui naît sur le bord interne de l'humérus droit au-dessus de la trochlée » (H. Ellenberger et H. Baum), que chez un *cercopithèque*, M. Testut a vu un faisceau détaché du brachial antérieur aller se perdre, à la hauteur du pli du coude, dans le long supinateur.

Perforation du muscle par le nerf musculo-cutané. (Voy. *M. coracobrachial moyen* et *biceps à trois chefs*.)

[1] Meckel. *Syst. der Vergleich anat.* Halle, 1828, dritt Theil, p. 525, et *Anat. comp.*, édit. franç., t. V, p. 292.

[2] Lesbre. *Loc. cit.*, p. 108.

RÉGION POSTÉRIEURE

TRICEPS

Les *Archives de Muller*, de 1839, contiennent une courte mais excellente étude de Theile sur ce muscle. Les anomalies du triceps brachial se résument dans l'extension de ses insertions scapulaires, dans sa transformation en « quadriceps » par l'adjonction d'un faisceau surnuméraire, dans la fusion de quelques-unes de ses fibres avec les fibres du grand dorsal, du grand rond, du cubital postérieur, de l'anconé ou de l'épitrochléo-olécranien.

Variations de l'insertion scapulaire. — Les fibres de la longue portion du triceps peuvent remonter jusqu'à la capsule de l'épaule ou descendre au-dessous de l'empreinte triangulaire sous-deltoïdienne, sur le bord axillaire de l'omoplate dans une étendue de 2, 3, 4 et même 5 centimètres. Sur une négresse que j'ai disséquée (en mars 1897) la longue portion du triceps droit était normale, mais l'extrémité supérieure de celle du triceps gauche entièrement charnue s'insérait sur le bord axillaire du scapulum depuis la capsule de l'articulation scapulo-humérale jusqu'au voisinage du grand rond.

ANATOMIE COMPARÉE. — Dans les quatre *Anthropoïdes* disséqués par le docteur Hepburn, le chef moyen du triceps naissait de la moitié ou du tiers supérieur du bord externe du scapulum. Chez le *Troglodytes Aubryï* « ses fibres supérieures formaient un faisceau aplati, à la fois épais et large, qui s'insérait par des fibres aponévrotiques très courtes sur toute la longueur du bord axillaire ». M. Testut l'a vu descendre, chez deux *Cercopithèques*, jusqu'à 2 centimètres de l'angle inférieur de l'omoplate.

« Dans l'homme, remarque M. Lesbre [1], la longue portion du triceps est la plus faible ; elle localise son insertion supérieure en un point restreint du bord inférieur du scapulum, contre l'articulation de

[1] Lesbre. *Loc. cit.*, p. 108.

l'épaule, tandis que, dans les animaux, elle est de beaucoup la plus considérable et étend plus ou moins son insertion sur le bord du scapulum de manière à remplir plus ou moins complètement le sinus de l'angle scapulo-huméral. » Chez les *Solipèdes*, les *Ruminants*, le *porc*, cette longue portion est, en effet, vraiment énorme ; elle s'élève jusqu'à l'angle dorsal de l'omoplate ; elle en approche chez les *Carnivores*. Parmi les *Animaux domestiques* il n'y a guère que le *lapin* qui ait une longue portion du triceps cylindroïde et insérée sur un point restreint du scapulum, tout près de l'articulation de l'épaule.

On connaît le volume formidable de l'olécrâne des *Solipèdes* des *Ruminants* et du *porc*. Eh bien ! ce volume formidable est en rapport avec celui de la longue portion du triceps brachial : « Il semble, dit G. Cuvier, que cette grande force des extenseurs de l'avant-bras dans les *Quadrupèdes* tient à leur utilité dans le mouvement progressif ; ils remplissent dans ces animaux, pour l'extrémité antérieure, les mêmes fonctions que les extenseurs du talon pour l'extrémité postérieure, et ils font effort pour porter en avant le corps de l'animal quand le pied de devant a pris son point d'appui. Ces muscles n'existent pas dans les *Cétacés*, chez lesquels les deux os de l'avant-bras ne sont point mobiles sur celui du bras [1]. »

Triceps à quatre chefs. — Le faisceau musculaire surnuméraire qui transforme le triceps en quadriceps peut provenir :

1° *Du bord glénoïdien de l'omoplate.* — Dans cette variété du triceps brachial à quatre chefs le chef en excès émanant, ordinairement, du bord axillaire au-dessous du tubercule glénoïdien ou au-dessus de l'angle inférieur de l'omoplate se jette soit dans la longue portion (cas de Testut[2], deux cas personnels), soit dans la portion interne (cas de Bankart, Pye-Smith et Philips)[3], soit dans la longue portion et la portion interne (un cas des deux côtés, chez une femme).

ANATOMIE COMPARÉE. — Dans le *fœtus de gorille* de M. Deniker le triceps présentait cette particularité déjà signalée par Duvernoy dans le *gorille* adulte, « qu'il s'insérait sur le bord glénoïdien de l'omoplate par deux faisceaux distincts[4] ».

[1] Cuvier. *An. comparée.*
[2] Testut. *Trait. des an. musc.*, p. 417.
[3] Bankart, Pye-Smith et Philips, *Guy's hospit. Reports*, t. XIV.
[4] Deniker. *Loc. cit.*, p. 142.

Une disposition identique a été signalée dans le *fourmilier* par Meckel, dans le *siphneus* par Milne-Edwards[1], dans le *phoque* par Duvernoy[2], dans l'*ornithorynque* par Alix[3].

2° *De l'apophyse coracoïde de l'omoplate.* — Un corps charnu étendu de l'apophyse coracoïde à la longue portion du triceps a été disséqué par Gruber.

Deux faisceaux contractiles ayant le même mode de terminaison mais émanant l'un de l'apophyse coracoïde, l'autre de la capsule de l'épaule, ont été observés par M. Macalister et par moi (chez un aliéné, à droite seulement).

Anatomie comparée. — Dans les *Reptiles* et les *Amphibiens* le triceps qui remonte parfois jusqu'à la capsule de l'épaule (Humphry) est accompagné par un faisceau musculaire qui s'étend du coracoïde à l'olécrâne. C'est le *M. coraco-olecranalis* de Humphry, le *Zweiter langer Kopf des Triceps* de Pfeiffer, l'*innerer langer Kopf des dreikopfigers Streckers* de Meckel, le *triceps longus secundus* de Haughton, l'*externum caput musculi tricipitis* de Buttmann, etc. « Il est, dit M. Humphry, un exemple de la transformation d'un muscle fléchisseur en un muscle extenseur, comme le biceps crural (voy. ce muscle) est un exemple de la transformation d'un muscle extenseur en un muscle fléchisseur ; pour l'un comme pour l'autre, la modification de la fonction a été la conséquence du changement de la situation et par suite des insertions[4]. » Charnu chez le *cryptobranche*, le *crocodile*, l'*alligator*, etc., il paraît être remplacé par un ligament chez la généralité des *Sauriens*.

3° *De la capsule de l'épaule ou de l'humérus.* — Ici le faisceau surajouté relie le col de l'os du bras au vaste interne. On l'a vu cependant une fois se porter dans le vaste externe (Meckel, *Arch.*, 1826, p. 39) et une fois faire suite à deux tendons naissant, l'un de l'apophyse coracoïde, l'autre de la capsule de l'épaule (Blumenthal, *Henle u. Pfeufer's Zeitschrift*, 3 Reiche, XXXVI, p. 1).

Segmentation de la longue portion.

— La segmentation plus ou moins complète de la longue portion du triceps en deux corps pourvus chacun

---

[1] Milne-Edwards. *Loc. cit.*, p. 93.
[2] Duvernoy. *Rech. anat. sur le phoque commun*, p. 64.
[3] Alix. *Soc. philom.* Paris, 1867, p. 137.
[4] Humphry. Observ. in *Myol.*, cit. p. 34.

d'un tendon supérieur indépendant n'est pas rare dans l'espèce humaine. Je l'ai observée plus de vingt fois. Comme M. Macalister, j'ai vu le tendon supérieur surnuméraire se fixer tantôt à côté du tendon normal ou à une certaine distance de ce tendon, sur le bord axillaire de l'omoplate, tantôt sur la capsule de l'épaule. Dans un cas signalé par M. Macalister le tendon anormal fut trouvé « Splitting the capsular ligament like the curved head of the rectus[1] ».

Au total, la transformation du triceps brachial en quadriceps est due soit au dédoublement de la longue portion, soit au renforcement de l'une ou l'autre des trois portions par un faisceau provenant du bord axillaire du scapulum, de l'apophyse coracoïde, de la capsule de l'épaule, de l'humérus ou de l'une et l'autre de ces parties.

ANATOMIE COMPARÉE. — Chez les *Mammifères domestiques*, le vaste interne et le vaste externe du triceps brachial sont beaucoup plus divergents supérieurement que chez l'homme, afin d'admettre entre eux non seulement l'artère humérale profonde et le nerf radial mais encore le brachial antérieur qui, comme je l'ai déjà noté (voy. *M. brachial antérieur*), s'élève dans la gouttière de torsion jusqu'à la base de la tête articulaire scapulo-humérale. En outre, le vaste interne plus ou moins réduit[2] se termine à part sur le côté interne de l'olécrâne.

Dans le *porc*, le *chat*, le *lapin*, le vaste interne a cependant à peu près le même volume que le vaste externe, et remonte jusqu'au haut de l'humérus ; mais dans le *chien*, le vaste interne a déjà sensiblement diminué, le vaste externe a déjà pris une grande prépondérance qui s'accentue encore dans les *Ruminants* et les *Solipèdes*.

Chez le *chien* et le *chat* les fibres du vaste externe, qui proviennent du col de la tête humérale et sont juxtaposées au vaste interne, se différencient derrière l'os du bras et forment un faisceau musculaire auquel Strauss-Durckheim a donné les noms d'*anconé moyen*, les vétérinaires allemands, celui d'*anconé postérieur* et le professeur Lesbre celui de *brachial postérieur*. Le dernier nom est évidemment préférable.

[1] Macalister, *Cat. cit.*, p. 79.

[2] Dans l'espèce humaine les deux vastes ont à peu près le même volume. Chez les animaux domestiques le vaste externe s'élève jusqu'à la base de la tête articulaire humérale, en passant sous la terminaison du deltoïde et, de plus, est généralement plus gros que l'interne qui s'arrête vers la moitié ou le tiers supérieur de l'os du bras.

En disant naguère :

Triceps brachial. . . . .
{ longue portion.
{ vaste externe.
{ vaste interne.

Triceps crural . . . .
{ longue portion (droit antérieur).
{ vaste externe.
{ vaste interne.

on évoquait une équivalence frappante entre le triceps du bras et celui de la cuisse.

Aujourd'hui, qu'un quadriceps crural ne saurait plus être rejeté (voy. ce muscle) il conviendrait peut-être d'admettre normalement dans la série animale, pour conserver cette symétrie, un quadriceps brachial. Pour cela, il n'y aurait qu'à reconnaître l'indépendance de l'anconé postérieur des Allemands et de lui attribuer, comme le réclame M. Lesbre[1], le nom de *brachial postérieur*, afin de ne pas rompre la consonnance terminologique des mots servant à désigner chacun des quatre chefs des deux groupes musculaires en question. On aurait dès lors :

Quadriceps brachial composé de . . . .
{ longue portion.
{ vaste externe.
{ vaste interne.
{ brachial postérieur.

Quadriceps crural composé de. . . . .
{ longue portion (droit antérieur).
{ vaste externe.
{ vaste interne.
{ crural antérieur.

« Le vaste interne du triceps brachial du *Troglodytes Aubryï* était composé de deux faisceaux presque parallèles séparés par un sillon dans lequel cheminait le nerf crural. »

Connexions plus intimes avec les muscles voisins.

A) Avec le sous-scapulaire (voy. ce muscle).
B) Avec le grand dorsal (voy. *Grand dorsal, M. dorso-épitrochléen*).
C) Avec le grand rond (voy. ce muscle).
D) Avec l'anconé (voy. ce muscle).
E) Avec le cubital antérieur. Cette malformation a été notée par Jenty[2].

F) Avec l'épitrochléo-olécranien (voy. ce muscle).

[1] Lesbre. *Loc. cit.*, p. 110 et 147.
[2] Jenty, cit. par Macalister in *Cat. d'an. musc.*, p. 79.

TENSEURS DE LA SYNOVIALE DU COUDE

Ils sont au nombre de deux, l'un situé en avant du coude (*M. tenseur antérieur de la synoviale du coude*), l'autre situé en arrière (*M. tenseur postérieur de la synoviale du coude*). Logiquement ils devraient donc être étudiés, le premier, en même temps que les muscles de la région antéro-interne du bras, le second, en même temps que les muscles de la région postérieure du bras. En raison de l'identité des fonctions de l'analogie de structure et du peu d'importance du tenseur antérieur et du tenseur postérieur de la synoviale du coude je crois cependant qu'il n'est pas absolument défendu de les rapprocher.

TENSEUR ANTÉRIEUR DE LA SYNOVIALE DU COUDE

Syn. : *Anconé antérieur* ; *Sus-anconé* ; *M. capsularis-sub-brachialis* (Macalister).

Ce muscle a été découvert par Portal (Portal, *Cours d'anatomie médicale*, Paris, 1806). Il est ordinairement constitué par deux trousseaux de fibrilles qui se portent de la partie inférieure de la face profonde du brachial antérieur à la partie supérieure de la face antérieure de la synoviale du coude dont ils empêchent le pincement dans les mouvements de flexion de l'avant-bras. MM. Dawson[1], Hewit[2] l'ont vu toutefois naître en totalité de l'humérus. Sur cinq sujets que j'ai disséqués, dont trois hommes et deux femmes, il provenait à la fois du brachial antérieur et de l'humérus. Le tenseur antérieur de la synoviale du coude est, au surplus, un muscle très variable comme tous les muscles tenseurs des synoviales.

TENSEUR POSTÉRIEUR DE LA SYNOVIALE DU COUDE

Syn. : *Sub anconœus* (Theile) ; *Muscle extenseur de la capsule articulaire du coude* (Gegenbaur) ; *Anconé postérieur*.

Theile l'a décrit en ces termes : « Lorsqu'on coupe transversalement le triceps un peu au-dessus de l'articulation du coude et qu'on ren-

[1] Dawson. *Edimb. med. and surg. Journ.*, vol. XVIII, p. 82.
[2] Hewit. Cit. par M. Macalister in *Cat. d'anom. musc.*

verse complètement la portion inférieure sur l'avant-bras, on découvre sans peine deux faisceaux musculeux, l'un externe, l'autre interne, dont tantôt l'un, tantôt l'autre est plus prononcé, qui naissent au-dessus de la fosse olécranienne, près du bord externe et du bord interne de l'humérus, descendent en ligne directe et s'attachent à la capsule de l'articulation du coude, tout à fait séparés du triceps [1]. » Béraud en a également fait mention dans ses *Éléments de physiologie de l'homme et des principaux Vertébrés* [2]. « Je dois, a-t-il écrit, signaler à l'attention des physiologistes une série de muscles tenseurs qui jusqu'ici n'ont pas été envisagés d'une façon générale. Je veux parler des muscles tenseurs des membranes synoviales. Déjà Winslow avait bien indiqué un muscle tenseur de la synoviale du genou, mais on avait négligé ce détail, et quelques livres d'anatomie n'en faisaient même pas mention. Ce fait cependant m'avait toujours frappé, et dès 1847, j'avais dirigé mes recherches dans le but de reconnaître tous les points de l'économie où l'on trouve une disposition semblable à celle du genou. J'arrivai bientôt à pouvoir formuler cette loi : que partout où il y a une synoviale non revêtue par des fibres aponévrotiques, cette synoviale donne insertion à des fibres musculaires. Aussi, j'avais préparé un travail que je n'ai pas encore publié, dans lequel je montrais l'existence de divers muscles tenseurs des synoviales. J'ai constaté un muscle tenseur de la synoviale qui existe entre les apophyses articulaires de l'atlas et de l'axis. La synoviale de l'articulation temporomaxillaire, celle de l'épaule, celle du coude en arrière, celle du genou surtout où il y en a quelquefois deux, celle du pied sont pourvues de muscles tenseurs.

« Mais ce n'est point tout. On sait qu'il y a des bourses séreuses partout où se passe un frottement ; dans ce cas encore il y a des fibres musculaires qui viennent tendre la poche. La synoviale qui existe entre le tendon du biceps et la tubérosité bicipitale en est un exemple frappant. Ainsi, dans un cas, j'ai constaté qu'un faisceau musculaire bien distinct, animé par un nerf spécial, partait du bras en dedans du long supinateur et venait s'insérer par un tendon bien prononcé sur le cul-de-sac supérieur de cette synoviale. » Si je n'ai cité jusqu'ici le nom de Béraud qu'à propos du *tenseur de la synoviale de l'épaule,* c'est parce qu'il m'a été impossible de retrouver le tenseur de la syno-

[1] Theile. *Müller's Arch.,* 1839, p. 128.
[2] Béraud. *Éléments de physiologie de l'homme et des principaux Vertébrés,* 2e édit. Paris, 1856, t. I, p. 247.

viale des apophyses articulaires de l'atlas et de l'axis et celui de l'articulation temporo-maxillaire et de me procurer le travail sur les muscles tenseurs des synoviales dont Béraud a annoncé, dans les termes précités, la publication. Peut-être Béraud, mort prématurément, n'a-t-il pas eu le temps de publier ce travail.

Kulœnsky (*Reichert's Arch.*, 1869) prétend que le tenseur postérieur de la synoviale du coude « est toujours une dépendance du triceps ». Sans doute le sous-anconé se détache le plus souvent de la face profonde du triceps, surtout de la face profonde du vaste interne, mais il peut se détacher aussi de la face postérieure de l'humérus et du triceps. Il est, en général, composé d'un seul faisceau assez grêle, qui côtoie, pendant 1 ou 2 centimètres, la synoviale du coude avant de s'y insérer. Je ne nie pas qu'il puisse avoir le mode de conformation indiquée par Theile, qu'il puisse naître exclusivement de l'humérus, qu'il puisse même être constitué par trois, quatre, cinq, six faisceaux ; j'affirme que ces dispositions sont exceptionnelles. Et, en cela, je suis absolument d'accord avec M. Testut.

MUSCLES SURNUMÉRAIRES

Court et long coraco-brachial.

Pour plus de clarté j'ai dû décrire en même temps que le coraco-brachial normal (le *coraco-brachial moyen*) le court coraco-brachial et le long coraco-brachial ainsi que leurs formes incomplètes. Je n'y reviendrai pas.

Épitrochléo-olécranien.

Syn. : *Epitrochleo-anconœus* (Gruber, Macalister) ; *Anconœus epitrochlearis* (Wood) ; *Anconœus quartus* (Krause) ; *Anconœus quintus* (Koster) ; *Anconœus sextus* (Galton) ; *Anconœus internus* (Humphry, Strauss-Durkheim) ; *Anconœus parvus* (Rapp) ; *Anconé interne* (Cuvier, Laurillard) ; *Épitrochléo-cubital* (Testut), etc.

Définition. — L'épitrochléo-olécranien est un faisceau contractile remplaçant, au-dessus du nerf cubital, la bandelette fibreuse qui réunit le chef épitrochléen et le chef olécranien du muscle cubital antérieur.

Les dénominations d'*épitrochléo-cubital*, d'*épitrochléo-anconé* seraient applicables à l'épitrochléo-olécranien si celui-ci, comme son congénère, l'*épicondylo-cubital (anconé)* descendait dans l'espèce humaine au-dessous de l'olécrâne ; celle d'*anconé interne* conviendrait, si divers auteurs ne qualifiaient ainsi le vaste interne du triceps brachial[1]. C'est pourquoi je propose pour ce muscle le qualificatif nouveau et précis d'*épitrochléo-olécranien*.

Historique. — Bien que ce faisceau soit inscrit dans l'*Anatomie descriptive* de Henle et de Luschka, c'est sans conteste au professeur W. Gruber, de Saint-Pétersbourg, que revient l'honneur d'en avoir compris la signification et donné, dès 1866, dans deux mémoires successifs, une description fidèle. Précédant de quelques années ces anatomistes, Malgaigne a bien écrit dans son *Traité d'anatomie chirurgicale* : « En *dedans*, on trouve le muscle anconé, sorte de *prolongement du triceps*, qui recouvre la gouttière osseuse constituée par l'olécrâne et l'épitrochlée, dans laquelle passe le nerf cubital. » Assurément, Malgaigne a voulu parler là d'un anconé interne; toutefois cet anconé interne, *sorte de prolongement* du triceps, est-il le même que le nôtre? C'est ce que nous discuterons ultérieurement.

L'épitrochléo-olécranien, sans connexion intime avec le triceps, a été vu encore dans l'espèce humaine, par MM. Wood, Galton, Macalister, Knott, Testut; et mes dissections, jointes à celles de ces savants collègues, me permettent d'en fournir un exposé assez complet[2].

Forme et structure. — Ordinairement, il est constitué par une lame charnue, rectangulaire, transversale, plus ou moins épaisse, étendue de l'épitrochlée à l'olécrâne, à la manière d'un pont au-dessus du nerf cubital, en remplacement de l'arcade fibreuse qui unit normalement le chef épitrochléen et le chef cubital du muscle cubital antérieur.

---

[1] En Allemagne le nom d'anconé est appliqué génériquement à tous les muscles extenseurs de l'avant-bras, et l'on distingue : un long anconé, un anconé externe, un anconé interne, qui ne sont autre chose que les trois parties du triceps brachial, un anconé postérieur résultant du démembrement du vaste externe (voy. M. *triceps brachial* : enfin, un petit anconé correspondant à l'anconé unique ou petit extenseur de l'avant-bras des auteurs français.

[2] Voy. Le Double, *Du muscle épitrochléo-olécranien et de sa signification* (*Mémoires et Bulletins de l'Académie de médecine et de la Société d'Anthropologie*, mars 1891).

Cette arcade est, en effet, un reliquat permanent du muscle anormal, de même que l'expansion fibreuse qui prolonge l'insertion du grand dorsal jusqu'à l'épitrochlée est un rudiment du muscle dorso-épitrochléen.

Au lieu d'être rectangulaire, l'épitrochléo-olécranien peut être carré, cylindroïde, fusiforme, digastrique (Testut, un cas personnel), triangulaire, la base du triangle qu'il forme étant située en dedans ou en dehors (plusieurs cas personnels).

Au lieu d'être charnu des deux côtés, il peut être, quelle que soit sa forme, charnu d'un côté et tendineux de l'autre, ou charnu ou tendineux des deux côtés, rudimentaire et représenté seulement par quelques fibres rouges pâles, aboutissant à un tendon aponévrotique interne ou externe.

Au lieu d'être transversal, il peut être oblique de haut en bas et de dehors en dedans, ou oblique de bas en haut et de dehors en dedans.

Au lieu d'être unique, il peut être constitué par deux faisceaux rectangulaires ou digastriques séparés dans toute l'étendue de leur trajet (Gruber, 1er mémoire, pl. I, fig. 9 ; un cas personnel) ou constitué par deux faisceaux séparés à l'olécrâne, mais fusionnés à l'épitrochlée.

Au lieu de se fixer exclusivement sur l'olécrâne et l'épitrochlée, il peut se fixer, en dehors, à l'olécrâne et à l'aponévrose antibrachiale, en dedans, sur l'épitrochlée et à la cloison intermusculaire interne du bras.

Il est toujours innervé par une branche détachée directement du nerf cubital, ou par un ramuscule des filets que le même nerf abandonne à l'articulation du coude, ou au muscle cubital antérieur. Jamais je ne l'ai vu recevoir un filet du rameau que le nerf cubital fournit aux deux tiers internes du fléchisseur profond des doigts ni par un filet du médian ou du radial. Wenzel Gruber parle d'un sujet chez lequel la longue branche que le radial donne à l'articulation huméro-cubitale côtoyait le faisceau anormal sans lui fournir le moindre filet.

Fréquence. — Dans son premier *Mémoire de l'Académie des sciences de Saint-Pétersbourg* (juin 1866), W. Gruber rapporte que, sur 100 sujets, soit 200 coudes qu'il a examinés dans l'espace d'environ un mois, il a trouvé l'épitrochléo-olécranien sur 34 sujets (sur 26 hommes et 8 femmes); dix-neuf fois il était bilatéral (chez 15 hommes et chez 4 femmes); quinze fois unilatéral (9 hommes et 3 femmes le possédaient du côté droit, et 2 hommes et 1 femme du côté gauche), ce qui donne 53 cas sur 200 coudes. D'après lui, il serait aussi d'ordinaire plus développé chez l'homme que chez la femme, et chez l'un et l'autre, du côté droit que du gauche.

Wood (*Variations in human myology observed during the winter session of 1867-1868 at King's College*, in *Proceedings of the Royal Society*, vol. XVI, nº 104, p. 497, 1868) l'a rencontré, en 1868, quatre fois sur 36 sujets, trois fois aux deux bras, une fois au bras gauche seulement ; en 1867, une fois sur 36 sujets[1] ; en 1866, une fois sur 34 sujets ; ce qui donne un total de six fois sur 106 sujets. Se basant sur sa statistique, si différente de celle de M. le professeur W. Gruber, le professeur John Wood estime que l'épitrochléo-olécranien est plus commun dans la race slave que dans la race anglo-saxonne.

De son côté, M. le professeur Macalister, pendant sa dernière année d'exercice comme démonstrateur d'anatomie au Royal College of surgeons in Ireland, l'a observé bien plus communément que son compatriote, plutôt une fois sur quatre qu'une fois sur cinq ; seize fois sur 63 sujets, ce qui permet de conclure, remarque cet anatomiste, à un degré approximatif de fréquence de quarante-huit fois sur 200.

Enfin, en 1881, M. le professeur Testut, de Lyon, a disséqué 49 coudes appartenant à un nombre de sujets indéterminé et l'a rencontré avec un développement variable, douze fois.

En 1883, sur 13 régions du coude appartenant à 9 sujets, il l'a encore découvert quatre fois. En totalisant ces deux résultats, M. Testut arrive à la fraction 16/62, soit un peu moins de 1/4 comme représentant le degré de fréquence de cette anomalie.

Voici un exposé succinct des cas que j'ai observés depuis 1880 jusqu'à 1888 inclusivement :

ANNÉE 1880

Femme, trente-cinq ans, phtisie ; 20 décembre.

L'épitrochléo-olécranien est bilatéral, aplati, charnu, rectangulaire ; il s'insère en dedans, à la face postérieure du condyle interne de l'humérus, sur un plan plus élevé que l'origine condylienne du muscle cubital antérieur. Il est innervé par un filet détaché des ramuscules articulaires du nerf cubital qui naissent dans la gouttière épitrochléenne.

Homme, dix-huit ans, méningo-encéphalite traumatique ; 9 mars.

[1] Et non sur 34, comme l'a écrit M. Testut, de Lyon.

L'épitrochléo-olécranien n'existe qu'à droite ; charnu dans toute son étendue, il est légèrement renflé à sa partie moyenne. Il reçoit un filet du ramuscule nerveux de la branche qui se rend au muscle cubital antérieur.

ANNÉE 1881

Homme soixante-quinze ans, hémorragie cérébrale ; 17 novembre.

L'épitrochléo-olécranien est rudimentaire, mais se retrouve des deux côtés. Il est représenté par quelques fibres rouges contractiles, terminées par des trousseaux de fibres conjonctives fixées à l'épitrochlée ; son rameau nerveux émane du tronc même du nerf cubital, à trois travers de doigts au-dessus de l'épitrochlée.

Homme, trente-deux ans, tuberculeux ; 23 novembre.

L'épitrochléo-olécranien siège exclusivement à droite : entièrement charnu, il a la forme d'un triangle isocèle dont la base répond à l'épitrochlée et le sommet à l'olécrane. Il est animé par un filet nerveux provenant du tronc du nerf cubital.

Fille, trente ans, péritonite puerpérale ; 30 janvier.

L'épitrochléo-olécranien, très étroit et bilatéral, charnu du côté de l'épitrochlée, est tendineux en dehors. Il est dirigé obliquement de bas en haut et de dedans en dehors, et s'attache à l'olécrane, immédiatement au-dessous du triceps. Le nerf cubital lui envoie directement un filet.

Homme, cinquante-trois ans, ataxique ; 30 janvier.

L'épitrochléo-olécranien est rectangulaire, charnu à sa partie moyenne, tendineux à ses deux extrémités. Il se rencontre des deux côtés et est innervé par un filet qui se détache du nerf du muscle cubital antérieur, branche du nerf cubital.

ANNÉE 1882

Femme, vingt-sept ans, métrorrhagie ; 1ᵉʳ décembre.

L'épitrochléo-olécranien ne se trouve qu'à gauche. Il est constitué par deux ventres conoïdes réunis l'un à l'autre par un tendon. Dirigé obliquement de dehors en dedans et de haut en bas, il s'insère en dedans sur la portion sus-épitrochléenne de la cloison intermusculaire interne du bras et sur le condyle interne de l'humérus, et, en dehors, sur le bord interne de l'olécrane et aussi sur l'aponévrose antibrachiale. Le ventre supérieur mesure 25 millimètres ; le tendon intermédiaire, 4 millimètres ; le ventre inférieur, 32 millimètres, ce qui donne, pour la longueur totale du muscle biventer, 64 millimètres : chaque ventre reçoit un filet nerveux distinct du nerf cubital.

Fille, onze ans, méningite tuberculeuse ; 20 décembre.

L'épitrochléo-olécranien est aplati, charnu dans toute son étendue, quadrilatère. Il est bilatéral. Un filet sensitivo-moteur lui est fourni par la branche articulaire huméro-cubitale du nerf cubital.

Homme, aliéné, soixante-quinze ans ; 3 février.

L'épitrochléo-olécranien n'existe pas à droite. Il est composé de deux faisceaux entièrement charnus, fusionnés en dedans. En dehors, le faiseau inférieur s'attache au bord interne de l'olécrâne ; le faiseau supérieur à l'aponévrose brachiale, sans se confondre avec le triceps. Chacune des bandelettes contractiles reçoit un filet nerveux distinct du nerf cubital.

En 1883 et 1884, j'ai été obligé, en raison du mauvais état de ma santé, d'abandonner la direction de l'amphithéâtre de l'École de médecine de Tours ; mais je l'ai reprise en 1885, et, peu après, j'ai eu encore l'occasion de voir des spécimens intéressants du muscle en question.

ANNÉE 1885

Homme, fièvre typhoïde, quarante ans ; 30 janvier.

L'épitrochléo-olécranien est exactement semblable à droite et à gauche. Épais, charnu, carré, il recouvre tout l'espace épitrochléo-olécranien, depuis le sommet jusqu'à la base de l'olécrâne. Il est animé par deux filets très ténus du nerf cubital.

Homme, vingt et un ans, suicide, coup de feu ; 15 mars.

L'épitrochléo-olécranien n'existe qu'à droite. Il ne se compose que de quelques fibres d'un rouge pâle, formant un rectangle d'environ 2 centimètres et demi de largeur. Il est mû par un filet nerveux provenant du nerf du muscle cubital antérieur.

ANNÉE 1886

Homme, pneumonie, trente-cinq ans ; 22 décembre.

L'épitrochléo-olécranien est bilatéral, charnu, mais un peu différent à droite et à gauche. Il est quadrilatère à droite, légèrement fusiforme à gauche ; une des branches articulaires du nerf cubital lui fournit un mince et court ramuscule.

ANNÉE 1887

Fœtus du sexe masculin; 12 janvier.

L'épitrochléo-olécranien est bilatéral et identique à droite et à gauche. Il est triangulaire, charnu à sa partie moyenne, aponévrotique à sa base et à son sommet. Son sommet est à l'épitrochlée; sa base répond à tout le bord interne de l'olécrâne. Il reçoit un ramuscule du nerf cubital.

Homme de soixante-dix-sept ans, ramollissement cérébral: 20 janvier.

L'épitrochléo-olécranien est bilatéral, composé d'un mince trousseau de fibres musculaires, innervé par un ramuscule d'une des branches articulaires du coude du nerf cubital.

Femme, soixante ans, cancer de l'estomac: 2 avril.

L'épitrochléo-olécranien se rencontre seulement à droite. Charnu dans toute son étendue, il est représenté par deux faisceaux confondus vers l'épitrochlée, mais distincts en dehors, où ils sont fixés, l'un à l'olécrâne, l'autre au fascia aponévrotique sus-jacent. Il reçoit du nerf cubital un ramuscule unique qui va se perdre dans son intérieur presque au niveau du condyle interne huméral.

ANNÉE 1888

Homme, delirium tremens, trente ans: 9 décembre.

L'épitrochléo-olécranien est trouvé à droite et à gauche sous forme d'une bande plate, rectangulaire, presque entièrement tendineuse, étendue du bord interne de l'olécrâne à l'épitrochlée. Le nerf du muscle cubital antérieur du cubital lui donne un petit filet.

Homme, saturnin, quarante-cinq ans: 11 décembre.

L'épitrochléo-olécranien est bilatéral. Il est cylindrique, charnu, gros comme la phalangette du petit doigt. Une des branches articulaires du coude du nerf cubital lui abandonne un filet sensitivo-moteur.

Femme, paralysie générale, soixante-sept ans: 19 janvier.

L'épitrochléo-olécranien n'est observé que sur le coude droit. Il est rectangulaire, tendineux à ses deux extrémités, innervé par un rameau détaché du nerf cubital à deux travers de doigt au-dessus de la gouttière épitrochléo-olécranienne.

Jeune homme, tuberculose, douze ans: 10 février.

L'épitrochléo-olécranien est semblable des deux côtés. Il est constitué par une bande plate, musculeuse, animée par un filet du nerf cubital.

Homme, cinquante ans, hernie étranglée ; 17 mars.

L'épitrochléo-olécranien est bilatéral, triangulaire, entièrement charnu, innervé par un filet du nerf du muscle cubital antérieur. La base du triangle qu'il forme se fixe à l'olécrâne et un peu aussi au bord postérieur du cubitus, et le sommet à l'épitrochlée.

Femme, quarante-deux ans, septicémie ; 25 mars.

L'épitrochléo-olécranien est minuscule, bilatéral, indiqué seulement par une quinzaine de fibres rouges allongées entre l'olécrâne et l'épitrochlée. Le nerf cubital lui envoie un petit filet.

En 1889, je me suis préoccupé d'établir le degré de fréquence de cette anomalie, et, dans ce but, j'ai examiné : en 1889, 40 sujets ; en 1890, 52 sujets : en 1891, 10 sujets ; soit, en tout : 102 sujets ou 204 coudes.

Pour établir une statistique plus précise, j'ai disséqué ou fait disséquer la région interne du coude sur le même nombre d'hommes et de femmes, soit sur 51 hommes et 51 femmes. J'ai noté les modes de conformation les plus divers, mais tous se rapprochent de ceux indiqués plus haut ; aussi m'abstiendrai-je d'insister davantage sur ce point.

Sur les 102 sujets (hommes et femmes) examinés, j'ai rencontré l'épitrochléo-olécranien sur 32 (24 hommes et 8 femmes) ; 20 fois il était bilatéral (14 hommes et 6 femmes) ; 12 fois, unilatéral (chez 7 hommes et 2 femmes, il existait à droite ; chez 1 homme et 2 femmes, à gauche). Sur 204 coudes, je l'ai donc trouvé 52 fois ; ce qui donne une moyenne approximative de 1 fois sur 4. Généralement, il était plus développé chez l'homme que chez la femme, et du côté droit que du côté gauche.

En me basant sur les recherches des professeurs Gruber, Wood, Macalister, Testut et sur les miennes, je crois donc avoir le droit d'affirmer :

1° Que l'épitrochléo-olécranien est aussi commun dans les races anglo-saxonnes que dans les races slaves, et dans celles-ci que dans les races latines ;

2° Qu'on le trouve chez environ un tiers des sujets et sur un quart des bras ;

3° Qu'il est plus souvent bilatéral qu'unilatéral ;

4° Qu'il est plus fréquent chez l'homme que chez la femme ;

5° Qu'il apparaît plus ordinairement à droite qu'à gauche ;

6° Qu'il est généralement plus développé chez l'homme que chez la femme, et, toutes choses égales d'ailleurs, du côté droit que du côté gauche;

7° Qu'il constitue l'anomalie musculaire la plus fréquente au bras chez l'homme.

ANATOMIE COMPARÉE. — L'épitrochléo-olécranien existe chez un grand nombre d'animaux, et cependant une certaine confusion persiste toujours dans la question de ses homologies. Et il y aura encore longtemps besoin, suivant les expressions du docteur Bust Wilder, « de plus de précision dans sa dissection » avant d'arriver à une lumière éclatante à cet égard. Quoi qu'il en soit, il n'en faut pas moins tenir grand compte des faits acquis. Je vais succinctement les exposer.

Le professeur Gruber a fait suivre la première des monographies qu'il a consacrées à l'*épitrochléo-anconœus* de deux planches, l'une représentant cinq types différents de ce muscle dans l'espèce humaine, l'autre montrant la configuration de ce muscle chez l'*Innus nemestrinus, Cebus fatuellus, Galeopithecus volans, Myogale moschata, Ursus arctus, Felis leo, Felis domestica, Dasyurus viverrinus, Lepus timidus, Dasypus tricinctus* et *Phoca vitulina.*

Dans cette première monographie, il ne signale la présence de l'épitrochléo-olécranien que dans onze genres de *Mammifères* seulement, y compris l'homme. Dans sa seconde monographie, parue un peu plus tard, le même anatomiste l'indique dans quarante-sept genres de *Mammifères* dont il donne la liste. (*Nachtrag, OE., S. 334.*)

A cette liste, M. Galton (*Journal of anatomy and physiology,* novembre 1874, p. 170) a ajouté deux nouveaux genres, savoir : *Phascolomys wombata, Echidna setosa* et *Cholopus didactylus,* et fournit le dessin exact de cette même lame contractile chez le *Myrmecophaga tamandua,* dans lequel elle avait déjà été notée, mais sans croquis à l'appui, par Rapp, sous le nom d'*anconœus parvus* (*Anatomische Untersuchungen uber die Edentaten,* zte aufl. S. 48, Tubingen, 1852).

G. Cuvier et Laurillard ont aussi, dans leur magnifique atlas, signalé l'épitrochléo-olécranien dans seize genres de *Mammifères.* Ils le dissimulent toutefois sous tant de noms différents, et les dessins qu'ils en fournissent sont tellement imparfaits, qu'on est obligé de convenir avec M. Pouchet « que les travaux de ces naturalistes ne peuvent être ici que d'un faible secours[1] ».

[1] Pouchet. *Mém. sur le grand fourmilier,* 1re livraison, 1867.

C'est chez les *Édentés* que l'épitrochléo-olécranien semble être le plus fréquent. Il a été noté par MM. Murie et Gruber chez le *Dasypus* (*Tolypeutes*) *tricinctus*[1]; par M. Galton et Cuvier chez le *Dasypus sexcinctus*; par Pouchet, sous le nom de *vaste interne*, chez le *grand fourmilier*; par M. Galton et M. le professeur Humphry, sous le nom d'*anconé interne*, chez l'*orycteropus*; par MM. les professeurs Humphry et Gruber chez le *manis* (*Journal of anatomy and physiology*, vol. IV, p. 39); par M. Galton chez un très jeune *Tatutia novemcinctus* (*D. peba*); par le même et par les professeurs Humphry et Gruber chez le *cyclothurus*; par MM. les professeurs Humphry et Macalister chez l'*aï* (*Ann. and Mag. nat. history*, vol. IV, p. 59, 1869); par MM. Rapp et Gruber, chez le *tamandua*. Enfin **M.** le professeur Hyrtl consacre au *Chlamydophorus truncatus* les lignes suivantes, sur lesquelles j'appelle l'attention. « Ceterum triceps non omnis metam suam in olecrano attingit, sed crasso, lacerto ultra cubitum producto, internam antebrachii regionem visitat, ubi tensoris fasciæ antebrachii munere fungitur. » (*Deutchschrift der K. Ak., der Wiss. en Wien*, p. 27, XI Bd., 1855.)

Dans les *Chéiroptères*, il fait défaut ou est très rare. Quoi qu'en dise M. Testut, M. le professeur Humphry n'en fait pas mention chez le *pteropus* (*Journal of anatomy and physiology*, vol. VIII). M. le professeur Macalister n'en parle pas davantage dans son travail sur les *Chéiroptères* (*Phil. Trans.*, 1872), pas plus que mon ami et ancien collègue d'internat, M. le professeur Maisonneuve (d'Angers), dans sa thèse sur le *Vespertilio murinus*. M. le professeur Gruber le décrit, il est vrai, chez le *galeopithecus*; mais ce *mammifère* est rangé aujourd'hui par les uns parmi les *Insectivores*, par les autres parmi les *Lémuriens*.

Dans les *Monotrèmes*, ordre qui compte peu de sujets, l'épitrochléo-olécranien a été disséqué par **M.** le professeur Wood dans l'*ornithorynque*, sur lequel Meckel ne l'avait pas trouvé, et par MM. Mivart[2] et Galton sur deux variétés d'*Échidnés*, de sorte qu'on peut présumer qu'il est commun dans cet ordre.

Chez les *Ongulés*, ce muscle ne paraît devoir se rencontrer que

---

[1] Murie. *Trans. Lin. Soc.*, vol. XXX, tab. 25, fig. 32.

[2] *On the anatomy of Echidna hystrix* (*Trans. Lin. Soc.*, vol. XXV). — Bien qu'il ne fournisse aucun dessin, M. Mivart désigne l'épitrochléo-olécranien en termes précis : « A distinct slip of the triceps wich forms an arch (extending from the inner condyle to the olecranon) beneath wich pass the inferior profunda artery and the ulnar and median nerves. »

rarement (peut-être ne l'y a-t-on pas assez cherché . Gratiolet a vu pourtant, chez l'*hippopotame*, un faisceau musculaire comblant la gouttière épitrochléo-olécranienne, dans lequel divers anatomistes ont cru reconnaître l'épitrochléo-olécranien. « Chez l'hippopotame, dit-il, le vaste interne s'attache, d'une part, à l'une des faces latérales de l'olécrâne, et d'autre part à l'humérus. Ses relations avec ce dernier os sont toutes particulières : il ne s'attache point à sa face postérieure, mais s'enroule sur sa face interne pour se terminer sur sa face antérieure jusqu'à la crête qui sépare cette face de la face externe. Cette disposition à l'enroulement est fort analogue à celle que présente le muscle supinateur, et il en résulte des conséquences pareilles. En effet, en rapprochant fortement l'olécrâne de l'épitrochlée, le vaste interne est lui-même supinateur à un degré très prononcé. Rien n'est certainement plus curieux et plus digne de l'attention du naturaliste philosophe. » (Gratiolet. *Recherches sur l'anatomie de l'hippopotame,* p. 266, Paris, 1867.)

Il appert des dissections de Wood et Gruber, dont nous avons donné plus haut les résultats, qu'il est assez fréquent chez les *Carnivores*, les *Insectivores* et les *Rongeurs*. Krause l'a mis à nu chez le *lapin* et dénommé *anconœus quartus*. Moi-même je l'ai trouvé chez le *chat*, le *lièvre*, le *lapin*, le *rat*. Chez le *chat*, le *lièvre*, animaux à violentes extensions de l'avant-bras, il est plus long, plus fort, et constitué par deux faisceaux entièrement indépendants du triceps : l'un, fixé à l'épitrochlée et au contour de la fosse olécranienne et sur le revers externe de l'olécrâne, l'autre se terminant sur le côté interne de l'olécrâne. N'est-ce pas une disposition à rapprocher de celles où l'épitrochléo-olécranien humain est formé de deux faisceaux dont l'un se prolonge en dehors sur l'aponévrose brachiale ou antibrachiale? Chez le *lapin*, ce muscle, partiellement recouvert par un des chefs du cubital antérieur, est plutôt carré que rectangulaire; chez le *rat*, il a la forme d'un rectangle à sommet épitrochléen; ces modes de configuration sont comparables à certains observés aussi chez l'homme. Sur deux *souris* où nous avons cherché, mon prosecteur, M. Henry Barnsby et moi, cette malformation, nous avons vu la gouttière épitrochléo-olécranienne comblée par un prolongement du vaste interne du triceps brachial qui allait se confondre avec les muscles internes de la région antibrachiale postérieure.

Très apparent chez les *Lémuriens* où il est le plus habituellement rectangulaire, comme dans l'espèce humaine, l'épitrochléo-olécranien disparaît d'une façon à peu près complète chez les *Anthropoïdes*. Duvernoy, Vrolik, Church, Bischoff, Champneys, Hepburn, Deniker, Kohlbrügge n'en parlent pas dans les différents mémoires qu'ils ont publiés sur la myologie du *chimpanzé*, de l'*orang*, du *gibbon* et du *gorille*. M. Testut, de Lyon, l'a vainement cherché chez les deux *Anthropoïdes* (*chimpanzé* et *orang*) qu'il a disséqués jusqu'à ce jour. Dans sa brochure : *On the anatomy of the gorilla* (*Proc. of the Roy. Irish Acad.*, vol. I, série II, Sciences, p. 502), M. Macalister s'exprime ainsi : « Is no *anconœus internus*. »

D'autre part, Gratiolet et Alix l'ont découvert chez le *Troglodytes Aubryï*; M. le professeur Wood chez l'*orang*, et M. le professeur Macalister chez un *chimpanzé femelle*, mais à l'état rudimentaire.

Chez les *Anthropoïdes* comme chez l'homme, il ne se produit donc qu'accidentellement.

En fin de compte, M. Testut a dressé, avec les noms des auteurs à l'appui, le tableau suivant des espèces animales dans lesquelles on rencontrerait, sous des aspects variés, l'épitrochléo-olécranien.

I. PRIMATES.

Orang (Wood).
Troglodytes Aubryï (Gratiolet, Alix).
Cercopithecus (Gruber).
Macacus sinicus (Wood).
Inuus (Cuvier, Gruber).
Cynocephalus[1] (Cuvier, Gruber).

II. LÉMURIENS.

Lemur (Cuvier).
Tarsius (Burmeister).
Galeopithecus (Gruber).

III. CHÉIROPTÈRES.

Pteropus (Humphry).

IV. CARNIVORES.

Meles (Gruber).
Mustela (Gruber).
Lutra (Cuvier).
Viverra (Cuvier).
Herpestes (Gruber).
Felis (Cuvier, Strauss-Durckheim, Gruber, Wood).

Ursus (Gruber).
Panthera (Cuvier).
Putorius vulgaris, belette (Wood).

V. PINNIPÈDES.

Phoca (Cuvier, Duvernoy, Rosenthal, Gruber).

VI. INSECTIVORES.

Erinaceus (Cuvier, Gruber, Wood).
Sorex (Gruber).
Crocidura (Gruber).
Myogale (Gruber).
Talpa (Gruber, Wood).

VII. RONGEURS.

Bathyergus, rat-taupe (Cuvier).
Arctomys (Cuvier, Gruber).
Rat de Norvège (Wood).
Myoxus (Gruber).
Sciurus (Gruber, Wood).
Pteromys (Gruber).
Tamias (Gruber).
Spermophilus (Gruber).

[1] Il n'existe pas, chez le *Cynocéphale Anubis* (Champneys). Les professeurs Testut et Shepherd ne l'ont pas rencontré dans l'ours.

Castor (Cuvier).
Cricetus (Gruber).
Mus (Gruber).
Meriones (Gruber).
Hypudœus (Gruber).
Lemnus (Gruber).
Dipus (Gruber).
Lepus (Gruber).
Hystrix (Gruber).
Dasyprocta (Gruber).
Cœlogenys (Cuvier, Gruber).

VIII. PROBOSCIDIENS.

Éléphant (Cuvier).

IX. ÉDENTÉS.

Bradypus (Gruber, Macalister, Humphry).

Dasypus (Cuvier, Gruber, Galton).
Orycteropus (Cuvier, Humphry).
Myrmecophaga (Cuvier, Rapp, Galton, Pouchet).
Pangolin (Gruber, Humphry).
Cholopus didactylus (Galton).

X. MARSUPIAUX.

Phascolomys wombata (Galton).
Didelphys (Gruber).
Dasyurus (Gruber).
Phalangista (Gruber).
Macropus (Cuvier).
Phascolarctus cinereus (Young).

XI. MONOTRÈMES.

Ornithorhyncus (Alix, Wood).
Echidna (Galton, Alix, Mivart).

La confection d'une telle liste est bien prématurée, eu égard à nos connaissances actuelles sur les homologies certaines de l'épitrochléo-olécranien dans toute la série animale[1]. L'étude attentive des documents fournis par les auteurs et mes dissections personnelles me font même me demander s'il n'y a pas, chez l'homme et chez les animaux deux variétés d'anconés internes : l'un indépendant, l'autre dépendant du triceps brachial.

Que dit, en effet, M. le professeur Gruber, l'anatomiste le plus compétent sur ce point spécial : « L'épitrochléo-anconeus anormal de l'homme est l'homologue de l'épitrochléo-anconeus normal des animaux, et cette conclusion est confirmée par l'étude des filets nerveux qui l'animent. *Chez l'homme, cependant, il est quelquefois un muscle indépendant, quelquefois un chef du triceps brachial, tandis que dans tous les autres Mammifères, il est indépendant.* Chez l'homme, il a pour fonction de protéger le nerf cubital et les vaisseaux qui l'accompagnent, et de soutenir concurremment avec le triceps brachial et le *ligamentum cubiti medialis*, la jointure du coude. Chez les autres *Mammifères*, il est adducteur de l'olécrâne ou supinateur de l'avant-bras, et sert à défendre de toute pression quelquefois le nerf cubital et les vaisseaux qui l'accompagnent, quelquefois le nerf médian et les vaisseaux brachiaux. »

De son côté, M. Testut écrit : « Le muscle épitrochléo-cubital

---

[1] Dans cette liste figure à tort le *pteropus* et sont passés sous silence divers *Mammifères* sus-indiqués.

[2] Testut. *Trait. des an. musc.*, p. 425.

constitue, dans la majorité des cas, un muscle parfaitement distinct, comme aussi quelquefois il semble se confondre avec la portion inférieure du vaste interne ; je crois que *cette fusion n'est qu'apparente ; j'ai toujours trouvé pour ma part, même dans le cas où la fusion paraissait intime, un interstice séparatif qui me permettait d'isoler les deux muscles.* Cette indépendance du faisceau épitrochléo-cubital ressort encore de son mode d'innervation qui le rattache au nerf cubital (branche du médian, nerf fléchisseur), tandis que le triceps reçoit les branches du nerf radial. » En outre, M. Testut, dans les pages qu'il a consacrées aux anomalies du triceps brachial, ne note pas un seul cas de prolongement du vaste interne vers la gouttière épitrochléo-olécranienne.

Eh bien, ce prolongement du vaste interne vers l'avant-bras, comblant la gouttière épitrochléo-olécranienne, se trouve tout aussi bien chez les animaux que chez l'homme. Si l'on veut bien se reporter à mes recherches bibliographiques concernant le degré de fréquence de l'épitrochléo-olécranien dans les divers genres de *Mammifères*, on verra que ce prolongement du vaste interne du triceps vers l'avant-bras est signalé par M. le docteur Hyrtl chez le *Chlamydophorus truncatus* ; qu'un vaste interne, indépendant de l'épitrochlée, est noté par Gratiolet chez l'*hippopotame*. J'incline aussi à croire que les faisceaux musculaires décrits chez le *grand fourmilier*, par Pouchet, sous le nom de *vaste interne*, et chez l'*hyrax*, par Murie et Mivart, sous le nom de *quatrième chef du triceps brachial*, ne sont pas des épitrochléo-olécraniens types. Dans le même *ordre animal*, la sangle musculaire épitrochléo-olécranienne et le prolongement du vaste interne du triceps brachial vers l'avant-bras peuvent coexister même ; dans l'ordre des *Rongeurs*, j'ai trouvé, ainsi que je l'ai dit plus haut, le premier chez le *lapin*, le second chez la *souris*.

Dans l'espèce humaine, le prolongement du chef interne du triceps brachial vers l'avant-bras a été observé trois fois par moi.

I. Femme, phtisie, vingt-sept ans ; 5 décembre 1881. — A droite, le vaste interne du triceps brachial descend le long du bord interne de l'olécrâne sur lequel il s'insère ainsi que sur l'épitrochlée. Inférieurement, il se termine par une mince lame aponévrotique qui va se confondre avec l'aponévrose antibrachiale postérieure. Il ne reçoit aucun filet du nerf cubital au-dessus duquel il forme une masse charnue et épaisse. A gauche, le coude est normal.

II. Enfant, dix ans, carie lombaire ; 7 mai 1887. — L'anomalie est bilatérale et identique à droite et à gauche. Le vaste interne du triceps adhère très intimement à la partie postéro-interne de l'olécrâne par des fibres charnues épaisses aboutissant en bas et en dedans à une aponévrose nacrée qui se confond avec l'aponévrose antibrachiale et brachiale. Le nerf cubital ne lui fournit aucun rameau.

III. Ce cas est le plus curieux. D'un côté, en effet, il y avait un muscle épitrochléo-olécranien type, et de l'autre un prolongement du vaste interne du triceps brachial vers le chef externe du muscle cubital antérieur.

Je copie mes notes.

Homme, vingt-deux ans, garçon de café, péritonite tuberculeuse; 10 janvier 1891.

A droite, on trouve une bandelette charnue en dedans, aponévrotique en dehors, étendue de l'épitrochlée à l'olécrâne, au-dessus du nerf cubital qui lui envoie directement un rameau. Au niveau de l'épitrochlée, les fibres musculaires les plus inférieures vont s'unir aux fibres supérieures du faisceau épitrochléen du muscle cubital antérieur.

A gauche, le vaste interne du triceps s'attache à toute la longueur du bord interne de l'olécrâne, remplit tout l'espace épitrochléo-olécranien et va se confondre entièrement avec le chef externe du cubital antérieur qui prend ses insertions sur l'olécrâne et le bord postérieur du cubitus. Il recouvre le nerf cubital dont il ne reçoit aucun filet et n'a que des rapports de voisinage avec l'épitrochlée.

Les deux coudes de ce sujet ont été disséqués les 11 et 12 janvier 1891 par deux de mes élèves MM. René Petit et Valla-Brochard et moulés, les mêmes jours, par mon prosecteur M. Henry-Barnsby. J'ai présenté à l'Académie de médecine ces moulages le 3 mars de la même année.

Je confirme donc ce qu'a dit Malgaigne dans son *Anatomie chirurgicale*. « En dedans (du coude) on trouve le muscle anconé, sorte de prolongement du triceps qui recouvre la gouttière osseuse constituée par l'olécrâne et l'épitrochlée dans laquelle passe le nerf cubital. » En même temps je revendique en faveur d'un anatomiste français l'honneur de la découverte de cette malformation dans l'espèce humaine.

En résumé, on peut observer à la face interne du coude, chez l'homme, deux trousseaux musculaires anormaux qui reproduisent une disposition similaire normale chez les animaux.

Le premier représente le muscle adducteur de l'olécrâne des *Mam mifères*, dont l'articulation du coude jouit de mouvements de latéralité, et s'il disparaît ou se réduit à un simple tractus fibreux dans l'espèce humaine, c'est que sa présence n'y est plus nécessaire.

Le second est une dépendance du vaste interne, une reproduction à la face interne du coude de la malformation constituée à la face externe par la soudure de l'anconé et du vaste externe. Il appartient au système du triceps brachial, tandis que l'épitrochléo-olécranien appartient au système du cubital antérieur. Cette manière de voir est nettement établie par l'innervation différente des deux faisceaux musculaires anormaux en question : le premier reçoit ses branches motrices du cubital ou de ses rameaux collatéraux (nerf fléchisseur), le second du radial ou de ses rameaux collatéraux (nerf extenseur).

Tenseur de la synoviale radio-bicipitale.

J'ai rencontré, à droite et à gauche, chez 3 hommes et chez 2 femmes ce tenseur sur lequel Béraud a appelé le premier, je crois, l'attention. (Voy. *M. tenseur postérieur de la synoviale du coude.*) Chez 2 hommes et chez 1 femme, il était représenté par une languette musculaire très grêle provenant de la face profonde du long supinateur, chez 1 homme par deux languettes musculaires, chez 1 femme par trois. Chez 1 homme et chez une femme je l'ai vu recevoir un ramuscule de la branche que le nerf radial fournit au long supinateur.

MUSCLES DE L'AVANT-BRAS

RÉGION ANTÉRIEURE

En anatomie humaine on considère toujours la main comme en supination, c'est-à-dire la paume regardant en avant, le pouce en dehors; en anatomie animale on envisage la main comme constamment en pronation, c'est-à-dire la face palmaire tournée en arrière et le pouce en dedans, dans la position normale chez la généralité des êtres vivants. En anatomie humaine et en anatomie vétérinaire les termes antérieur, postérieur, externe et interne appliqués à l'extrémité distale du membre supérieur signifient donc le contraire. Pour être exact il faudrait dire : face palmaire, face dorsale, bord radial (côté du pouce), bord cubital ou ulnaire (côté du petit doigt) et désigner les os carpiens ou les doigts par leurs noms propres ou bien en les comptant toujours à partir du pouce.

Il convient d'observer de plus que chez les *Mammifères* qui n'appartiennent pas à l'ordre des *Primates* la mobilité et le développement relatifs des deux os de l'avant-bras ne sont pas les mêmes que dans l'espèce humaine. Ainsi, dans les *Animaux domestiques*, le cubitus est relégué à son extrémité proximale, derrière le radius, et ne concourt à l'articulation avec l'humérus que par sa grande échancrure sigmoïde. en sorte que le radius correspond à la fois au condyle et à la trochlée de l'humérus et porte l'apophyse coronoïde (d'ailleurs peu développée). L'extrémité distale du cubitus restant toujours du côté du petit doigt, le déplacement qu'il a éprouvé à son extrémité opposée a pour effet de diminuer le croisement des deux os en pronation ou même de le faire disparaître : il existe encore, à un certain degré, dans les *Carnivores ;* mais, dans le *lapin*, le *porc*, les *Ruminants*, les *Solipèdes*, les deux os sont parallèles, le cubitus en dehors et en arrière du radius. En même temps qu'ils se redressent ainsi, ils s'appliquent exactement l'un contre l'autre et s'immobilisent, grâce à un solide ligament interosseux ou même à une synostose plus ou moins complète. La main se fixe ainsi en pronation invariable. Le cubitus devient dès lors plus ou moins inutile à sa partie inférieure ; il s'atrophie et le radius se développe en compensation [1]. Le terme extrême de cette évolution nous est donné par les *Solipèdes*, chez lesquels le cubitus est réduit, dans le tiers inférieur de l'avant-bras à un stylet excessivement grêle ; souvent même il paraît s'arrêter bien au-dessus du carpe ; mais si l'on examine de jeunes sujets, on constate toujours, au côté externe de l'extrémité inférieure du radius, en arrière de la scissure de l'extenseur latéral un petit noyau d'ossification spéciale qui marque évidemment l'épiphyse inférieure du cubitus.

En raison de ces faits, sur lesquels M. Lesbre s'est appuyé [2] pour démontrer les défectuosités de la nomenclature anatomique humaine adaptée à la classification des muscles de l'avant-bras de la pluralité des *Mammifères*, il serait bon d'appliquer à la classification des muscles de l'avant-bras de l'homme, celle employée par Cuvier en anatomie animale, de diviser ces agents de mouvements : 1° en muscles pronateurs et supinateurs (rond pronateur, court pronateur, long supinateur, court supinateur) ; 2° en muscles se terminant sur le carpe ou le métacarpe (radiaux, cubital antérieur, cubital postérieur, grand et petit palmaire, long abducteur du pouce) ; en muscles allant jusqu'aux doigts (extenseurs propres ou communs, fléchisseurs propres ou communs).

Je m'en abstiendrai cependant pour ne rien changer aux habitudes reçues, mais pour éviter toute erreur, j'aurai soin, comme pour les muscles de la face et maints autres faisceaux insolites, de faire précéder l'étude de chacun des muscles antibrachiaux de sa synonymie aussi exacte que possible.

[1] Voy. *M. brachial antérieur*.
[2] Lesbre. *Loc. cit.*, p. 112.

ROND PRONATEUR

Syn. : *Grand pronateur* (Bichat) ; *Épitrochlo-radial* ; (Chaussier) ; *Pronator teres* (N. a.) ;
Pronator radii rotundus ; Pronateur oblique (Winslow), etc.

Absence de la portion coronoïdienne. — Cette portion toujours moins forte que la portion humérale est souvent absente, tendineuse ou rudimentaire.

ANATOMIE COMPARÉE. — M. Macalister a publié, en 1867, dans le *Journal of Anatomy and physiology* (sér. 2, vol. I, p. 9), un mémoire très étendu sur la nature du faisceau coronoïdien du rond pronateur. J'emprunte à ce mémoire les lignes suivantes : « Pour ce qui touche l'anatomie comparée de ce faisceau coronoïdien, on ne le trouvera que très rarement chez les *Animaux inférieurs*, si on l'y trouve... Il n'était pas présent chez les *Ruminants*, les *Pachydermes*, les *Cétacés*, les *Rongeurs* que j'ai examinés; mais je n'ai pas eu l'occasion de constater s'il existe chez les *Édentés*. Parmi les *Carnassiers*, je l'ai vu faire défaut chez l'*ours*, le *lion*, le *chien* et le *chat*, et parmi les *Quadrumanes*, chez le *Cebus capucinus* et chez le *Macacus nemestrinus*... Il semble donc être, dans sa nature, un muscle essentiellement humain. »

Comme complément j'ajouterai que M. Galton ne l'a pas rencontré dans le *Dasypus sexcinctus* ni dans l'*Orycteropus Capensi*, M. Testut, dans l'*ours brun d'Amérique*, M. Maisonneuve dans le *murin*, M. Wood dans le *bonnet-chinois*, M. Champneys dans le *Cynocéphale Anubis* et qu'il manque fréquemment dans les *Anthropoïdes*. Le *Troglodytes Aubryï* d'Alix et Gratiolet, les *gorilles* de Duvernoy, de Chapman [1] et de Hepburn, les *gibbons* de Bischoff, de Deniker et de Hepburn, l'*orang* du professeur Testut ne le possédaient pas.

Ce faisceau du rond pronateur appartient à une couche musculeuse profonde qui, chez beaucoup de *Marsupiaux* (*Paramèles*) et de *Carnivores* s'étend dans toute la longueur de la face palmaire de l'avant-bras et dont la partie inférieure représente le muscle carré pronateur (Gegenbaur, Humphry, etc.).

« Les muscles supinateurs et pronateurs de l'avant-bras, a écrit M. Lesbre, n'atteignent leur complet développement que dans les

[1] Chapman. *Procedings of the Academy of natural sciences of Philadelphia*, 1879, p. 388

Primates, ils s'atrophient proportionnellement au degré d'immobilité des deux os de l'avant-bras l'un sur l'autre et finissent par disparaître complètement. »

Chez quelques sujets j'ai vu le nerf médian passer en avant de la portion coronoïdienne.

Indépendance plus complète des deux portions. — L'indépendance complète des deux portions depuis leur origine jusqu'à leur terminaison ou jusqu'au tendon radial commun a été notée par Albinus, Sœmmerring, Theile, Meckel, Wood, Macalister et par moi. Rüdinger a même donné un excellent dessin de cette malformation [1].

M. le professeur Macalister qui voit dans la portion coronoïdienne du rond pronateur l'homologue de la tête tibiale du soléaire s'appuie sur la disparition et la différenciation fréquentes de cette portion pour admettre très logiquement qu'elle se développe aux dépens d'un « accessory embryogenic germ. »

Segmentation en deux de la portion coronoïdienne. — La division en deux du chef cubital, le reste du muscle étant normal, a été signalée en 1868 par M. Macalister, et en 1870 par M. Kelly. Dans le cas de M. Macalister l'artère humérale passait entre les deux faisceaux de la portion coronoïdienne dédoublée et le nerf médian, en avant du faisceau antérieur ; dans le cas de M. Kelly les deux faisceaux de la portion coronoïdienne dédoublée étaient situés en arrière du nerf médian. Il est à remarquer que dans les *Oiseaux*, notamment dans le *milan*, il n'y a que les branches du médian représentant le nerf cubital qui traversent le rond pronateur (Humphry).

Sésamoïde dans le tendon huméral. — La présence anormale d'un os sésamoïde dans le tendon huméral du rond pronateur constatée par Hyrtl [2] et Scheuzer [3] et l'apparition d'un os semblable dans le tendon fémoral du soléaire sont une nouvelle preuve de l'homologie de ces deux muscles.

Variations des insertions. — Quand l'humérus possède une apophyse

[1] Rüdinger. *Ueber die Muskeln der. Vordern Extremitalen*, etc., Haarlem, 1868, taf. 15, fig. 37.

[2] Hyrtl. *Loc. cit. suprà.*

[3] Scheuzer, cit. par Sœmmerring, p. 259.

sus-épitrochléenne le rond pronateur se prolonge presque toujours sur le ligament qui la rattache à l'épitrochlée. Cette proposition formulée par le professeur Gegenbaur ne souffre guère d'exception. L'extension de l'insertion supérieure du rond pronateur le long du cordon fibreux qui l'unit au condyle interne a été rencontrée par :

MM. Macalister	chez	5	sujets sur	5
Testut [1]	—	11	—	12
L'auteur	—	6	—	6
Soit		22	sujets sur	23

Nuhn a vu le chef brachial provenir de la moitié inférieure du bord interne de l'humérus [2].

« L'insertion radiale du rond pronateur, dit Cruveilhier, est très variable pour la hauteur, et ses variations portent sur toute la longueur du tiers moyen de l'os [3]. » Dans un cas de difformité congénitale de l'avant-bras elle avait lieu sur l'extrémité inférieure du radius (Koster) [4].

ANATOMIE COMPARÉE. — Meckel prétend que dans les *Singes* le rond pronateur atteint le cinquième moyen du radius. Il en est ainsi chez les *Singes inférieurs* mais non chez les *Anthropoïdes*. MM. Champneys et Hepburn ont seuls rencontré cette extension de l'insertion inférieure du rond pronateur vers le poignet chez les deux *Chimpanzés* et l'*Orang* qu'ils ont disséqués.

Faisceaux surnuméraires et connexions plus intimes avec les muscles voisins. — M. Macalister a disséqué un rond pronateur dont le chef coronoïdien était formé par deux faisceaux, dont l'un se perdait sur le chef huméral et l'autre sur le grand palmaire. Brugnone a vu le même chef coronoïdien recevoir des fibres de renforcement de la face antérieure du radius et du cubitus.

Le chef épitrochléen a souvent une seconde tête provenant soit :

α) De l'humérus ;
β) Du brachial antérieur;
γ) Du grand palmaire ;
δ) Du fléchisseur commun des doigts.

[1] Testut. *L'apophyse sus-épitrochléenne chez l'homme*. Paris. 1889.
[2] Nuhn. *Untersuchungen u. Beobacht. aus. dem gebiete der anat.*, p. 20.
[3] Cruveilhier. *Anat. descript.*, 2ᵉ édit., t. II, p. 263.
[4] Koster. *Nederlandsch. Weekblad. voor. geneeskunde*. 1856. p. 125.

II.

Voss de Christiania a disséqué un sujet où cette seconde tête provenait de l'humérus, au-dessus de l'apophyse sus-épitrochléenne[1]. Otto a rencontré un ruban musculaire qui reliait l'extrémité supérieure du rond pronateur à la portion radiale du fléchisseur sublime[2]. Hyrtl a trouvé un rond pronateur qui avait trois têtes d'origine, une naissant de l'humérus, au-dessous du coraco-brachial, une de la cloison intermusculaire interne, une, de l'épitrochlée[3]. Dans un cas observé par M. Macalister, le muscle en question avait aussi trois têtes d'origine, mais une venait du biceps et les deux autres de l'épitrochlée et de l'humérus[4].

Anatomie comparée. — En traitant du petit palmaire, je démontrerai que le rond pronateur, le fléchisseur superficiel, le grand palmaire, le petit palmaire et le cubital antérieur dérivent, dans les *Vertébrés inférieurs*, d'une même couche musculeuse qui s'étend du bras à la main (*pronato-flexor mass*, de Humphry). Dans les *Oiseaux*, le rond pronateur est représenté par deux faisceaux qui se fixent à l'humérus, tantôt par un tendon commun, sur un seul tubercule (*Gallinacés*), tantôt par deux tendons distincts sur deux tubercules isolés (*Pigeons, Passereaux, Perroquets, Rapaces*).

Chez le *cryptobranche*, l'*unau*, le *fourmilier*, il remonte encore plus ou moins haut sur le bord interne de l'humérus (Humphry).

La plupart des dernières anomalies du rond pronateur humain se retrouvent, au surplus, à l'état anormal dans les *Anthropoïdes*. Chez le *gorille* de Bischoff les fibres les plus élevées du rond pronateur provenaient du brachial antérieur. Chez le *fœtus de gorille* de Deniker, le fléchisseur superficiel s'insérait à la fois sur l'épitrochlée et sur le rond pronateur. Le chef cubital du muscle en question naissait, chez un *orang* disséqué par Wood, avec le grand palmaire et le fléchisseur superficiel, par un tendon commun de l'apophyse coronoïde et fournissait avant de s'attacher au radius, un faisceau au fléchisseur de l'index[5]. Chez le *gibbon* du docteur Hepburn, le chef cubital était inséré à la fois sur la face antérieure et le bord externe du radius.

[1] Voss. *Norsk Magazin for Lægevidenskaben.* Bd. 10. Hft. 1.
[2] Otto. *Neue. Salt. Beobacht.* Heft. 1, p. 90.
[3] Hyrtl. *OEsterreich Zeitschrift*, vol. VIII, n° 20.
[4] Macalister. *Cat. cit.*, p. 81.
[5] Wood. *Proc. of. the. Roy. soc.*, juin 1868, p. 498.

GRAND PALMAIRE

Syn. : *Radial antérieur; Épitroklo-métacarpien* (Chaussier); *Flexor manus radialis; Radial interne, Flexor carpi radialis* (N. a.); *Fléchisseur interne du métacarpe* des vétérinaires.

Variations des insertions. — Sur 105 sujets comprenant 55 hommes et 50 femmes que j'ai examinés en 1879, j'ai vu les insertions supérieures du grand palmaire, demeurer invariables alors que les insertions inférieures se faisaient :

11 fois sur le trapèze, 6 fois chez l'homme (4 fois des deux côtés, 2 fois à droite), 5 fois chez la femme (3 fois des deux côtés, 2 fois à gauche).

4 fois sur le 3ᵉ et le 4ᵉ métacarpien, 2 fois des deux côtés chez 2 hommes et 2 fois du côté gauche chez 2 femmes.

1 fois sur le ligament annulaire du carpe (chez un homme, à droite).

1 fois sur le scaphoïde (des deux côtés, chez 1 homme).

1 fois sur le ligament annulaire et le scaphoïde (des deux côtés chez 1 femme).

9 fois sur le trapèze et le 2ᵉ métacarpien, 7 fois chez l'homme (5 fois des deux côtés, 1 fois à droite, 1 fois à gauche), 2 fois chez la femme (1 fois à droite, 1 fois à gauche).

1 fois sur les 2ᵉ, 3ᵉ et 4ᵉ métacarpiens, chez 1 femme (des deux côtés).

1 fois sur le 2ᵉ métacarpien et le radius, chez 1 homme (des deux côtés).

Au total, sur mes 105 sujets les insertions inférieures étaient irrégulières chez 29 dont 18 hommes et 11 femmes (18 fois des 2 côtés, 6 fois à gauche, 4 fois à droite). L'anomalie la plus commune était constituée par l'attache partielle ou totale du tendon inférieur sur le trapèze.

C'est aussi celle qui a été signalée par le plus grand nombre d'anatomistes, par Albinus, Loschge, Fleischmann, Theile, Hyrtl, Henle, Testut, Macalister, Struthers (communication écrite), etc. M. Macalister a vu le grand palmaire se terminer sur le 3ᵉ et le 4ᵉ métacarpien et M. Fleischmann sur le ligament annulaire et le scaphoïde. M. Macalister m'a déclaré avoir disséqué un grand palmaire dont le tendon inférieur était constitué par deux branches, dont l'une se portait sur le 2e métacarpien et l'autre sur le ligament annulaire du carpe. Chez un sujet où la main n'était composée que du pouce et de deux doigts, Friedlowsky a noté l'insertion de ce tendon au « scapho-trapezium[1] ». Il était fixé sur l'extrémité inférieure du radius dans le cas de difformité congénitale de l'avant-bras observée par Koster.

ANATOMIE COMPARÉE. — Chez le *cryptobranche* le segment radial de la couche superficielle de la *pronato-flexor mass* duquel dérive le rond pronateur et le grand palmaire se prolonge sur la face antérieure et le bord externe du radius jusqu'au poignet et même sur le bord externe des deux cartilages radiaux du poignet (voy. *M. palmaire grêle*). Dans l'*ours brun d'Amérique* (Testut) et l'*unau* (Humphry), le grand palmaire se termine sur le scaphoïde ; dans le *Dasypus sexcinctus* sur le trapézo-trapézoïde[2] (Galton) ; dans la *sarigue* sur le trapèze et le 2e métacarpien (Meckel) ; dans l'*échidné*, sur le trapèze, le scaphoïde, le 2e et le 3e métacarpien (Alix) ; dans le *murin*, sur le trapèze et l'os sésamoïde situé au-dessus de lui (Maisonneuve) ; dans le *chat* sur le 2e et le 3e métacarpien (Strauss-Durckheim) ; dans l'*Oryctérope du Cap* sur le métacarpien de l'index et l'apophyse styloïde du radius (Galton) ; dans le *phoque*, sur le scaphoïde, le 1er et le 2e métacarpien ; dans les *Solipèdes*, sur la tête du métacarpien rudimentaire interne lequel correspond à l'index disparu ; dans le *porc*, sur le grand doigt interne (médius) ; dans les *Ruminants*, sur le côté interne de l'os canon, os résultant de la coalescence du médius et de l'annulaire ; dans le *Singe proboscide*, sur le 2e et le 3e métacarpien[3]. Dans chacun des quatre *Anthropoïdes* disséqués par M. Hepburn, il se perdait sur le 2e et le 3e métacarpien.

Chez presque tous les *Rongeurs* et les *Carnivores*, il se termine comme chez l'homme sur l'extrémité proximale du métacarpien de l'index.

Faisceaux surnuméraires et connexions plus intimes avec les muscles voisins. — Le grand palmaire peut être uni dans une étendue plus ou

---

[1] Friedlowsky. *Sitzungsberichte der k. Akad. der. Wissensch mathematisch-naturwissensch. Classe.* Bd. lix. Wien, 1869, 532.

[2] Dans le *Dasypus sexcinctus* le carpe n'a que sept os par suite de la fusion du trapèze et du trapézoïde (voy. Cuvier : *Ossements fossiles*, p. 127, et Owen : *Monographie du Mylodon robustus*. Londres, 1842, p, 97).

[3] Humphry. *Journ. of anat. and. phys.*, vol. IV, p. 42.

moins grande avec l'un ou l'autre des muscles épitrochléens qui l'avoisinent (*petit palmaire, rond pronateur, fléchisseur superficiel des doigts*) ou recevoir un faisceau de renforcement provenant soit :

α) Du biceps (voy. ce muscle) ;

β) Du brachial antérieur (voy. ce muscle) ;

γ) Du radius, au-dessus de l'insertion du fléchisseur superficiel :

δ) Du cubitus, de l'apophyse coronoïde avec le faisceau coronoïdien du rond pronateur qu'il remplace quelquefois.

Le professeur Macalister a disséqué un sujet chez lequel le muscle en cause avait trois têtes d'origine : une naissant du biceps et de la face profonde du fascia semi-lunaire, une de l'épitrochlée et une de l'apophyse coronoïde. J'étudierai plus loin les faisceaux, que le grand palmaire peut envoyer à l'abducteur du petit doigt (voy. ce muscle).

Anatomie comparée. — Dans le *Troglodytes Aubryï*, « le grand palmaire s'insérait non seulement à l'épitrochlée mais encore, au-dessus du rond pronateur, à toute cette partie de la face palmaire du radius qui est comprise entre la tubérosité bicipitale et la partie moyenne du radius ». Chez le *gorille*, l'*orang* et le *gibbon* du docteur Hepburn, le grand palmaire avait un chef d'origine supplémentaire provenant de la ligne oblique du radius, immédiatement en dedans de l'insertion du rond pronateur. Sur une femelle d'*orang* disséquée par Wood, le grand palmaire naissait avec les faisceaux coronoïdiens et radiaux du fléchisseur sublime de l'apophyse coronoïde et du bord antérieur du radius[1].

PETIT PALMAIRE

Syn. : *Palmaris longus* (Albinus, N. a.); *Épitroklo-palmaire grêle; Épitrochléo-carpi-palmaire* (Dumas).

Absence. — Il n'est pas un anatomiste qui ne l'ait constatée plusieurs fois. Elle a été signalée, avant 1593, par Columbus sur des voleurs (*De Re anatomicâ*, 1593, lib. V, p. 288). Wood l'a observée 9 fois sur 102 sujets.

[1] Wood, *Proc. of the Roy. soc.*, 1867, n° 93, p. 527.

W. Gruber a publié deux monographies sur le petit palmaire : une en 1868 (*Mémoires de l'Académie Impériale de St-Pétersbourg*, 23 janvier 1868), et qui a trait aux principales variations de ce muscle ; une, en 1879 (*Beobachtungen aus der menschlichen und vergleichenden Anatomie*. Berlin, 1879, p. 23-39) et qui est une statistique des cas de suppression de ce muscle. On peut mettre en parallèle de cette statistique celle qu'ont publiée, en 1894, MM. les professeurs G. Schwalbe et W. Pfitzner de l'Université de Strasbourg [1].

	Sujets examinés.		Proportion centésimale. p. 100
Sur 1,400, par Gruber, le petit palmaire manquait chez	178	ce qui donne	12,7
Sur 520, par les professeurs Schwalbe et Pfitzner chez	106	—	20,4

Les 1400 sujets de Gruber comptaient autant d'hommes que de femmes, tandis que les 520 sujets de Schwalbe et Pfitzner comptaient 344 hommes et 176 femmes.

			Proportion centésimale. p. 100
Hommes.			
Sur les 700 de Gruber le petit palmaire manquait chez	75	ce qui donne	10,7
Sur les 344 de Schwalbe et Pfitzner — —	66	—	19,3
Femmes.			
Sur les 700 de Gruber	103		14,7
Sur les 176 de Schwalbe et de Pfitzner	40		22,7

Sujets (hommes et femmes) Sur 700 de Gruber	78 fois à droite	11,1
	100 fois à gauche	14,3
Hommes examinés. Sur 350 par Gruber	31 fois à droite	8,9
	44 fois à gauche	12,6
Femmes examinées. Sur 350 par Gruber	47 fois à droite	13,4
	56 fois à gauche	16,0

Pour ma part j'ai noté (années 1883-1884-1885 et 1886) le défaut de présence du muscle en question 64 fois sur 260 sujets comprenant un nombre égal d'hommes et de femmes.

Il n'existait pas à droite chez.	6	hommes.
— à gauche chez	8	—
— à droite ni à gauche chez. . .	10	
Soit.	24	hommes sur 130.

Il n'existait pas à droite chez.	9	femmes.
— à gauche.	14	
— à droite ni à gauche	17	
Soit.	40	femmes sur 130.

[1] *Varietæten-Statistik und Anthropologie*, cit. p. 484.

Au total le palmaire grêle manquait chez :

9 sujets sur	102 disséqués par	MM.	Wood.
178	— 1,400	—	Gruber.
106	— 520	—	Schwalbe et Pfitzner.
64	— 260	—	l'auteur.

Soit chez 257 sujets sur 2,282 disséqués.

Le petit palmaire n'existerait donc pas en moyenne chez 11, 2 p. 100 des sujets.

Le petit palmaire absent est quelquefois remplacé par une expansion aponévrotique ou charnue provenant des muscles voisins (cas de Wood, de Macalister, de Friedlowsky, de Gruber).

Anatomie comparée. — Selon le professeur Hartmann « le palmaire grêle manque chez le *gorille*, mais non chez les autres *Singes Anthropoïdes* ». Il est de fait qu'il était absent chez le *fœtus de gorille* de Deniker, et les *gorilles adultes* de Chapman, de Bischoff et de Hepburn. Mais M. Macalister l'a trouvé dans cet *Anthropoïde*, et Duvernoy qui a affirmé aussi qu'il n'y existait pas, l'a décrit et figuré « comme une dépendance du cubital antérieur ». D'autre part Tyson n'en a pas fait mention dans le *Chimpanzé* et M. Deniker ne l'a pas rencontré chez le *fœtus de gibbon*. Ici encore M. Hartmann a été trop affirmatif.

Au dire de Cuvier le palmaire grêle existe dans le plus grand nombre des *Onguiculés ;* dans les espèces où il fait défaut, ce serait par suite de sa fusion avec les muscles sous-jacents. En ce qui concerne les *Solipèdes*, les *Ruminants*, le *porc*, j'inclinerais plus volontiers à croire avec M. Lesbre qu'il manque d'une manière absolue, car on n'en voit jamais la moindre trace.

Variations morphologiques. — Le petit palmaire peut être :

I. Entièrement tendineux (cas de Columbus, de Wood, de Macalister, 1 cas personnel) ;

II. Entièrement charnu (cas de Macalister, de Sappey, de Boyer[1], 1 cas personnel[2]) ;

III. Renversé, c'est-à-dire tendineux en haut et charnu en bas (cas

[1] Boyer, p. 282.

[2] Il n'y a rien de fixe dans les rapports du tendon et du corps charnu.

de Cruveilhier [1], de Petsche, de Winslow, de Macalister, de Calori, de Gruber, de Tillaux [2]) ;

IV. Tendineux à sa partie moyenne et charnu à ses deux extrémités (digastrique) (cas de Macalister, de Sappey [3]).

V. Charnu à sa partie moyenne et tendineux à ses extrémités (fusiforme) (cas de Petsche [4], de Winslow [5], de Poirier [6]).

Le palmaire grêle fusiforme a ordinairement un tendon plat d'origine et un tendon rond de terminaison, mais j'ai trouvé un tendon rond d'origine et un tendon plat de terminaison. Je les ai vus une fois, tous deux ronds et une fois tous deux plats. Quant à la longueur du ventre musculaire intermédiaire elle oscille, d'après M. Macalister, entre deux et sept pouces.

ANATOMIE COMPARÉE. — Le palmaire grêle, qui manque parfois chez les *Anthropoïdes* et l'homme, est représenté seulement chez le *daman*, s'il faut en croire Meckel, par un tendon long et large. Chez l'*éléphant* disséqué par Miall et Greenwood le long palmaire était large et charnu jusqu'au carpe. Celui du *murin* est fusiforme (Maisonneuve).

Variations de situation. — Le tendon terminal du petit palmaire traverse assez souvent, à l'avant-bras, à une certaine distance de l'articulation radio-carpienne, le fascia antibrachial et acquiert de la sorte une position plus superficielle (Gegenbaur).

Duplicité et triplicité du muscle. — Sur 500 sujets qu'il a examinés, le professeur Gruber a trouvé 5 fois des deux côtés et 21 fois d'un seul côté le petit palmaire double. Cette duplicité du petit palmaire a été notée aussi par Meckel, Gunther, Wood, Macalister, Tillaux [7], Flesh, Reid et Taylor, Pye-Smith, Howse et Davies-Colley, Testut, etc., et par moi. Voici les dispositions qui ont été le plus communément observées :

α) Les deux muscles ont les insertions normales, mais l'externe est plus large que l'interne ;

[1] Cruveilhier. *Anat. descript.*, t. II, 2e édit., p. 266.
[2] Tillaux. *Soc. anat. de Paris*, 1861, p. 40.
[3] Sappey. *Traité d'anat.*, t. II, p. 327. Paris, 1869.
[4] Petsche. *Syllog. muscul. observat. anat. select.* de Haller, p. 770. Gottingen, vol. XI.
[5] Winslow, p. 193.
[6] Poirier. *Traité d'anat. hum.*, t. II, 1er fasc., p. 110.
[7] Tillaux. *Bullet. de la Soc. anat.* Paris, 1861, p. 40.

β) Les deux muscles ont les insertions normales, mais l'interne est fusiforme ;

γ) Les deux muscles ont les insertions normales, mais l'interne est renversé ;

δ) Le muscle interne a les insertions normales, mais l'externe est fixé à l'apophyse coronoïde du cubitus en haut (cas de Meckel, de Macalister) ;

ε) L'un des muscles a les insertions normales, mais l'autre est attaché, en haut, sur le tiers inférieur de l'aponévrose antibrachiale seule ou sur l'aponévrose antibrachiale et le grand palmaire ou sur le grand palmaire seul et en bas sur l'abducteur du petit doigt. Gantzer[1] a donné le nom de *m. accessorius ad flexorem carpi radialem* à un faisceau du petit palmaire qui se porte sur l'abducteur du petit doigt. (Pour détails complémentaires voy. *M. abducteur du petit doigt*.)

Le professeur Gruber a vu le petit palmaire remplacé par trois muscles distincts ayant les mêmes insertions que le petit palmaire normal, mais dont le moyen était plus faible que les deux autres.

Je ne sache pas que la duplicité du palmaire grêle ait été signalé chez d'autres animaux que dans le *koala* par Young.

Variations des insertions. — *Variations des insertions supérieures.* Le petit palmaire peut naître :

Au-dessus de l'épitrochlée, soit de la cloison intermusculaire interne (cas de Macalister), soit du biceps et du brachial antérieur (cas de Calori) ;

Au-dessous de l'épitrochlée, soit des os, soit des muscles de l'avant-bras. C'est ainsi que Meckel[2] et le professeur Macalister l'ont vu provenir de l'apophyse coronoïde du cubitus, MM. Henle, Macalister, Howse et Colley et moi de la face antérieure du radius avec le fléchisseur superficiel. C'est ainsi encore que Carver[3], Wood et le professeur Macalister l'on vu se détacher du fléchisseur superficiel, MM. Fleischmann[4] et Macalister du fléchisseur profond, Wood et Macalister du grand palmaire et Friedlowsky du cubital antérieur.

[1] Gantzer. *Op. cit.*, p. 12.
[2] Meckel. *Manuel. d'anat.*, trad. Jourdan, p. 172.
[3] Carver. *Journ. of anat. and phys.*, vol. III, p. 260.
[4] Fleischmann. *Abhandl d. phys. med. soc. in Erlangen*, Bd. 1, p. 25.

Variations des insertions inférieures. — Le palmaire grêle peut s'insérer inférieurement :

α) Sur l'aponévrose antibrachiale plus ou moins près du poignet (cas de Macalister, 1 cas personnel) ;

β) Sur l'aponévrose palmaire. A l'état normal, en effet, le petit palmaire, quoi qu'en disent divers anatomistes, se fixe à la partie moyenne du ligament antérieur du carpe ;

γ) Sur l'aponévrose interosseuse (cas de Koster[1]) :

δ) Sur le scaphoïde (cas de Fleischmann, de Winslow, de Jenty[2]) ;

ε) Sur le pisiforme (cas de Gruber, de Macalister, de Testut, 1 cas personnel) ;

ζ) Sur l'abducteur du pouce (cas de Macalister).

Faisceaux surnuméraires et connexions plus intimes avec les muscles voisins. — Le palmaire grêle peut naître par deux têtes, l'une venant de l'épitrochlée, l'autre de l'apophyse coronoïde du cubitus (cas de Macalister, de Ziegler[3]) ou l'une, de l'épitrochlée, et l'autre de la tubérosité bicipitale du radius (cas de Janser[4] et de Macalister). Sur une femme que j'ai disséquée, il avait même, à droite et à gauche, trois têtes d'origine : une émanant du grand palmaire, une du cubital antérieur, une du tiers inférieur du bord interne du cubitus. M. Macalister a vu, des deux côtés, le tendon terminal du long palmaire, inséré sur l'abducteur du pouce, faire suite à deux corps charnus, détachés l'un de l'épitrochlée, l'autre des deux tiers inférieurs du bord interne du cubitus, entre lesquels passait le nerf cubital. Ce dernier vice de conformation du petit palmaire coïncidait avec une absence complète des artères cubitales droite et gauche.

Au lieu d'être bifide ou trifide en haut, le muscle dont il s'agit est parfois bifide ou trifide en bas. Quand il est bifide en bas, sa branche terminale surnuméraire, tendineuse ou charnue, plus ou moins forte et plus ou moins longue, peut se fixer :

α) Sur le ligament annulaire du carpe (cas de Wood) ;

β) Sur l'éminence thénar (cas de Macalister) ;

[1] Koster. *Nederlansch Weckblad voor Geneeskunde*, 1856, p. 125.
[2] Jenty. *Anat. phys. lect.*, 1757, p. 281.
[3] Ziegler. *Journ. de méd. de Bordeaux*, janvier 1893.
[4] Janser. *Nederlansch lancet*, 1850, p. 431.

γ) Sur l'éminence hypothénar (cas de Sappey [1], de Bertelli [2], un cas personnel) ;

δ) Sur le pisiforme (cas de Souligoux [3]) ;

ε) Sur le tendon du fléchisseur superficiel de l'index (cas de Testut).

Gruber a noté l'insertion du petit palmaire par trois tendons distincts : 1° sur l'aponévrose palmaire ; 2° sur le pisiforme ; 3° sur l'abducteur et le court fléchisseur du petit doigt. Le regretté professeur de l'Université de Saint-Pétersbourg a donné au palmaire grêle qui présente les divers modes de conformation inusités que je viens d'étudier, le nom de « *palmaris longus bicaudatus, palmaris longus tricaudatus* ».

Anatomie comparée. — Les muscles pronateurs de l'avant-bras et les muscles fléchisseurs du poignet et des doigts ont pour origine une lame contractile commune que le professeur Humphry [4] a appelée *pronato-flexor mass*. Dans les *Espèces inférieures*, dans quelques *Batraciens* et quelques *Reptiles*, où la main n'a que des mouvements d'ensemble, l'agent actif de ces mouvements est presque indivis. A mesure que la main se perfectionne, cet agent se segmente davantage et se compose bientôt de deux couches : une couche profonde de laquelle proviennent les *fléchisseurs profonds des doigts* et le *carré pronateur*, une couche superficielle, compacte en haut, et partagée inférieurement en trois segments : un segment cubital duquel naît le *cubital antérieur*, un segment radial duquel naît le *rond pronateur* et le *grand palmaire*, un segment médian duquel naissent le *fléchisseur commun superficiel des doigts* et le *petit palmaire*. A son état de complet développement, le petit palmaire se prolonge par une aponévrose, d'abord étroite puis étalée en éventail, jusque sur les tendons du fléchisseur commun sous-jacent et par leur intermédiaire sur les phalanges. Il constitue, en un mot, un *fléchisseur commun sous-cutané des doigts* superposé aux fléchisseurs communs superficiel et profond.

Chez l'homme et les *Singes supérieurs*, le ligament palmaire, le ligament annulaire du carpe et le petit palmaire étant sondés ensemble, le petit palmaire n'a plus d'action sur les doigts, n'agit plus que sur le carpe et par suite sur la main qu'il attire en avant et en haut. Or,

[1] Sappey. *Trait. d'an. descript.*, t. II, 2° édit., p. 328.
[2] D. Bertelli. *Atti della Societa Toscana di scienze Naturali*, 1888.
[3] Souligoux. *Bullet. de la Soc. anat.*, 1895, p. 667.
[4] Humphry. *Observations in Myology*, p. 37 et suiv.

ce mouvement de flexion de la main sur l'avant-bras, propre à l'homme et aux *Singes supérieurs*, est assuré par d'autres muscles plus puissants que le petit palmaire. La superfluité de cet agent contractile en tant qu'organe de flexion des doigts et de la main est évidente chez les *Primates*. D'où sa disparition si fréquente chez eux.

Il est logique d'admettre que les variations de longueur et les connexions plus intimes qu'offrent souvent entre eux les muscles fléchisseurs et pronateurs de l'avant-bras, de la main et des doigts, sont la conséquence d'un défaut de segmentation de la masse flexo-pronatrice dont ils dérivent tous. Et inversement que la multiplication des faisceaux de ces muscles (palmaire grêle, double, triple, radiaux externes surnuméraires, court radial antérieur, etc.) est la conséquence d'un excès de segmentation de cette même masse. Sous quelle influence? Les recherches de l'École de tératogénie expérimentale dont M. Dareste est le chef incontesté et vénéré, nous l'apprendrons peut-être un jour.

Après cet exposé général nécessaire, j'arrive aux animaux dont le mode de conformation du palmaire grêle se rapproche le plus du *palmaris longus bicaudatus* et du *palmaris longus tricaudatus* de l'homme.

Dans le *Troglodytes Aubryï*, le tendon du palmaire grêle se prolongeait « sur les enveloppes fibreuses du trapèze, agissant par son intermédiaire sur le pouce ». Celui des *chimpanzés* de Champneys et de Rolleston était inséré en partie sur le ligament annulaire du carpe, en partie sur l'aponévrose palmaire. Le cubital antérieur du *gorille* disséqué par Duvernoy possédait « un tendon aponévrotique interne duquel partaient en série oblique les fibres musculaires du palmaire grêle ». Du tendon terminal du palmaire grêle du *murin* se détachent « deux expansions tendineuses assez fortes, l'une destinée au pouce, l'autre au petit doigt » (Maisonneuve). L'union du palmaire grêle et du fléchisseur superficiel des doigts a été signalée dans l'*hyène* et l'*ours*[1] par Meckel, dans le *chien* par W. Ellenberger et H. Baum et Lesbre[2], dans le *pangolin* par Humphry. Chez le *phoque*, il se perd sur les gaines des tendons et les tendons des trois doigts moyens, après avoir envoyé une expansion aponévrotique sur le radius, le carpe et le pouce (Humphry).

[1] Il était indépendant dans l'*hyœna crocuta* et l'*hyœna striata* de Young et Robinson. Dans l'*ours brun d'Amérique* du professeur Testut, il était représenté par un faisceau provenant du fléchisseur perforé des doigts.

[2] « Il n'existe distinctement chez aucun de nos *Mammifères domestiques*, dit M. Lesbre. Cependant chez le *chien* on voit se détacher inférieurement de la masse épitrochléenne du perforant un petit faisceau terminé dans le ligament annulaire du carpe par un tendon filiforme; c'est, pense-t-on, la trace du palmaire grêle qui se serait ainsi confondu avec la masse des fléchisseurs communs des doigts. »

Dans l'*éléphant des Indes* la portion la plus puissante du tendon du petit palmaire se termine sur l'os sésamoïde du 5e doigt (Miall et Greenwood).

L'abducteur du petit doigt du *tapir de Sumatra* et de l'*hyrax du Cap* provient du pisiforme et du fascia aponévrotique palmaire[1]. Chez le *fourmilier* le plus petit des trois muscles représentant l'extenseur cubital du carpe me paraît être l'homologue du faisceau d'union du petit palmaire et de l'abducteur du petit doigt de l'homme (voy. Meckel, *Archiv.*, B. v. s. 45).

CUBITAL ANTÉRIEUR

Syn. : *Ulnaris internus* Albinus : *Cubital interne* (Winslow, Leshre) : *Cubito-carpien* (Chaussier) ; *Flexor carpi ulnaris* N. a.) : *Épitrochléo-cubito-carpien* (Dumas) ; *Cubital épitrochléen* ; *M. satellite de l'artère cubital* : *Fléchisseur oblique du métacarpe* des vétérinaires.

Variations des insertions inférieures. — L'insertion du cubital antérieur sur le ligament interosseux a été notée par Koster et l'extension du tendon terminal de ce muscle, au delà du pisiforme, jusqu'au cinquième métacarpien, par de nombreux anatomistes.

Anatomie comparée. — « En anatomie générale, a écrit le professeur Testut, l'os pisiforme doit être considéré comme un os sésamoïde développé dans l'épaisseur du tendon du muscle cubital antérieur qui, en réalité, vient se fixer au-dessous. C'est ainsi que chez l'*ours* le tendon passe par-dessus le pisiforme qu'il englobe pour aller se fixer au 5e métacarpien[2]. » Sans doute il est divers animaux chez lesquels le cubital antérieur se prolonge au delà du pisiforme ou os sus-carpien, jusqu'au 5e métacarpien, mais le pisiforme n'est pas ce que croit M. Testut. Le professeur Leboucq, de Gand, a prouvé que le nodule cartilagineux du pisiforme était différencié et formé à côté des autres éléments du carpe sur la main du fœtus de 12 millimètres et demi, alors que les muscles n'étaient pas encore différenciés à l'état d'organes distincts : le *nodule cartilagineux formé avant l'apparition du tendon du cubital antérieur* ne peut donc être regardé comme un sésamoïde développé dans ce tendon[3]. Le pisiforme compté parmi les éléments

[1] James Murrie. *Journ. of anat. and phys.*, N° IX, 1871, p. 154.
[2] Testut. *Trait. des an. musc.*, p. 453.
[3] Leboucq. *Arch. de Biologie de Von Beneden et Van Bambeke*, 1884.

du carpe est « l'homologue d'un rayon fortement réduit de la nageoire primitive » (Gegenbaur). La pentadactylie a précédé dans les *Mammifères* la monodactylie, et l'état pentadactyle lui-même a été précédé par l'état heptadactyle. C'est ainsi que le pisiforme représente un doigt post-auriculaire disparu. D'autre part on a trouvé chez plusieurs *Mammifères* des rudiments d'un avant-pouce. Donc lorsqu'on étudie les doigts dans la série des *Vertébrés*, où leur nombre présente des réductions successives, il ne faut point parler de leur apparition, mais de leur disparition. Il est très curieux de constater que, dans les cas de réduction de nombre des doigts chez l'homme, cette réduction ne se fait pas au hasard, mais suivant un type qui, pour le numéro d'ordre des doigts réduits, rappelle absolument le type de réduction des *Perissodactyles péridigités*[1].

Faisceaux surnuméraires. — MM. Morel et Mathias Duval ont vu le tendon terminal bifurqué du cubital antérieur se fixer par une branche à l'os crochu et par une autre branche au 5e métacarpien[2]. Wood et Macalister ont noté chacun l'insertion de ce muscle sur le 4e métacarpien par une expansion fibreuse. Curnow a disséqué un sujet chez lequel le tendon du cubital antérieur se prolongeait jusqu'à l'articulation métacarpo-phalangienne du petit doigt. Winslow, Friedlowsky, Harrison, Macalister ont noté la présence d'un faisceau du même muscle qui se portait sur le ligament annulaire du carpe[3], et M. Souligoux d'un faisceau qui se portait sur l'abducteur du petit doigt[4].

ANATOMIE COMPARÉE. — Des expansions aponévrotiques prolongent le tendon du cubital antérieur du *cryptobranche* sur le bord interne du 5e métacarpien, celui de l'*hyène* (Meckel), de l'*aï* (Humphry), du *koala* (Young) sur les métacarpiens externes.

Absence du chef cubital. — Sur une femme disséquée par un de mes élèves, M. Voisin, le chef cubital manquait à droite et à gauche. Ce chef est à l'état fibreux chez le *tapir* (Lesbre) et manque entièrement chez le *porc*.

[1] Ces faits permettent d'induire à l'origine icthyopsidienne des extrémités des *Vertébrés supérieurs*. Mais quelle est l'origine de la nageoire des *Poissons*? Les plus hardis phylogénistes supposent que chacun des bourgeons qui entrent dans la composition de la nageoire n'est qu'une branchie transformée ?

[2] MM. Morel et Math. Duval considèrent à tort ce mode de conformation comme normal. Voy. Morel et M. Duval. *Manuel de l'anat.*, p. 379.

[3] Winslow. Friedlowsky, Harrison, etc. *Loc. cit. passim.*

[4] Souligoux, *Bullet. de la soc. anat.* Paris, 1895, p. 658.

Connexions plus intimes avec les muscles voisins.

A). Avec le petit palmaire (voy. ce muscle) ;

B). Avec le vaste interne (voy. ce muscle).

FLÉCHISSEUR COMMUN SUPERFICIEL DES DOIGTS

Syn. : *Digitorum secundi internodii flexor* (Spigel) ; *Épitroklo-phalanginien commun* (Chaussier) ; *Flexor digitorum sublimis* (N. a.) ; *Fléchisseur sublime ; Fléchisseur perforé : Perforé, Épitrochléo-coroni-phalanginien* (Dumas).

Les fléchisseurs communs des doigts ont si souvent, normalement chez les animaux, anormalement chez l'homme, des relations étroites, qu'il vaudrait peut-être mieux ne pas séparer leur étude. C'est ce qu'a fait avec raison le professeur Turner d'Edimbourg dans la monographie si complète des variations de ces muscles dans l'espèce humaine. Turner (*Transactions of the Royal Society of Edinburgh*, vol. XXIV, 1863). Si je n'imite pas cet exemple, c'est pour ne pas déroger absolument à l'usage.

Variations des insertions radiales. — L'étendue des insertions au radius des deux fléchisseurs communs des doigts, mais principalement celle du fléchisseur perforé, est très variable. Le professeur Macalister dit qu'elle peut osciller entre 1 et 4 pouces. Elle peut même se réduire à rien, le fléchisseur commun superficiel côtoyer le radius sans s'y attacher (cas de Wood, de Macalister, de Flesch [1], de Chudzinski [2], de Leidy [3], de Testut, 1 cas personnel).

Anatomie comparée. — Chez les *chimpanzés* de Macalister, d'Alix et Gratiolet, l'*orang* de Duvernoy, le *fœtus de gibbon* de Deniker, le fléchisseur perforé des doigts n'était pas attaché au radius, et chez le *chimpanzé* de Rolleston n'y était attaché que par un faisceau, celui de l'index. Ce muscle n'a également aucun point d'insertion au radius dans le *Cynocéphale Anubis* (Champneys), le *Cynocéphale maïmon*, le *Macaque cynomolge*, l'*Hapale penicillé* (Bischoff), la *girafe* (Lavocat), l'*Uromatix spinipes* (Humphry). Dans les *Protèles*, la *civette*, l'*Hyène striée*, etc., les deux fléchisseurs communs des doigts sont confondus en un seul corps charnu qui ne se fixe pas sur le radius.

[1] Flesch. *Variet. beobacht.* Wurzbourg, 1879.
[2] Chudzinski. *Nouv. obs. sur le syst. musc. du nègre,* p. 9.
[3] Leidy. *Loc. cit. suprà.* p. 305.

Le *dromadaire* est un des rares *Mammifères* où le perforé fasse défaut; il en est peut-être de même dans tous les *Caméliens* (Lesbre).

Digastricité totale du muscle. — Chudzinski a vérifié sur de nombreux sujets appartenant à toutes les races que le plan profond du fléchisseur commun superficiel des doigts est toujours constitué par un muscle digastrique qu'il propose d'appeler *fléchisseur digastrique de l'index;* le fléchisseur perforé de l'auriculaire naît du tendon de ce digastrique de l'index. Dans un cas mentionné par Dursy, le fléchisseur superficiel tout entier avait une forme digastrique [1].

Anatomie comparée. — M. Champneys [2] a appelé l'attention sur la possibilité de l'existence d'un tendon dans le corps charnu du fléchisseur superficiel de l'index du *chimpanzé*. Au dire de Meckel [3], le fléchisseur sublime des doigts des *Loris* est interrompu par un tendon grêle au milieu de l'avant-bras.

Segmentation du muscle. — Un de mes élèves, M. Mahoudeau, m'a remis la note suivante :

« Le fléchisseur commun superficiel des doigts a été trouvé, le 24 janvier 1895, divisé en quatre faisceaux distincts sur l'avant-bras gauche d'un homme exerçant la profession de terrassier.

« Les quatre faisceaux étaient indépendants dans toute la longueur du corps musculaire. Le faisceau fléchisseur de l'index présentait à l'union de son tiers inférieur et de son tiers moyen une intersection tendineuse de 3 cent. »

Cette division du fléchisseur sublime en quatre faisceaux séparés a été signalée par Wood et Leidy [4]. Wood, Macalister, Weber-Hildebrandt [5] ont vu naître de l'apophyse coronoïde et Bauhsen [6] et moi, de l'épitrochlée, le chef indicial formant un muscle autonome. Wood a trouvé, entièrement différencié, le faisceau du fléchisseur sublime qui se rend au petit doigt et M. Testut, celui qui se rend à l'annulaire. Un muscle digastrique se portant de l'apophyse coronoïde sur l'index et le petit doigt a été rencontré par M. Macalister. Un muscle ayant

[1] Dursy. *Henle u. Pfeufer's Zeitschrift*, vol. XXXIII, p. 46.
[2] Champneys. *Loc. cit. suprà*, p. 187.
[3] Meckel. *Anat. comp.*, t. VI, p. 810.
[4] Leidy. *Loc. cit. suprà*.
[5] Weber-Hildebrandt. *Anat.*, p. 454.
[6] Bauhsen. *Henle. u. Pfeufer's Zeitschrift*, XXXIII, p. 49.

la même structure et le même mode de terminaison, mais provenant de la masse des muscles épitrochléens a été signalé par M. Mauclaire[1]. En 1868, le professeur Macalister a observé l'agencement suivant du fléchisseur commun superficiel : le chef radial et une portion du chef cubital aboutissaient au médius, un tendon, bientôt charnu, détaché du chef cubital au-dessous de l'épitrochlée, à l'annulaire, et le reste du chef cubital, à l'index et au petit doigt.

Anatomie comparée. — Dans le *chimpanzé* du docteur Hepburn les faisceaux du fléchisseur sublime du médius et du petit doigt étaient entièrement différenciés. Chez la femelle d'*orang* disséquée par Wood les quatre faisceaux du fléchisseur commun superficiel formaient quatre muscles distincts[2].

Le morcellement, tant des fléchisseurs que des extenseurs des doigts, rentre dans la classe des *anomalies progressives ou évolutives* que je me réserve d'étudier spécialement dans le dernier chapitre de cet ouvrage (voy. *Considérations générales sur les variations du système musculaire de l'homme*).

Absence de l'un ou l'autre des tendons terminaux. — Le tendon du petit doigt, le plus grêle, est celui qui manque le plus communément. Son absence a été constatée par Theile, Wood, Calori, Moser, Kelly, Macalister, Bankart, Pye-Smith et Philips, Testut, Prenant et par moi. Alors il est suppléé par un tendon qui fait suite à un corps charnu naissant :

α) Du cubitus (cas de Calori) ;

β) Du fléchisseur profond (cas de Bankart, Pye-Smith et de Testut. un cas personnel) ;

γ) De la gaine synoviale du tendon perforant de l'annulaire (cas de Kelly) ;

δ) Du ligament annulaire du carpe et de l'aponévrose palmaire (cas de Theile, de Moser[3] et de Wood) ;

ε) Du ligament annulaire seul (cas de Macalister et de Testut) ;

ζ) De la gaine des vaisseaux cubitaux (2 cas de Prenant).

M. Prenant a noté le défaut de présence du tendon de l'index et moi celui du tendon de l'annulaire sans aucune suppléance. M. Fromont a signalé l'absence des tendons externe et interne du fléchisseur per-

[1] Mauclaire. *Bullet. de la Soc. anat. Paris,* 1894, p. 75.
[2] Wood. *Loc. cit. passim,* p. 527.
[3] Moser. *Deutsch Arch.,* t. VIII, p. 231.

foré et leur remplacement par une nappe musculaire constituant un second fléchisseur superficiel [1].

ANATOMIE COMPARÉE. — Il faut distinguer ici les cas où le tendon absent est suppléé et ceux où il n'est pas suppléé. L'absence du tendon sans suppléance est la conséquence d'un arrêt de développement; l'absence avec suppléance par un tendon faisant suite à un corps charnu naissant de la partie inférieure de l'avant-bras ou du poignet, n'est que la conséquence de la descente vers la main d'un ou de plusieurs faisceaux du fléchisseur superficiel. « Dans les *Batraciens* et les *Sauriens* le fléchisseur superficiel est, dit Meckel, descendu à la main. » Chez l'homme même, le fléchisseur superficiel des orteils qui correspond au fléchisseur superficiel des doigts provient du calcanéum (voy. *M. de la région plantaire du pied*). Divers animaux ont un fléchisseur sublime composé de faisceaux d'inégale longueur. Celui de la *gerboise* (*Dipus gerboa*) comprend cinq faisceaux dont deux se portent de l'os surnuméraire du carpe aux doigts extrêmes (I et V). Celui de l'*hatteria* a une conformation analogue [2]. Dans la *civette*, le fléchisseur sublime se détache du fléchisseur profond et ne se rend qu'aux trois doigts du milieu; le petit doigt est mû par un muscle autonome qui a pour origines le tendon du petit palmaire, le pisiforme, le ligament annulaire. Chez le *cochon d'Inde* il émane par deux têtes du fléchisseur profond et du fascia palmaire.

Faisceaux surnuméraires. — Macalister et Wood ont noté le renforcement du fléchisseur commun superficiel des doigts par un faisceau provenant de l'apophyse coronoïde du cubitus. Le fléchisseur sublime envoie assez souvent des trousseaux de fibres musculeuses ou aponévrotiques, à l'aponévrose palmaire, à l'aponévrose antibrachiale ou au ligament annulaire du carpe. Cette malformation coïncide parfois avec l'absence du petit palmaire.

Connexions plus intimes avec les muscles voisins :
A). Avec le rond pronateur (voy. ce muscle);
B). Avec le grand palmaire (voy. ce muscle);
C). Avec le petit palmaire (voy. ce muscle);
D). Avec le long supinateur. Le professeur Turner a vu un faisceau

[1] Fromont. *Bullet. de la Soc. anat.*, 1895, p. 401.
[2] Humphry. *Obs. in Myol.*, cit. p. 176.

du fléchisseur commun superficiel des doigts qui se portait dans l'extrémité inférieure du long supinateur, en croisant le petit palmaire ;

E). Avec le fléchisseur commun des doigts (voy. ce muscle) ;

F). Avec le fléchisseur propre du pouce (voy. ce muscle) ;

G). Avec les lombricaux (voy. ces muscles).

FLÉCHISSEUR COMMUN PROFOND DES DOIGTS

Syn. : *Digitorum tertii internodii flexor* (Spigel) ; *Cubito-phalangettien* (Chaussier) ; *Flexor digitorum profundus* (N. a.) ; *Fléchisseur perforant ; Perforant ; Cubito-phalangettien commun* (Dumas).

Variations des insertions radiales. — Kelly a vu ces insertions se faire sur les trois quarts supérieurs du radius, tout le long du fléchisseur propre du pouce. Chez les nègres elles dépassent même quelquefois les fibres les plus inférieures de ce muscle (Chudzinski).

Segmentation du muscle. — On a signalé l'indépendance des divers faisceaux qui composent le fléchisseur commun profond.

Chudzinski, qui a noté chez les nègres la longue étendue du chef radial, a remarqué également que dans les races de couleur, le faisceau de l'index est nettement séparé dès son origine[1]. Cette autonomie du chef de l'index a été observée dans la race blanche par Weber-Hildebrandt[2], Wood, Fromont[3] et moi (des deux côtés chez 2 hommes et chez 1 femme).

ANATOMIE COMPARÉE. — Le fléchisseur profond commun des doigts du *fœtus de gorille* de Deniker, de l'*orang* de Duvernoy et du *Troglodytes Aubryï* était formé par deux faisceaux complètement distincts dont l'externe, inséré, plus ou moins haut, sur le radius et le ligament interosseux se terminait sur l'index. Celui du *fœtus de gibbon* de Deniker était constitué par trois faisceaux dont l'externe, fixé aux 4/5 supérieurs du radius, fournissait des tendons au pouce et à l'indicateur.

---

[1] M. Chudzinski dit que « dans les sujets colorés il y a une tendance à la dissociation des quatre faisceaux ».

[2] Weber-Hildebrandt. *Loc. cit.*, p. 454.

[3] Fromont. *Bullet. de la Soc. anat.* Paris, 1895.

Connexions plus intimes avec les muscles voisins :

A). Avec le palmaire grêle (voy. ce muscle) ;

B). Avec les lombricaux (voy. ces muscles) ;

C). Avec le long fléchisseur du pouce (voy. ce muscle) ;

D). Avec le fléchisseur superficiel. Les deux fléchisseurs des doigts peuvent être reliés l'un à l'autre.

I. Par des fibres musculaires, au niveau de leurs portions charnues. Les trousseaux de fibres qu'unissent les corps charnus des deux fléchisseurs varient comme nombre, comme direction, comme situation, comme volume et comme longueur. Un de mes prosecteurs, M. André, a moulé un trousseau de fibres rouges, de la grosseur d'un crayon, qui s'étendait obliquement de haut en bas et de dedans en dehors, de la face profonde du fléchisseur perforé du petit doigt à la face profonde du fléchisseur perforant homonyme.

II. Par des fibres aponévrotiques, au niveau de leurs tendons digitaux. Ces fibres aponévrotiques qui, sous forme de cordons ou de rubans, rattachent un ou plusieurs tendons du fléchisseur perforant à un ou plusieurs tendons du fléchisseur perforé ont été signalées par Cooper[1], Macalister, Theile[2], Mac Whinnie[3], Henle[4], Wood[5], etc.

III. Par un faisceau musculo-tendineux. Il n'est pas très rare de voir un faisceau, charnu en haut, fibreux en bas, relier la portion épitrochléenne du fléchisseur sublime aux tendons du petit doigt et de l'annulaire du fléchisseur perforant (Macalister, Wood, Testut). J'ai rencontré 3 fois ce faisceau (2 fois chez l'homme, 1 fois à droite, 1 fois à gauche et 1 fois des deux côtés chez la femme).

Anatomie comparée. — Les longs fléchisseurs des doigts, confondus dans les espèces très inférieures, sont encore tellement intriqués chez les *Carnassiers* qu'on est obligé de les décrire ensemble. « Chez les *Quadrupèdes*, surtout ceux de grands poids, le perforant et le perforé remplissent, remarque M. Lesbre[6], un rôle important dans la sustentation sur les membres antérieurs, rôle qui les soumet à de fortes tractions ; aussi sont-ils très tendineux, bien détachés des os de

---

[1] Cooper, *Myotomia reformata*.

[2] Theile, p. 246.

[3] M. Whinnie, *London med. gaz.*, vol. XXVII, p. 196.

[4] Henle, p. 196.

[5] Wood, *Proc. of the Roy Soc.*, 1864, p. 301.

[6] Lesbre, *Loc. cit.*, p. 128.

l'avant-bras, grâce à leur attache sur une épitrochlée très saillante et renforcés encore par des brides fibreuses qui dérivent sur le squelette une partie des tractions qu'ils subissent. Par exemple, l'aponévrose palmaire profonde, qui fait suite, comme on sait, au ligament commun palmaire du carpe, constitue chez les *Solipèdes* une épaisse lanière qui se jette sur le tendon perforant vers le tiers supérieur du méta-carpe et que les vétérinaires appellent la bride carpienne de renforce-ment du perforant. En outre, le perforé et le perforant des grands *Quadrupèdes* ont une grande tendance à fusionner leurs corps charnus épitrochléens ; souvent ils échangent des faisceaux d'anastomose. »

Dans les *Lémuriens*, de Madagascar, « les tendons qui terminent les languettes charnues constituant ces muscles, au lieu de rester séparés dans toute leur étendue, sont tous réunis par de fortes brides fibreuses, qui les rendent solidaires les uns des autres dans la région du poi-gnet » (A. Milne-Edwards).

Parmi les *Anthropoïdes* il en est un chez lequel le long fléchisseur du pouce (voy. ce muscle) est rudimentaire ou incomplètement diffé-rencié.

Muscle de Gantzer, accessorius ad flexorem profundum digitorum. — Gantzer a donné le nom d'*accessorius ad flexorem profundum digitorum* à un faisceau musculaire piriforme qui naît de l'apophyse coronoïde et se termine sur l'un ou l'autre des tendons du fléchisseur perforant. Ce muscle a été signalé également par Meckel, Sœmmerring, Theile, Henle, Cooper, Mac Whinnie, Macalister, etc. Sa structure est variable. Il est d'ordinaire charnu en haut, et tendineux en bas. Presque tou-jours différencié à son origine supérieure, il peut cependant se détacher de la tête coronoïdienne du fléchisseur sublime. Wood dit l'avoir ren-contré 19 fois sur 102 sujets. Il peut se porter sur le tendon perforant de l'index (6 fois sur 72 sujets. — Wood), du médius (8 fois sur 72 sujets, — Wood), de l'annulaire (Turner), du petit doigt (Turner) ou à la fois sur les tendons perforants de l'annulaire et du petit doigt (une fois sur 36 sujets, — Wood), de l'index et de l'annulaire, de l'index et du petit doigt (Wood, Macalister), de l'index, du médius et de l'annu-laire (Wood), du médius, de l'annulaire ou du petit doigt (Turner), etc.

J'ai observé la plupart de ces dispositions, mais sans me préoccuper du degré de fréquence de chacune d'entre elles.

Anatomie comparée. — Mon regretté et savant ami Wood a déterminé en ces termes les homologies du muscle de Gantzer (Wood, *Proceed. of the Roy. Soc.*, 1868, p. 499).

« L'auteur a trouvé dans l'*orang-outang* un faisceau d'union entre les fibres coronoïdiennes du fléchisseur sublime et le fléchisseur profond. Il se portait sur cette portion du fléchisseur profond qui, chez cet *Anthropoïde* ainsi que chez le *gorille* et le *chimpanzé*, s'isole pour former un fléchisseur propre de l'index. L'auteur a rencontré ce même faisceau dans le *Macacus radiatus* où il se détache également du fléchisseur commun superficiel, mais se termine sur les tendons fusionnés du fléchisseur commun des doigts et du long fléchisseur du pouce immédiatement au-dessus de l'expansion fibreuse qu'ils fournissent au pouce. Dans le *Nycticebus tardigratus* où les fléchisseurs communs peuvent être encore différenciés comme chez l'homme et les *Quadrumanes supérieurs*, un trousseau de fibres dissocié du tendon du fléchisseur sublime, se rend, au-dessus du carpe, dans le tendon du fléchisseur commun et dans le tendon du fléchisseur du pouce (Mivart et Murie, *Proceed. Zool. Soc.*, 1865, p. 24). Meckel fait mention d'un arrangement semblable dans les *Loris*. Ce mode de conformation a été signalé aussi par Owen dans le *cheiromys* et dans le *tarsius* par Burmeister en même temps que la tendance à la fusion des deux fléchisseurs ou au remplacement de l'un par l'autre qui existe chez les animaux d'un ordre moins élevé. L'auteur a noté aussi la présence d'un muscle de Gantzer dans le *cochon d'Inde*, le *surmulot* et le *lapin*; il a les dimensions qu'il possède chez les *Carnivores* et sert de tête d'origine unique aux fléchisseurs confondus. »

L'*accessorius ad flexorem profundum digitorum* a été découvert encore par Bischoff dans l'*Hapale penicillé*, par Champneys dans le *Cynocéphale Anubis*, par le professeur Testut dans l'*orang*.

Faisceaux surnuméraires. — M. Macalister a trouvé et j'ai trouvé aussi, des deux côtés chez une femme, un faisceau musculaire qui naissait du radius, au-dessus du rond pronateur, et se terminait dans le corps du fléchisseur profond. Wood a fait mention d'un ruban charnu qui provenait de l'apophyse coronoïde avec le fléchisseur sublime et se portait sur le tendon du long fléchisseur du pouce et le tendon perforant de l'index, après avoir reçu des fibres de renforcement du radius.

LONG FLÉCHISSEUR DU POUCE

Syn. : *Longissimus pollicis* (Cowper) ; *Grand fléchisseur du pouce* (Bichat) ; *Radio-phalan-gettien du pouce* (Chaussier) ; *Flexor pollicis longus* (N. a.) ; *Long fléchisseur propre du pouce* ; *Chef radial du perforant des animaux.*

Le professeur Testut a publié sur le long fléchisseur du pouce une monographie où sont résumées les recherches dont ce muscle a été l'objet de sa part et de la part de ses devanciers (Testut, *Bullet. de la Soc. Zoolog. de France*, t. VIII, 1883).

Absence. — L'absence totale de ce muscle a été observée, à droite, par Gegenbaur[1] sur un suicidé dont le pouce atrophié rappelait celui du *chimpanzé*, et des deux côtés, par Chudzinski sur une microcéphale[2]. Gruber[3], Wagstaffe[4] et Fromont[5] ont disséqué chacun un sujet où le long fléchisseur du pouce était représenté seulement par un étroit cordon fibreux étendu des os sésamoïdes de l'articulation méta-carpo-phalangienne à la phalange onguéale. L'absence complète ou partielle du muscle en question constitue une anomalie excessivement rare. M. Testut l'a cherchée vainement, pendant trois ans, sur plus de 200 sujets et moi, pendant cinq ans, sur 327.

ANATOMIE COMPARÉE. — Par suite de l'avortement du pouce il n'y a pas de fléchisseur propre du pouce dans le *porc*, le *cheval*, les *Ruminants*, etc. Il fait même parfois défaut chez les *Anthropoïdes*. « Le long fléchis-seur du pouce n'existe pas chez le *gorille*, dit M. Hartmann[6]. Pour Duvernoy, il est remplacé par un tendon du long fléchisseur propre de l'index. Je n'ai trouvé aucune trace de ce tendon. Ce même muscle manque également au *chimpanzé* et à l'orang, mais forme un cordon charnu distinct chez l'*Hylobates albimanus*. » Comme toujours cette assertion est trop formelle. Ce muscle est représenté chez le *gorille* par un tendon dont les insertions, comme celles du tendon de tout

[1] Gegenbaur. *Virchow's Arch.*, vol. XXI, p. 376.
[2] Chudzinski. *Bullet. de la Soc. d'anthrop.* Paris, 1881, p. 279.
[3] Gruber. *Arch., de Reichert et Du Bois-Reymond*, 1875, p. 211.
[4] Wagstaffe. *Journ. of an. and phys.*, t. VI, p. 212.
[5] Fromont. *Bullet. de la Soc. anat.* Paris, 1895, p. 398.
[6] Hartmann. *Loc. cit. supra*, p. 128.

muscle en voie de disparition, n'offre rien de fixe ; on peut s'en convaincre en jetant un coup d'œil sur le tableau suivant :

Ce tendon se détachait :

Observations de :

1° Du tendon du fléchisseur de l'index, dans.	2 cas	{	Duvernoy. Deniker.
2° Du fascia palmaire, du trapèze et du métacarpe. .	1 cas		Huxley.
3° De l'articulation du poignet	3 cas	{	Macalister. Deniker. Hepburn.
4° Il manquait complètement	3 cas	{	Bischoff. Chapman. Hartmann.

Chez le *chimpanzé* la première disposition a été constatée 8 fois (par Champneys, Macalister, Humphry, Wilder, Wyman, Chapman, Traill et Hepburn) ; la 2ª et la 3ª, 2 fois (par Humphry, Gratiolet et Alix), et la 4ª, deux fois (par Testut et Vrolik).

Le tendon du long fléchisseur du pouce qui n'était pas présent chez les *orangs* de Wood, Testut et Hartmann, était bien développé et indépendant du tendon de l'index chez l'*orang* de Hepburn.

Variations des insertions. — Il peut naître des trois quarts supérieurs ou seulement du quart supérieur du radius. L'attache au ligament interosseux n'existe quelquefois pas. Dans un cas de duplicité bilatérale du pouce, M. Gruber a vu ce muscle fournir un tendon à chacun des pouces. (*Virchow's Arch*, vol. XXXII, p. 226).

Connexions plus intimes avec les muscles voisins.
A). Avec le fléchisseur commun superficiel. — Avec Cruveilhier, et contrairement par conséquent au professeur Krause, je crois que le faisceau que le fléchisseur sublime envoie au fléchisseur propre du pouce n'est pas constant. Giacomini a vu deux fois des anastomoses entre le muscle en cause et le faisceau différencié du fléchisseur perforé de l'index[1].

B). Avec le fléchisseur commun profond. — Des faisceaux d'union entre les deux fléchisseurs profonds ont été rencontrés par Wood, Loschge, Macalister, Turner, Testut, Chudzinski, Pye-Smith, Howse et Colley, Walsham, Cuyer, et moi. Au lieu d'être partielle, la fusion des deux fléchisseurs profonds peut être complète : alors le muscle pro-

---

[1] Giacomini. *Arch. ital. de biolog.*, cit. t. VI.

fond unique se termine par cinq tendons (un pour chaque doigt) ou par quatre tendons (celui du pouce faisant défaut). C'est à cette dernière variété d'anomalies musculaires que se rattachent les cas d'absence du fléchisseur propre du pouce de l'homme que j'ai indiqués plus haut. Suivant Gegenbaur, la fusion des deux fléchisseurs profonds est plus commune dans la race noire[1]. Sur des sujets disséqués par Capdeville, Mauny[2], Chudzinski et moi, le fléchisseur propre du pouce était confondu avec le faisceau différencié du fléchisseur perforant de l'index. Le professeur Macalister a vu et j'ai vu également des deux côtés, chez un homme, le long fléchisseur du pouce envoyer un tendon profond supplémentaire à l'index.

C). Avec les deux fléchisseurs communs. — Sur un idiot disséqué par Carver l'un et l'autre des deux fléchisseurs donnait naissance à un faisceau musculaire qui se terminait par un tendon bifide dont l'une des branches allait rejoindre le tendon du long fléchisseur propre du pouce et l'autre le tendon du fléchisseur profond de l'index[3].

D). Avec le rond pronateur. — Moser[4] a vu le long fléchisseur du pouce recevoir deux, et Sœmmerring[5], trois faisceaux du rond pronateur.

E). Avec le brachial antérieur (un cas signalé par le professeur Macalister).

F). Avec le premier lombrical (voy. ce muscle).

ANATOMIE COMPARÉE. — Dans les *Singes inférieurs* le long fléchisseur propre du pouce est remplacé par le fléchisseur profond qui fournit au pouce un tendon fort important. Dans les *Anthropoïdes* son mode de conformation est très variable. Ainsi la présence d'un long fléchisseur du pouce plus ou moins indépendant semble être la règle chez le *gibbon* (Bischoff, Gratiolet et Alix, Testut, Langer. Hartmann. Deniker, Hepburn) comme son absence paraît être la règle chez l'*orang*.

Dans la plupart des *gorilles* et des *chimpanzés* il n'y a qu'un fléchisseur profond divisé suivant l'axe vertical du membre en deux portions distinctes : une portion cubitale allant aux trois derniers doigts et une

[1] Gegenbaur. *Trait. d'anat.*, trad. franç., p. 456.
[2] Capdeville, Mauny, *in* Testut. *Trait. des an. musc.*, p. 484.
[3] Carver. *Journ. of an. and phys.*, vol. III, p. 260.
[4] Moser. *Arch. de Meckel*, VII, p. 230.
[5] Sœmmerring, p. 266.

portion radiale allant à l'index de laquelle se détache un tendon très grêle pour le pouce.

Faisceaux surnuméraires. — I. *Musculus accessorius ad pollicem* de Gantzer. — Le fléchisseur propre du pouce est quelquefois renforcé par un faisceau provenant de la face interne ou de la face externe de l'apophyse coronoïde du cubitus. C'est le *M. accessorius ad pollicem* de Gantzer. Il a été signalé, avant Gantzer, par Albinus, Otto, Fleisch-mann, Sœmmerring, Meckel et, dans ces dernières années, par Sappey, Wood, Macalister, Chudzinski, etc. Généralement fusionné avec la tête coronoïdienne du rond pronateur il reçoit, aussi souvent, des fibres du faisceau surnuméraire épitrochléen dont la description suivra.

Le professeur Macalister a disséqué :

α) Un faisceau coronoïdien qui donnait naissance au chef coronoïdien du rond pronateur et à un renflement charnu qui se fusionnait avec le long fléchisseur du pouce, après avoir échangé quelques fibres avec le fléchisseur sublime.

β) Un faisceau coronoïdien dont l'extrémité inférieure était divisée en trois languettes dont l'une se portait sur le long fléchisseur propre du pouce, l'autre sur le fléchisseur profond, et la troisième sur le fléchisseur superficiel.

γ) Un faisceau coronoïdien dont l'extrémité inférieure était divisée en deux languettes dont l'une se portait sur le rond pronateur et l'autre sur le long fléchisseur du pouce, après avoir fourni quelques fibres au fléchisseur profond. J'ai trouvé ce faisceau sur le bras droit d'un aliéné.

δ) Un faisceau coronoïdien remplaçant le faisceau coronoïdien du rond pronateur et qui gagnait le long fléchisseur du pouce, en passant au-dessous de l'artère cubitale, après avoir reçu quelques fibres du fléchisseur sublime.

Il convient de remarquer que dans le *chat*, le *chien*, le *hérisson*, le *cabiai*, le *lapin*, etc., le faisceau coronoïdien constitue l'élément principal des fléchisseurs des doigts fusionnés.

II. *Faisceau épitrochléen.* — Ce faisceau surnuméraire a un volume très variable. Dans un cas observé par Kelly il se terminait à la fois sur le fléchisseur propre du pouce et le fléchisseur perforant de l'index. Wood dit qu'il a rencontré « le faisceau coronoïdien et le faisceau épitrochléen du fléchisseur propre du pouce chez 40 sujets sur 102 ou, pour parler d'une façon plus précise, chez 22 hommes sur 68 et chez 18 femmes sur 34 [1] ». J'ai trouvé pour ma part l'*accessorius ad pollicem* de Gantzer chez le tiers environ des sujets.

Chez le *gorille*, l'*orang* et le *chimpanzé* et l'homme le segment épitrochléen des longs fléchisseurs communs des doigts entièrement différencié est devenu le fléchisseur sublime. Chez le *gibbon*, une portion de ce segment est encore unie à la couche musculaire profonde.

CARRÉ PRONATEUR

Syn. : *Pronator quadratus* (Riolan. N. a.); *Petit pronateur* (Bichat); *Pronateur transverse* (Winslow) ; *Cubito-radial* (Chaussier).

Il n'y a guère à ajouter à ce que M. Macalister a écrit sur les variations de ce muscle dans le *Journal of anatomy and physiology* en 1869-70 [2].

Absence. — Elle coïncide presque toujours avec l'absence ou un vice de conformation du radius (cas de Silvester [3], de Gruber [4], de Macalister, de Testut). Otto et Meckel ont cependant constaté le défaut de présence du rond pronateur chez des sujets dont les autres muscles et les deux os de l'avant-bras étaient normaux. Sur une femme bien conformée, disséquée par un de mes élèves, M. René Petit, le carré pronateur droit manquait seul. Gruber a noté chez un homme l'existence d'un radius mal conformé et d'un court cubital antérieur (voy. ce muscle) et la suppression du carré pronateur.

Anatomie comparée. — Le carré pronateur manque chez le *Fourmilier didactyle* (Meckel [5], Cuvier), le *Tatou à six bandes* (Cuvier, Galton), l'*ornithorynque*, l'*échidné* (Alix [6]), le *daman* (Meckel), le *murin* (Cuvier, Maisonneuve), le *phoque* (Carus, Duvernoy, Haughton, Macalister [7]), le *lapin*, le *porc*, les *Ruminants*, les *Solipèdes*, etc.

[1] Wood. *Proc. of the Roy. Soc.*, 1868.
[2] 1870, p. 32, et 1869, p. 335.
[3] Silvester. *Med. Times and Gaz.*, 1837, p. 673.
[4] Gruber. *Virchow's Arch.*, vol. XI, p. 427, et vol XXXII. p. 218.
[5] Meckel. *Deutscher Arch.*, Bd. V[ter], Halle und Berlin. 1849.
[6] Alix. *Bullet. de la Soc. philomat.* Paris, 1867, p. 192.
[7] Macalister. *Journ. of an. and phys.*, 1869, p. 335.

Variations de volume. — Il peut être très étroit ou remonter jusqu'à la partie moyenne de l'avant-bras et même au-dessus (Friedlowsky[1]). Il peut être très grêle ou très fort. M. Chudzinski a signalé son développement dans les races de couleur.

Il envoie quelquefois des prolongements sur le carpe, la synoviale de l'articulation radio-cubitale inférieure ou le métacarpe (voy. *Muscle court radial antérieur*).

ANATOMIE COMPARÉE. — J'ai dit que le carré pronateur et le rond pronateur ne forment qu'un seul muscle dans une foule de *Mammifères*. Dans les *Carnivores*, le carré pronateur se prolonge dans toute la hauteur de l'espace interosseux et dans le *scinque* d'en deçà du carpe jusqu'au rond pronateur auquel il est uni[2]. Chez l'*orang* du docteur Hepburn, il avait à peine assez de fibres pour constituer une couche continue.

Variations de forme. — Au lieu d'avoir la forme d'un quadrilatère, il peut avoir la forme d'un triangle dont la base répond au cubitus et le sommet au radius (cas de Blancard[3], de Riverius[4], de Macalister, de Testut, 3 cas personnels).

ANATOMIE COMPARÉE. — M. Hepburn déclare que dans les quatre *Anthropoïdes* qu'il a disséqués et surtout dans le *gibbon* et l'*orang* « les fibres du carré pronateur étaient dirigées beaucoup plus obliquement de haut en bas et de dedans en dehors que chez l'homme ». Dans le *fœtus de gibbon* de Deniker le carré pronateur était « de forme trapézoïde, son bord cubital étant deux fois plus haut que le bord radial ». Il était triangulaire chez le *Macacus sinicus* et un cercopithèque examinés par M. Testut et dans le *phoque* du professeur Humphry.

Segmentation du muscle. — « Le carré pronateur est quelquefois formé, dit Sappey[5], de deux portions triangulaires très distinctes : l'une

---

[1] Friedlowsky. *Sitzungsberichte der K. Akad. der Wissenschaften Math. naturwiss. sch. Classe*. Wien, 1869, p. 523.

[2] Humphry. Observ. in *Myol.*, p. 179.

[3] Blancard. *Anatomia Reformata*. Lugd. Batav., 1695, p. 654.

[4] Riverius. *De dissectione partium corporis humani*, Paris, 1545, p. 316.

[5] Sappey. *Trait. d'anat. descript.*, t. II.

antérieure, plus large, qui naît du cubitus par une aponévrose et qui va s'attacher au radius, par des fibres charnues; l'autre postérieure et inférieure, plus petite, s'insérant au cubitus par des fibres charnues et au radius par une petite aponévrose nacrée et de couleur resplendissante. » Cette anomalie a été rencontrée par Barton [1], Macalister, Testut, et moi. J'ai vu également le carré pronateur constitué :

I. Par deux faisceaux quadrilatères de hauteur et d'épaisseur égales ou inégales ;

II. Par deux faisceaux : un inférieur quadrilatère, un supérieur triangulaire.

La division du carré pronateur en trois ou quatre corps est plus rare. Après M. Macalister, il m'a été donné toutefois de noter :

α) La division en trois ou quatre corps de hauteur et d'épaisseur inégales ;

β) La division en trois corps dont deux superficiels triangulaires dirigés en sens inverse et un profond quadrilatère;

γ) La division en trois corps triangulaires dont le supérieur et l'inférieur avaient leur sommet dirigé en dedans ;

δ) La division en trois corps dont un supérieur quadrilatère, un moyen triangulaire dont le sommet s'insérait sur le radius et un inférieur triangulaire dont le sommet s'insérait sur le trapèze et le ligament annulaire du carpe (*M. cubito-carpien*).

Mais je n'ai jamais trouvé les deux dispositions suivantes signalées par M. Testut [2] :

La division en quatre corps dont les trois supérieurs étaient sensiblement quadrilatères et l'inférieur triangulaire à sommet tendineux attaché à l'apophyse styloïde du radius;

La division en deux corps cubito-radiaux superficiels, un corps cubito-radial profond recouvert par les précédents et enfin un corps cubito-carpien inséré en bas sur le trapèze.

ANATOMIE COMPARÉE. — Chez le jeune *gorille* « le carré pronateur occupe la 7ᵉ partie du radius et semble être formé de plusieurs faisceaux; du moins il présente trois bandes aponévrotiques vers son insertion cubitale » (Deniker).

Dans le *Troglodytes Aubryï*. « Les fibres supérieures du carré pronateur s'inséraient sur le cubitus par leurs corps charnus et sur le radius

---

[1] Barton. In Horner's spec. anatom., vol. 1, p. 426.
[2] Testut. Trait. des anom. musc., p. 493.

par une lame aponévrotique large d'un centimètre. Les fibres inférieures naissaient du cubitus par un fort tendon aponévrotique et rayonnaient de ce tendon sous forme d'un éventail qui glissait sous le plan des fibres supérieures et s'attachait au radius ainsi qu'au ligament antérieur radio-cubital. Ainsi ces deux parties étaient disposées à l'inverse l'une de l'autre. »

RÉGION EXTERNE

LONG SUPINATEUR

Syn. : *Brachio-radialis* (Sœmmerring, N. a.) ; *Huméro-sus-radial* (Chaussier) ; *Brachio-sus-radial* ; *Supinator primus* ; *M. satellite de l'artère radiale* ; *Huméro-styloïdien*.

Absence. — Elle a été observée par Meckel [1], Silvester [2] et Humphry [3] sur des sujets qui n'avaient pas de radius.

ANATOMIE COMPARÉE. — J'ai dit que le rond et le carré pronateurs et les muscles supinateurs se dégradaient au fur et à mesure que l'avant-bras perdait ses mouvements de pronation et de supination par suite de la synostose plus ou moins complète du radius et du cubitus (voy. *M. rond pronateur*). Le long supinateur manque chez le *Tatou à six bandes* (Galton), le *grand fourmilier* (Pouchet), le *hérisson*, le *rat* (Meckel, Humphry), le *lièvre*, le *porc-épic*, l'*agouti*, le *castor*, l'*hélamys* (Meckel), la *taupe* (Humphry), l'*Hyène striée* (Young et Robinson), la *girafe* (Lavocat), les *Chauves-souris* des genres *noctulina* et *pipistrelles*. Il se retrouve dans le *chien* et le *chat*, mais si grêle que Cuvier a nié son existence dans le premier de ces animaux. Il existe aussi dans les *Rongeurs* qui se servent de leurs mains comme l'*écureuil* et la *marmotte*, mais il fait défaut dans le *lapin*, le *porc*, les *Ruminants* et les *Solipèdes domestiques*, etc. Il n'est pas sans intérêt de dire que M. Lesbre l'a trouvé chez un *tapir*.

[1] Meckel. *Arch.*, 1826, p. 36.
[2] Silvester. *Loc. cit. suprà*, p. 643.
[3] Humphry. *Lectures*, 1873.

Duplicité du muscle. — On a noté le dédoublement du muscle dans toute son étendue. Gruber[1] a donné le nom de *M. brachio-radialis brevis seu minor* et Lauth celui de *supinator longus accessorius* à un faisceau musculaire qui a les mêmes origines que le long supinateur, au-dessous duquel il passe, pour aller s'insérer sur le radius au voisinage de la tubérosité bicipitale ou sur le cubitus. M. Nicolas[2] a vu récemment ce faisceau musculaire naître du long supinateur lui-même.

Un de mes élèves, M. Lehoux, a disséqué le 4 mai 1897 un long supinateur accessoire entièrement indépendant du long supinateur normal et qui était fixé, d'une part, au quart inférieur du bord et de la face externes de l'humérus et, d'autre part, à la partie moyenne de la face externe du radius. J'ai fait prendre le moulage de cette anomalie après l'avoir montrée au professeur Hutinel, de passage à Tours.

Dans deux cas observés par MM. Macalister et Testut le long supinateur avait deux têtes humérales, l'une externe, l'autre interne, qui se fusionnaient vers la partie moyenne de l'avant-bras.

La segmentation peut porter seulement sur le tendon terminal dont les deux branches se fixent, ensemble ou l'une à côté de l'autre, sur l'apophyse styloïde du radius. Cette dernière malformation a été rencontrée par :

```
Wood. . . . . . . . . . . . . . . . . . . . . . .   chez    3 sujets sur   36 [3]
Macalister . . . . . . . . . . . . . . . . . . .     —      1      —        16
L'auteur . . . . . . . . . . . . . . . . . . . .     —      4      —        70 [4]
              Soit. . . . . . . . . . . . . . . .            8 sujets sur  122
```

Ou approximativement chez 1 sujet sur 15.

La branche dorsale du nerf radial passe, en général, au-dessous des deux tendons, quelquefois entre eux et très exceptionnellement au-dessus.

Wood a disséqué un homme dont le tendon terminal du muscle en question avait trois branches dont l'une avait les insertions du tendon normal, l'autre était fixée au radius, au-dessus du carré pronateur, la troisième sur le milieu du bord externe du même os. Le nerf radial passait entre la branche moyenne et la branche supérieure. J'ai trouvé ce vice de conformation sur le bras droit d'une tuberculeuse.

[1] Gruber. *Mém. de l'Acad. Imp. de St-Pétersbourg*, t. XII, 1868, col. 277, et *Mél. biol.*, t. XII, p. 389.
[2] Nicolas *in* Prenant. *Loc. cit.*, p. 10.
[3] Wood. *Proceed. of the roy. Soc.*, p. 531, 1867.
[4] Dont 37 hommes et 33 femmes (2 fois chez l'homme, 1 fois des 2 côtés, 1 fois à droite ; 2 fois chez la femme et toujours des deux côtés).

ANATOMIE COMPARÉE. — Le long supinateur est dédoublé en partie ou en totalité dans les *Reptiles* et en particulier dans les *Crocodiles*[1], les *Lézards*, les *Emydes*, les *Tortues*, les *Iguanes*; il l'est également dans l'*aï*, le *fourmilier*, le *phoque*, l'*unau*, etc.

Variations des insertions. — Il peut naître plus près du deltoïde et même immédiatement au-dessous de lui et s'arrêter au-dessus ou au-dessous de l'apophyse styloïde. Chudzinski a noté l'extension en hauteur des insertions humérales dans les races noires et chez un Caraïbe. Sa terminaison sur le radius, au niveau du bord supérieur du carré pronateur, a été signalée par Wood, Testut, Gegenbaur[2], sur la base du 3ᵉ métacarpien par Dursy[3], sur le scaphoïde et le trapèze par le professeur Macalister. J'ai trouvé l'attache anormale à la base du 3ᵉ métacarpien.

ANATOMIE COMPARÉE. — « A l'avant-bras du *gibbon*, dit le professeur Hartmann[4], le long supinateur s'étend, comme Bischoff le dit bien, seulement jusqu'au milieu du radius, sans atteindre l'apophyse de cet os, comme chez les autres *Anthropoïdes* et chez l'homme. » Il n'y a absolument d'indiscutable dans cette proposition que ce qui concerne le *gibbon*. Dans trois des *Anthropoïdes* du docteur Hepburn, le long supinateur se terminait : à un demi-pouce au-dessus de l'apophyse styloïde chez le *chimpanzé*, à un pouce au-dessus chez l'*orang* et à deux pouces et demi au-dessus chez le *gibbon*. Dans le *fœtus de gibbon* de M. Deniker le muscle s'arrêtait à 28 mm. au-dessus de l'apophyse styloïde contractant des adhérences avec l'aponévrose antibrachiale.

Chez le *fœtus de gorille* de Deniker, le *gorille* adulte de Duvernoy, les *chimpanzés* de Hepburn, d'Alix et de Gratiolet, le long supinateur remontait jusqu'à l'empreinte deltoïdienne.

L'extension en hauteur du long supinateur est constante dans le *phaloscome* (Alix), l'*Oryctérope du Cap*, l'*hippopotame* (Humphry), l'*aï*, la *loutre* (Meckel) le *chat* (Strauss-Durckheim). Le long supinateur des *Ruminants*, des *Pachydermes*, de l'*échidné*, de l'*ours* (Testut), du *murin*, etc., n'atteint pas, à l'état normal, l'apophyse styloïde du radius.

[1] Alix. *Bullet. de la soc. philomat.*, 1874, p. 1.
[2] Gegenbaur. *Virchow's Arch.*, t. XXI, p. 376.
[3] Dursy. *Henle u. Pfeufer's Zeitschrift*, 3ᵗᵉ Reihe, XXXIII, p. 45.
[4] Hartmann. *Loc cit. suprà*, p. 127.

Connexions plus intimes avec les muscles voisins.

A). Avec l'aponévrose antibrachiale. La couche superficielle du bord interne du long supinateur se prolonge parfois dans le fascia antibrachial (Gegenbaur, Calori [1], Embleton [2]).

B). Avec le deltoïde (voy. ce muscle).

C). Avec le brachial antérieur (voy. ce muscle).

D). Avec le long abducteur du pouce (voy. ce muscle).

E). Avec le 1er radial externe (voy. *M. radiaux*).

COURT SUPINATEUR

Syn. : *Épicondylo-radial* (Chaussier); *Supinator* (N. a.).

Variations de structure. — J'ai vu quelquefois, ainsi que le professeur Macalister, le court supinateur réduit à l'état d'une lame aponévrotique striée çà et là de fibres musculaires très pâles. Je ne sache pas qu'on l'ait jamais vu faire complètement défaut.

Anatomie comparée. — En anatomie comparée le court supinateur résiste beaucoup mieux à l'atrophie et à la disparition que le long supinateur. Il est encore très apparent chez les *Carnivores* et la plupart des *Rongeurs*; mais il n'existe pas chez le *lapin* ainsi que chez les *Solipèdes*, les *Ruminants*, le *porc*. M. Lesbre l'a cependant rencontré une fois chez ce dernier animal.

Duplicité du muscle. — Les deux couches qui le composent et entre lesquelles passe la branche postérieure du nerf radial sont parfois assez développées pour le faire paraître réellement double.

Os sésamoïde dans le tendon d'origine. — A Dublin, en 1867, et à Cambridge, en 1873, M. Macalister a trouvé un os sésamoïde avec une bourse séreuse dans le tendon d'origine du court supinateur. Cette anomalie a été rencontrée depuis, par M. A. Bovero et par moi, des deux côtés sur un matelot. Elle est très rare. M. Bovero l'a cherchée en vain sur 250 articulations du coude et moi sur 320. (Alfonso Bovero, *Giornale della Reale Accademia di Medicina di Torino*, février 1896.)

[1] Calori. Mem. dell' Instit. Accadem. di Bologna, série II, t. VII, p. 50 et t. VIII, p. 46.
[2] Embleton. Journ. of anat. and phys., t. VI, p. 217.

II.

ANATOMIE COMPARÉE. — Un os sésamoïde est inclus dans le tendon d'origine du court supinateur du *manis*[1] (Humphry), du *pangolin* (Owen[2] et Humphry), de la *roussette d'Edwards* (Alix)[3], du *murin* (Maisonneuve).

Variations des insertions. — J'ai vu chez l'homme, et au laboratoire d'anthropologie de l'École des Hautes-Études, chez un *chimpanzé*, le court supinateur occuper le tiers supérieur de la hauteur du radius.

Faisceaux surnuméraires et connexions plus intimes avec les muscles voisins. I. *Faisceau épicondylien*. — Bonn, Sandifort[4] et Halbertsma[5] ont fait successivement mention d'un faisceau de renforcement du court supinateur venant de l'épicondyle.

II. *Tenseur antérieur du ligament annulaire de l'articulation radio-cubitale supérieure*. — « J'ai vu, dit Cruveilhier[6], une petite languette charnue, appendice du court supinateur, recouvrir la moitié antérieure du ligament annulaire, dont elle pouvait être considérée comme le muscle tenseur. » Cette languette musculaire découverte par Cruveilhier a été très bien étudiée par W. Gruber. C'est le *M. tensor ligamenti annularis vel orbicularis anterior* des anatomistes étrangers. Le regretté professeur d'anatomie de l'Université de Saint-Pétersbourg l'a rencontrée 15 fois sur 100 sujets : 9 fois des deux côtés, 4 fois du côté droit, 2 fois du côté gauche. (*Gruber, Reichert u. Du Bois-Reymond's Archiv.*, 1865, p. 384). W. Gruber a été très favorisé. M. Macalister n'a trouvé, en effet, ce faisceau que chez 3 sujets sur 100[7] et moi que chez 5 sujets sur 112 (3 fois des deux côtés, 2 fois chez l'homme, 1 fois chez la femme, et 1 fois du côté droit chez une femme).

III. *Tenseur postérieur du ligament annulaire de l'articulation radio-cubitale supérieure*. — Ce petit faisceau se fixe, d'une part, à la face interne de l'extrémité supérieure du cubitus, en arrière de la petite cavité sigmoïde et d'autre part à la partie postérieure de la face externe du ligament annulaire de l'articulation radio-cubitale supérieure.]

---

[1] Humphry. Observ. in *Myol.*, p. 185.
[2] Owen. *Anat. of Vertebrates*, II, p. 409.
[3] Alix. *Appar. locom. de la roussette d'Edwards, Soc. philom.* 1867, p. 19.
[4] Sandifort, et Bonn. *Exercit. Acad. Lugd. Batav.* 1783, p. 91.
[5] Halbertsma. *Nederlansch Tisdschrift*, vol. VI, p. 609.
[6] Cruveilhier. *Anat. descript.*, 2e édit., t. II, p. 282.
[7] Communication écrite.

est presque toujours bilatéral et plus souvent présent qu'absent. Le professeur Gruber, qui l'a décrit le premier dans le mémoire cité plus haut, l'a rencontré 162 fois sur 220 avant-bras. Le professeur Macalister l'a trouvé indépendant du court supinateur chez 1 sujet sur 4 et moi chez 1 sujet sur 7. C'est le *M. tensor ligamenti annularis vel orbicularis posterior* des anatomistes étrangers.

Halbertsma a appelé *supinator brevis accessorius* un faisceau anormal du brachial antérieur qui s'attache à la tubérosité bicipitale du radius, (Halbertsma, *Verslagen en Mededeelingen der Koninkl Akademie van Wetenschappen*, XIII, Deel). Ce n'est là qu'une malformation du brachial antérieur (voy. ce muscle). Fleischmann a vu quelques fibres du court supinateur se porter sur la tubérosité bicipitale[1]; Dursy[2] sur la tubérosité bicipitale et la bourse qui la recouvre; Clason[3] sur le rond pronateur.

Anatomie comparée. — Chez les *Sauriens*, les *Chéloniens* et le *koala* le court supinateur naît de l'épicondyle. Un faisceau musculeux descendant de l'épicondyle sur le radius a été disséqué par M. Testut dans le *Troglodytes niger* et par Alix et Gratiolet dans le *Troglodytes Aubryï* où le court supinateur fournit quelques fibres à la tubérosité bicipitale et, au-dessus d'elle, au col du radius.

RADIAUX EXTERNES

Premier radial externe.

Syn. : *Huméro-sus-métacarpien*; *Externus radialis* (Chaussier); *Extensor carpi radialis longus* (N. a.), *Longior* (Albinus).

Second radial externe.

Syn. : *Épicondylo-sus-métacarpien* (Chaussier); *Extensor carpi radialis brevis* (N. a.); *Externus radialis brevior* (Albinus). Le premier et le second radial externes, plus ou moins confondus, constituent l'*Extenseur antérieur du métacarpe* des vétérinaires.

Dans son article *Radiaux externes* du *Dictionnaire de Dechambre* mon ancien collègue d'internat et ami M. Pozzi n'a pas séparé avec

---

[1] Fleischmann. *Loc. cit. suprà.*
[2] Dursy. *Henle u. Pfeufer's Zeitschrift*, Reihe III, vol. XXXIII, p. 45.
[3] Clason. *Upsala Läkareforenings Forhandlingar*, Bd. III, p. 12.

raison l'étude du premier radial externe de celle du second. Sept ans plus tard M. Testut a suivi cet exemple. Il est à remarquer que l'article *Radiaux externes* de Pozzi, admirablement fait en ce qui touche la bibliographie et l'anthropologie zoologique, a passé aussi inaperçu en France que mes articles *Sur-costal antérieur*, *Sternal*, etc.

Je viens d'écrire qu'en ne séparant pas l'étude du premier radial externe de celle du second M. Pozzi avait bien fait. Je le prouve :

I. Au point de vue embryogénique il est acquis que les deux radiaux externes forment primitivement dans l'espèce humaine et dans la série animale un seul et même muscle animé par deux nerfs distincts [1].

II. Au point de vue de l'anatomie comparée il est hors de doute que si la description des muscles en question que fournissent les livres d'anatomie humaine convient, — je me sers des expressions de Cuvier, — « à la plupart des *Animaux digités* y compris l'*éléphant* », — elle est inapplicable à tous les autres. Dans nos *Mammifères domestiques*, les deux radiaux externes, plus ou moins confondus, constituent l'organe que les anatomistes vétérinaires appellent *Extenseur antérieur du métacarpe*. Il n'y a guère que le *chat* chez lequel ils soient souvent complètement distincts. Ils forment un seul muscle indivis dans les *Solipèdes*, les *Ruminants*, le *porc*, etc., etc.

III. Au point de vue physiologique il est démontré que le second radial externe a une action analogue à celle du premier.

IV. Au point de vue de l'anthropologie zoologique il est certain — les pages qui suivent sont destinées à en faire foi — que des connexions nombreuses et intimes existent souvent chez l'homme adulte, de même que dans les espèces animales, entre le premier radial externe et le second radial externe.

Absence. — J'ai fait monter l'avant-bras droit d'une femme chez laquelle le second radial, beaucoup plus volumineux que d'habitude et pourvu d'un tendon unique, existait seul. On a noté la disparition du second radial coïncidant avec la présence d'un premier radial terminé par deux tendons (cas d'Albinus [2], de Salzmann [3], de Meckel [4], de Theile, de Mac Whinnie, de Henle, de Wood, de Macalister, de

---

[1] Humphry, Macalister. Recherches personnelles.
[2] Albinus. *Hist. musc.*, p. 116.
[3] Salzmann. *Dissertat. de sist. plurium pedis muscul. defecta*, Strasbourg, 1724, p. 11.
[4] Meckel. *Muskellehre*, S. 509.

Testut — un cas personnel) ou par trois tendons. Quand le 1er radial unique a deux tendons, l'un se fixe au 2e et l'autre au 3e métacarpien ; quand il en a trois, un se fixe au 2e métacarpien, et deux au 3e.

ANATOMIE COMPARÉE. — Dans les grands *Quadrupèdes domestiques* les deux radiaux ne forment, je le répète, qu'un seul muscle qui se termine toujours sur l'extrémité proximale du métacarpien du médius, métacarpien formant à lui seul l'os canon des *Solipèdes*, se soudant avec celui de l'annulaire chez la plupart des *Ruminants*, supportant le grand droit interne du *porc*.

Fusion incomplète des deux muscles. — Dans les anomalies humaines précitées l'augmentation de volume ou la division du tendon terminal du muscle radial unique indique qu'il s'agit là plutôt d'une fusion totale ou partielle des deux radiaux que d'une absence d'un des deux radiaux. Au lieu d'être confondus en partie ou en totalité les radiaux peuvent être seulement reliés par des faisceaux anastomotiques.

Wood a donné le nom collectif de *M. extensor carpi radialis intermedius* à ces faisceaux anastomotiques. Le radial intermédiaire peut même constituer un muscle autonome, naître isolément de l'épicondyle, entre les deux radiaux, et se terminer par un tendon distinct sur le 2e ou le 3e métacarpien ou par deux tendons distincts sur le 2e et le 3e. M. Prenant a vu un radial intermédiaire qui s'attachait, au même niveau que ses congénères, entre le 2e et le 3e métacarpien. Quelquefois le radial intermédiaire a deux têtes d'origine l'une, la plus forte, venant du second radial, l'autre du premier, auxquelles fait suite un tendon unique qui va s'insérer au côté interne du 2e métacarpien. C'est le *radial intermédiaire bicipital* de Perrin [1] et de Curnow [2].

Il n'est pas très rare de voir, dans ce genre de malformation, le 1er radial envoyer un tendon surnuméraire au 3e métacarpien.

Fleischmann a appelé *Der zweichbauchiger abzieher des daumens* [3], Meckel, *abductor pollicis biceps* [4], Cruveilhier, *faisceau radial du court abducteur du pouce*, Wood, *M. extensor carpi radialis accessorius*, Testut, *M. abducteur huméral du pouce* [5], un faisceau musculaire dont

[1] Perrin. *Medic. Times and gaz.*, 1872, vol. II.
[2] Curnow. *Journ. of anat. and phys.*, 1873, n° XII.
[3] Fleischmann. *Abhandl der Phys. med. soc. in Erlangen* 1810, Bd. 1, S. 38.
[4] Meckel. *Anat. descript.*, t. II, p. 169.
[5] Cruveilhier. Wood, Testut. *Loc. cit. suprà.*

les insertions supérieures sont aussi variables que celles du radial intermédiaire autonome mais qui se termine sur les os du pouce ou les muscles qui le meuvent. C'est ainsi qu'il peut naître du condyle externe (Testut), du 1er radial (Macalister), du 2e radial (Wood), des deux radiaux (l'auteur), du fascia antibrachial (Fleischmann, Cruveilhier, Wood) et se porter :

α) Sur la base du 1er métacarpien (c'est la disposition la plus habituelle) ;

β) Sur la première phalange du pouce (Meckel, Wood, Gruber [1]) ;

γ) Sur le court abducteur du pouce (Cruveilhier, deux cas personnels) ;

δ) Sur le court fléchisseur du pouce (Richardson) :

ε) Sur *l'interosseus primus volaris* de Henle (voy. ce muscle).

On a noté encore l'insertion de ce faisceau sur l'abducteur du pouce et le 1er métacarpien ou sur le court fléchisseur du pouce et le 1er métacarpien, *l'interosseus primus volaris* de Henle et *l'interosseus prior indicis* d'Albinus.

Wood a trouvé le *radial accessoire* 6 fois sur 175 sujets, 5 fois chez l'homme (3 fois des 2 côtés, 2 fois à droite) et 1 fois à gauche chez une femme. Chez un homme il coexistait avec un radial intermédiaire.

ANATOMIE COMPARÉE. — Il m'a été donné, ainsi qu'à M. Macalister [2], de m'assurer, sur de très jeunes embryons humains :

I. Que les radiaux se différencient plus vite du groupe commun des extenseurs de la main que les autres muscles du même ordre.

II. Que les deux nerfs qui se rendent l'un, au premier radial externe et l'autre, au second radial externe, sont présents avant que les deux radiaux soient séparés l'un de l'autre.

III. Que ce n'est qu'insensiblement que les deux radiaux deviennent deux muscles distincts [3].

Le radial intermédiaire n'est donc pas un muscle autonome. Dans la série animale, les tendons des radiaux sont reliés par un fort tendon intermédiaire dans *l'hyène*, *l'ours brun*, etc. (Young, Robinson, Meckel). Chez les *Ruminants* l'extenseur radial unique se divise inférieurement en trois corps, et chez le *coati*, le *blaireau*, le *raton*, *l'ichneumon* en deux corps (Meckel). Dans le *chien*, le *lapin*, l'extenseur antérieur du

---

[1] Gruber. *Arch. f. anat. u. phys.*, 1877, p. 388.

[2] Communication écrite.

[3] C'est ce qu'a également avancé M. Humphry en se basant sur ses recherches sur les *Sauriens*, les *Batraciens* et les *Oiseaux* (voy. Humphry, Observ. in *Myol.*, cit. p. 40 et 181).

métacarpe est encore bifide inférieurement et donne deux tendons aux métacarpiens de l'index et du médius. M. Lesbre a même rencontré « chez un *chien* une troisième branche émanant du tendon, du médius, et gagnant le métacarpien de l'annulaire [1] ». Dans le *fœtus de gibbon* de M. Deniker, les deux radiaux étaient réunis en un ventre charnu dont le tendon ne se subdivisait qu'au-dessus du carpe.

Quant au radial accessoire, Wood en a précisé en ces termes la signification : « Sur la planche de l'*Atlas d'anatomie comparée* de Cuvier et Laurillard, représentant la myologie du *Phoca vitulina*, on peut voir que l'extenseur radial unique envoie au premier métacarpien un tendon duquel se détache un faisceau pour l'extenseur du pouce. Humphry décrit aussi, dans cet animal, un tendon qui se porte de l'extenseur radial au premier métacarpien. Dans le *grand fourmilier* et le *tamandua* l'auteur a trouvé un double ou second long supinateur dont le tendon va se fixer à l'os ensiforme et au fascia de la paume de la main. Ce muscle semble être l'homologue de l'accessorius. L'auteur a rencontré aussi l'homologue de l'accessorius dans l'*ornithorynque* et l'*échidné* [2]. » Cet homologue a été rencontré encore par M. Galton dans le *Tatou à six bandes* ; par M. Maisonneuve dans le *murin* ; par M. Hepburn dans le *gibbon*.

Dédoublement de l'un ou l'autre des deux muscles. — Sur un sujet disséqué par M. Macalister il y avait de chaque côté deux seconds radiaux. Le professeur Debierre a fait mention d'une anomalie des radiaux consistant en un dédoublement de chacun d'eux, compliqué du croisement en X des 4 muscles ainsi constitués [3].

Multiplication du nombre des tendons. — Bergmann a trouvé un premier radial pourvu de deux tendons, dont l'un se fixait sur le 2e métacarpien et l'autre sur le premier. Heister a décrit sous le nom de M. *radiaus externus tricornis* un premier radial dont le tendon était terminé par trois branches dont deux se rendaient au premier métacarpien et une au 3e [4]. M. Macalister a fait mention d'un premier radial qui avait quatre tendons dont deux se portaient sur le 2e métacarpien et 2 sur le 3e.

[1] Lesbre. *Loc. cit.*, p. 116.
[2] Wood. *Proceed. of the Roy. soc.*, juin 1868, p. 507.
[3] Debierre. *Bullet. de la Soc. de Biologie*, n° 23, 1888.
[4] Heister, in *Haller's Disput. anat. select.*, t. VI, p. 739.

Selon Wood, l'insertion du second radial au 2ᵉ et au 3ᵉ métacarpien se rencontrerait chez 4 sujets sur 36. Je ne l'ai observé que chez 5 sujets sur 102 dont 60 hommes (3 fois chez l'homme, 2 fois des 2 côtés, 1 fois à droite, 2 fois des 2 côtés chez la femme). Le professeur Macalister a disséqué un premier radial dont le tendon était formé par deux branches dont l'une se jetait sur le 2ᵉ métacarpien et dont l'autre, après avoir reçu un tendon de renforcement du second radial, se subdivisait à son tour pour se perdre sur le 2ᵉ et le 3ᵉ métacarpien.

ANATOMIE COMPARÉE. — L'extenseur radial du carpe se termine aux 4ᵉ et 5ᵉ métacarpiens dans les *Sauriens*, le *pteropus* (Humphry) et aux 2ᵉ, 3ᵉ et 4ᵉ métacarpiens dans l'*Iguana tuberculata* (Mivart)[1].

L'insertion au 4ᵉ métacarpien a été notée chez un *chimpanzé* par le professeur Humphry[2].

Variations des insertions. — L'origine humérale du premier radial est plus étendue dans la race noire que dans la race blanche (Chudzinski). Mac Whinnie[3] a vu le premier radial se fixer sur la face dorsale de la main, entre le 1ᵉʳ et le 2ᵉ métacarpien.

Connexions plus intimes avec les muscles voisins. — Le long supinateur et les radiaux qui dérivent du même segment radial de la couche profonde de la masse extenso-supinatrice[4] échangent souvent de nombreuses fibres. Dans l'*Iguana tuberculata* les faisceaux d'union entre l'extenseur radial du carpe et le long supinateur paraissent constants.

---

[1] Mivart. *Proceed. zool. Soc.*, 1867, p. 783.

[2] Humphry. *Journ. of anat. and phys.*, vol. III, p. 308.

[3] Mac Whinnie. *Loc. cit.*, p. 191.

[4] Cette masse descend au-dessous du carpe dans les *Oiseaux*.

RÉGION POSTÉRIEURE

ANCONÉ

Syn. : *Anconœus brevis* ; *Anconœus parvus* (Eustachi, Winslow) ; *Épicondylo-cubital* (Chaussier) ; *Anconœus* (N. a.), *Anconœus quartus* ; *Petit Extenseur de l'avant-bras* ; *Anconé externe*.

C'est avec le sus-épineux, et le cubital antérieur un des muscles les plus fixes de l'économie.

Variations de structure. — Chudzinski rapporte une observation où l'anconé était remplacé par du tissu fibreux.

Segmentation du muscle. — Elle n'est que l'exagération d'un ou de deux interstices cellulo-fibreux dans un corps musculaire composé de faisceaux parallèles.

Connexions plus intimes avec les muscles voisins.
A). Avec le vaste externe du triceps. Cette disposition est considérée comme « ordinaire » par Meckel et comme « constante » par Krause. Je l'ai rencontrée maintes et maintes fois. Le mode d'innervation de l'anconé et du triceps tendrait d'ailleurs à démontrer que l'anconé n'est qu'une partie du vaste externe étendue jusqu'au cubitus. Le rameau du nerf radial qui énerve l'anconé est un prolongement du nerf qui pénètre dans le vaste externe.
B). Avec le cubital postérieur. A l'état anormal la cloison fibreuse qui sépare l'anconé du cubital postérieur peut être rudimentaire, disparaître même et les fibres des deux muscles se confondre.

ANATOMIE COMPARÉE. — La partie antibrachiale du vaste externe du *Troglodytes Aubryi* est appelée anconé par Alix et Gratiolet. L'anconé se continuait avec le triceps dans l'*orang* du docteur Hepburn et avec le triceps et le cubital postérieur dans le *gibbon* du même anatomiste. Il est inséparable du triceps dans quelques *Cercopithèques* (Testut), l'*Hyène tachetée* et l'*Hyène striée* (Young et Robinson), l'*Oryctérope du*

Cap (Humphry, Galton), le *phoque commun* (Galton), etc. « L'anconé est un auxiliaire du triceps brachial, dit M. Lesbre, il y a donc lieu de le décrire dans la même région que lui ; et cependant les anthropotomistes, cédant à des raisons topographiques, ainsi que pour le coraco-brachial, le décrivent dans la région antibrachiale postérieure. Cette manière de voir n'est pas soutenable en anatomie comparée, car ledit muscle s'étend souvent sous le vaste externe du triceps avec lequel il tend à se confondre et s'élève à une certaine hauteur sur l'humérus, sans descendre notablement au-dessous de l'olécrâne. Il n'y a guère que le *lapin* parmi les *Animaux domestiques* chez lequel l'anconé soit complètement à découvert sur le côté postéro-externe du coude : dans tous les autres il s'étend sous le vaste externe, du bord antérieur et de la face externe de l'olécrâne à la face postérieure de l'humérus en couvrant la fosse olécranienne ; il est même assez épais et contribue pour sa part à donner à ces animaux la grande puissance d'extension de l'avant-bras qui leur est propre[1]. »

CUBITAL POSTÉRIEUR

Syn. : *Ulnaris externus : Cubital externe* (Riolan. Albinus. Winslow, Sœmmerring); *Extensor carpi ulnaris* (N. a.) : *Cubito-sus-métacarpien* (Chaussier : *Épicondylo-cubito-sus-métacarpien* (Dumas ; *Cubital épicondylien : Fléchisseur externe du métacarpe des vétérinaires*.

Variations des insertions. — Avec Henle, Theile, Gegenbaur, Morel, M. Duval et Poirier, je crois que le cubital postérieur prend extrêmement rarement des insertions sur la face postérieure du cubitus. Ces insertions font également défaut dans le *phoque* (Meckel), le *Cynocéphale Anubis* (Champneys), l'*ours brun d'Amérique* (Testut)[2], etc.

Segmentation du muscle. — Curnow a trouvé deux muscles ayant les mêmes insertions que le cubital postérieur normal. Le professeur W. Gruber a donné le nom de *M. ulnaris externus brevis* à un faisceau musculaire penniforme provenant de l'extrémité inférieure du cubitus et de la cloison conjonctive séparant le cubital postérieur de l'extenseur propre de l'index et qui se termine par un tendon étalé en éventail sur le 4ᵉ et le 5ᵉ métacarpien.

[1] Lesbre. *Loc. cit.*. p. 111.
[2] Sur le sujet de Shepherd cette attache cubitale existait.

Anatomie comparée. — J'ai dit (voy. *M. petit palmaire*) que les muscles fléchisseurs et pronateurs de l'avant-bras et de la main dérivent d'une masse musculaire commune appelée *Pronato-flexor mass* par le professeur Humphry.

Les muscles supinateurs et extenseurs de l'avant-bras et de la main ont, de même, pour origine une lame contractile commune que M. Humphry a nommé *Supinato-extensor mass*. Ainsi que la masse flexo-pronatrice, la masse extenso-supinatrice, indivise dans quelques *Batraciens* et plusieurs *Reptiles*, se divise en deux couches dans les espèces supérieures : *une couche superficiel et une couche profonde* subdivisée elle-même en trois segments : *un segment cubital ou péronier, un segment intermédiaire ou médian et un segment radial ou tibial*. Je dis un segment cubital ou péronier et un segment radial ou tibial parce que ce n'est qu'insensiblement que les membres thoraciques et pelviens s'individualisent, prennent des caractères différents. Or, tandis que les extenseurs des doigts et les muscles qui seront chez l'homme le court supinateur et l'abducteur du pouce dérivent de la couche superficielle et du segment médian ou intermédiaire de la couche profonde de la masse extenso-pronatrice, les radiaux et le long supinateur dérivent du segment radial ou tibial, et le cubital postérieur et le groupe des péroniers du segment cubital ou péronier de la couche profonde de cette même masse. Au point de vue embryogénique le cubital postérieur est donc, à l'avant-bras, l'homologue du groupe des péroniers de la jambe. Cette proposition défendue par Meckel, Henle, Wood, Macalister, Humphry, etc., est confirmée jusqu'à un certain point par l'étude des variations du muscle en cause.

La segmentation du cubital postérieur peut être comparée à celle si fréquente du groupe péronier. L'une et l'autre se ressemblent et sont normales dans divers *Mammifères*.

Dans le *tatou*, l'*ours blanc*, l'*aï*, il y a, de chaque côté, deux cubitaux postérieurs dont l'un se termine sur le 5ᵉ et l'autre sur le 4ᵉ métacarpien. Chez le *fourmilier* il y a également, à droite et à gauche, deux cubitaux postérieurs dont l'un se perd sur le 4ᵉ et le 5ᵉ métacarpien et l'autre sur le 3ᵉ.

Dans le *pangolin* l'extenseur cubital du carpe est encore composé de deux faisceaux : un externe qui naît de l'épicondyle, de l'olécrâne et du cubitus et se porte sur le 5ᵉ métacarpien, un interne qui provient

---

[1] Humphry, *Observat. in Myology*, p. 180 et suiv.

de l'épicondyle, entre le précédent et l'extenseur commun, et se partage, au-dessus du poignet, en deux tendons, dont l'un s'arrête sur le 5e métacarpien et l'autre se prolonge jusqu'à la dernière phalange du 4e doigt. Selon la remarque du professeur Humphry, « l'*extensor carpi ulnaris* du *pangolin* se rapproche donc absolument du groupe des péroniers »[1].

Faisceaux surnuméraires. — Le tendon décrit par Sappey[2] que le cubital postérieur envoie à la partie supérieure et interne de la 1re phalange de l'auriculaire n'est pas constante. Une bandelette fibreuse faisant corps avec le tendon normal se détache souvent de la partie inférieure de ce tendon pour aller s'insérer, dans un point compris, entre la base et le sommet du 5e métacarpien, sur l'aponévrose d'enveloppe du tendon de l'extenseur du petit doigt (Meckel, Blandin, Wood, Henle, Theile, Macalister, Testut, etc.). Dans un cas observé par M. Chudzinski, cette bandelette se prolongeait jusqu'à l'extrémité postérieure de la 1re phalange du petit doigt. Sur un homme et sur une femme que j'ai disséqués j'ai vu cette bandelette remplacer, de chaque côté, le tendon de l'extenseur du petit doigt.

M. Macalister a donné au cubital postérieur qui envoie une expansion aponévrotique vers le 5e métacarpien le nom de *M. ulnaris quinti digiti*. Ce nom doit être conservé : il indique l'analogie incontestable qu'il y a entre le cubital postérieur ainsi constituée et le *M. peroneus quinti digiti*. (Voy. *M. péroniers.*)

L'*ulnaris quinti digiti* a été trouvé par Wood[3], chez 12 sujets sur 102, à savoir : chez 10 hommes sur 68 (7 fois des 2 côtés et 3 fois du côté droit) et chez 2 femmes sur 34 (1 fois des deux côtés et 1 fois du côté gauche).

J'ai noté en 1895 sa présence chez 11 sujets sur 93 à savoir chez 8 hommes sur 60 (6 fois des 2 côtés, 1 fois à droite et 1 fois à gauche et chez 3 femmes sur 33 (2 fois des deux côtés, 1 fois à gauche).

De cette statistique et de celle de Wood il appert que l'*ulnaris quinti digiti* se rencontre environ chez 1 sujet sur 8, deux fois plus communément dans le sexe masculin que dans le sexe féminin, et plus souvent des deux côtés que d'un seul.

<hr>

[1] Humphry. *Journ. of anat. and phys.*, 1869, p. 45.
[2] Sappey. *Trait. d'anat. descript.*, 2e édit., t. II. p. 352.
[3] Wood. *Proceed. of the Roy. Soc.*, 1868, p. 510.

Anatomie comparée. — Chez les *Oiseaux* la portion cubitale du cubital postérieur, innervé par le radial, provient de la partie postérieure du cubitus et se termine sur le 4° métacarpien, de telle sorte que ce muscle ressemble au court péronier latéral et est, comme lui, fléchisseur. Cela est surtout évident chez le *cygne* et le *milan*. Dans l'*hippopotame*, le cubital postérieur, inséré avec le cubital antérieur sur le pisiforme, est aussi un muscle fléchisseur. Il devient extenseur dans l'*oryctérope du Cap* où il se fixe par deux branches sur le 4° et le 5° métacarpien (Galton, Cuvier et Laurillard) [1]. « Ce muscle, dit M. Lesbre [2], s'étend en principe de l'épicondyle à la base du métacarpe du côté ulnaire, en longeant l'extenseur du petit doigt ou extenseur latéral des phalanges des vétérinaires; il est à son maximum de développement dans les *Solipèdes* et les *Ruminants* où il prend une forte attache sur l'os sus-carpien (pisiforme) en commun avec le cubital interne [3], ce qui ne l'empêche pas de se prolonger, par une branche spéciale, jusqu'au métacarpien le plus externe, c'est-à-dire jusqu'au métacarpien rudimentaire externe (IV°), chez les *Solipèdes*, jusqu'au côté externe de l'os canon (IV°) chez les *Ruminants* domestiques.

« Dans le *porc* ce muscle est réduit à l'état d'une épaisse lanière fibreuse, charnue seulement vers le tiers supérieur; il se termine sur le métacarpien externe (V°), ainsi que sur l'os pisiforme par une extension de son tendon.

« Dans le *chien* et le *chat* il semble reporté en avant; il se termine comme dans le *porc* avec cette différence que la bride reçue par le pisiforme est moins développée. Il en est de même chez le *lapin* où il est de plus d'une extrême gracilité.

« Dans l'homme, le cubital épicondylien est extenseur de la main ; il est au contraire fléchisseur chez les *Animaux domestiques*, grâce surtout à son attache au pisiforme — et je ne pense pas qu'il faille faire exception pour les petits animaux, malgré le peu d'importance de cette dernière attache, car étant donné son exacte superposition aux côtés externes de l'avant-bras et du carpe, il ne pourrait devenir extenseur qu'autant que le métacarpe serait susceptible de former un angle antérieur avec l'avant-bras, ce qui n'est pas chez ces animaux ; de même il ne concourt à la flexion qu'autant qu'elle est commencée.

[1] Cuvier et Laurillard. *Atlas d'anat. comp.*, pl. CCLIV, fig. 2.
[2] Lesbre. *Loc. cit.*, p. 117.
[3] Le cubital antérieur de l'homme.

Quoi qu'il en soit, cet organe nous donne la preuve que les usages d'un muscle sont variables suivant les espèces et, partant, que c'est une mauvaise base de nomenclature.

« Les *Nomina anatomica* sont donc ici encore pris en défaut. » Pour ces transformations successives du cubital postérieur qui tendent à établir sans réplique l'homologie de ce muscle et des péroniers, je renvoie pour de plus longs détails au mémoire que le professeur Humphry a publié dans le *Journal of anatomy and physiology* (t. IV, p. 43). L'*ulnaris quinti digiti* a été retrouvé chez un *chimpanzé* par M. Macalister.

Connexions plus intimes avec les muscles voisins.

A). Avec l'anconé (voy. ce muscle) ;

B). Avec le triceps. — Un faisceau d'union entre le triceps et le cubital postérieur a été observé par M. Macalister ;

C). Avec l'extenseur du petit doigt (voy. ce muscle) ;

D). Avec l'abducteur du petit doigt. — Une partie des fibres musculaires de l'abducteur du petit doigt naissent souvent du tendon du cubital postérieur. On ne saurait en être surpris. L'abducteur du petit doigt n'est que la continuation du segment péronier ou cubital de la couche profonde de la masse extenso-supinatrice sur la partie distale du membre.

EXTENSEUR COMMUN DES DOIGTS

Syn. : *Épicondylo-sus-phalangettien commun* (Chaussier) ; *Extensor digitorum communis* (N. a.) ; *Extensor digitalis principalis* (Leshre) ; *Extenseur antérieur des phalanges* des *Hippotomistes.*

Diminution du nombre des tendons. — Le tendon du petit doigt est souvent absent ou rudimentaire et remplacé par une expansion aponévrotique qui se porte du tendon de l'annulaire sur la face dorsale du petit doigt.

M. Testut a vu le tendon du petit doigt représenté par une bandelette détachée du tendon de l'annulaire, qui venait se fusionner au niveau de l'articulation métacarpo-phalangienne, avec l'extenseur propre de l'index.

Le défaut de présence du tendon de l'index a été noté par M. Macalister et par moi (3 fois ; 2 fois chez l'homme, 1 fois à droite, 1 fois à gauche et 1 fois des deux côtés chez la femme).

Anatomie comparée. — La réduction du nombre des tendons de l'extenseur commun est en rapport dans la série animale avec celle du nombre des doigts de l'extrémité distale du membre antérieur. Chez tous les *Quadrupèdes pentadactyles* l'extenseur commun fournit, comme dans les *Primates*, un tendon à tous les doigts, le pouce excepté. Chez les *Solipèdes* le muscle en question n'a plus que deux tendons, encore l'un d'eux, excessivement grêle, se jette sur le tendon, très rudimentaire lui-même, de l'extenseur latéral (extenseur propre du petit doigt) avec lequel il se confond sur le métacarpe. Cette petite branche tendineuse, avec le faisceau charnu de l'extenseur commun auquel elle fait suite, est décrite par les vétérinaires allemands comme un muscle distinct sous le nom de *petit extenseur latéral* ou *muscle de Philips*. Quant à l'autre branche, très forte comme le doigt qu'elle doit étendre, elle se perd sur la troisième phalange (éminence pyramidale). Le mode de conformation de l'extenseur commun des doigts du *tapir* rappelle celui des *Solipèdes* (Lesbre). Dans les *Ruminants* le muscle dont nous nous occupons se fend dans toute sa longueur pour donner un *extenseur commun des deux doigts* et un *extenseur propre du doigt interne*. Chez l'*atèle* l'extenseur commun ne se rend qu'aux trois doigts moyens. L'extenseur commun des doigts des *chimpanzés* de Macalister, de Vrolik et de Moore était dépourvu de tendon pour le petit doigt. Le petit doigt de la main gauche du *chimpanzé* de Champneys recevait seulement, au niveau de l'articulation métacarpo-phalangienne, un faisceau du tendon de l'annulaire. Dans le *gibbon* de Hepburn ce faisceau coexistait avec le tendon du petit doigt.

Augmentation du nombre des tendons. — Elle peut être la conséquence de la segmentation d'un ou de plusieurs tendons ou la conséquence du développement d'un tendon surnuméraire pour le pouce.

1. *Segmentation des tendons.* — Elle est plus ou moins étendue, se prolonge même dans la masse charnue. Énumérer toutes les variétés de cette anomalie serait long et fastidieux. Je me bornerai à dire qu'on a signalé :

α) Cinq tendons par suite de la segmentation de l'un ou l'autre des quatre tendons ;

β) Six tendons par suite de la segmentation de deux tendons (Wood, Macalister), etc., ou de la division du tendon du médius en trois languettes (Macalister);

γ) Sept tendons par suite de la segmentation du tendon du petit doigt et la division en trois languettes du tendon de l'annulaire (1 cas personnel observé sur la main droite d'une femme);

δ) Huit tendons par suite de la segmentation sur le même sujet de chacun des quatre tendons (Macalister);

ε) Neuf tendons par suite de la segmentation du tendon de l'index et du tendon du petit doigt et la division en quatre languettes du tendon de l'annulaire (Wood);

ι) Dix tendons par suite de la segmentation du tendon de l'annulaire, la division en trois languettes du tendon du médius et la division en quatre languettes du tendon du petit doigt (Testut);

κ) Onze tendons (Rüdinger[1] et Perrin[2]). La description que Perrin donne de cette malformation est assez confuse et je n'ai pu me procurer le mémoire de Rüdinger;

λ) Douze tendons par suite de la division en trois languettes de chacun des quatre tendons. Cette anomalie a été rencontrée par moi en 1887 sur les deux mains d'une phtisique.

ANATOMIE COMPARÉE. — En présence de cette multiplication des tendons, il est permis de rappeler que, dans divers animaux, notamment dans le *phoque*, l'*hippopotame*, l'*oryctérope*, les *Marsupiaux*, etc., on trouve, en plus du long et du court extenseurs des doigts, un autre extenseur que les professeurs Humphry et Cunningham ont nommé *extensor secundus digitorum* (Humphry, *Journ. of anat. and phys.* t. II, p. 307; — Cunningham, *Challenger's Report*, part. XVI, p. 15).

II. *Tendon surnuméraire pour le pouce.* — Ce tendon, qui peut naître du tendon ou du corps charnu de l'extenseur propre de l'index et même isolément de l'épicondyle, soit par des fibres charnues soit par des fibres aponévrotiques, va rejoindre le tendon du long extenseur du pouce au niveau du premier métacarpien, en glissant, tantôt dans la coulisse radiale de l'extenseur propre du pouce, tantôt dans celle de l'extenseur commun et de l'extenseur propre de l'index. Il a été trouvé par Morel,

---

[1] Rüdinger. *Ueber die Muskeln der vordern Extremitaten der Volgen.* etc. Haarlem, 1868, t. XV, fig. 38.

[2] Perrin. *Med. Times and Gaz.*, 1873, p. 597.

M. Duval[1], Gruber[2], Wood, Macalister[3], Bankart, Pye-Smith et Philips, Testut, Chudzinski, Cuyer[4] et moi.

ANATOMIE COMPARÉE. — Le *koala* possède un extenseur commun à cinq tendons dont un est destiné au pouce[5]. Il existe aussi chez les *Oiseaux* un extenseur commun du pouce et du second doigt, mais il est assez difficile de dire à quel muscle de l'avant-bras des *Mammifères* il correspond (Alix).

Variations des languettes anastomotiques tendineuses. — Plus les languettes aponévrotiques qui unissent le tendon d'un doigt aux tendons des doigts voisins seront faibles, plus les mouvements d'extension de ce doigt seront aisés. Il est un doigt dont nous nous servons à chaque instant, c'est l'index. D'après Cruveilhier, son tendon « est seul libre ». C'est là une erreur. Les recherches auxquelles je me suis livré m'autorisent seulement à dire que « de tous les tendons des doigts de la main, c'est celui qui est le plus souvent libre ». Le sera-t-il entièrement dans l'avenir? On peut le croire si on réfléchit que les muscles de l'avant-bras et de la main, tels qu'ils existent chez l'homme, sont des formations récentes au point de vue phylogénique, qu'ils évoluent encore et que, comme les organes en voie de perfectionnement, ils doivent présenter des variations individuelles, qui sont comme les étapes d'une évolution qui s'accomplit. Quand le corps charnu et le tendon de l'indicateur sera devenu libre — mais alors seulement — la disposition anatomique de ce doigt sera merveilleusement adaptée à sa fonction.

Les *vincula* tendineux peuvent être plus larges et plus multipliés. C'est l'état normal chez les *Anthropoïdes*, les *Cercopithèques*, etc.

Segmentation de la masse charnue. — On a noté :

La division en quatre faisceaux correspondant à chacun des quatre tendons (Albinus, Brugnone, Meckel, Wood, Morestin[6], Testut, deux cas personnels) ;

[1] Morel et Math. Duval. *Man. de l'anat.*, p. 390.
[2] Gruber. *Reichert u. Du Bois-Reymond's Arch.*, 1875, p. 204. Ibid., *Virchow's Arch.*, vol. LXXII, p. 500. Ibid., 1879, p. 129.
[3] Macalister. *Med. Press.*, 1866.
[4] Cuyer. *Bullet. de la Soc. d'anthrop.* Paris, 1890.
[5] Young. *Journ. of anat. and phys.*, 1881, p. 229.
[6] Morestin. *Bullet. de la Soc. anat.* Paris, 1896, p. 33.

II.

La division en trois faisceaux correspondant, l'externe aux tendons de l'index et du médius, le moyen, au tendon de l'annulaire et l'interne, à celui du petit doigt (Wilde)[1] ;

La division en deux faisceaux correspondant, l'externe aux tendons de l'index et du médius, l'interne à ceux de l'annulaire et du petit doigt (Macalister) ;

La division en deux faisceaux correspondant, l'externe au tendon de l'index, l'interne aux tendons du médius, de l'annulaire et du petit doigt.

J'ai noté deux fois cette séparation du faisceau de l'indicateur que M. Chudzinski dit être fréquente dans les races de couleur. La segmentation de l'extenseur commun des doigts doit être interprétée de la même façon que celle du fléchisseur commun.

Faisceaux surnuméraires et connexions plus intimes avec les muscles voisins. — La languette qui va s'insérer sur la 1re phalange peut faire défaut ou être dédoublée. Le professeur Macalister a vu l'extenseur propre de l'index pourvu d'un double tendon échanger de nombreuses fibres avec son congénère superficiel. L'extenseur propre du petit doigt et le faisceau de l'extenseur commun qui lui correspond, peuvent être unis en partie ou en totalité. (Sœmmerring, Wood). Dans ce cas le petit doigt reçoit un, deux et même trois tendons. M. Testut a noté l'entrecroisement en X sur le dos de la main de deux languettes que s'envoyaient les tendons extenseurs de l'annulaire et du petit doigt.

EXTENSEUR PROPRE DU PETIT DOIGT

Syn.: *Épicondylo-sus-phalangettien du petit doigt* Chaussier ; *Extensor digiti quinti proprius* (N. a.); *Extensor digitalis lateralis* Lesbre ; *Minimal extensor* Leidy); *Extensor minimi digiti* ; *Extenseur latéral des phalanges des vétérinaires.*

Absence. — On a signalé l'absence du tendon de l'extenseur propre du petit doigt sans suppléance (Meckel, Brugnone, Henle, 5 fois sur 200 cas), et l'absence de ce tendon avec suppléance par un tendon venant, soit de l'extenseur commun des doigts, soit du cubital posté-

[1] Wilde. *Comment. acta Petrop.*, t. XII.

rieur. — Est-il nécessaire de rappeler, pour expliquer l'absence du tendon de l'extenseur propre du petit orteil et sa suppléance par un tendon naissant de l'extenseur commun ou du cubital postérieur que les deux extenseurs superficiels des doigts ont une même origine embryogénique et que le cubital postérieur répond aux péroniers qui fournissent souvent un tendon extenseur au 5e doigt ?

Dédoublement du muscle. — L'extenseur propre du petit doigt peut être formé par deux muscles distincts (Wood, Macalister) ou par un seul muscle terminé par un, deux et même trois tendons (Smith, Howse et Davies-Colley). Wood, qui l'a vu se terminer chez 28 sujets sur 36 par un double tendon, a affirmé que cette disposition constitue l'état normal.

ANATOMIE COMPARÉE. — L'extenseur propre du petit doigt est dédoublé dans l'*ornithorynque*[1] et terminé par un double tendon dans le *Dasyprocta cristata*[2].

Faisceau d'insertion au cubitus et tendon surnuméraire pour l'annulaire. — Davies-Colley, Taylor et Dalton et un de mes élèves, M. Tulasne, ont noté l'insertion du muscle en question au cubitus. L'extenseur propre du petit doigt peut fournir un tendon additionnel à l'annulaire. Ce tendon additionnel a été rencontré par :

Wood	chez	13 sujets sur	106
Macalister	—	1 —	12
Par l'auteur	—	12 —	144
Soit		26 sujets sur	262

ou approximativement chez 1 sujet sur 10.

Mes 12 cas ont été observés chez 81 hommes (4 fois des deux côtés, 2 fois à droite, 1 fois à gauche) et chez 63 femmes (3 fois des 2 côtés, 2 fois à gauche).

Cette malformation a encore été signalée par Vésale, Meckel, Mac Whinnie, Hallett, Theile, Curnow, Struthers, etc. Elle coïncide quelquefois avec un dédoublement du tendon terminal de l'extenseur propre

[1] Meckel. *Vergleich Anat.*, III, p. 549.
[2] Murie et Mivart. *Proceed. of the zool. Soc.*, 1865, p. 341 et 1866, p. 405.

du petit doigt. En 1881, j'ai disséqué les avant-bras d'une femme dont l'extenseur propre du petit doigt avait quatre tendons dont deux se rendaient au 3e doigt, un au quatrième et un, au cinquième. M. Chudzinski a fait mention postérieurement d'un vice de conformation identique.

Anatomie comparée. — Dans le *fœtus de gibbon* l'extenseur propre du petit doigt s'insère au cubitus (Deniker).

Dans les *orangs* de Church, de Testut et de Hepburn, le *Cynocéphale maïmon* de Bischoff et le *Cynocéphale Anubis* de Champneys, le muscle dont il s'agit avait un double tendon pour les deux doigts externes. Il en est également ainsi dans l'*Oryctérope du Cap* [1] (Humphry, Cuvier), l'*Hyrax du Cap* (Murie et Mivart), le *phoque* (Duvernoy), le *tapir* (Lesbre), les *Marsupiaux*, les *Rongeurs*, etc.

Dans le *lapin*, l'*extenseur latéral* (extenseur propre du petit doigt en anthropotomie) est représenté par deux muscles distincts que l'on pourrait décrire sous les noms d'*extenseur propre du petit doigt* et d'*extenseur propre de l'annulaire*.

Dans la plupart des *Carnivores digitigrades* l'extenseur latéral est simple, de corps charnu, mais son tendon donne trois branches — au petit doigt, à l'annulaire et au médius — qui se confondent avec celles de l'extenseur commun destinées aux mêmes doigts.

L'extenseur latéral des *Ruminants*, appelé *extenseur propre du doigt externe* est simple, il est vrai, mais le doigt externe des *Didactyles* répond, on le sait, à l'annulaire. Au surplus, chez les animaux de cet ordre qui possèdent des doigts rudimentaires, jouissant de mouvements propres, tels que les *Cerfs*, les *Chevrotains*, l'extenseur latéral fournit aux deux doigts externes.

De ces faits se dégagent les conclusions irréfutables suivantes que nous empruntons à M. Lesbre :

« Quand on considère la disposition des deux muscles : extenseur commun des doigts et extenseur propre du petit doigt, dans la série des *Mammifères*, on constate que ni l'un ni l'autre ne justifie son nom dans tous les cas, l'extenseur commun n'étant plus commun quand il n'y a qu'un seul doigt à la main et l'extenseur propre devenant souvent commun à deux ou à un plus grand nombre de doigts.

---

[1] Il n'avait qu'un tendon dans l'*Oryctérope du Cap* disséqué par M. Galton.

« Il vaudrait mieux dire certainement : extenseur digité principal (*extensor digitalis principalis*) et extenseur digité latéral (*extensor digitalis lateralis*[1].* » (Pour détails complémentaires voy. *M. manieux.*)

EXTENSEUR PROPRE DE L'INDEX

Syn. : *Cubito-sus-phalangettien* (Chaussier) ; *Abducens indicem* (Spigel). *Extensor indicis proprius* (N. a.) ; *Extensor indicis ; Indicatorius : Indicator*. Ce muscle, plus ou moins confondu avec le long extenseur du pouce, est décrit en anatomie vétérinaire sous le nom d'*Extenseur propre du pouce et de l'index.*

Absence. — L'absence totale de l'extenseur propre de l'index a été mentionnée par Cheselden, Moser[2], Luschka[3], Macalister et Chudzinski. L'extenseur propre de l'index est quelquefois remplacé par le *manieux de l'index* (voy. ce muscle).

Anatomie comparée. — Le vieux dicton : « Les *Singes* ne peuvent indiquer un objet du doigt (*not apes can point*) » est-il vrai? M. Testut a-t-il raison de prétendre que « l'indépendance anatomique de l'extenseur propre de l'index doit être considérée comme une disposition caractéristique de l'espèce humaine[4] »? Non. L'extenseur propre de l'index était semblable à celui de l'homme dans les *chimpanzés* de Champneys, de Rolleston, de Duvernoy, d'Alix et Gratiolet, de Wilder, de Broca[5] et de M. Testut lui-même. On a dit, il est certain, qu'il faisait défaut chez le *chimpanzé* de Vrolik, c'est une erreur. Chez le *chimpanzé* de Vrolik il était fusionné avec l'extenseur commun qui fournissait deux tendons à l'indicateur.

« Chez le *gorille*, a écrit le professeur Hartmann[6], il n'y a pas de muscle extenseur spécial de l'index ou lorsqu'il en existe parfois un, il est très faiblement développé. Il est, au contraire, nettement marqué dans l'*Hylobates albimanus.* »

Il était pourtant identique à celui de l'homme dans les *gorilles*

[1] Lesbre. *Loc. cit.*, p. 123.
[2] Moser. *Meckel's arch.*, t. VIII, p. 225.
[3] Luschka. *Anat. des Menschen*, t. V.
[4] Testut. *Trait. des anom. musc.*, p. 550.
[5] Broca. *Bullet. de la Soc. d'anthropologie de Paris*, t. IX, p. 321.
[6] Hartmann. *Loc. cit.*, p. 130.

adultes de Duvernoy et de Hepburn et dans le *fœtus de gorille* du docteur Deniker.

ANATOMIE COMPARÉE. — Dans tous les *Mammifères domestiques*, le long extenseur du pouce et l'extenseur propre de l'index confondent leurs corps charnus ; aussi ne distingue-t-on en anatomie vétérinaire qu'un extenseur propre du pouce et de l'index, encore est-il très atrophié (pour de plus amples détails, voyez plus loin *extenseur commun du pouce et de l'index*).

Variations de structure. — Il est quelquefois très grêle ou remplacé entièrement par du tissu fibreux. Rosenmuller a disséqué un extenseur propre de l'index dont le tendon était interrompu par un renflement charnu [1].

Variations des insertions. — J'ai vu plusieurs fois, ainsi que M. Macalister, le tendon de l'extenseur propre de l'index s'insérer sur la face dorsale du métacarpe.

Dédoublement du muscle. — On a noté le dédoublement de la masse charnue seule (Theile), du tendon seul et de tout le muscle (Albinus, Heymann, Wood, Macalister, Curnow, Testut, Leidy, etc.). Dans un cas observé par Gantzer, l'extenseur propre de l'index supplémentaire provenait du radius. Chez le *coaïta* le muscle en question naît du radius et chez le *murin* du radius et du cubitus.

Tendons surnuméraires pour le médius et l'annulaire. — L'extenseur propre de l'index fournit parfois un tendon au médius (*M. extensor indicis et medii digiti* des anatomistes étrangers) ou un tendon au médius et à l'annulaire (cas de Meckel). Le *M. extensor medii digiti* de Wood est constitué par le faisceau différencié de l'extenseur propre de l'index qui meut le médius (voy. *M. extenseur propre du médius*). Je possède des moulages de ces diverses malformations pris par mes élèves, MM. Bougrier et Servant. Le professeur Humphry a fait mention d'un extenseur propre de l'index qui se terminait par trois tendons : deux internes pour l'index et un externe pour le médius.

ANATOMIE COMPARÉE. — L'extenseur propre de l'index se terminait par

[1] Rosenmuller. *De variet. muscul.*, p. 6.

deux tendons, l'un pour l'index, l'autre pour le médius chez les *chimpanzés* des professeurs Hartmann, Humphry et Macalister, et par deux tendons, l'un pour l'index, l'autre pour l'annulaire chez le *chimpanzé* du docteur Hepburn.

Dans les *orangs* de Duvernoy, de Bischoff, de Testut, de Langer [1], de Hepburn, le muscle dont il s'agit donnait aussi un tendon au médius.

L'extenseur commun profond du *gibbon*, qui peut être considéré comme l'homologue de l'extenseur propre de l'index de l'homme, se rend aux 2e, 3e et 4e doigts (Bischoff, Hepburn) ou aux quatre derniers doigts (Deniker).

Un seul muscle pour l'index et le médius a encore été signalé dans le *Cynocéphale Anubis* par Champneys, dans le *Cynocéphale maïmon*, le *Macaque cynomolge*, le *Pithecia hirsuta* par Bischoff, les *Makis* et les *Loris* par Meckel, etc.

Connexions plus intimes avec les muscles voisins. — *A*). Avec le long extenseur du pouce. Koster [2] a noté la présence d'une lame aponévrotique entre le long extenseur du pouce et l'extenseur propre de l'index. D'après Koster et Leisering une aponévrose semblable existerait chez le *chien*.

B). Avec l'extenseur commun des doigts (voy. ce muscle).

COURT EXTENSEUR DU POUCE

Syn. : *Partie du premier extenseur du pouce* (Winslow) ; *Petit extenseur du pouce* (Bichat) ; *Cubito-sus-phalangien du pouce* (Chaussier) ; *Radio-sus-phalangien* (Dumas) ; *Extensor pollicis brevis* (N. a.) ; *Extensor pollicis minor; Extensor primi internodii pollicis; Second pollical extensor* (Leidy). Ce muscle, plus ou moins confondu avec le long abducteur du pouce, est décrit en anatomie vétérinaire sous le nom d'*Extenseur oblique du métacarpe*.

Absence. — Elle a été signalée par Sœmmerring, Moser, Macalister, Leidy, Wood [3], Chudzinski.

Anatomie comparée. — Le court extenseur du pouce faisait défaut chez les *gorilles* disséqués par Hartmann, Huxley, Bischoff, Macalister

[1] Langer. *Sitzungberichte de l'Acad. de Vienne,* t. LXXIX, 3e divis., 1879, p. 6.
[2] Koster. *Arch. Néel. des sciences exactes et naturelles.* Harlem, 1879, p. 320.
[3] Chez 1 sujet sur 36, en 1867, et chez 3 sujets sur 36 également, en 1868, soit, en tout, chez 4 sujets sur 72.

et le *fœtus de gorille* disséqué par M. Deniker. Il ne faudrait pas en induire toutefois qu'on ne le rencontre jamais dans le *gorille*, ni dans les autres *Anthropoïdes*. Il était présent et bien différencié dans les *gorilles* de Duvernoy et de Chapman, le *Gibbon cendré* de Bischoff, le *fœtus de gibbon* de Deniker et le *chimpanzé* de Rolleston.

Dédoublement du muscle. — Ce dédoublement peut porter sur tout le muscle (cas du professeur Macalister) ou seulement sur son tendon terminal (cas de Böhmer[1]).

Variations des insertions. — Le tendon terminal du court extenseur du pouce, confondu avec le tendon du long extenseur ou indépendant de ce dernier, peut aller se fixer à la base de la phalange onguéale du pouce (Sœmmerring, Wood, Macalister, 2 cas personnels).

Faisceaux surnuméraires et connexions plus intimes avec les muscles voisins. — Dans 2 sujets sur 85 dont 59 hommes et 26 femmes, j'ai vu, des deux côtés, le tendon du court extenseur ayant ses insertions normales, détacher une languette à la base du premier métacarpien. Sur une femme disséquée, en 1894, par mon prosecteur, M. J. Thomas, cette languette provenait du tendon du court extenseur fixé à la base de la phalange onguéale du pouce. Ces diverses malformations ont été observées également par MM. Chudzinski et Testut.

Le long abducteur et le court extenseur du pouce peuvent être confondus en partie ou en totalité. Quand ils forment un corps charnu unique, ce corps charnu se termine par deux tendons dont l'un se fixe à la base du premier métacarpien et l'autre à la base de la première phalange ou par un tendon simple qui s'attache au premier métacarpien en envoyant une expansion aponévrotique vers la première phalange. M. Macalister a vu le court extenseur du pouce se fixer à la première phalange, après avoir reçu une portion du tendon du long abducteur. M. Frœlich a disséqué un faisceau semi-charnu, semi-tendineux, qui allait renforcer le long abducteur du pouce[2]. M. Kelly a signalé une malformation analogue.

En fait, les cas d'absence du court extenseur du pouce et les cas d'absence du long abducteur du pouce qui ont été notés jusqu'ici ne

---

[1] Böhmer. *Loc. cit.*, VIII.
[2] Frœlich, *in* Prenant, *loc. cit.*, p. 5.

sont que des cas de fusion de ces deux muscles, que des cas d'absorption de l'un par l'autre.

Anatomie comparée. « Si, dit M. Hepburn, dans chacun des quatre *Anthropoïdes* que j'ai disséqués le corps charnu du court extenseur propre du pouce, même quand il était fusionné avec le long abducteur, était facilement reconnaissable, en raison de ses attaches au radius, au-dessus de ce dernier muscle, l'insertion tendineuse prêtait à la discussion. Dans mon *gibbon*, mon *orang* et mon *chimpanzé* il était, en effet, attaché à la base du premier métacarpien, et dans mon *gorille* à la base du premier métacarpien et à la base de la première phalange du pouce. Mais parce que chez trois de mes *Anthropoïdes*, le court extenseur du pouce n'aboutissait pas à la première phalange du pouce, ce n'est pas, à mon avis, un motif pour dire qu'il n'existait pas chez ceux-ci. Il faut dire qu'il a subi chez eux un arrêt de développement, et son mode de conformation chez le *gorille* en fait foi [1]. » C'est la thèse que j'ai soutenue plus haut pour l'homme.

Le court extenseur et le long abducteur du pouce du *fœtus de gibbon* de M. Deniker ne formaient qu'un muscle pourvu de deux branches dont l'une s'attachait à la base du premier métacarpien et l'autre à la base de la première phalange. Dans le *Mandrilla leuco-phœa* les deux muscles sont inséparables (Pagenstecher) [2].

Dans tous les *Mammifères domestiques* ils sont fusionnés également en un organe plus ou moins atrophié, dont le tendon s'arrête sur le côté interne de l'extrémité proximale du métacarpien du pouce ou, à défaut de celui-ci, du métacarpien le plus interne. C'est l'*extenseur oblique du métacarpe* que les vétérinaires allemands regardent, à l'imitation de Cuvier, comme répondant seulement au long abducteur du pouce ; « mais il est bien d'essence double, observe M. Lesbre [3], car dans le *lapin* son corps charnu se divise facilement en deux portions, et d'autre part, j'ai vu plus d'une fois chez le *chien*, son tendon lancer une petite languette jusqu'à la première phalange du pouce ».

Dans les *Solipèdes*, le *porc*, le métacarpien du pouce faisant défaut, l'extenseur oblique du métacarpe gagne le métacarpien de l'index.

Dans le *bœuf*, le *mouton*, la *chèvre*, le *dromadaire*, le métacarpien

---

[1] Hepburn. *Loc. cit. suprà*, p. 167, part. 2.
[2] Pagenstecher. *Ein Vergleich d. Musk. des Drill mit der des Menschen.* Francfort, 1867.
[3] Lesbre. *Loc. cit.*, p. 124.

de l'index étant lui-même réduit à l'état styloïde, l'insertion se fait sur le côté interne de l'os du canon, résultant de la soudure des 3ᵉ et 4ᵉ métacarpiens.

LONG EXTENSEUR DU POUCE

Syn. : *Cubito-sus-phalangettien du pouce* (Chaussier); *Extensor pollicis longus* (N. a.); *Extensor secundi internodii pollicis; Extensor pollicis major; Third pollical extensor* (Leidy).

Duplicité. — Le long extenseur du pouce, comme le court extenseur du pouce, l'extenseur propre de l'index, le long abducteur du pouce, peut être formé par deux corps charnus indépendants jusqu'à leur terminaison ou par un corps charnu unique auquel succèdent deux tendons.

Variations de volume. — Moser a trouvé le muscle dont il s'agit très développé chez un sujet qui ne possédait pas un court extenseur du pouce[1].

Faisceaux surnuméraires. — Son tendon envoie assez souvent une languette à la base de la première phalange du pouce. Dans un cas observé par Böhmer (*loc. cit.*, p. 8) il avait quatre tendons : deux pour la phalange onguéale du pouce et deux pour le ligament annulaire du carpe.

Chez une idiote disséquée par Carver, il était représenté par un corps charnu indivis pourvu d'un seul tendon auquel succédaient trois faisceaux musculaires dont l'un se portait sur la première phalange du pouce, l'autre sur la 2ᵉ phalange, le troisième sur le scaphoïde[2].

Anatomie comparée. — Le tendon du long extenseur du pouce du *chimpanzé* disséqué par M. Champneys fournissait une expansion tendineuse à la première phalange du pouce. Dans le *gibbon*, l'*orang* et le *chimpanzé* du docteur Hepburn le long extenseur du pouce, suppléant le court extenseur inséré à la base du premier métacarpien, envoyait une languette fibreuse à la base de la première phalange.

Le long extenseur du pouce tend à s'effacer dans les *Quadrupèdes*

[1] Moser. *Meckel's arch.*, vol. VII, p. 125.
[2] Carver. *Journ. of anat. and phys.*, vol. III, p. 260.

à mesure que le pouce devient plus rudimentaire. Mais il ne disparaît pas complètement et ses vestiges de plus en plus amoindris se retrouvent dans les différentes espèces. La persistance de ce muscle, quelque réduit qu'il soit, concourt à démontrer l'existence virtuelle du pouce chez les animaux qui semblent en être dépourvus.

Il est terminé par un tendon grêle aboutissant : au pouce chez les *Carnassiers* et les *Rongeurs*, à la branche tendineuse de l'extenseur commun pour le 4e doigt dans le *porc*, et simplement au tendon de l'extenseur commun chez les *Ruminants* et les *Chevaux*.

D'après M. Cunningham, il aurait trois tendons dans les *Marsupiaux*.

Connexions plus intimes avec les muscles voisins.

A). Avec l'extenseur commun des doigts (voy. ce muscle);

B). Avec l'extenseur propre de l'index (voy. ce muscle et *Muscle extenseur de l'index et du pouce*);

C). Avec le court extenseur du pouce (voy. ce muscle);

D). Avec le long abducteur du pouce (voy. le muscle suivant).

LONG ABDUCTEUR DU POUCE

Syn. : *Grand abducteur du pouce* (Bichat) ; *Cubito-sus-métacarpien du pouce* (Chaussier) ; *Cubito-radio-sus-métacarpien* (Dumas) ; *Abductor pollicis longus* (N. a.) ; *Extensor méta-carpi pollicis* ; *First pollical extensor* (Leidy).

Absence. — Elle est la conséquence, je viens de le dire, de la fusion du long abducteur et du court extenseur du pouce.

Segmentation du muscle. — Comme les autres muscles de l'avant-bras, le long abducteur du pouce peut être formé par deux faisceaux différenciés depuis leur origine jusqu'à leur terminaison ou par un corps charnu unique terminé par un double tendon ayant les insertions du tendon indivis normal. En plus de ces cas on a signalé encore :

I. L'attache d'une des branches du tendon dédoublé sur le ligament annulaire du carpe (Macalister) ;

II. L'attache d'une des branches du tendon dédoublé sur l'un ou l'autre des muscles de l'éminence thénar (Macalister, Wood, Bellamy, Curnow) ;

III. L'attache d'une des branches du tendon dédoublé sur le trapèze. C'est la plus commune des anomalies du long abducteur.

M. Morestin a vu le muscle en cause terminé par un double tendon et renforcé par un faisceau charnu venant de l'avant-bras [1].

Il est beaucoup plus rare de rencontrer un long abducteur du pouce pourvu de trois ou quatre tendons ou formé par trois ou quatre corps distincts. Voici les quelques malformations de ce genre relatées par Wood, Macalister, Testut et celles que j'ai vues :

Trois tendons : deux pour le 1er métacarpien et un pour le trapèze (Macalister, 1 cas personnel).

Trois tendons : un pour le 1er métacarpien, un pour le trapèze, un pour l'opposant du pouce (Macalister).

Trois tendons : un pour le 1er métacarpien, un pour le trapèze, un pour le court fléchisseur du pouce (Macalister, Wood).

Trois tendons : un pour le 1er métacarpien, un pour le trapèze, un pour le court abducteur du pouce (1 cas personnel).

Trois tendons : un pour le 1er métacarpien et deux pour le trapèze (1 cas personnel).

Quatre tendons : un pour le 1er métacarpien, un pour le trapèze et deux pour les muscles de l'éminence thénar (Testut).

Quatre tendons : deux pour le 1er métacarpien, un pour le court abducteur, un pour le court extenseur du pouce (Testut).

Deux corps : un interne terminé par un tendon inséré sur le 1er métacarpien, un externe terminé par deux tendons insérés l'un sur le 1er métacarpien, l'autre sur l'opposant du pouce (1 cas personnel).

Trois corps : un terminé par un tendon inséré sur le trapèze et deux terminés chacun par un tendon inséré sur le 1er métacarpien (Testut).

Ces anomalies devant être interprétées avec celles du court abducteur du pouce, je me bornerai à dire ici que la malformation la plus commune du long abducteur du pouce, celle qui consiste dans son insertion au trapèze au moyen d'un tendon surnuméraire, rapproche absolument la main de l'homme de celle des *Singes*.

[1] Morestin. *Bullet. de la Soc. anat.*, 1896, p. 34.

MUSCLES SURNUMÉRAIRES

Court radial antérieur.

Syn. : *Radio-carpien* (Fano) ; *Tibial postérieur de l'avant-bras* (Richard) ; *Radialis internus brevis vel minor* (Gruber) ; *Flexor carpi radialis brevis vel profundus* (Wood) ; *Radio-palmaire* ; *M. tenseur de la gaine du fléchisseur commun des doigts* (Testut) ; *Radio-epitrochléo-carpus* (Calori) ; *Radio-phalangien* (Bédart) ; *Accessoire du grand palmaire* (Colson) ; *Radio-metacarpus* ; *Radio-carpo-metacarpus*, etc.

Comme les autres organes qui ne se rencontrent chez l'homme qu'à titre d'exception, le radial antérieur se dévoile à nos yeux sous des aspects fort divers. C'est tantôt la timide ébauche d'un muscle à sa naissance, tantôt un muscle solide de structure qui nous fait voir ce qu'il peut devenir dans le cours du développement.

Insertions. — Les insertions supérieures ont pour siège soit la face externe, soit la face antérieure, soit le bord antérieur du radius, dans sa moitié inférieure ou dans son tiers inférieur; mais des fibres charnues naissant du rond pronateur, de l'aponévrose antibrachiale, du fléchisseur propre du pouce, du ligament interosseux, du cubitus ou de l'épitrochlée viennent parfois grossir la masse du court radial antérieur, le transformer en un muscle biceps. C'est à tort que Gruber a prétendu que le court radial antérieur se détachait toujours de la face externe de l'os externe de l'avant-bras. Je possède un moulage dans lequel on voit nettement ce muscle se détacher de la face antérieure du radius, immédiatement au-dessus du rond pronateur et en dehors du long fléchisseur propre du pouce. Des cas analogues ont été signalés par Wood, Macalister, Testut, Sebileau et Baudoin, Cuyer, etc.

L'extension, au-dessous du fléchisseur sublime, du court radial antérieur jusqu'à la ligne oblique de la face antérieure du radius a même été observée par M. Macalister et par moi (à droite et à gauche, chez une femme).

Les insertions inférieures ont lieu, d'après Gruber, soit sur le carpe, soit sur le métacarpe ou à la fois sur le carpe et le métacarpe. De là pour Gruber trois variétés du *radialis internus brevis* : le *radio-carpus*, le *radio-metacarpus* et le *radio-carpo-metacarpus* (Gruber,

Mélanges biologiques, t. VI, liv. IV, 1868, p. 493 et t. VII, liv. IV, p. 439, 1870. — *Bullet. de l'Acad. Imp. de Saint-Pétersbourg*, t. XV, p. 243). Les insertions métacarpiennes peuvent se faire aux différents métacarpiens, sauf au premier et au dernier, et les insertions carpiennes au ligament annulaire du carpe, à la gaine du grand palmaire, à la gaine du fléchisseur commun des doigts, au ligament externe et antérieur du poignet, au scaphoïde, au trapèze, au trapézoïde, au grand os, à l'aponévrose qui recouvre les muscles de l'éminence thénar. M. le docteur Bédart, de Toulouse, a décrit « un muscle *radio-phalangien* s'insérant en haut à la membrane interosseuse et au tiers supéro-interne du radius, le long du fléchisseur propre du pouce, muscle à corps fusiforme, d'où se détachait au milieu de l'avant-bras, un tendon qui, arrivé avec celui du fléchisseur du pouce au-dessous du ligament du carpe, se chargeait de fibres musculaires et se fixait sur le tiers externe de la première phalange de l'index [1] ». Ce muscle est singulier. Est-il une dépendance du fléchisseur profond des doigts? Son renforcement par un premier lombrical l'indique. Un détail anatomique le rapproche pourtant du court radial antérieur : il est, comme le court radial antérieur et le rond pronateur, « innervé par le nerf interosseux, et nourri par une branche de l'artère interosseuse ».

Variétés. — En se basant sur les insertions du court radial antérieur, on peut classer toutes les variétés de ce muscle en deux groupes, le premier comprenant les variétés d'insertion distale, le second les variétés d'insertion proximale.

Dans le premier on peut ranger le type *radio-phalangien*, le type *radio-palmaire*, le type *radio-carpien*, le type *radio-métacarpien*, le type *radio-carpo-métacarpien*, etc. Je n'insiste pas sur le type *radio-phalangien* qui est discutable. Dans le type *radio-palmaire* le muscle prend son attache inférieure sur le ligament annulaire du carpe — le petit palmaire étant présent (Wood et Macalister) ou absent (Theile) [2] — ou sur le ligament annulaire du carpe et l'aponévrose palmaire (Frœlich) [3] ou sur la paroi fibreuse du canal du grand palmaire ou sur l'aponévrose qui recouvre les muscles de l'éminence thénar (Sebileau et

<hr>

[1] Bédart. Quelques cas rares d'anomalies musculaires observés à Toulouse au laboratoire d'anat. *Bullet. de la Soc. d'anthrop. de Paris*, mai 1892, p. 377.

[2] Theile. *Muskellehre*, trad. Jourdain, p. 237.

[3] Frœlich. *Bullet. de la Soc. des sciences de Nancy*, 1891, et tirage à part, p. 11.

Baudoin) [1], ou sur la gaine synoviale du fléchisseur commun des doigts (Macalister [2], Testut [3]), ou sur la face antérieure de la portion antéro-externe de l'articulation du poignet. J'ai noté ce mode de conformation, des deux côtés, chez une jeune fille. Dans ce cas, le court radial antérieur provenait de la face externe du radius à 4 centimètres au-dessus du bord antérieur du rond pronateur et était entièrement charnu.

Le *radio-palmaire* est d'ordinaire charnu dans toute son étendue ou à l'une de ses extrémités, mais il peut être représenté seulement par une membrane fibreuse (Gruber [4], Testut [5]).

Le type *radio-carpien* est celui qu'on rencontre le plus fréquemment. Le tendon terminal y est en rapport avec la partie du carpe représentée par les osselets scaphoïde, trapèze, trapézoïde et grand os; il est toutefois exceptionnel de ne le voir se fixer qu'à l'un d'entre eux (cas de Fano, de Theile et de Testut).

Le plus souvent deux osselets se prêtent à cette attache. Ce sont d'habitude le scaphoïde et le grand os (Gruber), le trapèze et le grand os (Luschka, Gruber), le trapézoïde et le grand os (Colson), le trapèze et le trapézoïde (Calori), le scaphoïde et le trapézoïde (1 cas observé, en février 1896, par un de mes élèves, M. Vialle, sur les deux bras d'un ataxique).

Une triple insertion sur le trapèze, le scaphoïde et le grand os a été mentionnée par Gruber, sur le scaphoïde, le trapézoïde et le trapèze par Bédart, sur le scaphoïde, le trapèze et la seconde rangée des os du carpe par Richard.

Dans le type *radio-métacarpien* le tractus musculeux dont il s'agit se termine tantôt à la base du deuxième métacarpien (Wood, Nordlung, Knott, Gruber, Cuyer [6]), tantôt à la base du troisième (Macalister), tantôt à la base du quatrième (1 cas observé par moi sur la main droite d'une fillette), tantôt à la fois à la base du second et à celle du troisième (Sebileau et Baudoin).

[1] Sebileau et Baudoin. *Bullet. de la Soc. anat. de Paris*, mars 1888, p. 246.
[2] Macalister. Communication écrite.
[3] Testut. *Trait. des anom. muscul.*, p. 508.
[4] Gruber. *Bulletins de l'Acad. Imp. de Saint-Pétersbourg. Ein musc. radialis internus brevis substituirender Sehnenstreifen*, t. XVII, p. 382.
[5] Testut. *Loc. cit. suprà*, p. 501.
[6] Cuyer. *Anomalies osseuses et musculaires. Bullet de la Soc. d'anthrop.*, juillet 1890, et tirage à part, p. 7.

En combinant les insertions inférieures des deux derniers types on arrive à la constitution d'un *radio-carpo-métacarpien*. Plusieurs anatomistes ont vu ce faisceau anormal. Il aboutissait au trapèze et au deuxième métacarpien dans les cas de Gruber, de Testut, au scaphoïde et au deuxième métacarpien dans un cas de Friedlowsky, au grand os et au troisième métacarpien dans les cas de Wood et de Nordlung, au trapézoïde et aux troisième et quatrième métacarpiens dans un cas de Sebileau et Baudoin.

Une anomalie très complexe dans laquelle les types *radio-palmaire*, *radio-carpien* et *radio-métacarpien* étaient mélangés a été décrit par T. Zaaijer dans les *Archives Néerlandaises des sciences naturelles* (1872, p. 453). Le tendon inférieur était subdivisé en trois faisceaux dont l'un était uni au ligament annulaire antérieur du carpe, le second, au trapèze, et le troisième à la base des deuxième, troisième et quatrième métacarpiens.

J'arrive au deuxième groupe renfermant les variétés d'insertion supérieure. J'ai avancé précédemment qu'il existait parfois un faisceau allant rejoindre le cubitus. Tantôt, ce faisceau n'atteint pas le cubitus, s'arrête sur le rond pronateur, le fléchisseur propre du pouce, l'aponévrose antibrachiale; tantôt, au contraire, il remonte jusqu'à l'épitrochlée.

Il y a donc encore ici trois types nouveaux : le *radio-cubito-carpien*, le *radio-brachio-carpien* et le *radio-épitrochléo-carpien*. Les deux premiers ont été rencontrés par Macalister [1], Gruber [2], Cuyer [3], Baudoin et Sebileau, Zaaijer, Calori, Morestin [4]. Le dernier a été décrit deux fois : par Luigi Calori [5] d'abord, par Gruber ensuite. Dans le cas relaté par Gruber le chef cubital était même beaucoup plus marqué que le chef radial.

Quand aucun faisceau ne vient le renforcer, le radio-carpien se présente sous l'aspect d'un muscle penniforme dont les fibres convergent vers une intersection aponévrotique médiane qui se termine en bas par un tendon arrondi, simple, bifide ou trifide qui passe sous le ligament annulaire du carpe dans la gaine du grand palmaire. Il est en général, aplati, triangulaire à base supérieure. Mais il peut être

---

[1] Macalister. *Loc. cit. suprà.*

[2] Gruber. *Bullet. de l'Académie de Saint-Pétersbourg*, 1871, vol. 368.

[3] Cuyer. *Bullet. de la Soc. d'anth. de Paris*, 1893, p. 467.

[4] Morestin. *Bulletin de la Soc. anat.*, février 1896, fasc. V, p. 144.

[5] Luigi Calori. *Memorie della Accademia delle scienze dell' instituto di Bologna*, cit.

aussi cylindrique, fusiforme, digastrique, on l'a même vu tendineux en haut et charnu en bas. Il est situé en avant du rond pronateur, en dehors du long fléchisseur propre du pouce et au-dessous du grand palmaire qu'il longe ou qu'il croise à angle aigu.

Fréquence. — Pour pouvoir apprécier la fréquence d'apparition du *radialis internus brevis* il faut avoir recours aux statistiques des professeurs Wood et Macalister. Wood l'a trouvé 8 fois sur 106 sujets (4 fois sur 34 en 1866 ; 2 fois sur 36 en 1867 et 2 fois encore sur 36 en 1868), ce qui donne une échelle de fréquence de 1 sur 13,3, tandis que son collègue de l'Université de Cambridge ne l'a découvert que 7 fois sur 177 sujets (2 fois sur 53 en 1886, 1 fois sur 60 en 1867 et 4 fois sur 64 en 1868), ce qui donne une échelle de fréquence de 1 sur 23,5.

Je l'ai rencontré 2 fois (1 fois à droite chez l'homme, 1 fois des deux côtés chez la femme) sur 48 sujets dont 29 hommes et 19 femmes en 1894 ; 3 fois (2 fois chez la femme, 1 fois à droite, 1 fois à gauche et 1 fois des deux côtés chez l'homme) sur 70 sujets dont 48 femmes et 22 hommes en 1895 et 2 fois (des 2 côtés chez 2 hommes), sur 52 sujets dont 36 hommes et 16 femmes, en 1896 ; soit, en tout, 7 fois sur 170 sujets.

Si on réunit toutes ces statistiques, on arrive à un total de 22 cas sur 453 sujets, soit approximativement de 1 cas sur 20 sujets.

Action. — L'action physiologique du court radial antérieur doit varier avec l'étendue de ses insertions et principalement de ses insertions supérieures. Si ces insertions supérieures sont uniquement radiales, la flexion de la main sur l'avant-bras sera seule produite par sa contraction ; mais si des faisceaux cubitaux viennent grossir le muscle, un certain degré de pronation s'ajoutera à la flexion, surtout si ces faisceaux naissent assez bas.

Un fait digne de remarque c'est que l'apparition du muscle en cause jette souvent un trouble dans la disposition classique du rond pronateur. Sa masse générale peut être réduite soit du côté supérieur soit du côté inférieur. Dans certaines observations relatives au muscle radio-carpien publiées par Gruber, Colson, Cuyer, etc., il est indiqué que la partie inférieure du carré pronateur, détachée de celui-ci allait se fixer à un osselet du carpe. C'est ce faisceau que W. Gruber a appelé « *fasciculus aberrans pronator quadrati* ». Zaaijer, dans un cas auquel j'ai déjà fait illusion, a noté l'union sur une longueur d'un centimètre du *radialis internus brevis* avec la partie inférieure du carré pronateur.

L. Calori a fait mention d'un muscle radio-cubito-carpien dont le chef cubital, après avoir absorbé la partie supérieure du carré pronateur, envoyait directement quelques fibres vers le radius.

Ces connexions entre le court radial antérieur et le carré pronateur semblent être très intimes, car ils possèdent une innervation et une vascularisation commune. C'est le nerf et les vaisseaux interosseux qui en sont chargés.

Historique. — En 1868, dans les *Proceedings of the royal Irish Academy*, le professeur Macalister a revendiqué en ces termes, en faveur de Fano, l'honneur de la découverte du court radial antérieur : « Le *radio-carpus* est un muscle sur lequel l'attention a été grandement attirée durant ces derniers temps. Il a été décrit pour la première fois par M. Fano (*Bulletins de la Société anatomique de Paris*, novembre 1851, p. 375) et ensuite par le professeur Wenzel Gruber, de Saint-Pétersbourg (*Bulletins de l'Académie des sciences*, Saint-Pétersbourg, 1859, n° XXVIII, p. 439 ; *Mélanges biologiques*, t. III, liv. II, 1859, p. 184, fig. 1 et 2). Plus récemment encore il a été signalé par M. Wood (*Proc. Roy. Soc.* 1866-7-8 et *Journal of Anat. and phys.*, vol. I, p. 55) et le professeur Zaaijer (*Nederlansch Tijdschrift matisch-Naturwissen.* Classe d. K. Akad ; Bd. 59, 1st Abth. Wien, 1869, p. 533). Il a été vu aussi par le professeur Theile, de Weimar (*Jahrbucher Schmidt*, vol. CIV, p. 155).

« M. Wood a appelé ce muscle *flexor carpi radialis brevis vel profundus* et le professeur Gruber *radialis internus brevis vel minor*; mais le nom que Fano lui a donné a la priorité. »

Je n'aurais rien à ajouter à cet exposé historique si j'y voyais figurer le nom d'Adolphe Richard. Adolphe Richard a fait paraître en effet, en 1852, dans les *Annales des sciences naturelles de Paris* (partie zoologique), un mémoire *sur la Myologie comparée du membre supérieur* dans lequel est décrit minutieusement un muscle que l'ancien prosecteur de la Faculté de médecine de Paris désigne sous le nom de *tibial postérieur de l'avant-bras* et qui n'est rien autre que le *radialis internus brevis* de Gruber.

En somme, l'honneur de la découverte du court radial antérieur revient à Fano d'abord, à Richard ensuite. Il a été rencontré ultérieurement par Gruber, Wood, Zaaijer, Theile, Macalister, Luschka, Calori,

Nordlung[1], Knott[2], Bédart, Sebileau et Baudoin, Cuyer, Colson, Testut, etc.

Dénomination. — Quelle dénomination convenait-il de réserver aux diverses variétés de faisceaux musculaires que nous venons d'étudier et que l'on peut, en définitive, classer dans une même catégorie? Fallait-il continuer, comme le font quelques auteurs, à les désigner, d'après leurs insertions, en radio-carpien, radio-cubito-carpien, radio-carpo-métacarpien, radio-épitrochléo-carpien, etc.? Cela nous eût mené à des noms interminables, car aucune considération anatomique ne semble exclure la possibilité d'un radio-cubito-carpo-métacarpien ou même d'un huméro-radio-cubito-carpo-métacarpien, quoiqu'aucune relation concernant de pareils organes n'ait été faite jusqu'à ce jour. Cette terminologie n'eût possédé, à côté de sérieux inconvénients, que le mérite de donner une idée générale des différentes anomalies. C'est pour ce motif qu'il valait mieux recourir à une autre appellation. Celle de Wood : *flexor carpi radialis brevis* et celle de Gruber : *radialis internus brevis*, ne sauraient s'appliquer toujours. Au-dessous des radiaux ou entre les radiaux, il y a parfois, en effet, des faisceaux musculaires auxquels le qualificatif de Gruber serait applicable. D'autre part, le radio-métacarpien n'est pas un muscle fléchisseur du carpe et ne saurait être dénommé *flexor carpi radialis*. C'est pourquoi j'ai préféré la dénomination de court radial antérieur, qui ne préjuge rien ni des insertions, ni des fonctions, ni de l'origine des lames anormales contractiles en question.

Signification. — A. Richard considère le court radial antérieur comme l'homologue à l'avant-bras du tibial postérieur et l'a appelé, pour cette raison, tibial postérieur de l'avant-bras. Il est évident que les insertions, la situation, la direction, la structure même des deux muscles permettent ce rapprochement.

Tous les anatomistes font du court radial antérieur une dépendance du grand palmaire « *un grand palmaire accessoire* ». Le mode d'innervation et de vascularisation de ce muscle autoriserait plutôt à le rattacher au carré pronateur.

Wood va rechercher dans la musculature des *Monotrèmes*, de

[1] Nordlung. *Muskel anomalien* : Upsala. *Lakarefören Forh.* Bd, III, 1877. S. 160.
[2] Knott. *Journ. of anat. and phys.*, 1880, t. XV, p. 139.

l'échidné (*Echidna hystrix*) et de l'*ornithorynque* (*Ornithoryncus paradoxus*) l'équivalent du court radial antérieur. C'est descendre bien bas dans l'échelle-animale.

Il est cependant digne d'intérêt de noter que dans cet ordre le grand palmaire naît, au dire de Wood, à la fois du radius et de l'épitrochlée par deux faisceaux séparés qui, après s'être fusionnés, viennent se terminer par une lame aponévrotique sur le trapèze et les trois premiers métacarpiens.

Pour moi, le court radial antérieur rentre, non dans le cadre des anomalies régressives, mais dans celui des anomalies progressives. Il est la conséquence du morcellement plus complet de la masse flexo-pronatrice, et non un « *remnant* » de cette masse, pour me servir d'une expression du professeur Humphry.

Court cubital antérieur.

Il est à la partie antérieure et interne du bras l'homologue du court radial antérieur. Il a, comme lui, des insertions très variables, un aspect penniforme et des relations très étroites avec le rond pronateur dont il trouble parfois, aussi, l'évolution embryogénique. Il naît, en général, du quart inférieur de la face interne du cubitus ou, au-dessus du rond pronateur, de la face antérieure du même os. Inférieurement il se termine soit sur l'os crochu (cas de Jarjavay), soit sur le pisiforme et l'abducteur du petit doigt (cas de Davies-Colley, Taylor et Dalton), soit sur l'extrémité supérieure du 5e métacarpien (1 cas personnel).

Merlin a donné le nom de *M. ulnaris internus brevis* à un faisceau musculaire qui se porte de la face postéro-interne du cubitus sur le pisiforme, la capsule de l'articulation du carpe et l'abducteur du petit doigt[1]. Le professeur Gruber a noté chez un homme dont le radius était vicieusement conformé, en même temps que l'absence du rond pronateur, la présence d'un faisceau musculaire provenant du tiers inférieur de la face antérieure du cubitus et qui se rendait à la face palmaire du carpe. Ce faisceau que Gruber a appelé *M. ulno-carpalis singularis anterior*[2] ne me paraît être, ainsi que le précédent, qu'une variété du court cubital antérieur.

[1] Merlin. *Berl. d. nat. med. ver in Innsbruck*, 1885.
[2] Gruber. *Arch. de Virchow*, vol. XXXII, p. 218.

Le court cubital antérieur a été décrit pour la première fois en 1857 par Jarjavay dans les *Bulletins de la Société anatomique*. « J'incline à croire, a-t-il écrit, que ce faisceau est formé par un dédoublement du cubital antérieur ; car ces deux muscles ont une direction presque identique, ils offrent les mêmes usages ; leurs fibres sont dirigées dans le même sens, et leurs insertions inférieures sont très voisines. »

Le court radial antérieur et le court cubital antérieur sont quelquefois reliés par des fibres anastomotiques.

Dans le *chien* et dans le *chat*, le chef cubital du cubital antérieur est indépendant et ne rejoint que très bas le chef huméral.

Extenseur propre du médius.

Bien que ce muscle ait été signalé par Meckel[1] et Petsche[2], c'est Wood[3] qui, en 1868, a appelé principalement sur lui l'attention des anthropo-zoologistes. Il naît du cubitus au-dessus de l'extenseur propre de l'index dont il peut être complètement ou incomplètement différencié. Quant à son tendon il peut se terminer sur le médius seul ou sur le tendon de l'extenseur de l'index, après avoir envoyé une expansion aponévrotique sur le 3ᵉ métacarpien (Petsche) ou par deux branches dont l'une se rend au médius et l'autre à l'annulaire.

Chez un sujet disséqué par Meckel il provenait toutefois du radius, et chez un sujet disséqué par le professeur Macalister, de l'aponévrose qui sépare l'extenseur commun des doigts du court supinateur. Dans un cas observé par Calori il était doublé d'un faisceau carpien[4] (voy. *Muscle manieux*).

« C'est une portion de l'extenseur propre de l'index, dit M. Macalister, et toutes ses variations morphologiques se résument dans sa dissociation plus ou moins complète d'avec ce dernier muscle... Généralement cependant il n'est qu'un tendon supplémentaire de l'extenseur propre de l'index et n'offre aucune trace de corps charnu lui appartenant en particulier. »

Wood a rencontré l'extenseur propre du médius chez 11 sujets sur 102 (chez 4 hommes sur 68 et chez 7 femmes sur 34). De mon

[1] Meckel. *Anat. descript.*, trad. Jourdain, t. II, p. 171.
[2] Petsche. *Haller's disput. anat. select.*, vol. VI, p. 771.
[3] Wood. *Proceed. of the Roy. Soc.*, 1868, p. 513.
[4] Calori. *Mem. dell' Instit. Accad. di Bologna*, t. VIII, p. 54 et pl. II, fig. 3 et 4.

côté, je l'ai trouvé, en 1888, chez 9 sujets sur 82 dont 40 hommes et 32 femmes (2 fois des deux côtés chez l'homme et 7 fois chez la femme : 4 fois des deux côtés, 2 fois à gauche, 1 fois à droite). Jusqu'à plus ample informé j'incline donc à croire avec Wood qu'il est deux fois plus commun chez la femme que chez l'homme.

L'extenseur propre du médius a été encore observé par Davies-Colley, Taylor et Dalton (1872)[1], J. Perrin (1873)[2], Curnow (1876)[3], Bardeleben (1877)[4], Flesch (1879), Walsham (1881)[5], Cuyer (1894)[6], etc.

Extenseur propre de l'annulaire.

L'extenseur propre de l'annulaire n'a été encore rencontré — à ma connaissance, du moins — que trois fois : une fois par M. Curnow[7], une fois par M. Morestin[8], une fois par moi (des deux côtés chez un homme). Dans tous ces cas il naissait de la face postérieure du cubitus, en dedans du long extenseur du pouce et de l'extenseur propre de l'index, glissait sous le ligament annulaire du carpe dans la coulisse de l'extenseur commun des doigts et venait se fixer, au niveau de l'articulation métacarpo-phalangienne, sur le bord cubital du tendon que ce dernier muscle fournit à l'annulaire.

ANATOMIE COMPARÉE. — Chez les *Prosimiens* et chez les *Singes* la couche profonde des muscles dorsaux de l'avant-bras fournit, je l'ai dit, aux différents doigts un nombre plus considérable de tendons extenseurs profonds que chez l'homme. Le tendon terminal de l'extenseur propre de l'index se divise généralement de façon à donner un tendon profond au médius, et chez un certain nombre d'entre eux, il en donne même un à l'annulaire. Parfois même il existe un muscle spécial pour le médius et un pour l'annulaire. Le tendon du long

[1] Davies-Colley, Taylor et Dalton, *Guy's hospital Reports*. 1872.
[2] Perrin. *Med. Times and. gaz.*, 1872-1873.
[3] Curnow. *Journ. of anat. and phys.*, 1876, p. 596.
[4] Bardeleben. *Jahresb. ueber d. Fortschr. der anat. u. Phys.*, 1877.
[5] Flesch, Walsham. *Saint-Bartholomew's hospital reports*, 1881, t. VII. p. 74.
[6] Cuyer. *Bullet. de la Soc. d'anthropol. de Paris*, juillet 1894.
[7] Curnow. *Loc. cit. suprà*.
[8] Morestin. *Bullet. de la Soc. anat. de Paris*, 1896, p. 38.

extenseur du pouce se divise également chez certains *Singes* de façon à donner un tendon à l'index et même au médius. On constate donc chez eux une différenciation moindre de ces muscles, une disposition par conséquent plus primitive.

C'est en tenant compte de ces faits que j'ai pu interpréter les variations morphologiques des muscles de la couche profonde de la face dorsale de l'avant-bras. C'est également en tenant compte de ces faits qu'il faut expliquer l'apparition dans l'espèce humaine d'un muscle spécial pour le médius et d'un muscle spécial pour l'annulaire. Ces considérations s'appliquent aussi au cas où on trouve une branche de division de l'extenseur propre de l'index destiné au pouce, ce qui peut même donner lieu à la formation chez l'homme, d'un muscle particulier, — extenseur à la fois de l'index et du pouce, — dont la description suit.

Extenseur commun du pouce et de l'index.

Ce muscle, que le professeur Gruber dit avoir découvert en 1851, a été décrit d'une façon magistrale en 1867 par Wood [1]. A l'état de complète indépendance il naît de la face postérieure du cubitus et du ligament interosseux et de la face profonde de l'aponévrose qui sépare les muscles profonds de la face dorsale de l'avant-bras des muscles superficiels, entre l'extenseur propre de l'index et le court extenseur du pouce, par des fibres charnues auxquelles fait suite un tendon qui se divise, au niveau de la base du second métacarpien, en deux branches dont l'une se rend à la phalange onguéale de l'index et l'autre à la phalange onguéale du pouce. L'extenseur propre du pouce et de l'index à l'état de complète indépendance a été rencontré chez 12 sujets sur 204 (9 fois des deux côtés, 3 fois d'un seul côté) par W. Gruber.

D'ordinaire il est plus ou moins fusionné avec l'un ou l'autre des muscles qui l'avoisinent. Sur un sujet disséqué par M. Macalister il coexistait avec un extenseur propre de l'index pourvu d'un double tendon et provenait en totalité de l'aponévrose qui sépare le long abducteur du pouce de l'extenseur commun des doigts.

Les branches de bifurcation de son tendon terminal peuvent avoir

[1] Wood. *Proceed.*, of the *Roy. Soc.*, 1867, p. 533.

le même volume ou un volume différent, être réduites l'une ou l'autre à l'état d'une simple expansion aponévrotique. Wood a vu l'une des branches de ce tendon se porter sur le tendon du long extenseur du pouce et l'autre sur la 2ᵉ et la 3ᵉ phalange de l'index. On a noté aussi la fusion de la branche interne et du tendon du court extenseur du pouce, l'arrêt de cette branche sur le 1ᵉʳ métacarpien, la fusion de la branche externe et du tendon différencié que l'extenseur commun des doigts fournit à l'index, etc., etc. Clason a vu ce muscle coexister avec l'extenseur de l'annulaire et du petit doigt. L'extenseur du pouce et de l'index peut remplacer le long extenseur du pouce ou l'extenseur propre de l'index.

L'extenseur commun du pouce et de l'index a été trouvé, en plus des anatomistes précités, par Macalister, Reid et Taylor[1], Testut et moi.

Anatomie comparée. — L'extenseur commun du pouce et de l'index a été rencontré par M. Macalister dans le *chien*, le *renard*, le *chacal*, la *panthère*, le *dingo*[2], par le professeur Gruber dans l'*hapale*, l'*ours*, le *cercoleptes*, le *meles*, la *Mustela alpina*, le *wombat*, le *castor*. Sa branche de bifurcation externe est aponévrotique et membraneuse dans le *myoxus*, le *sciurus*, le *meriones*, le *lagomys*, le *Cercolabes prehensilis*, etc., sa branche interne dans le *Dipus acontion*, le *Lepus timidus* et *cuniculus*, etc. Chez l'*orang* et le *gibbon* disséqués par M. Hepburn l'extenseur propre de l'index envoyait une expansion aponévrotique à la base du 1ᵉʳ métacarpien.

Chez la plupart des animaux l'extenseur propre du pouce et de l'index remplace l'extenseur propre de l'index (voy. ce muscle). Dans quelques-uns cependant, notamment chez le *Cebus fatuellus* et le *chat*, il coexiste avec lui et acquiert un grand développement.

[1] Reid et Taylor. *Saint-Thoma's hospital Reports*, 1879.
[2] Macalister. *Cat. cit.*, p. 106.

MUSCLES DE LA MAIN

MUSCLE DE L'ÉMINENCE THÉNAR

COURT ABDUCTEUR DU POUCE

Duchenne, de Boulogne, pense que ce muscle porte le premier méta-carpien et le pouce en dedans, et en fait un adducteur. C'est une erreur. « Cet observateur suppose constamment, dans ses expériences électro-physiologiques, que les muscles peuvent tous se contracter isolément ; il en est beaucoup qui sont groupés physiologiquement et dont l'action est simultanée ; et ce n'est pas alors le résultat produit par l'action de tel ou tel muscle qu'il faut considérer, mais la résultante de leur action commune ; c'est ce qui a lieu ici. Pour le mouvement d'abduc-tion, deux muscles sont nécessaires, le grand et le court abducteurs ; appliquez la pulpe du doigt sur ces muscles au moment où le mouve-ment se produit, vous constaterez qu'ils se durcissent, qu'ils se con-tractent, qu'ils agissent tous deux à la fois ; essayez de faire agir l'un d'eux isolément, vous ne réussirez pas [1]. » Je persiste donc dans ma conviction que le muscle le plus externe et le plus superficiel de l'émi-nence thénar est un abducteur et non un adducteur.

C'est du reste la conclusion à laquelle on aboutit si on consulte les ouvrages d'anatomie comparée. Consultons-en un très complet sur cette importante question, celui intitulé *Report in Marsupialia*, publié

[1] Sappey. *Anat. descript.*, 2º édit., Paris, 1869, p. 364.

à Londres en 1882, et dans lequel le professeur Cunningham [1], de Dublin, a fait connaître le résultat de ses dissections sur le *Phalangista vulpina*, le *Dasyurus viverrinus*, le *Thylacinus cynocephalus*, le *Phalangista maculata*, le *Phascogale calura*, etc., et le résultat des dissections de Bischoff, de Gegenbaur, etc., sur des animaux d'un ordre plus élevé.

On y lit, à la page 19 :

« Les muscles intrinsèques [2] de la main se divisent en trois groupes :
Un groupe palmaire,
Un groupe intermédiaire,
Un groupe dorsal,

en procédant par superposition de plans de la face palmaire à la face dorsale. Les muscles qui entrent dans la composition de chacun de ces plans ont une action identique sur les doigts. Au groupe palmaire appartiennent les adducteurs des doigts, au groupe intermédiaire les courts fléchisseurs du pouce et du petit doigt, au groupe dorsal les interosseux dorsaux et les abducteurs du pouce et du petit doigt. Les abducteurs du pouce et du petit doigt sont palmaires à leur origine, mais se terminent comme les interosseux sur les premières phalanges, après avoir croisé obliquement les bords de la main. Leur action est d'autant plus prononcée qu'ils sont plus longs et plus obliques [3]. »

Cette thèse avait déjà été soutenue, avec quelques variantes, par Meckel [4]. « Les muscles interosseux proprement dits, a-t-il remarqué, ne sont attribués qu'aux doigts externes, savoir : deux pour chacun des deuxième, troisième et quatrième doigts, et un seul pour le côté radial du cinquième. Il y a cependant plusieurs muscles du pouce et du petit doigt, que l'on regarde comme des muscles propres, qui sont parfaitement analogues aux interosseux.

« Cette proposition est surtout démontrée par la disposition de ces muscles chez l'*ornithorynque*, où le pouce et le petit doigt n'ont que

---

[1] Cunningham. *The zoology of the voyage of H. M. S. Challenger.* Part XVI, *Report on the Marsupialia*, Zoology, vol. V, London, 1882, et *Journ. of an. and phys.*, vol. XII.

[2] M. Cunningham appelle muscles intrinsèques de la main tous ceux qui restent dans cet organe après l'enlèvement des tendons des longs fléchisseurs et des longs extenseurs des doigts. M. Cunningham ne comprend pas parmi les muscles intrinsèques de la main les lombricaux, qui ne sont qu'une dépendance du long fléchisseur.

[3] Ailleurs (p. 51) M. Cunningham détermine l'origine des opposants qui font souvent défaut au pied et quelquefois à la main. « Quant à l'opposant, dit-il, quand il existe, il a une ou deux origines. Le plus communément il dérive du court fléchisseur. Mais chez beaucoup de *Carnassiers* il est une dépendance de la couche plantaire, c'est-à-dire des adducteurs. »

[4] Meckel. *Anat. comp.*, t. VI, p. 344.

les interosseux ordinaires ; le petit doigt ne présente même que l'interosseux externe.

« Nuls muscles ne présentent cette ressemblance d'une manière plus frappante que l'abducteur du petit doigt, qui est évidemment l'interosseux cubital de cet os, et que l'adducteur et le court abducteur du pouce, qui représentent les interosseux cubital et radial de ce doigt. »

C'est ce qu'affirme Cunningham, sauf en ce qui concerne l'adducteur du pouce (voy. ce muscle), auquel Meckel a attribué un rôle et une place qu'il n'a pas. Les assertions du professeur Cunningham viennent de recevoir une nouvelle confirmation des récentes dissections du docteur A.-H. Young sur l'*opossum*, le *wombat*, le *koala*, etc.[1] (H. Young, *Journ. of anat. and phys.*, vol. XIV et XVI.)

Absence. — Sur un sujet du sexe masculin, M. Fromont a noté, à droite, l'absence du court abducteur, de l'opposant et du court fléchisseur du pouce et, à gauche, celle du court abducteur et du court fléchisseur du même doigt[2].

Anatomie comparée. — Devant traiter bientôt assez longuement de l'absence des muscles de la main dans l'espèce humaine, je me contenterai présentement de citer cette phrase de Cuvier et Laurillard : « Les petits muscles courts des doigts de l'homme existent dans tous les *Singes* et dans tous les *Mammifères* qui portent cinq doigts à la main ; mais dans ceux qui ne peuvent plus saisir, l'opposant et l'abducteur du pouce sont réduits presque à rien et même n'existent pas[3]. »

Division en deux chefs. — Sœmmerring et quelques autres anatomistes ont avancé que le court abducteur du pouce est formé normalement par deux faisceaux dont l'un, l'externe, s'insère supérieurement au trapèze, et l'autre, l'interne, au ligament annulaire antérieur du carpe. Telle n'est pas mon opinion. Le court abducteur du pouce se fixe en haut, par de courtes fibres ininterrompues, à l'apophyse du trapèze[4] et à la partie antérieure et externe du ligament annulaire du

---

[1] « In all of these the arrangement of the intrinsic muscles is *trilaminar* », dit Young.

[2] Fromont. Anomalies musculaires multiples de la main (*Bullet. de la Soc. anat. de Paris*, avril-mai 1895, t. IX, fasc. X, p. 395).

[3] Cuvier et Laurillard. *Leç. d'anat. comp.* Paris, 1835, t. I, p. 454.

[4] On sait qu'on désigne sous ce nom la lèvre externe de la gouttière verticale, creusée sur la face antérieure du trapèze, dans laquelle glisse le tendon du muscle grand palmaire.

carpe. Ce n'est qu'exceptionnellement que ces fibres offrent une fente pour le passage de l'artère radio-carpienne. Quant à la division du court abducteur du pouce en deux chefs dans toute son étendue, elle est encore plus rare. En cela, je suis, du reste, d'accord avec MM. les professeurs Leidy, Macalister, Wood, etc. « Pendant l'hiver de 1867-1868, j'ai vu, au King's Royal College, dit Wood, seulement chez deux hommes et sur deux femmes le court abducteur du pouce partagé en deux chefs dont la séparation était surtout prononcée au trapèze et au ligament annulaire. Chez deux hommes et une femme, l'anomalie existait des deux côtés, et chez une femme, du côté gauche seulement. Chez deux hommes, le court abducteur du pouce échangeait en outre quelques fibres avec l'opposant. »

Anatomie comparée. — L'abducteur du pouce, rudimentaire chez les *espèces inférieures*, est plus ou moins divisé dans les *espèces supérieures*. Dans l'*ours*, il naît par deux têtes de l'os trapèze et de la base du premier métacarpien (Meckel). Chez un *fœtus de gorille*, M. Deniker et chez le *Troglodytes niger*, MM. les professeurs Macalister et Champneys l'ont vu cependant avoir la même conformation et les mêmes insertions que chez l'homme [1].

Variations des insertions. — Au lieu de s'attacher au ligament antérieur du carpe et à l'apophyse du trapèze, il peut s'attacher au ligament antérieur du carpe, au scaphoïde et à l'apophyse du trapèze. Cette dernière conformation est toutefois bien moins commune que la précédente.

Anatomie comparée. — Selon MM. Chauveau et Arloing, le court abducteur du pouce du *chien* provient de la partie inférieure de l'aponévrose antibrachiale, du trapèze et du scaphoïde [2].

« Le court abducteur du pouce du *Troglodytes Aubryï* s'insère, disent Gratiolet et Alix, sur le scaphoïde, sur son crochet, sur le crochet du trapèze et sur le ligament qui unit ces deux crochets. Quelques-unes de ses fibres s'attachent à la face profonde de l'aponévrose palmaire et du ligament annulaire antérieur du carpe [3]. »

D'autre part, on peut lire dans le livre du professeur Hartmann sur

---

[1] F. Champneys. *Journ. of anal. and phys.*, 2e série, n° IX, nov. 1871, p. 187.
[2] Chauveau et Arloing. *Loc. cit.*, p. 347.
[3] Gratiolet et Alix. *Loc. cit.*, p. 151.

les *Singes anthropoïdes* : « Dans le carpe du *chimpanzé* et de l'*orang*, on trouve constamment, autant du moins que j'en puis juger d'après mes observations personnelles, un os dit sésamoïde ou tendineux. Cet os est articulé avec le scaphoïde et le trapèze, en un point où les faisceaux fibreux des ligaments dorsaux et des ligaments palmaires se rejoignent.

« Le court abducteur du pouce du *chimpanzé* part de l'os sésamoïde mentionné, par un faisceau antérieur (radial). Un faisceau médian du même muscle vient de la bande ligamenteuse qui se rend à l'os sésamoïde[1]. Quant au reste du muscle, il prend au contraire son origine sur le ligament palmaire. Chez l'*orang-outang* un faisceau antérieur (radial) du court abducteur du pouce part également de l'os sésamoïde tandis que les faisceaux médians se relient au ligament palmaire[2]. »

Dans le *gorille* et l'*orang* disséqués par le docteur Hepburn, le court abducteur du pouce provenait entièrement de la face palmaire du ligament antérieur du carpe; mais dans le *gibbon* et le *chimpanzé* disséqué par le même anatomiste il recevait des fibres additionnelles du scaphoïde et de l'os sésamoïde intercarpien. L'os sésamoïde intercarpien (*os central du carpe, trapèze hors de rang, neuvième os carpien, os intermédiaire*) semble ne pas exister dans la main de l'homme adulte. Il ne s'y rencontre pas moins. Les récentes observations des embryologistes, celles de Henke et Reyher, de Rosenberg, de Leboucq[3], etc., ont établi que le central du carpe existe aussi bien chez l'homme que chez les *Singes* et que son absence apparente n'est que le résultat d'une fusion très précoce avec le scaphoïde.

Le central se trouve représenté chez l'embryon humain par un nodule cartilagineux compris entre le scaphoïde et les trois premiers os carpiens de la rangée inférieure. Ce nodule, qui apparaît vers la cinquième semaine, commence déjà à se souder vers la fin du deuxième mois ; la soudure est généralement complète avant la fin du troisième[4].

[1] Bande provenant du long abducteur du pouce et qu'on retrouve si fréquemment chez l'homme, que Sappey la regarde comme normale.

[2] R. Hartmann. *Les Singes anthropoïdes*, Paris, 1886, p. 131.

[3] W. Henke et C. Reyher, Studien über die Entwicklung der Extremitäten des Menschen (*Wiener Sitzgb*, 1874, t. LXX). — E. Rosenberg. Ueber die Entwicklung des Virbelsäule und das Centrale Carpi des Menschen (*Morph. Jahrb.*, t. I, 1876, p. 83). — H. Leboucq. Résumé d'un mémoire sur la morphologie du carpe chez les *Mammifères* (*Bull. de l'Acad. Roy. de méd. de Belgique*, 3° série, t. IV, 1882). — Id., Recherches sur la morphologie du carpe chez les *Mammifères* (*Arch. de Biologie*, t. X, 1884, p. 35).

[4] D'après Rosenberg, cet os est l'homologue, non seulement de l'os central des *Mammifères*, mais même des deux os centraux des *Enaliosauriens fossiles*. Il est devenu

Donc la différence anatomique entre l'homme et le *singe*, qui, de ce chef, avait paru très grande et que l'on aurait pu croire même irréductible, se ramène à une divergence non dans la structure typique de la main, mais dans le degré d'indépendance d'une de ses pièces. Donc l'insertion du court abducteur à l'os sésamoïde chez l'*orang* et le *chimpanzé* et au scaphoïde dans l'espèce humaine est identique.

Faisceaux surnuméraires et connexions plus intimes avec les muscles voisins. — Au dire de Sappey : « Le court abducteur du pouce s'attache par son extrémité supérieure :

« 1° A la portion antérieure et externe du ligament annulaire ;

« 2° Au scaphoïde ;

« 3° Et par quelques fibres au tendon du long abducteur du pouce qui lui abandonne le plus habituellement pour cette insertion tantôt une mince et courte expansion, tantôt une languette plus ou moins grêle. »

L'insertion du court abducteur du pouce au tendon du long abducteur est une malformation comme l'insertion de ce muscle au scaphoïde. Dans la majorité des cas, l'union des deux abducteurs du pouce ne s'accomplit pas non plus de la façon dont parle Sappey. C'est le long abducteur qui, bitendineux par suite de sa division en deux chefs dans une étendue variable, détache au court abducteur la totalité ou une partie de son tendon externe. Que le dédoublement du long abducteur porte exclusivement sur son tendon ou qu'il intéresse le tissu charnu lui-même, avec ou sans formation d'un muscle accessoire, le tendon additionnel peut, au lieu de se fixer sur le court abducteur, se fixer : (α) à la fois sur les deux muscles superficiels de l'éminence thénar, court abducteur et court fléchisseur (7 fois sur 36 sujets, Wood [1]) ; (β) sur le court fléchisseur seul ; (γ) sur l'opposant (Bellamy [2]) (δ) le premier métacarpien ; (ϵ) le ligament annulaire.

M. Testut [3] a observé et j'ai observé également plusieurs faits de cette nature qu'il serait trop long et fastidieux de décrire en détails ;

incomplet dans la mesure de la réduction intervenue (R. Hartmann, in *Arch. für anat.* etc., de Reichert et du Bois-Reymond, 1876, p. 639-643). Il n'y a aucune difficulté particulière à rapporter cet os à des types vertébrés éloignés et même aux *Urodèles* de l'Asie Orientale (Wiedersheim, in *Morpholog. Jahrbuch*, t. II, p. 421). Des cas de persistance de l'os central chez l'homme ont été signalés par de nombreux anatomistes (Gruber, Leboucq, etc.). « Elle doit être considérée, dit le professeur Hartmann, comme un phénomène de réversion et non comme un fait dû à un arrêt de développement. »

[1] Wood. *Proc. of the Roy. Soc. of London*, t. XIV, p. 381 ; t. XV, p. 532, et t. XVI, p. 510.

[2] Bellamy, *ibid.*, t. XV, p. 513.

[3] Testut. *Traité des anom.*, p. 554.

on en trouvera de nombreux exemples dans les travaux de Wood et dans un intéressant mémoire publié, en 1870, par Curnow, dans le *Journal of anatomy and physiology*.

Sur un sujet disséqué par Cruveilhier, au court abducteur du pouce se joignaient deux faisceaux :

« 1° Un faisceau musculaire détaché du premier radial externe, lequel faisceau se terminait immédiatement par un tendon extrêmement grêle reçu dans une petite gaine fibreuse propre, située en dehors de celle du radial : ce tendon, après avoir franchi la gaine, donnait naissance à un petit faisceau charnu qui venait s'unir au muscle court abducteur : c'était donc un petit muscle digastrique ;

« 2° Un faisceau placé en dedans du précédent naissait du radius, au bord antérieur de la gouttière qui surmonte l'apophyse styloïde : aux faisceaux fibreux d'origine succédaient des faisceaux charnus réunis en un petit muscle qui allait s'unir au muscle court abducteur en dedans du faisceau précédent[1]. »

Chacun des deux faisceaux ci-dessus peut se développer séparément. M. Turner et moi (1 fois sur la main droite d'une femme) nous avons noté la présence exclusive du tractus radio-styloïdien.

Quant à la lame contractile qui résulte du dédoublement du premier radial externe, elle a été rencontrée par maints anatomistes. Nous l'avons décrite longuement ainsi que ses divers modes de terminaison sur les muscles de l'éminence thénar et les parties qui les avoisinent (voy. *M. radiaux : M. radial accessoire, extensor carpi radialis accessorius* de Wood).

M. Macalister a isolé un cordon rougeâtre étendu du court abducteur à l'opposant et M. Kelly un cordon de même nature qui reliait le court abducteur au court extenseur.

M. Lépine a présenté à la Société des sciences médicales de Lyon (1864) diverses préparations d'un *muscle thénar cutané*[2].

Le thénar cutané dépend du court abducteur du pouce qu'il est nécessaire de disséquer de haut en bas pour l'en distinguer. De forme rubanée, il est long de 3 à 4 centimètres et large de quelques millimètres seulement. Il s'insère en bas au côté externe de la première phalange du pouce ; en haut il se fixe solidement à la face profonde du derme par un ou plusieurs fascicules.

[1] Cruveilhier. *Anat. descript.*, Paris, 1843, 2° édit., t. II, p. 297.
[2] Lépine. *Dictionnaire annuel des progrès des sciences médicales.* Paris, 1864, p. 35.

Au pied, on le retrouve au côté interne, à 2 ou 3 centimètres au-dessous et un peu en avant de la malléole interne. Il fait partie de l'abducteur du gros orteil, généralement il est plus petit qu'à la main. Son insertion antérieure se confond complètement avec les fibres de l'abducteur et, en arrière, il s'attache au derme au point sus-indiqué. « Presque constant à la main, affirme M. Lépine, ce faisceau paraît manquer plus souvent au pied. » Sa fonction est évidemment de plisser légèrement la peau dans le sens transversal.

Le thénar cutané et le plantaire cutané interne ont été dans ces dernières années l'objet d'une étude spéciale de la part de Hyrtl.

ANATOMIE COMPARÉE. — Le long abducteur du pouce est totalement ou partiellement dédoublé chez un grand nombre de *Mammifères*, le *koala* (Young[1]), le *castor* (Meckel), le *gorille*, l'*orang*, le *chimpanzé*, le *gibbon*.

Le *chimpanzé* disséqué par Vrolik[2] possédait même un long abducteur du pouce à trois faisceaux : un pour le premier métacarpien, un pour le trapèze, un pour l'os intercarpien.

« Le long abducteur du pouce m'a présenté deux tendons, chez les quatre espèces d'*Anthropoïdes*, observe M. le professeur Hartmann. Chez le *chimpanzé* le tendon du long abducteur du pouce envoie une bande à l'os sésamoïde, tandis que les autres faisceaux du tendon divisé de ce muscle se rendent au trapèze et, en partie du moins, aussi à la base du premier os métacarpien[3]. » La subdivision du tendon terminal du long abducteur du pouce a été constatée aussi par MM. Hepburn et Deniker. Dans le *Troglodytes Aubryï* d'Alix et Gratiolet, le long abducteur du pouce était également composé de deux corps charnus distincts, terminés chacun par un tendon arrondi dont l'un (celui du faisceau postérieur) était destiné au trapèze, l'autre (celui du faisceau antérieur) à la base du premier métacarpien[4].

M. Frank Champneys a vu de même le long abducteur du pouce se terminer, chez le *Troglodytes niger*, par un premier tendon sur le trapèze et par un second tendon sur le court abducteur du pouce ; et,

[1] Young. The muscular anatomy of the *koala* (*Journ. of anat. and phys.*, t. XVI, 1882, p. 217).

[2] Vrolik. *Recherches d'anatomie sur le chimpanzé*, 1841.

[3] Hartmann. *Loc. cit. suprà*, p. 131.

[4] Gratiolet et Alix. *Nouvelles archives du Muséum d'histoire naturelle de Paris*, t. II, 1866, p. 182-183.

chez le *Cynocephalus Anubis*, par un premier tendon sur le trapézoïde et par un second sur la base du premier métacarpien[1]. Sur un *orang-outang* examiné par Wood, le cordon fibreux trapézien donnait origine à l'opposant.

Indépendamment du long abducteur, Meckel décrit, dans le *cochon*, un petit muscle qui s'étend de la moitié inférieure de l'avant-bras au milieu du bord interne du premier métacarpien[2].

Je donnerai plus loin une explication des connexions intimes, mais anormales chez l'homme, des muscles de l'éminence thénar entre eux (voy. *Muscle court fléchisseur du pouce*). En ce qui concerne les connexions du muscle qui nous occupe et du court extenseur du pouce, elles ont, comme les précédentes, leur raison d'être.

Le long abducteur et le court extenseur du pouce ne font qu'un dans quelques espèces animales et le long abducteur se perd, dans quelques autres, sur le court abducteur. (Voy. *Muscle court extenseur et long abducteur du pouce.*) L'union entre le court abducteur du pouce de l'homme et le court extenseur et celle entre le long abducteur et le court abducteur du pouce ne peuvent donc être regardées que comme des variétés de la même anomalie[3].

C'est, au surplus, sous une forme moins générale, l'opinion à laquelle a été amené M. le professeur Humphry par ses dissections du *crypto-branche*, du *lépidosiren* : « In like manner, the abductor pollicis or hallucis is a continuation, more or less distinctly segmented of the radial or the tibial sector of the supinato-extensor mass upon the pollex or the hallux[4]. »

OPPOSANT

Absence. — J'ai disséqué la main droite d'une femme où ce muscle faisait défaut. J'ai dit plus haut que cette anomalie avait été constatée aussi par M. Fromont sur les deux mains d'un homme.

Anatomie comparée. — Le docteur Embleton n'a pas trouvé l'oppo-

[1] P. Champneys. *Journal of anat. and phys.*, 2ᵉ série, t. IX. nov. 1871, p. 184.
[2] Meckel. *Anat. comp.*, t. VI, p. 326.
[3] Maisonneuve. *Loc. cit.*, p. 248.
[4] Humphry. *Obs. in Myology*, cit. p. 133 (voy. aussi *M. cubital postérieur*).

11.

sant du pouce chez un jeune *chimpanzé* [1]. L'absence de ce muscle peut donc se produire anormalement aussi chez les *Primates*.

Division en deux chefs. — Sur un homme et une femme je l'ai vu, de chaque côté, divisé en deux chefs dans la totalité de sa longueur.

Anatomie comparée. — Dans le *gorille* qui a l'opposant du pouce ce muscle « est, affirme Duvernoy, compliqué et se divise en deux portions. La plus longue vient de la partie la plus haute du ligament palmaire et se termine par un tendon plat à la base du bord radial de la première phalange du pouce.

« L'autre, plus courte, vient aussi, mais plus bas, du ligament palmaire, et se termine par des faisceaux charnus en dedans de la première. »

Dans le *chimpanzé*, on trouve la même complication.

Dans l'*orang*, la première partie vient du trapèze ; elle est très forte ; la seconde part du ligament palmaire [2]. Bischoff, Hepburn et Deniker ne font pourtant aucune mention de cette segmentation de l'opposant du pouce des *Anthropoïdes* qu'ils ont disséqués.

Connexions plus intimes avec le court abducteur et le court fléchisseur. — (Voyez *Muscle court fléchisseur*.)

COURT FLÉCHISSEUR

« Le court fléchisseur du pouce est de tous les muscles du corps humain, dit Sappey, celui dont l'existence est la plus arbitraire. En réalité, il fait partie de l'opposant dont on ne peut jamais le séparer d'une manière complète, et avec lequel il est souvent presque entièrement confondu. Aussi les anatomistes en donnent-ils une description fort différente. Sabatier, Boyer, Bichat, etc., le font naître en haut, par deux faisceaux qui ne tardent pas à se réunir, puis qui se séparent de nouveau pour aller se fixer aux deux sésamoïdes de

[1] Champneys. *Loc. cit.*, p. 187.
[2] *Arch. du Muséum d'hist. nat.*, t. VIII. p. 107.

l'articulation métacarpo-phalangienne du pouce. Cruveilhier le compose de deux faisceaux à son origine, lesquels, après s'être réunis, vont s'insérer au sésamoïde externe. Cette opinion est la mieux fondée, car le court fléchisseur ainsi délimité se distingue, en général, très bien de l'adducteur qui est au-dessous, mais très mal de l'opposant qui est en dehors; il mériterait donc d'être rattaché à celui-ci dont il représente la moitié inférieure. »

Quelques pages plus loin, revenant sur cette question, Sappey ajoute [1] : « En faisant du court fléchisseur et de l'opposant un seul et même muscle, on simplifierait leur étude au point de vue anatomique comme au point de vue physiologique : car tous les deux remplissent le même usage, l'opposition du pouce aux quatre derniers doigts. L'éminence thénar serait alors formée de trois couches superposées, le court abducteur, étroit et mince, l'opposant beaucoup plus large et très épais ; l'adducteur plus large encore, mais d'une épaisseur beaucoup moindre. »

Parlant de ce muscle Cruveilhier dit aussi : « C'est le plus difficile à circonscrire ou plutôt sa délimitation a été jusqu'à ce jour tout à fait arbitraire ; généralement on le fait se partager dans son insertion inférieure entre l'os sésamoïde externe et l'os sésamoïde interne (Boyer, *Traité d'anatomie*, t. 2, p. 307; Bichat, *Anatomie descriptive*, t. 2, p. 282), mais je ne considérerai comme appartenant à ce muscle, que cette portion de la masse charnue qui s'insère à l'os sésamoïde externe, rapportant au court adducteur tout ce qui s'insère à l'os sésamoïde interne... Ma manière d'envisager ces petits muscles est fondée sur leurs insertions inférieures ; car supérieurement ces insertions sont confondues, en sorte que leur distinction dans ce sens est plus ou moins arbitraire. Je divise donc les muscles du pouce en deux ordres : les uns qui vont du carpe au premier métacarpien et au côté externe de la première phalange du pouce ; les autres qui vont du carpe au côté interne de cette première phalange. Les premiers, qu'on pourrait considérer comme un seul et même muscle comprenant le court abducteur, l'opposant et le court fléchisseur du pouce ; les seconds sont constitués par le muscle adducteur du pouce, que je regarde comme le premier interosseux palmaire [2]. »

Que valent ces déclarations des professeurs Sappey et Cruveilhier ?

[1] Sappey. *Anat. descript*, 2e édit., p. 366.
[2] Cruveilhier. *Anat. descript.* 2e édit., t. II, p. 298.

Sans vouloir entrer dans le fond de la question, je dirai qu'il est admis maintenant, conformément à une des opinions émises ci-dessus par Cruveilhier, que la portion du court fléchisseur du pouce qui s'insère à l'os sésamoïde externe correspond seule au faisceau tibial du court fléchisseur du gros orteil. Quant au faisceau cubital du court fléchisseur du pouce de Sabatier de Boyer et de Bichat, il est l'homologue de l'adducteur oblique du gros orteil. Ce faisceau cubital et l'adducteur oblique ont, en effet, mêmes insertions carpiennes et tarsiennes, même direction, même terminaison. Enfin le chef péronier du court fléchisseur du gros orteil est représenté à la main par une bandelette musculaire située au-dessous du faisceau cubital sus-indiqué et à laquelle Henle a donné le nom d'*interosseus primus volaris*. Je prouverai la réalité de ces assertions quand je m'occuperai des interosseux palmaires. Présentement, pour ne pas trop m'écarter de la tradition, je décrirai simultanément les vices de conformation des deux faisceaux, qu'on dit, en France, entrer dans la composition du muscle en cause.

Absence. — L'absence du court fléchisseur du pouce a été signalée par Gegenbaur [1], Fromont et Dursy. M. Macdonald Brown a disséqué une femme chez laquelle tous les muscles de l'éminence thénar de la main droite et de la main gauche étaient, sauf l'adducteur du pouce, remplacés par des lames fibreuses [2].

Anatomie comparée. — A mesure que les extrémités des membres deviennent plus spécialement destinées au soutien du corps et à la progression, elles subissent, dans leur construction, des modifications qui doivent nécessairement atteindre l'appareil musculaire dont elles sont pourvues. En effet, les muscles, si nombreux à la main et au pied de l'homme, sont graduellement réduits et simplifiés, par suite de leur déchéance fonctionnelle, chez les animaux : les uns, changeant leur texture et leur rôle physiologique, deviennent fibreux ; les autres s'affaiblissent de plus en plus et disparaissent complètement.

Parmi ces muscles des extrémités, il en est qui sont communs aux doigts principaux, comme le *pédieux*, les *lombricaux*, etc. ; d'autres sont particuliers aux doigts extrêmes. Ces derniers sont à la main de l'homme, par exemple : pour le petit doigt, l'opposant, l'abducteur et

---

[1] Gegenbaur. *Arch. de Virchow*, vol. XXII, p. 276.
[2] J. Macdonald Brown, *Journ. of. anat. and phys.*, vol. XIX, part. IV, p. 512, juillet 1880.

le court fléchisseur ; et pour le pouce, l'opposant, l'adducteur, le court abducteur et le court fléchisseur.

Dans les *Primates* ces muscles de la main sont déjà modifiés. Mais le *chimpanzé* et l'*orang* ne sont nullement dépourvus du court fléchisseur du pouce, comme Bischoff l'a prétendu. Chez le *coïta*, il existe même de faibles traces de quelques muscles du pouce (Meckel).

Chez les *Carnassiers* presque tous les muscles de la main sont reproduits au pied antérieur, mais avec des modifications qui les rendent plus semblables à ceux du pied postérieur de ces animaux qu'à la main de l'homme. Pourtant, dans cet ordre l'*hyène* est dépourvue des muscles du pouce.

La réduction est encore plus marquée dans les *Rongeurs*, le *porc*, etc., que dans les *Carnassiers*. Dans le *porc* on ne trouve plus qu'un abducteur et un adducteur du petit doigt interne (index) tenant lieu respectivement du court abducteur et de l'adducteur du pouce qui est absent. Enfin chez les *Ruminants*, les *Chevaux*, le *daman*, ces petits organes manquent absolument par suite de l'état très rudimentaire des doigts auxquels ils sont destinés.

Le court fléchisseur du pouce du *Phalangista vulpina*, des *Marsupiaux*, est représenté seulement par son faisceau radial et le court fléchisseur du petit doigt par son faisceau cubital. Même disposition dans le *dasyurus*. L'opposant du pouce manque dans le *cuscus* [1].

Dans les *Cétacés*, les muscles des doigts ne sont plus que de simples bandelettes aponévrotiques, propres à affermir les rudiments des os qui ne sont plus mobiles les uns sur les autres [2].

Dans le *dingo*, le professeur Cunningham avance que l'abducteur du pouce est rudimentaire comme le pouce qu'il doit actionner et que le court fléchisseur du même doigt est absent. De sorte que chez ce *Mammifère* le pouce est fléchi par l'action combinée de l'adducteur et du court abducteur. Il importe de noter que cette description ne se rapporte pas à celle que MM. Chauveau, Arloing, Lesbre, Ellenberger et Baum donnent de ces mêmes muscles chez le *chien domestique*.

Les planches reproduisant les muscles de la patte antérieure du *chat* sont très belles dans Strauss-Durckheim, mais la nomenclature de ces muscles est si obscure que nous n'en parlerons pas, de peur de nous méprendre.

[1] Cunningham. *On Marsupialia*, cit. p. 25.
[2] Cuvier et Laurillard. *Anat. comp.*, 2ᵉ édit., t. 1. Paris, 1835, p. 454.

Quant aux muscles communs aux principaux doigts, ils sont annexés, dans l'homme et les *Primates*, aux tendons extenseurs ou fléchisseurs des phalanges et persistent chez les *Quadrupèdes* avec des modifications variables, selon le nombre, les dimensions relatives, la mobilité, des doigts. Ce sont le pédieux, les lombricaux, les interosseux.

Duplicité du muscle. — Le court fléchisseur du pouce peut être double. Une observation de cette malformation a été publiée par Dursy dans le journal de Henle et de Pfeufer (*Henle u. Pfeufer's Zeitschrift*, 1853, p. 65).

Anatomie comparée. — Le *porc-épic*, parmi les *Rongeurs*, a deux fléchisseurs du pouce, un superficiel et un profond (Meckel).

Connexions plus intimes avec les muscles voisins. — Le court fléchisseur du pouce est quelquefois relié par des fibres nombreuses au court abducteur, à l'opposant ou à l'adducteur. Son chef radial est souvent intimement confondu avec l'opposant, et son chef cubital avec l'adducteur.

Anatomie comparée. — Ce que nous avons dit du mode de développement de l'opposant et des faisceaux interne et externe du court fléchisseur et de l'adducteur est la justification des anomalies précitées. Celles-ci ont d'ailleurs des homologues dans la série animale.

Chez le *fœtus de gibbon* de Deniker, le *gibbon* adulte de Bischoff et le *gorille* de Hartmann, le muscle dont il s'agit était formé de deux faisceaux dont un était libre et l'autre réuni à l'opposant du pouce.

Le court fléchisseur du pouce du *fœtus de gorille* de Deniker était en partie confondu avec le court fléchisseur du pouce. Dans le *thylacinus*, le court abducteur du pouce, très peu développé, est presque inséparable du chef radial du court fléchisseur. Quant à l'opposant, il est formé de fibres provenant de l'abducteur et du court fléchisseur. Chez les *Cuscus*, le court abducteur est également plus ou moins fusionné avec la portion externe du court fléchisseur. L'adducteur du pouce du *phascogale* est uni au faisceau cubital du court fléchisseur[1]. Au-dessous des *Marsupiaux*, les muscles des éminences thénar et hypothénar sont de moins en moins indépendants.

[1] Cunningham. *Loc. cit.*, p. 25.

ADDUCTEUR

Voici ce que Henle dit des insertions de l'adducteur du pouce [1] : « Les faisceaux charnus naissent en quantité variable, séparés par des interstices plus ou moins grands, du ligament carpien palmaire profond, vers le milieu de la face palmaire du grand os; de la base, du corps et de la tête du troisième métacarpien ; quelquefois aussi de la base du deuxième, de la tête du deuxième et du quatrième métacarpien et de la partie antérieure de la capsule articulaire métacarpo-phalangienne du deuxième au quatrième doigt. » J'appelle spécialement l'attention sur les insertions anormales. Beaucoup d'auteurs en parlent ; il en est déjà fait mention dans le traité de Meckel [2].

On sait aujourd'hui [3] que le muscle adducteur du pouce ne se termine pas sur la tête du troisième métacarpien, mais qu'une partie de ses fibres s'insère sur l'aponévrose qui tapisse les muscles interosseux au niveau des deux derniers espaces. Cette insertion superficielle de fibres musculaires de l'adducteur à l'aponévrose interosseuse est constante ; mais sur une dissection ordinaire elle peut échapper. On peut mieux s'en rendre compte en examinant une section transversale de la main dans son ensemble. Sur une coupe de main de fœtus arrivé à un stade de développement où tous les muscles sont déjà nettement différenciés et ont sensiblement la même position que chez l'adulte, on voit l'adducteur dont la majeure partie s'insère au bord antérieur du troisième métacarpien ; mais au niveau même de l'insertion, on remarque que de la face superficielle du muscle se détachent des fibres qui passent entre les interosseux et le quatrième métacarpien, d'une part, et la face profonde de la gaine des tendons fléchisseurs, d'autre part. Cette division du muscle en deux plans s'observe sur un assez grand nombre de coupes successives. Dans les cas anormaux où l'insertion du muscle dépasse notablement le côté cubital du troisième métacarpien, le faisceau superficiel devient tout à fait évident à la simple dissection.

[1] Henle. *Handbuch der Muskellehre.*
[2] Meckel. *Handbuch der menschl. Anat.* Halle und Berlin, 1816, Bd. II, p. 450.
[3] Voyez : Chudzinski. Sur une anomalie du muscle adducteur du pouce, observée chez la négresse Louise Zoulou, *Bullet. de la Soc. d'anthropologie*, 1881, p. 748, et H. Leboucq. *Les Muscles adducteurs du pouce*, Bruxelles, 1893, p. 6.

Les anomalies de l'adducteur du pouce sont résumées en quelques lignes dans le passage du *Handbuch der Muskellehre* de Henle, que nous avons cité plus haut. A l'exemple de quelques autres anatomistes, Henle a commis toutefois une erreur en rattachant le faisceau cubital du court fléchisseur du pouce au muscle avec lequel il est en rapport en dedans. Ce faisceau forme, nous l'avons dit, un muscle distinct qui correspond à l'adducteur oblique du gros orteil, et qui est toujours séparé de l'adducteur du pouce par l'artère radiale. L'adducteur du pouce s'insère seulement en dedans : 1° *par un chef supérieur et profond, sur le troisième métacarpien ; 2° par un chef inférieur et superficiel, sur l'aponévrose qui tapisse les muscles interosseux au niveau des deux derniers espaces* [1].

Absence. — M. Chudzinski a noté l'absence, sur les deux mains d'une négresse, du faisceau supérieur de l'adducteur du pouce. L'intervalle qui séparait ce faisceau de l'abducteur oblique était de 29 millimètres à droite et de 19 millimètres à gauche. Dans cet intervalle on apercevait nettement les muscles interosseux. Chez cette négresse, il y avait donc une analogie frappante entre les adducteurs transverse et oblique de la main et ceux du pied [2].

Division en deux faisceaux. — Cette malformation peut être engendrée par la division en deux du faisceau supérieur ou métacarpien ou par la séparation de ce faisceau et du faisceau inférieur. L'une et l'autre de ces dispositions ont été observées par M. le professeur Leboucq sur 2 sujets appartenant au sexe masculin [3]. J'ai observé seu-

---

[1] M. Chudzinski donne à ce faisceau des insertions internes un peu différentes : « Ordinairement, dit-il, on décrit le muscle adducteur du pouce comme un muscle unique et qui naît principalement du 3e métacarpien, ainsi que des os du carpe, et l'on passe sous silence la troisième partie, qui vient des environs des articulations métacarpo-phalangiennes : et pourtant cette dernière origine est peut-être plus générale qu'on ne croit. En effet, il résulte de nos recherches personnelles que la partie inférieure du muscle adducteur du pouce s'attache au moins sur la gaine des fléchisseurs et sur les ligaments de l'articulation du 3e métacarpien avec la première phalange du même doigt. Sur la négresse Louise Zoulou elle se fixait par des fibres tendineuses relativement longues à la gaine des fléchisseurs et aux ligaments métacarpo-phalangiens du troisième et du quatrième doigt. Sur une préparation de main de blanc disséquée par nous en 1880, le faisceau inférieur de l'adducteur du pouce s'insérait par de longues fibres tendineuses aux trois derniers doigts, et par conséquent présentait dans sa conformation l'analogie la plus complète avec l'adducteur transverse du gros orteil. » Chudzinski, *loc. cit. supra*, p. 549, 550, 551. Selon M. Chudzinski l'adducteur du pouce serait donc composé de trois faisceaux : un faisceau supérieur, proximal ou *carpien*, un faisceau moyen ou *métacarpien* et un faisceau inférieur, distal ou *métacarpo-phalangien*. Comme Henle, M. Chudzinski s'est mépris, on le voit, sur la nature du faisceau carpien.

[2] Chudzinski. *Loc. cit. supra*, p. 748.

[3] Lebouck. *Loc. cit. supra*. p. 7.

lement la première sur la main gauche d'une femme. Dans une note concernant l'adducteur du pouce (Nota sull M. adductor pollicis dell' uomo, *Anat. Anz.*, 1888, n° 29), Mingazzini a décrit une division en deux plans de la partie inférieure de ce muscle ; comme il n'a pas indiqué l'origine des fibres, je ne saurais dire si l'anomalie portait sur le chef distal ou le chef proximal.

ANATOMIE COMPARÉE. — L'adducteur du pouce des *Loris* a la forme d'un carré fort allongé ; il prend naissance au 4° métacarpien et est partagé en deux bandelettes.

Selon Meckel [1], « dans les *Makis proprement dits*, il est quelquefois aussi partagé, comme l'abducteur du gros orteil, en un ventre supérieur plus grand, et un inférieur plus petit ». Mais cette disposition n'est pas constante, comme je m'en suis convaincu par la comparaison établie entre deux individus.

Dans l'*Hylobates albimanus* on peut séparer l'adducteur du pouce en quatre ou cinq portions qui s'insèrent sur toute la longueur du premier métacarpien (Hartmann).

J'aurai l'occasion de revenir plus loin sur ce point spécial en parlant de l'*interosseus primus volaris* et des adducteurs du gros orteil.

Variations des insertions. — Le faisceau supérieur ou profond de l'adducteur peut provenir du 2° métacarpien (Henle, H. Jacquant [2]). J'ai trouvé deux fois ce vice de conformation : une première fois, en 1878, sur les deux mains d'un vieillard ; une seconde fois, en 1886, sur la main droite d'une femme. Chez un homme robuste M. Leboucq [3] a vu le chef inférieur passer superficiellement devant le chef inséré sur le 3° métacarpien et s'attacher sur le ligament glénoïdien des 3°, 4° et 5° articulations métacarpo-phalangiennes, se continuant avec l'aponévrose interosseuse. Meckel a observé un cas dans lequel ce chef inférieur provenait à la fois du 4° et du 5° métacarpien. Nous avons décrit incidemment plus haut les malformations analogues qu'ont rencontrées Henle et Chudzinski.

ANATOMIE COMPARÉE. — Chez le *Troglodytes Aubryï*, le muscle qui représente l'adducteur du pouce de l'homme s'insère : d'une part, sur

[1] Meckel. *Anat. comp.*, t. VI, p. 349.
[2] H. Jacquant. *Bullet. de la Société de biologie*, novembre 1859.
[3] Leboucq. *Loc. cit. supra*, p. 7.

une aponévrose qui sépare le 3e doigt du 4e avant de se perdre à la face profonde de la gaine des fléchisseurs; d'autre part, au premier ligament interdigital et à la face profonde des fléchisseurs du 2e doigt (Alix et Gratiolet).

Dans les *Makis* l'adducteur du pouce naît du 4e métacarpien.

Dans le *fourmilier* l'adducteur s'étend du métacarpien du 2e doigt au rudiment du pouce et principalement à l'os ensiforme [1].

MUSCLES DE L'ÉMINENCE HYPOTHÉNAR

PALMAIRE CUTANÉ

Il fait très rarement défaut. M. Macalister ne l'a vu manquer qu'une fois sur 45 sujets. En 1892-1893, sur 137 sujets dont 52 hommes et 85 femmes, j'ai noté son absence 3 fois : 2 fois chez la femme et chaque fois des 2 côtés, 1 fois chez l'homme et seulement du côté droit. Cette statistique vient à l'appui de celle de mon éminent collègue de l'Université de Cambridge.

Si le palmaire cutané est presque constant, son étendue est par contre essentiellement variable. Ce muscle, qui semble au premier abord prendre ses insertions au bord interne de l'aponévrose palmaire moyenne, naît en réalité derrière cette aponévrose par des faisceaux aponévrotiques bien distincts qui croisent perpendiculairement la direction des fibres de l'aponévrose palmaire, et peuvent être suivis en dehors jusqu'au scaphoïde et au trapèze et exceptionnellement, en dedans, jusqu'au pisiforme. Il reçoit quelquefois un faisceau de renforcement du cubital antérieur.

ANATOMIE COMPARÉE. — Dans le *Troglodytes Tschego* et le *Gorilla gina* le palmaire cutané est, « comme chez l'homme, un petit muscle quadrilatère, qui va de l'aponévrose palmaire dans le tissu cellulaire sous-cutané de l'éminence hypothénar ».

Après avoir décrit, dans le *Troglodytes Aubryï*, le muscle fléchisseur

[1] Meckel. *Anat. comp.*, t. VI, p. 348.

de la deuxième phalange du second doigt (l'index), qui est formé d'une série de faisceaux courts reliés entre eux par des plans aponé-vrotiques intermédiaires, Gratiolet et Alix ajoutent : « On doit ratta-cher à cette aponévrose le muscle palmaire cutané, qui sur notre sujet pouvait être facilement méconnu, parce qu'il était recouvert d'une couche de graisse assez épaisse qui le séparait de la peau. Ses fibres adhèrent à la peau par une de leurs extrémités, et par l'autre elles vont se terminer, les unes sur la face superficielle, les autres sur la face profonde de l'aponévrose palmaire moyenne. Peu serrées les unes contre les autres, elles forment une couche très mince qui recouvre l'extrémité du pisiforme, et, dans une faible étendue, la base de l'émi-nence hypothénar [1]. »

M. Champneys n'en fait pas mention dans le *Troglodytes niger*, ni dans le *Cynocéphalus Anubis*. Hepburn ne l'a pas rencontré chez les quatre *Anthropoïdes* qu'il a disséqués. Quant à M. Deniker, il donne en ces termes le résultat de ses recherches : « Le palmaire cutané, que Duvernoy avait trouvé chez un *gorille* et Humphry chez un *chim-panzé*, fait défaut chez le fœtus; chez le jeune *gorille* j'ai rencontré à sa place seulement quelques fibres charnues isolées, mais je l'ai vu chez un jeune *chimpanzé*. Il serait possible qu'il se développe avec les progrès de l'âge [2]. »

Pour ce qui a trait au prolongement anormal du muscle cubital antérieur de l'homme vers la paume de la main, nous en parlerons à nouveau plus loin. (Voyez *M. unci-pisiformien.*)

ABDUCTEUR DU PETIT DOIGT

Dans son *Traité d'anatomie* le professeur Testut, de Lyon, observe que ce muscle est un adducteur et non un abducteur. « Il écarte, dit-il, le petit doigt de l'axe de la main. Il le rapproche ainsi de la ligne axiale et mérite parfaitement son nom d'adducteur que nous lui don-nons en France, contrairement à la plupart des anatomistes étrangers qui l'appellent abducteur. »

Cela est vrai pour l'homme et les *Anthropoïdes*, mais est inexact pour la majorité des animaux. M. Testut ne songe pas que le nom d'adduc-

[1] Alix et Gratiolet. *Nouv. arch. du Muséum*, cit. p. 170.
[2] Deniker. *Loc. cit.*, p. 146.

teur a été donné, chez l'homme et les *Primates* au muscle le plus superficiel de l'éminence hypothénar, parce qu'on a considéré la main en supination, position dans laquelle il rapproche évidemment le petit doigt de la ligne médiane du corps, mais qu'à partir des *Singes*, chez tous les êtres de la série animale où ce muscle n'est pas atrophié et dont les membres antérieurs sont en pronation constante, il a une action inverse. (Voyez *M. de l'avant-bras.*)

J'ajouterai encore qu'en anatomie comparée on se base, pour attribuer les noms d'abducteurs et d'adducteurs aux muscles des extrémités, sur les mouvements d'écartement et de rapprochement de la ligne axiale de ces extrémités qu'ils impriment aux os longs auxquels ils s'insèrent, et non sur les mouvements d'écartement et d'éloignement de la ligne axiale du corps qu'ils impriment à ces mêmes os. Ce centre des mouvements varie, il est vrai. Dans la généralité des *Mammifères* il est au doigt médius, mais dans l'*échidné* il se trouve entre le pouce et l'index, dans l'*ornithorynque* à l'index, dans le *koala* à l'annulaire, et même chez l'homme et le *gorille* il diffère au pied et à la main : au pied il est à l'index, à la main au médius. Qu'importe, puisqu'il ne s'agit que d'une modification du type général. Fidèle aux principes de l'anatomie philosophique, je garderai donc à l'abducteur du petit doigt le nom sous lequel il est désigné à juste titre par les anatomistes étrangers.

Absence. — M. le professeur Macalister a noté 3 fois cette absence.

Anatomie comparée. — Les muscles de l'éminence hypothénar font défaut comme ceux de l'éminence thénar chez les *Ruminants* et les *Solipèdes.* « Dans le *porc* on peut reconnaître, au moins chez certains individus, un abducteur, un court fléchisseur et un adducteur du petit doigt externe. » (Lesbre.)

Variations des insertions. — Il naît normalement du pisiforme et d'une expansion du cubital antérieur à laquelle succèdent des fibres charnues qui vont se fixer, par l'intermédiaire d'un tendon aplati, au côté interne de la première phalange du petit doigt. Quelquefois il provient entièrement du pisiforme.

Anatomie comparée. — D'après Ellenberger et Baum [1] « l'abducteur

[1] W. Ellenberger et Baum, *Anat. topograph. et descript. du chien*, trad. franç. de Deniker. Paris, 1893, 2ᵉ partie, p. 229.

du 5e doigt du *chien* naît sur le pisiforme, constitue un ventre charnu très fort et se termine sur l'os sésamoïde externe et sur la première phalange. C'est le plus gros des muscles du 5e doigt ; il est situé directement sous la peau et repose sur le ligament pisi-métacarpien ».

Dans le *Dasypus sexcinctus*, l'abducteur du petit doigt est un muscle fusiforme d'un demi-pouce de long qui se fixe au pisiforme, en avant du tendon du cubital antérieur et au côté interne du 5e métacarpien ou de la phalange correspondante (Galton, The muscles of the Fore and hind limbs in *Dasypus sexcinctus*, Oxford, 1868, p. 547).

Ce muscle est également représenté, avec les mêmes insertions mais sans légende, dans une des planches que Cuvier et Laurillard ont réservées dans leur Atlas d'anatomie comparée à ce *Mammifère* (pl. CCLX).

Dans le *Troglodytes Aubryi*, le *Troglodytes Tschego* et le *Gorilla gina*, il émane entièrement du pisiforme [1].

Duplicité du muscle. — Le professeur Wood a disséqué, en 1868, au King's Royal college de Londres un homme chez lequel ce muscle était double à droite et à gauche.

Fusion avec le court fléchisseur. — M. Macalister a trouvé 4 fois l'abducteur et le court fléchisseur fusionnés. En 1892, j'ai vu cette union chez 2 femmes, 1 fois à droite et 1 fois à gauche et, chez 1 homme, à droite et à gauche. Il est à remarquer, du reste, que normalement l'abducteur et le court fléchisseur du petit doigt ont la même direction, les mêmes insertions inférieures et les mêmes rapports ; aussi ont-ils été confondus par Chaussier en un seul muscle sous la dénomination de *carpo-phalangien* du petit doigt.

ANATOMIE COMPARÉE. — Dans les *Singes pseudo-anthropomorphes* Duvernoy assure que l'abducteur du petit doigt « vient du pisiforme, forme un corps charnu assez épais, dont les faisceaux se réunissent en un tendon séparable en plusieurs autres, qui s'attachent intérieurement à la base de la première phalange du 5e doigt.

« Ce muscle ne tarde pas à recevoir des fibres musculaires et tendineuses du court fléchisseur qu'il recouvre dans son trajet. Il est aussi lié avec l'interosseux dorsal.

---

[1] Alix et Gratiolet, *Loc. cit.*, p. 152, et Duvernoy, *loc. cit.*, p. 108.

« On sait que dans l'homme l'abducteur reste indépendant et conserve une attache mobile bien distincte de celle du fléchisseur, et que le fléchisseur, qui s'insère tout le long du métacarpien, se termine à la première phalange.

« Cette liaison de l'abducteur et du court fléchisseur qui suppose dans le premier un changement d'action, existe encore dans l'*orang*. Elle montre que la flexion est l'action la plus nécessaire à ces animaux pour grimper aux branches des arbres sur lesquels ils vivent [1]. »

Le court fléchisseur du *Troglodytes niger* envoie deux faisceaux tendineux à l'abducteur [2]. Chez les quatre *Anthropoïdes* disséqués par le docteur Hepburn, il était intimement uni à l'abducteur au niveau de la base de la première phalange du petit doigt.

Chez le *chien* le court fléchisseur se détache du ligament pisi-métacarpien palmaire, se dirige obliquement en dehors et se jette sur le tendon de l'abducteur [3].

Faisceaux surnuméraires. — Il n'est pas rare de voir un petit faisceau se détacher de la face profonde du court abducteur du petit doigt et aller se fixer sur le ligament glénoïdien de l'articulation métacarpophalangienne.

L'abducteur du petit doigt peut recevoir un faisceau de renforcement provenant de la partie antérieure (Macalister) ou de la partie postérieure du ligament annulaire du carpe. M. Souligoux a trouvé un ruban musculeux analogue émanant de l'aponévrose antibrachiale [4].

Chez un homme disséqué par Wood ce faisceau, qui n'existait que du côté droit, demeurait indépendant dans toute sa longueur.

L'éminent anatomiste de Londres a disséqué un sujet du sexe masculin chez lequel l'abducteur du petit doigt du côté gauche était constitué par deux chefs, l'un reproduisant le muscle normal, l'autre remontant vers le poignet. Le second chef était subdivisé lui-même en deux faisceaux dont le premier émanait du fascia aponévrotique recouvrant le cubital antérieur, et le second du tendon du grand palmaire. Ces deux faisceaux secondaires se réunissaient au niveau du poignet pour composer une masse charnue plus large que celle représentant l'abducteur bien conformé en dehors duquel elle était placée

---

[1] Duvernoy. *Loc. cit.*, p. 108.
[2] Champneys. *Loc. cit.*, p. 188.
[3] Ellenberger et Baum. *Loc. cit.*, p. 229, et Chauveau et Arloing, *loc. cit.*, p. 345.
[4] Souligoux. *Bullet. de la Soc. anat.*, déc. 1895, p. 658.

et qu'elle allait rejoindre immédiatement au-dessous de l'extrémité supérieure de la première phalange.

Sur 102 sujets que le professeur Wood a examinés ultérieurement pour rechercher cette anomalie, il ne l'a rencontrée que chez 3 hommes[1]. Elle a été décrite, je crois, pour la première fois par Sœmmerring[2]. Depuis, en plus du professeur Wood, elle a été observée par Milde, Morestin et Gunther qui en ont donné de bons dessins (*Die chirurgische Muskellehre*, Taf. 30, fig. 5, 18, et *Bullet. de la Soc. anat. de Paris*, 1896, p. 626 et 672). Je l'ai rencontrée 8 fois : 5 fois chez l'homme et toujours des deux côtés et 3 fois chez la femme : 1 fois des deux côtés, 1 fois à droite et 1 fois à gauche.

Gantzer a découvert sur le bras gauche d'un soldat un tractus musculeux étendu du petit palmaire à l'abducteur du petit doigt et qu'il a nommé : *accessorius ad flexorem carpi radialem*[3]. M. Mac Whinnie a disséqué une bandelette contractile analogue mais ayant pour origine le grand palmaire[4]. Macalister a noté et j'ai noté aussi plus récemment cette dernière malformation. M. Prenant a trouvé un faisceau de renforcement de l'abducteur du petit doigt provenant du bord interne de l'aponévrose palmaire et un provenant de la gaine des vaisseaux cubitaux[5], et M. Macalister un faisceau de renforcement provenant du cubital postérieur. Je n'ai pas à insister sur ces anomalies dont je me suis occupé antérieurement. (Voyez *M. petit palmaire* et *M. cubital postérieur.*)

COURT FLÉCHISSEUR

Absence. — Elle est mentionnée par J. Cloquet et Wood. « Le court fléchisseur du petit doigt, dit Cruveilhier, manque souvent, mais on trouve toujours les fibres charnues qui le constituent fondues en quelque sorte avec les autres muscles. »

ANATOMIE COMPARÉE. — Chez l'*ornithorynque*, le cinquième doigt

[1] Wood. *Proceedings of the royal Society*, n° 104, 1868.
[2] Sœmmerring. *Op. cit.*, p. 272.
[3] Gantzer. *Op. cit.*, p. 191.
[4] Mac Whinnie. *Op. cit.*, p. 191.
[5] Prenant. *Loc. cit.*, p. 13.

n'offre qu'un seul muscle : l'abducteur, qui est, suivant la judicieuse remarque de Meckel, « l'interosseux cubital de ce doigt[1] ».

Faisceaux surnuméraires. — L'abducteur et le court fléchisseur du petit doigt d'un nègre disséqué par M. Chudzinski envoyaient chacun un tendon sur le bord interne de la première phalange du petit doigt. En outre, l'abducteur fournissait deux autres tendons qui se réunissaient à un troisième venu du court fléchisseur correspondant pour aller se jeter sur le bord externe des tendons extenseurs commun et propre du petit doigt fusionnés[2]. Le court fléchisseur du petit doigt offre quelquefois un tendon supplémentaire pour la tête du 5° métacarpien. Sous le nom de court fléchisseur accessoire du petit doigt (*flexor brevis minimi digiti accessorius*), M. Mac Whinnie a décrit un petit faisceau situé au-dessous du court fléchisseur dont il partage les insertions. Le court fléchisseur accessoire du petit doigt a été retrouvé par MM. Flower et Murrie sur une Boschimane[3]. Le professeur Nicolas, de Nancy, a rencontré un corps musculeux qui était inséré sur l'aponévrose antibrachiale à trois travers de doigts au-dessus du pisiforme, contournait le bord externe de cet os et se confondait avec le court fléchisseur du petit doigt au niveau du tiers supérieur du bord externe de ce muscle[4].

ANATOMIE COMPARÉE. — Dans le *Troglodytes niger* le court fléchisseur a deux tendons d'insertion.

Le court fléchisseur du petit doigt du *Cynocéphale Anubis* possède deux faisceaux, l'un radial inséré à la face antérieure du ligament annulaire du carpe, l'autre cubital, à l'os crochu. Le faisceau cubital, séparé du faisceau radial par le nerf radial, est subdivisé en trois chefs, plus ou moins unis entre eux et au court fléchisseur. Chacun de ces faisceaux se perd isolément sur la base de la première phalange du cinquième doigt[5].

D'après Galton, le *flexor brevis* (ou *opponens ?*) *digiti quinti* du *Dasypus sexcinctus* est divisé en deux portions[6]. Chez cet animal

---

[1] Meckel. *Anat. comp.*, t. VI, p. 345.
[2] Chudzinski. *Revue d'anthropologie*. 1874. p. 16.
[3] Flower et Murrie. *Journ. of anat. and phys.*, vol. I, p. 202.
[4] Nicolas. *Loc. cit. suprà*, p. 14.
[5] Champneys. *Loc. cit.*, p. 188.
[6] Galton. *Loc. cit.*, p. 547.

ce même muscle est indiqué par M. Macalister comme l'interosseux interne du cinquième doigt[1].

Connexions plus intimes avec le court abducteur et l'opposant. — (Voy. le muscle suivant.)

OPPOSANT

L'opposant du petit doigt varie moins que les autres muscles des doigts. M. Macalister a signalé son absence que M. le docteur Hahusseau m'a fait aussi constater à droite et à gauche, sur un petit garçon de neuf ans. Il peut être partagé en deux faisceaux. Il est en général plus ou moins uni au court fléchisseur et même à l'abducteur.

ANATOMIE COMPARÉE. — L'opposant du cinquième doigt, encore appelé adducteur, « manque dans plusieurs *Carnassiers*, notamment dans les *Chiens* », dit Meckel[2]. Chez les *Singes anthropomorphes* ce muscle a paru à Duvernoy[3] confondu avec le court fléchisseur, tandis qu'il est distinct et compliqué dans le *magot*. (Cuvier et Laurillard, pl. XXXV.)

Si on se reporte à ce que nous avons dit du groupement des muscles de la main dans la série animale, on y verra que l'opposant du petit doigt, comme l'opposant du pouce, est un muscle qui dépend, en général, du court fléchisseur qui le recouvre.

Il est donc tout naturel de le voir, dans l'espèce humaine, se confondre avec le muscle précédent, ou lui être uni par des trousseaux de fibres. La fusion presque complète de tous les muscles de l'éminence hypothénar chez les *Mammifères d'un ordre inférieur* justifie de même les connexions intimes si fréquentes chez l'homme entre le court abducteur et l'opposant, et le court fléchisseur et le court abducteur du cinquième doigt. Déjà, dans le *phascogale*, l'opposant du petit doigt est uni à portion cubitale du court fléchisseur[4].

[1] Macalister. *Ann. and magas. of nat. hist., cit.*, p. 118.
[2] Meckel. *Anat. comp.*, t. VI, p. 317.
[3] Duvernoy. *Loc. cit.*, p. 107-108.
[4] Cunningham. *Loc. cit.*, p. 25.

II.

MUSCLES DE LA PAUME DE LA MAIN

LOMBRICAUX

Les anomalies de ces languettes charnues ne sont pas rares. D'après Froment, les lombricaux seraient anormaux chez 45 sujets sur 100 (Froment, *Recherches sur quelques points d'anatomie*, Paris, 1853.) C'est là évidemment une exagération. Sur 102 sujets (68 hommes et 34 femmes) qu'il a disséqués pendant l'hiver de 1867-1868, Wood n'en a trouvé que 19 (15 hommes et 4 femmes) chez lesquels ces faisceaux vermiculaires fussent mal conformés. Dans quatre de ces sujets, il y avait deux vices de développement dissemblables, de sorte que les lombricaux anormaux étaient au nombre de 23 : 8 des deux côtés, 8 du côté droit, 7 du côté gauche[1].

Les malformations des faisceaux contractiles grêles annexés aux tendons du fléchisseur profond des doigts n'existeraient donc que chez 18 individus sur 100 environ au lieu d'exister presque chez 1 individu sur 2, comme l'affirme Froment.

M. le professeur Macalister réduit encore cette proportion. Sur 400 Irlandais il n'a vu que 30 fois les lombricaux anormaux, soit, approximativement, 1 fois sur 12.

Sur 300 sujets (150 hommes et 150 femmes) que j'ai examinés pendant les années 1885-1886-1887 et 1888, j'en ai trouvé 35 (19 hommes et 16 femmes) chez lesquels les lombricaux étaient anormaux. Dans 10 (7 hommes et 3 femmes) la malformation était d'un genre différent à droite et à gauche. Les lombricaux anormaux étaient donc au nombre de 40 (7 des deux côtés, 15 du côté droit et 11 du côté gauche). C'était le 3e lombrical qui était le plus souvent modifié, 9 fois (6 fois chez l'homme, 4 fois des deux côtés, 1 fois à droite et 1 fois à gauche; 3 fois chez la femme et constamment des deux côtés).

De cette statistique je crois avoir le droit de conclure que les lombricaux anormaux se rencontrent chez 1 sujet sur 8 environ, qu'ils sont plus communs chez l'homme que chez la femme. Enfin, d'accord avec

____
[1] Wood. *Proceedings of the Royal Soc.*, n° 104, 1868, p. 501.

Petsche, Walther, Heister (in *Haller's Disp. anat. sect.*), il m'est permis d'ajouter que c'est le troisième lombrical qui est le plus habituellement mal développé.

Après cet aperçu général, j'aborde l'étude des anomalies de chacun des lombricaux. On se rappelle qu'ils sont au nombre de quatre, étendus des tendons du fléchisseur profond aux premières phalanges des trois ou quatre derniers doigts et distingués par les noms numériques de premier, second, etc., en allant de dehors en dedans, la main étant en supination.

PREMIER LOMBRICAL

Absence. — M. le professeur Macalister a cherché vainement les lombricaux sur les deux mains d'une femme. Une autre fois le même anatomiste n'a pas trouvé le premier lombrical ni à droite ni à gauche. J'ai noté moi-même, en mars 1887, cette disparition de tous les lombricaux de la main droite d'une jeune fille. M. Allain, un de mes élèves, a noté l'absence du premier lombrical gauche chez un adulte.

ANATOMIE COMPARÉE. — A la main et au pied de l'homme, ces petits muscles sont fixés entre les branches des tendons du fléchisseur profond des doigts. Par une expansion fibreuse filiforme, chacun d'eux aboutit aux branches tendineuses de l'extenseur commun, dont il favorise l'action, en restreignant celle du fléchisseur profond.

Chez les *Carnassiers*, les lombricaux, au nombre de *trois*, se terminent aux branches de l'extenseur commun destinées aux *trois doigts* médians des extrémités antérieures et des extrémités postérieures[1].

Les *Rongeurs* ont également trois lombricaux. Chez les *Chevaux*, les lombricaux sont au nombre de *deux*, un de chaque côté du tendon fléchisseur profond, à la partie inférieure du métacarpe et du métatarse. Leur tendon grêle s'élargit en mince aponévrose sur le côté des grands sésamoïdes.

Dans les *Cheiroptères*, on ne trouve plus qu'un lombrical, le *lombrical du pouce*. « Nous ne le voyons signalé par aucun anatomiste, dit Mai-

[1] Il est bien entendu que nous parlons ici d'une façon générale. Il n'y a pas de règle sans exception, surtout en anatomie comparée. Ainsi l'*Hyæna striata* a deux lombricaux, les *Protèles* trois, et l'*Hyæna crocuta* quatre.

sonneuve, et cependant sa présence est des plus manifestes dans l'espèce que nous étudions (*Vespertilio murinus*). Il représente à lui seul la série des muscles lombricaux qui est si bien développée chez d'autres *Mammifères*[1]. » — L'*hippopotame* n'a également qu'un lombrical dans chaque membre. Ce lombrical naît de la face superficielle du fléchisseur profond avant sa division et se fixe au quatrième doigt.

Dans la *girafe*, comme dans les autres *Ruminants*, les muscles lombricaux disparaissent (Lavocat). Chez le *daman*, Meckel croit cependant qu'il est extrêmement vraisemblable que les lombricaux sont représentés par deux petits ventres dont les longs tendons détachés très haut, à l'avant bras, du fléchisseur profond se rendent aux premier et troisième tendons du fléchisseur superficiel, au niveau de la base des doigts[2]. « Les lombricaux de la main du fœtus de *gibbon* diffèrent de ceux de la main de l'homme et de ceux de la main du *gorille*, dit M. Deniker, en ce qu'ils naissent par deux chefs : du côté radial sur le tendon où ils vont s'attacher plus bas, et du côté cubital sur le tendon du muscle voisin. Le tendon de l'index semble être dépourvu d'un lombrical spécial ; à sa place on trouve un muscle rappelant l'interosseux ou le *contrahens*, mais dont je n'ai pu suivre l'insertion[3]. »

Variations des insertions. — Ils peuvent naître tous, ou l'un ou l'autre, du fléchisseur superficiel ; le premier lombrical provient quelquefois du tendon du fléchisseur superficiel de l'index ou du tendon du fléchisseur propre du pouce. Ce lombrical se termine quelquefois sur le côté externe de l'articulation phalangienne du médius. (Moser, *Arch. Meckel*, VII, p. 230.)

Anatomie comparée. — On ne doit pas être surpris de voir les lombricaux se détacher des tendons du fléchisseur superficiel et le premier lombrical du tendon du long fléchisseur du pouce, au lieu de provenir du fléchisseur profond puisque :

α) Ils sont une dépendance, un mode de terminaison du fléchisseur profond ;

β) Que tous les muscles fléchisseurs et pronateurs de la main ont une origine embryogénique commune ;

[1] Maisonneuve. *Loc. cit.*, p. 261.
[2] Meckel. *Anat. comp.*, t. VI, p. 533.
[3] Deniker. *Loc. cit.*, p. 151.

γ) Que dans les *espèces animales inférieures* les fléchisseurs forment une masse indivise ou presque indivise ;

:) Que même encore chez les *Singes ordinaires* le pouce est fléchi par un tendon émanant du fléchisseur profond, le long fléchisseur du pouce faisant entièrement défaut en tant qu'organe distinct et autonome.

Parmi les *Anthropoïdes* le *gibbon* a, il est vrai, comme l'homme, deux fléchisseurs profonds : l'un commun aux quatre derniers doigts, et l'autre propre au pouce, et ces deux muscles restent indépendants l'un de l'autre jusqu'à leurs insertions supérieures. Mais, au niveau du poignet, le tendon du fléchisseur propre du pouce envoie une division au tendon pour l'indicateur du fléchisseur commun, division que mon collègue et ami Chudzinski a souvent rencontrée chez le nègre [1]. La liaison du fléchisseur profond de l'indicateur avec le long fléchisseur du pouce dans le *gorille* fait que son lombrical agit aussi sur ce doigt.

D'autre part, la myologie anormale des avant-bras nous montre, se reproduisant chez l'homme par voie de variations réversives, les diverses dispositions normalement observées dans les animaux, depuis la fusion partielle ou complète des deux fléchisseurs communs ou du corps charnu du fléchisseur pollicien avec la masse du fléchisseur profond jusqu'à la disparition totale du tendon destiné au pouce.

Il est certain que l'union du premier lombrical et du long fléchisseur du pouce et celle des lombricaux et du fléchisseur commun superficiel sont à la main des anomalies du même ordre.

Les lombricaux proviennent, du reste, soit du fléchisseur commun, soit du fléchisseur superficiel, soit à la fois du fléchisseur superficiel et du fléchisseur profond dans certaines espèces animales.

Le lombrical unique du *Vespertilio murinus*, que M. Maisonneuve nomme lombrical du pouce, part du fléchisseur commun qui est composé d'une seule couche.

Les lombricaux de l'*Hyène striée*, au nombre de deux, proviennent à la fois du tendon du fléchisseur profond avant sa division et des tendons du médius et du petit doigt du fléchisseur superficiel. L'arrangement est le même dans l'*Hyæna crocuta*, chez laquelle il y a cependant quatre lombricaux [2].

Dans le *phoque* le fléchisseur superficiel, beaucoup plus petit que le

[1] Chudzinski. *Bulletins de la Société d'anthropologie*, 1881, p. 627.
[2] H. Young et A. Robinson. Anatom. of the *Hyæna striata* (*Journ. of. anat. and phys.*, vol. XXIII, janv. 1889, p. 192).

profond, « fournit, dit Meckel[1], la plupart des tendons perforés ; mais il y a encore d'autres faisceaux musculaires venant du haut de l'avant-bras, en partie du profond fléchisseur, en partie de l'épitrochlée, qui s'attachent par de longs tendons aux languettes superficielles qui sont plus fortes.

« Les faisceaux profonds dont il s'agit sont évidemment les muscles lombricaux dont les tendons sont confondus avec ceux du fléchisseur superficiel.

« Du reste, il est faux que les tendons de ces muscles s'insèrent à la première phalange, comme l'avance Duvernoy ; ils s'attachent seulement à la deuxième phalange, tout à fait à sa racine. La première phalange ne reçoit pas de fléchisseur propre.

« Il est incontestable que les muscles lombricaux et le fléchisseur superficiel sont confondus, afin d'empêcher la flexion des phalanges les unes sur les autres. C'est pour cela aussi que le fléchisseur superficiel prend son insertion très loin en arrière. Ils n'appartiennent réellement qu'aux trois doigts du milieu. »

Le lombrical du petit doigt de l'*Orycteropus Capensis* émane en partie du fléchisseur profond et du fléchisseur superficiel[2].

Chez le *tapir de Sumatra*, les lombricaux sont au nombre de trois dont deux viennent du fléchisseur profond et un du fléchisseur superficiel[3].

Duplicité et faisceaux surnuméraires. — Wood a disséqué un premier lombrical surnuméraire qui venait du tendon du fléchisseur superficiel qui se rend à l'index et M. Macalister un premier lombrical surnuméraire qui émanait de la face externe du corps charnu du fléchisseur superficiel, près l'apophyse coronoïde du cubitus.

M. Bellini a mis à nu « un premier lombrical surnuméraire en tout semblable au premier lombrical et qui venait du muscle fléchisseur profond des doigts et allait s'attacher au bord supérieur de la première phalange en s'unissant au tendon du premier lombrical[4] ». Mon prosecteur, M. Jacques Thomas, a observé en 1894 le même mode de conformation sur la main droite d'un homme.

---

[1] Meckel. *Anat. comp.*, t. VI, p. 339.

[2] Ch. Galton. *Myology of the Orycteropus Capensis*. London, juin 1868, p. 586. — Dans l'*Orycteropus Capensis*, les lombricaux sont, comme chez l'homme, au nombre de quatre.

[3] J. Murrie. On the *malayan tapir*, *Journ. of anat. and phys.*, 1871, no IX, p. 154.

[4] Bellini. *Bullet. de la Soc. anat.*, t. VI, fasc. 18, p. 460.

M. le docteur Froment a signalé la présence, chez un homme, de « lombricaux supplémentaires pour l'index provenant, à gauche, du premier métacarpien et de l'opposant du pouce ; à droite, des muscles long abducteur et court extenseur du pouce ». (Froment, *Bullet. de la Soc. anat.*, avril-mai 1895, p. 401.)

Wood a rencontré une bandelette musculaire qui provenait du corps du fléchisseur profond, près de l'insertion coronoïdienne et se divisait dans la paume de la main en deux faisceaux dont le plus superficiel allait rejoindre le premier lombrical bien conformé et le plus profond le tendon du fléchisseur sublime avant son entrée dans la gouttière phalangienne. J'ai observé ce vice de conformation sur les deux mains d'une vieille idiote. On a signalé enfin et moi-même ai noté à diverses reprises d'un côté ou des deux côtés, sur des sujets de l'un ou l'autre sexe, le renforcement du premier lombrical, bien développé, par un tendon provenant soit du fléchisseur propre du pouce, soit du tendon du fléchisseur sublime ou par un faisceau musculaire provenant du premier interosseux palmaire.

ANATOMIE COMPARÉE. — Les lombricaux qui manquent dans plusieurs espèces animales sont dans d'autres plus nombreux, plus volumineux et plus longs que dans l'espèce humaine. Si l'on doit en croire Meckel, c'est dans les *Loris* qu'ils sont le plus développés[1].

On y trouve :

1° Les lombricaux ordinaires, mais disposés des deux côtés de chaque doigt ; leur nombre est de la sorte double ; ils sont charnus jusqu'au milieu de la première phalange qui leur donne insertion ;

2° Des lombricaux accessoires qui se portent également aux deux côtés des doigts ; ils naissent du pisiforme, comme un muscle unique ; sont charnus dans toute la longueur de la première phalange et s'attachent en arrière à la phalangine ;

3° Une troisième paire de lombricaux se détache de la 2ᵉ phalange pour la 3ᵉ.

Les *Loris* ont donc *vingt-quatre* muscles lombricaux, au lieu des quatre qui existent communément ; le nombre en est par conséquent sextuplé. Ce phénomène, déjà curieux en lui-même, l'est encore davantage quand on se rappelle que les *Makis*, lorsqu'ils marchent, fléchissent toujours la 2ᵉ et la 3ᵉ phalange, de manière à les mettre en rap-

____
[1] Meckel. *Anat. comp.*, t. VI, p. 341-342.

port avec le sol, non par leur face palmaire, mais par leur face dorsale. Du reste, la flexion opérée par la 3e paire de ces muscles est si vigoureuse qu'il est impossible à l'animal de mettre la phalange onguéale en extension parfaite.

Presque tous ces lombricaux sont des muscles insolites, puisque les interosseux existent en plus.

Il est digne de remarque que les *Makis proprement dits*, bien qu'ils aient aussi la troisième phalange dans un état constant de flexion, n'offrent aucune trace de cette disposition ; ils n'ont, en effet, que les lombricaux qui se rendent aux premières phalanges. La flexion des troisièmes phalanges n'est possible, dans ce genre, que par suite du volume considérable du fléchisseur profond et de la longueur des fibres du fléchisseur superficiel.

Selon Church, dans l'*orang*, le *magot* et le *cebus*, ces lombricaux forment « a fleshy mass on the palmar surface of the fused tendons of the flexor profundus and of the flexor pollicis [1] ».

Dans le *lépidosiren* il y a six lombricaux pour les trois doigts du milieu, trois superficiels et trois profonds, émanant tous du fléchisseur profond [2] (Humphry).

Nous avons noté que chez le *phoque* les lombricaux confondus avec le fléchisseur superficiel remontent jusqu'à l'avant-bras.

Les lombricaux du *tamandua* sont également longs et forts (Meckel) [3].

Selon Galton, les lombricaux du *Dasypus sexcinctus* naissent par trois chefs, un médian et deux latéraux, du fléchisseur profond, près de la fosse coronoïdienne et du condyle interne. Le chef médian fournit un lombrical pour la face cubitale de l'index, le chef interne deux lombricaux, un pour la face radiale du quatrième doigt et un pour la face radiale du cinquième, le chef externe un lombrical pour la face radiale de l'index. De ce dernier chef émane une languette musculaire, sorte de *lombrical accessoire* pour la face cubitale du pouce. De sorte que le *Dasypus sexcinctus* a cinq lombricaux : un pour le côté interne du pouce, un pour le côté externe du quatrième doigt, un pour le côté externe du cinquième doigt et deux (un de chaque côté) pour l'indicateur. Le médius n'a pas de lombrical [4]. Cuvier et

---

[1] Church. On the myology of the *orang-outang*, *Nat. Hist. Rev.*, janv. 1862, p. 82.

[2] Humphry. Obs. *in Myology*, cit., p. 64.

[3] Meckel. *Op. cit.*, p. 560.

[4] J. Galton. The muscles of the Fore and Hind Limbs in *Dasypus sexcinctus*. London, juin 1868, p. 547.

Laurillard, dans leur *Atlas d'anatomie comparée*, donnent un bon dessin de cette disposition des lombricaux dans le *Dasypus sexcinctus*. (Voy. pl. CCLX).

DEUXIÈME LOMBRICAL

Absence. — L'absence du deuxième lombrical a été notée par M. le professeur Macalister. J'ai vainement aussi cherché ce muscle sur la main droite d'une femme, morte de péritonite.

Ainsi que nous venons de le dire, le lombrical du doigt du milieu manque à l'extrémité du membre antérieur dans le *Dasypus sexcinctus*.

Duplicité et faisceaux surnuméraires. — Wood a trouvé ce muscle bifide en bas, l'un des chefs inférieurs se fixant au côté radial du doigt et l'autre au côté cubital de l'index. L'éminent professeur du King's College a vu, en outre, le deuxième lombrical provenir à la fois du tendon de l'indicateur et du tendon du médius du fléchisseur profond. J'ai disséqué un ataxique chez lequel ce faisceau vermiculaire était double.

« Le premier et le deuxième lombrical se divisent souvent, dit Gegenbaur, en deux faisceaux charnus dont l'un s'insère sur le bord radial du doigt correspondant, tandis que l'autre se rend au bord cubital du doigt voisin. » (Gegenbaur, *Traité d'anatomie humaine*, trad. franç. de Ch. Julin, p. 469.)

Anatomie comparée. — La division partielle du second lombrical en deux chefs dont l'un va à la face externe et l'autre à la face interne du doigt du milieu est la disposition normale du deuxième lombrical superficiel du *lépidosiren*.

D'après Champneys, le deuxième lombrical de la main émane souvent, dans le *Troglodytes niger*, comme dans l'espèce humaine, du bord cubital du tendon du fléchisseur profond qui se rend à l'index[1].

Dans chacun des quatre *Anthropoïdes* disséqués par le docteur Hepburn les lombricaux, au nombre de quatre, étaient présents. Ils allaient en diminuant de volume du premier au quatrième et avaient

[1] Champneys. *Loc. cit.*, p. 187.

les mêmes insertions terminales que ceux de l'homme. Par contre, ils avaient des origines très variables. Dans chacun des quatre *Anthropoïdes* le premier lombrical naissait par un seul tendon ; dans le *gorille* et l'*orang*, le second provenait du bord radial du tendon du fléchisseur profond allant au médius.

TROISIÈME LOMBRICAL

Absence. — En décembre 1885, j'ai constaté sur un hémiplégique l'absence du troisième lombrical à droite et à gauche. Les années suivantes j'ai encore observé cette anomalie 3 fois (1 fois à droite et 1 fois à gauche chez 2 hommes et des 2 côtés chez une femme).

Variations des insertions. — Divers anatomistes ont signalé et j'ai vu moi-même à plusieurs reprises, à droite aussi bien qu'à gauche, chez des sujets masculins ou féminins, l'insertion du troisième lombrical à la face interne de la première phalange du médius. Wood a trouvé 10 fois cette anomalie : 6 fois des deux côtés, 2 fois à droite et 2 fois à gauche. Si je m'en tenais à mes dissections et à celles de Cruveilhier, j'inclinerais même à croire que l'attache du troisième lombrical à la face interne de la troisième phalange est la règle et non l'exception [1].

« Le tendon du troisième lombrical, dit Cruveilhier, m'a paru se rendre presque constamment non au côté externe de l'annulaire, mais au côté interne du médius, sans qu'il soit possible de se rendre compte de cette disposition. »

Wood a noté cette insertion anormale du troisième lombrical dans un homme chez lequel le quatrième faisait défaut. J'ai disséqué les mains d'une femme dont les deux petits faisceaux en question allaient se fixer chacun sur le tendon du fléchisseur superficiel se rendant à l'annulaire.

Duplicité et faisceaux surnuméraires. — « Nous avons rencontré

[1] Sappey parle également de cette anomalie : « On voit quelquefois, dit-il, le troisième lombrical s'insérer sur l'interosseux qui longe le côté interne du médius ; souvent l'un des trois derniers lombricaux se divise pour se terminer sur le tendon des deux interosseux compris dans le même espace. » (Sappey. *Anat. descrip.*, 2ᵉ édit., t. II, p. 361.)

une fois, disent MM. Morel et Mathias-Duval[1], 2 lombricaux pour l'annulaire, tandis que le petit doigt en était dépourvu. »

M. Porentru m'a fait constater également la duplicité du troisième lombrical de la main droite d'un dément. Walther[2] et Petsche[3] ont trouvé 5 lombricaux du même côté : 1 pour l'indicateur, 2 pour le médius et 2 pour l'annulaire. Je possède les deux mains d'une femme, disséquée par un de mes élèves, Lelot, où existe ce mode de conformation. Böhmer parle d'un sujet masculin qui avait aussi 5 lombricaux, mais disposés autrement : 2 pour le doigt du milieu et 1 pour chacun des trois autres doigts[4]. J'ai vu 4 cas de ce genre (2 chez l'homme et des 2 côtés, 2 chez la femme et tous 2 à droite).

« Il n'est pas rare, dit Cruveilhier, de voir le troisième lombrical se bifurquer pour aller se rendre au côté interne du médius et au côté externe de l'annulaire. »

Ce vice de développement est également signalé comme fréquent par MM. Froment, Wood, Macalister, Morel et Mathias-Duval, etc. Je l'ai rencontré à diverses reprises. Le troisième lombrical ainsi que le quatrième sont certainement, à mon avis, les lombricaux qui sont le plus souvent bifides inférieurement. MM. Froment, Wood et Macalister ont vu, enfin, ce petit faisceau naître par deux chefs émanant, l'un du tendon du fléchisseur profond qui se rend au médius, l'autre du tendon du même fléchisseur qui va à l'annulaire.

ANATOMIE COMPARÉE. — Les explications que nous avons fournies de l'absence, de la duplicité et des faisceaux surnuméraires du premier lombrical s'appliquent aux mêmes défauts de conformation de tous les lombricaux. Observons toutefois que le troisième lombrical, qui varie si communément chez l'homme, est, dans la série animale, le plus prononcé de tous les lombricaux et possédait une double tête d'origine chez le *gorille*, l'*orang*, le *chimpanzé* et le *gibbon* du docteur Hepburn.

---

[1] Morel et Mathias-Duval. *Manuel de l'anatomiste.* Paris, 1883.
[2] Walther. Tenerorum musculorum Anatome repetita in *Haller's Disput. Anat. select.*, vol. VI, p. 598.
[3] Petsche. *Loc. cit.*, p. 770.
[4] Böhmer. *Observ. anat. rarior.* Halæ, 1702, præf., p. 8.

QUATRIÈME LOMBRICAL

Absence. — En traitant des anomalies du premier et du troisième lombrical nous avons déjà signalé la possibilité de ce défaut de présence. Elle a été notée par Sœmmerring, Meckel, Weber-Hildebrandt[1], Bellini, Tsamis[2], par un de mes élèves, M. J. Thomas, etc.

Variations des insertions. — MM. Theile, Wood et Macalister ont vu le quatrième lombrical se fixer au tendon de l'extenseur de l'annulaire.

Duplicité et connexions plus intimes avec les muscles voisins. — M. Wood l'a trouvé double, une fois à droite et une fois à gauche.

Il est quelquefois bifide inférieurement, l'un de ses faisceaux gagnant le côté cubital de l'annulaire et l'autre le côté radial du petit doigt. Des cas de ce genre ont été observés par MM. Froment, Kelly, Gegenbaur[3], etc. Carver a découvert cinq lombricaux dont le cinquième, le seul anormal, aboutissait au bord externe du fléchisseur perforé du petit doigt[4].

ANATOMIE COMPARÉE. — Dans le *Troglodytes niger* le quatrième lombrical ne provient pas du tendon du fléchisseur profond qui meut l'annulaire[5]. Dans le *chimpanzé* et l'*orang* qu'a possédés M. Hepburn, le mode de conformation du quatrième lombrical était le suivant : dans le *chimpanzé*, il se détachait du bord cubital du tendon du fléchisseur profond qui va à l'annulaire ; dans l'*orang*, il avait pour origine le bord radial du tendon du fléchisseur profond qui se rend au petit doigt.

[1] Weber-Hildebrandt. *Loc. cit.*, p. 453.
[2] Tsamis, Bellini. *Bullet. de la Soc. anat.*, 1892, t. VI, fasc. 18, p. 460.
[3] Gegenbaur. *Virchow's Arch.*, vol. XXI, p. 376.
[4] Carver. *Journ. of anat. and phys.*, vol. III, p. 260.
[5] Champneys. *Journ. of anat. and phys.*, cit., p. 187.

INTEROSSEUX

Ainsi nommés à cause de la position qu'ils occupent, distingués les uns des autres par les noms numériques de premier, second, troisième, etc., les interosseux sont divisés en dorsaux et en palmaires, en raison de leur situation plus ou moins rapprochée de la paume ou du dos de la main. Les rapports des interosseux entre eux ont été très bien étudiés par MM. F. Legueu et E. Juvara. (Voy. E. Legueu et E. Juvara. *Des aponévroses de la paume de la main*, in *Bulletin de la Société anat.*, mai 1892, t. VI, fasc. 14, p. 382 et suiv.)

INTEROSSEUX DORSAUX

Ils peuvent être tous divisés en deux chefs dans le sens de leur longueur (Macalister, un cas personnel sur un homme et des deux côtés). Quelquefois cette division ne porte que sur l'un ou l'autre d'entre eux. Au dire de M. le professeur Macalister, le premier interosseux dorsal présenterait ce vice de développement chez 1 sujet sur 120. Dans 162 sujets (81 hommes et 81 femmes) je n'ai rencontré cette malformation qu'une fois : chez une femme et seulement du côté droit.

La composition du premier interosseux dorsal par deux bandelettes verticales entièrement distinctes n'est d'ailleurs que l'exagération de son mode de conformation ordinaire.

« Le premier interosseux dorsal, observe Cruveilhier, mérite seul une description spéciale. Plus considérable que ses congénères, vu l'ampleur de l'espace interosseux qu'il occupe, aplati, triangulaire, il naît par deux insertions que sépare, non point une perforante, mais l'artère radiale elle même : une arcade fibreuse complète, pour le passage de ce vaisseau, le demi-anneau que forme l'intervalle des deux premiers métacarpiens. L'insertion externe se fait à la moitié supérieure du bord interne du premier métacarpien, l'insertion interne se fait à toute la longueur de la face externe du deuxième métacarpien et aux ligaments qui l'unissent au trapèze. Nées de cette double insertion, *les fibres charnues forment deux gros faisceaux parfaitement distincts dans la moitié supérieure de la longueur du muscle* [1]. »

M. le professeur Macalister a signalé l'absence de la portion indiciale du premier interosseux dorsal. Quelques anatomistes ont noté et j'ai observé moi-même l'insertion du second interosseux dorsal sur la face interne de l'index. « Sur une main, disent MM. Morel et Mathias-Duval, les deux interosseux dorsaux du médius étaient dépourvus d'insertion à la première phalange [2]. »

Le premier interosseux dorsal reçoit assez fréquemment un faisceau de renforcement du premier radial externe, et le troisième interosseux dorsal un faisceau de renforcement du second radial externe. Le deuxième et le troisième interosseux dorsal échangent parfois quelques fibres avec le court extenseur des doigts [3].

ANATOMIE COMPARÉE. — Chez les *Quadrupèdes*, tels que les *Carnassiers*, les *Rongeurs* et le *porc*, dont les quatre premiers doigts sont immobiles et complets, les interosseux constituent la couche musculaire profonde des extrémités antérieures et postérieures. Au nombre de quatre, et fixés en arrière des métacarpiens ou des métatarsiens, chacun de ces muscles représente l'interosseux dorsal et l'interosseux plantaire correspondants, chez l'homme. *Visiblement double, chacun d'eux est bifide inférieurement*, et le tendon de chaque branche, après s'être élargi et fixé, de son côté, au sésamoïde et à la première phalange de chaque doigt, descend obliquement en avant et, vers le milieu de cette phalange, il se termine au bord du tendon extenseur.

Le rôle de ces muscles, déjà moins important, chez l'homme, au pied qu'à la main, est encore simplifié chez les animaux en question : il consiste à maintenir sur chaque doigt les divisions de l'extenseur commun, et surtout à concourir, avec les fléchisseurs, à supporter élastiquement le poids du corps qui, réparti sur les quatre extrémités, tend à fermer en avant l'angle métacarpo ou métatarso-phalangien.

Chez les *Ruminants* et les *Chevaux*, les modifications sont plus grandes pour les extrémités des membres, et, par suite, pour les interosseux. Le premier et le quatrième doigt sont rudimentaires ; le deuxième et le troisième se soudent incomplètement chez les *Ruminants* et complètement dans les *Chevaux*, en une longue et forte

[1] Cruveilhier. *Anat. descript.*, 2e édit., t. II, p. 306-307.
[2] Morel et Mathias-Duval. *Manuel de l'anatomiste*, cit. p. 403.
[3] Voyez M. *interosseux du pied*.

colonne. Ici tout est disposé pour la solidité au détriment de la souplesse, et les muscles interosseux deviennent presque entièrement fibreux. En outre, leur aspect est tellement changé que, sans le principe des connexions, il serait difficile de les reconnaître [1].

Dans le *cheval*, ils sont encore au nombre de quatre : deux latéraux, très faibles, et deux médians, soudés l'un à l'autre.

Les deux *interosseux latéraux*, c'est-à-dire le 1er et le 4e, sont rudimentaires, comme les stylets métacarpiens ou métatarsiens, en arrière desquels ils sont fixés. Chacun d'eux est constitué par un faisceau musculaire, allongé, grêle et rougeâtre, terminé inférieurement par un petit tendon qui s'élargit et se perd sur le côté des sésamoïdes, jusque sous l'ergot.

Les deux *interosseux médians*, le 2e et le 3e, sont très forts, par compensation, et réunis l'un à l'autre, comme les deux métacarpiens ou métatarsiens correspondants. Cette disposition suffirait à elle seule pour démontrer la dualité du grand doigt et, par suite, la pentadactylie du cheval.

Ils constituent une grosse bride de soutènement, généralement connue sous le titre de *ligament* ou d'*appareil suspenseur des sésamoïdes*, *ligament suspenseur du boulet*. Aplatie d'avant en arrière, et plus forte aux membres antérieurs, qui supportent plus que les autres, cette bande est fibreuse ; mais elle conserve quelques fibres musculaires, plus apparentes dans le jeune âge.

Très solidement fixée en haut du métacarpe ou du métatarse, elle se bifurque inférieurement et ses deux branches divergentes vont s'insérer chacune sur le sésamoïde correspondant et, plus bas, sur le bord du tendon extenseur des phalanges.

Enfin, dans la *girafe* et les autres *Ruminants*, la dégradation des interosseux est encore plus marquée. L'avortement des deux doigts latéraux étant presque complet, les deux interosseux correspondants disparaissent. Les deux *interosseux médians* persistent seuls et, en raison de la soudure de leurs deux grands métacarpiens ou métatarsiens, ils sont réunis l'un à l'autre en une forte lanière fibro-musculeuse, à peu près comme dans les *Chevaux*.

Inférieurement, la colonne phalangienne étant double, la terminaison de la bande interosseuse présente les modifications nécessaires. Il y a quatre branches principales, qui s'implantent fortement sur les

[1] Lavocat. Loc. cit. supra, p. 04.

quatre sésamoïdes. Chacune d'elles fournit une division secondaire, destinée aux tendons extenseurs des phalanges : les deux divisions latérales descendent obliquement, chacune sur sa colonne phalangienne, et se terminent au bord excentrique du tendon extenseur latéral correspondant ; les deux divisions médianes se réunissent en un cordon aplati latéralement, qui se contourne, d'arrière en avant, comme sous une poulie fixe, entre les deux extrémités inférieures du double métacarpien ou métatarsien, au-dessus du ligament interdigité supérieur. En avant, cette lame s'élargit et se fixe sur la face profonde du tendon extenseur commun et se prolonge, de chaque côté, jusqu'au bord concentrique du tendon extenseur latéral des phalanges.

Ainsi constitués, les interosseux des *Ruminants* et des *Chevaux* servent à maintenir les tendons des extenseurs sur le devant des phalanges ; mais leur rôle principal est de former une nouvelle lame de résistance élastique, qui s'ajoute aux tendons fléchisseurs des phalanges et aux aponévroses palmaires ou plantaires, pour soutenir mécaniquement le poids du corps et maintenir l'ouverture de l'angle métacarpo ou métatarso-phalangien, ce qui est une importante condition de souplesse pour les *Quadrupèdes* et surtout pour le *cheval* dont le pied n'est pas divisé.

Comme corollaire à ces considérations d'anatomie philosophique, je dois signaler les animaux dans lesquels les interosseux normaux se rapprochent le plus des interosseux anormaux de l'homme.

Dans le *daman*, le premier interosseux dorsal a deux têtes, la radiale vient du rudiment du pouce[1]. Il en est de même dans le *coati*, l'*hyène*[2], etc.

Les interosseux de l'*hyæmoschus*, au nombre de quatre, comme dans les *Porcins*, aboutissent à la première phalange des doigts ; ceux qui se rendent aux doigts rudimentaires sont bifides dans leur portion terminale. (Voy. Joannès Chatin, *Myologie de l'hyæmoschus*, Bibliothèque de l'École des Hautes études, section des sciences naturelles, t. V, art. n° 1, p. 17. Paris, 1872.)

Chez l'*Hylobates albimanus*, une partie du premier interosseux dorsal de la main s'insère sur le deuxième métacarpien, l'autre se rend à la base de la deuxième phalange de l'index. Un dessin de cette confor-

[1] Meckel. *Anat. comp.*, t. VI, p. 315.
[2] Meckel. *Eod. loc.*, p. 316, 317.

mation figure dans l'ouvrage : *Les Singes anthropoïdes et l'Homme*, du professeur Hartmann [1] (fig. 53, 9 et 10, p. 131).

Rolleston décrit en ces termes les interosseux dorsaux du *chimpanzé :* « Les interosseux dorsaux se composent chez ces *Anthropoïdes* de deux faisceaux provenant des faces opposées des métacarpiens. Ces faisceaux sont bien moins unis que dans l'espèce humaine. »

« Le premier interosseux dorsal du *Troglodytes Aubryï*, celui du deuxième doigt, est, disent Alix et Gratiolet, constitué par deux muscles entièrement réunis et entre-croisés sur leur partie moyenne où ils échangent leurs fibres musculaires, mais distincts à leur extrémité. »

Les faisceaux de renforcement des radiaux aux interosseux s'expliquent non moins aisément, puisque les radiaux et les extenseurs ne forment qu'un seul corps (*pronator-extensor mass*) dans les êtres inférieurs. Du reste, les prolongements du premier et du second radial externe et des radiaux accessoires vers le premier, le troisième et le quatrième métacarpiens sont constants chez divers animaux. Chez le *pteropus*, le deuxième radial envoie une expansion sur le quatrième métacarpien.

Le professeur Humphry, auquel j'emprunte ce fait, a découvert le même agencement chez un *chimpanzé*. (Pour détails complémentaires sur les connexions des radiaux et des interosseux, voy. *M. extensor carpi radialis accessorius ; — M. court abducteur du pouce.*)

Dans l'*aï*, les *lézards* et le *ménobranche*, « les fibres de l'extenseur profond naissent du carpe et du métacarpe et se divisent bientôt en trois chefs, renforcés par les interosseux. De sorte qu'elles constituent une portion principale plutôt qu'une portion accessoire du long extenseur [2] ».

INTEROSSEUX PALMAIRES

Nous avons dit qu'on regardait, en France, l'adducteur du pouce comme le premier interosseux palmaire. Cruveilhier qui, à une époque où l'on n'avait plus cure dans notre pays des anomalies musculaires, a noté celles qu'il a rencontrées, s'exprime en ces termes : « Les muscles interosseux sont au nombre de deux pour chaque espace

[1] Hartmann. *Les Singes anthropoïdes et l'Homme.* Paris, 1886.
[2] Humphry. *Loc. cit.*, p. 186.

11.

interosseux ; l'un occupe le dos de la main, l'autre en occupe la face palmaire ; et comme il y a quatre espaces interosseux, il devrait y avoir huit muscles interosseux ; cependant les anatomistes modernes n'en admettent que sept, ce qui tient à ce que le premier interosseux palmaire qui appartient au pouce est décrit séparément sous le nom de muscle adducteur du pouce, et cette séparation est motivée par la disposition spéciale que présente ce muscle, qui ne s'insère pas entre le premier et le deuxième métacarpien, mais qui s'étend du premier au troisième métacarpien, disposition importante qui explique la grande étendue du mouvement d'adduction du pouce. »

La preuve que l'adducteur du pouce n'est pas l'homologue du premier interosseux palmaire, c'est qu'il peut exister en même temps que lui.

Le premier interosseux palmaire, signalé d'une façon confuse par Theile, Sœmmerring et Dursy, a été bien étudié, il y a quelques années, par Henle. Voici la description qu'il en donne dans l'*Handbuch der Anatomie des Menschen*, Bd. I, Muskellehre, Braunschweig, 1858, p. 228. Je traduis textuellement :

« Les faisceaux d'origine des quatre interosseux palmaires recouvrent la plus grande partie de la surface cubitale des premier et deuxième métacarpiens et la surface radiale des quatrième et cinquième métacarpiens, jusqu'à leur crête antérieure. Leurs insertions se font sur le bord de la première phalange du même côté. Le muscle *interosseus volaris primus*[1] reçoit un chef constant provenant de la moitié supérieure du métacarpien du pouce. A ce chef constant s'en ajoute souvent un second et un troisième, le second émanant de l'*arc tendineux* mentionné à propos de l'interosseux dorsal, le troisième de la base ou du bord latéral de la partie supérieure du corps du second métacarpien. »

L'arc tendineux dont Henle parle ici, a été défini ainsi par lui quelques lignes plus haut :

« Le premier muscle interosseux dorsal reçoit régulièrement un mince faisceau aplati[2] naissant d'un arc tendineux qui recouvre la

[1] « Je donne, dit ailleurs Henle, ce nom à un muscle qui a échappé à la plupart des auteurs, que Sœmmerring et Theile ont rangé parmi les faisceaux d'origine du *M. flexor brevis pollicis*, et que Dursy a réuni à une digitation du faisceau du premier interosseux dorsal qui s'insère à l'index pour en faire un muscle qu'il nomme *M. interosseus pollicis indicisque*. Les traités ne reconnaissent que trois *M. interossei volares* dont le premier devient maintenant dans ma nomenclature le second. »

[2] « C'est le chef de l'index du *M. interosseus pollicis indicisque* de Dursy » (*Zeitschrift für rationnelle Medizin*. N. F. Bd. III. S. 74. Taf. II, fig 4 et 5).

branche profonde de l'artère radiale et s'étend depuis la face antérieure de l'os trapèze jusqu'à la face dorsale des bases des deux premiers métacarpiens, au-dessus de l'espace interosseux. »

M. le professeur Cunningham, s'en rapportant aux nombreuses
dissections faites à l'amphithéâtre d'anatomie de l'Université d'Édimbourg, est porté à croire que l'*interosseus volaris primus* de Henle est
un muscle constant [1]. « Il est presque invisible du côté de la face palmaire de la main, observe-t-il; mais il se distingue facilement du côté
de la face dorsale dès qu'on a enlevé le premier muscle interosseux
en entier ou sectionné simplement le faisceau de ce muscle qui se
détache du premier métacarpien. C'est une bandelette très grêle qui,
comme le dit Bischoff, a été refoulée dans la profondeur de la main
par l'adducteur transverse amplement développé. »

Le professeur Wood affirme avoir rencontré l'*interosseus volaris
primus* :

2 fois sur 32 sujets pendant l'hiver 1865-1866 [2].
3 — 36 — — 1866-1867 [3].
8 — 36 — — 1867-1868 [4].

Soit 13 fois sur 104 sujets. D'après le même anatomiste le renforcement du premier interosseux palmaire par un faisceau détaché du
premier radial externe s'observerait aussi chez 12 sujets sur 102 et
généralement des deux côtés.

Dans son catalogue d'anomalies musculaires, M. le professeur Macalister admettait pour l'*interosseus primus volaris* la proportion de 3 cas
sur 36 sujets. Depuis, M. le professeur Macalister a modifié sa manière
de voir et croit avec MM. Cunningham, Brooks, etc., que ce faisceau
est toujours présent.

« Le chiffre de 1 sur 12 que j'ai donné en 1872 comme représentant
le degré de fréquence de ce muscle est, — m'a mandé, le 4 août 1894,
M. Macalister, — celui qui répond au nombre de sujets où l'*interosseus volaris primus* est éminemment distinct. Maintenant que je connais bien ce faisceau, je le trouve sur toutes les mains que j'examine;

[1] Le 15 août 1894, M. Cunningham m'a encore écrit : « It is invariably present in man
altho its presence is often obscured by its close relations with the *adductor obliquus
pollicis*. It is present in much more distinct form in certain of the *Anthropoïds*. A distinct
nerve supply has been made out for it. »
[2] Wood. *Procedings of the Roy. Soc.*, n° 86, p. 238.
[3] Id. Id. n° 93, p. 532.
[4] Id. Id. n° 104, p. 545.

mais il est quelquefois difficilement séparable de l'adducteur oblique, excepté à son origine. Je l'ai cherché aujourd'hui même sur 16 mains: il était facilement séparable et très distinct dans deux, tandis que dans les autres il était plus ou moins confondu près de son insertion inférieure avec l'adducteur oblique. »

Je crois aussi que l'*interosseus primus volaris* existe normalement, mais il est quelquefois rudimentaire. En 1893, sur 40 sujets, 20 hommes et 20 femmes, je l'ai rencontré seulement 5 fois d'une façon très nette (3 fois chez les hommes et 2 fois chez les femmes). Mon prosecteur M. J. Thomas qui, en 1894, a eu à préparer l'*interosseus primus volaris*, comme pièce sèche de concours, l'a trouvé constamment.

Meckel et M. le professeur Macalister ont vu chacun un cas dans lequel le second interosseux dorsal aboutissait au côté cubital de l'index et le premier interosseux palmaire au côté radial. J'ai observé cette disposition sur la main droite d'une femme; elle m'a d'autant plus frappé qu'elle se rencontre communément au pied. Chez deux hommes disséqués par Wood, le premier espace interosseux était comblé par deux faisceaux musculaires, par l'*interosseus prior indicis* d'Albinus (*extensor tertii internodii indicis* de Douglas, *Myog. comp.*, p. 181) et l'*abductor indicis* d'Albinus et des anciens anatomistes (premier interosseux dorsal).

Les anomalies des autres interosseux palmaires sont moins curieuses. Elles se rapprochent de celles des interosseux dorsaux et s'expliquent de même.

Le nombre des interosseux palmaires peut être doublé, chaque interosseux surnuméraire ayant les mêmes insertions que l'interosseux auquel il est contigu.

Généralement, pourtant, il n'y a que deux interosseux dans l'un ou l'autre des quatre espaces. Cet interosseux supplémentaire est d'habitude la répétition de l'interosseux normal qui lui correspond, mais en diffère quelquefois. C'est ainsi que M. le professeur Macalister a trouvé dans le second espace deux interosseux palmaires, un pour l'index et un pour l'annulaire, deux dans le troisième espace, un pour l'annulaire et un pour le médius, et deux dans le quatrième, un pour le petit doigt et un pour l'annulaire[1].

---

[1] M. Champneys et quelques autres naturalistes ont décrit chez le *chimpanzé* six interosseux palmaires. Mais trois des interosseux palmaires, bien que dérivés de la même couche embryogénique que les autres (*stratum moyen* de Cunningham), appartiennent sans conteste au groupe des *contrahentes digitorum* d'Halford, de Melbourne, et Bischoff (voy. M. du pied).

ANATOMIE COMPARÉE. — Tandis que nous décrivons en France quatre muscles du pouce : le court abducteur ou *scaphoïdo-phalangien*, l'opposant ou *trapézo-métacarpien*, le court fléchisseur ou *carpo-phalangien* et l'adducteur ou *métacarpo-phalangien*, on en décrit six en Allemagne et en Angleterre :

I. Un *court abducteur*, le plus superficiel, inséré par un tendon aplati au côté externe de la première phalange;

II. Un *opposant*, attaché au bord radial du premier métacarpien dans toute sa longueur;

III. Le *chef radial du court fléchisseur du pouce*, le court fléchisseur du pouce de Cruveilhier, le faisceau externe du court fléchisseur des autres anatomistes français;

IV. L'*interosseus primus volaris* de Henle ou *chef cubital* ou *profond du court fléchisseur du pouce*, faisceau grêle souvent difficile à isoler qui naît de la face cubitale de l'extrémité supérieure du premier métacarpien et aboutit à l'os sésamoïde interne avec les suivants;

V. Un *adducteur oblique* qui provient des extrémités supérieures des deuxième et troisième métacarpiens, de la face antérieure du grand os et du ligament annulaire antérieur du carpe et gagne l'os sésamoïde interne. *C'est le faisceau interne* du court fléchisseur du pouce des anatomistes français;

VI. L'*adducteur transverse* qui se détache de toute l'étendue du bord palmaire du troisième métacarpien et se porte aussi sur l'os sésamoïde interne.

Les tendons des muscles désignés sous les numéros III, IV, V, et VI s'attachent tous à la première phalange du pouce, mais les os sésamoïdes enchâssés dans leurs tendons permettent de les dissocier[1]. D'ordinaire la branche palmaire profonde de l'artère radiale passe entre les deux adducteurs. L'*interosseus primus volaris* a d'habitude une origine tendineuse au-dessous du bord externe de l'adducteur oblique, au-dessus de l'insertion hallucienne de l'abducteur de l'index (premier interosseux dorsal).

Les recherches minutieuses de Bischoff, de Macalister, de Cunningham, de Sheridan-Delepine, de Brooks, de Quain, de Ruge, de Gegenbaur, de Hepburn, etc., ont même déterminé les homologies

---

[1] Le court abducteur du pouce s'attache également à la première phalange du pouce, mais son tendon distal est indépendant de l'os sésamoïde externe de la première articulation métacarpo-phalangienne.

qui existent entre les six faisceaux de l'éminence thénar que nous venons de décrire et ceux de la région plantaire interne.

En se basant sur la position, les insertions, l'innervation, et le développement de ces muscles chez l'homme et les animaux, M. le professeur Cunningham a dressé le tableau ci-dessous :

COURT FLÉCHISSEUR DU POUCE	COURT FLÉCHISSEUR DU GROS ORTEIL
(a) Faisceau radial.	(a) Faisceau tibial.
(b) Interosseus primus volaris.	(b) Faisceau péronier.
Faisceau cubital du court fléchisseur du pouce.	Adducteur oblique du gros orteil.
Adducteur du pouce.	Adducteur transverse du gros orteil. (Transverse du pied.)

« Je regarde, m'a écrit, en 1895, M. le professeur Macalister, l'*interosseus primus volaris* comme la tête cubitale du court fléchisseur du pouce, parce qu'il se porte sur l'os sésamoïde interne, parce que ses insertions correspondent à celles du chef péronier du court fléchisseur du gros orteil, parce que son innervation est la même que celle du faisceau radial du court fléchisseur du pouce. Les deux faisceaux du court fléchisseur sont, en général, innervés par le médian, et leur développement, autant que j'ai pu en juger, est parallèle dans l'embryon.

Quant aux homologies qui existent entre les muscles de la région thénar et ceux de la région plantaire interne, elles sont pour moi les suivantes :

PIED	MAIN
Flex. brev. hall. tibial head.	Flex. brev. poll. radial head.
— fibular head.	Ulnar head of flex. brev. poll. (interosseus primus volaris de HENLE).
Add. obliq. hall.	Add. obl. poll. (Ulnar head of flex. brev. poll. of the older Writers.)
Add. transv. (Transvers. pedis.)	Add. trans. poll.

Obligé de me restreindre, je suis forcé de renvoyer le lecteur aux ouvrages énumérés ci-dessous où il trouvera plus largement développées les idées que je viens d'exposer :

Ruge *Morph. Jarhb.* 1878. — Untersuchung über die Extensorengruppe am Unterschenkel und Fusse der Säugethiere and Entwickelungsvörgange an der Muskulatur des menschlichen Fusses. (*Morph. Jahrb.*, Bd IV, suppl. 1878, p. 117.)

Bischoff. *Ueber die kurzen Muskeln des Daumens und der grossen*

Zehe, München, 1870; *Beiträge zur Anatomie des Hylobates leuciscus*, München, 1870; *Beiträge zur Anatomie des Gorilla*, München, 1870.

Flemming. 1° Ueber den Flexor brevis pollicis und hallucis des Menschen, pp. 68-77, 1 fig.; 2° Nachträgliche Notiz über den Flexor brevis pollicis, p. 269, 272, in *Anat. Anzeiger*, 2° année 1887.

Mingazzini. Nota sull musc. adductor pollicis dell' uomo, in *Anat. Anzeiger*, 1888, p. 778.

Gegenbaur. Bemerk über den m. Flexor brevis pollicis und Veränderungen der Handmuskulatur, *Morph, Jahrb.*, 1889, p. 483.

Leboucq. Les Muscles adducteurs du pouce et du gros orteil, *Bulletin de l'Académie royale de médecine de Belgique*, 1893.

Bardeleben. *Ueber der Hand und Fussmuskeln der Säugethiere, besonders die des Præpollex und Postminimus*, 1890, p. 435.

H. Saint-John Brooks. On the short muscles of the pollex and hallux of Anthropoïd apes, etc., *Journ. of anat. and phys.*, octobre, 1887, p. 78.

Cunningham. *Report on the scientific resulte of the voyage*, of H. M. S. Challenger, Zoology, vol. V, part XVI, 1882, published by order of her Mayesty's government et The Flexor brevis pollicis and the flexor brevis hallucis in man.

Hepburn. On the comparative anatomy of the muscles and nerves of the superior and inferior extremities of the *Anthropoïd* apes (*Journ. of anat. and phys.*, janvier 1892, p. 171, 172 et 173).

Pour moi, je suis convaincu de la réalité des homologies des muscles de la main et du pied telles que les envisagent MM. Cunningham et Macalister. On sait déjà que les adducteurs et les fléchisseurs ne dérivent pas de la même couche, et on verra plus loin que les interosseux palmaires dérivent des fléchisseurs des doigts. L'*interosseus primus volaris* correspond, comme développement et comme situation et insertions, aux autres interosseux palmaires. Il est innervé par la branche qui se distribue à la portion radiale du court fléchisseur du pouce, tandis que la portion, appelée jusqu'ici portion cubitale du court fléchisseur du pouce, est animée par des filets nerveux ayant la même origine que ceux qui donnent le mouvement et la sensibilité à l'adducteur transverse. Or, le professeur G. Ruge a insisté longuement et avec beaucoup de raison sur la relation invariable et constante qu'il y a entre la suppléance nerveuse et l'homologie musculaire. Il affirme catégoriquement avec Gegenbaur que le muscle est l'organe terminal du nerf, et que, lorsqu'un muscle change de position et de forme, ses

.relations primitives peuvent être toujours déterminées par l'innervation. Cette assertion est, sans conteste, trop absolue[1]; mais il n'est pas moins vrai que l'innervation d'un muscle est pour sa détermination un bien meilleur guide que les insertions et la position qui changent avec la fonction. La meilleure preuve qu'on puisse en donner c'est celle du court extenseur des doigts du pied (pédieux) qui, dans la série animale, descend progressivement de la face péronière de la jambe sur le dos du pied.

Bischoff avance que, chez le *gorille*, le *chimpanzé*, le *gibbon*, le *cynocephalus*, le *cercopithecus*, le *macacus*, le *pithecia* et l'*hapale*, le court fléchisseur du gros orteil est pourvu de deux têtes. Je n'y contredirai pas. Duvernoy et M. Macalister disent cependant que le court fléchisseur du *gorille* n'a qu'une tête tibiale. Bischoff remarque toutefois que Duvernoy, le premier, a regardé la tête péronière comme l'*interosseus primus volaris*, et M. Macalister cette même tête comme un opposant.

Ruge prétend que la tête péronière du court fléchisseur du gros orteil dérive de la tête tibiale. Il dit : « Dans l'*atèle* le court fléchisseur est un muscle simple qui est séparé de l'adducteur oblique par le tendon du long extenseur. Il se fixe sur l'os sésamoïde externe. Dans le *cercopithèque*, la tête péronière est représentée par les fibres musculaires distales qui s'étendent de l'os sésamoïde interne à l'os sésamoïde externe, en passant sur le tendon du long fléchisseur. Dans le *cebus*, les faisceaux musculaires situés au-dessous du tendon du long fléchisseur sont séparés et constituent nettement un muscle distinct. Ils sont couchés entre la tête tibiale et l'adducteur oblique et recouverts par le tendon du long fléchisseur[2] ».

On peut admettre plus justement, je crois, avec M. Cunningham, un *processus regressif*, duquel il résulte que la tête péronière bien développée diminue graduellement de volume et est absorbée finalement par la tête tibiale. Cette opinion est d'autant plus plausible que le court fléchisseur du gros orteil à deux chefs n'est pas une exception chez les *Mammifères* des ordres inférieurs.

[1] En voici la preuve même en ce qui concerne le court fléchisseur du pouce tel que nous le comprenons. Le docteur Hepburn a vu chez un *orang* le chef interne (*M. interosseus primus volaris*) et chez un homme le chef externe du court fléchisseur du pouce innervés par le cubital. Quoi qu'on en dise, les deux chefs du court fléchisseur du pouce ne sont donc pas toujours animés par le médian, ni l'adducteur oblique ni l'adducteur transverse du pouce par la branche profonde du nerf cubital. M. Spourgitis a constaté la même disposition chez un sujet du sexe masculin. (Spourgitis. *Bullet. de la Soc. anal. de Paris*, 1895; voy. aussi : Riche, *Le nerf cubital et les muscles de l'éminence thénar* [eodem loco]. mars 1897).

[2] Ruge. *Loc. cit.*, p. 654.

« Le *Cynocéphale Sphynx* offre un exemple remarquable de la façon dont la tête péronière du court fléchisseur du gros orteil est réduite de volume et propulsée entre la tête tibiale et l'adducteur oblique, dans la profondeur du pied, ainsi qu'un muscle interosseux plantaire. Dans le *lemur*, il n'y a pas de trace de la tête péronière [1]. L'adducteur oblique est largement développé; mais comme il est innervé par la branche profonde du nerf plantaire externe, il est vraisemblable que la tête péronière s'est fondue dans son intérieur. »

L'*interosseus volaris primus* de Henle a été trouvé par M. Champneys chez le *Troglodytes niger* qu'il a disséqué. « Il provenait, dit M. Champneys, de la tête radiale du grand os et des ligaments qui le recouvrent, et non directement du métacarpe, comme chez l'homme [2]. » Rolleston a trouvé également ce mode de conformation sur son *chimpanzé*. Chez chacun des quatre *Anthropoïdes* qu'a possédés le docteur Hepburn, l'agencement était le suivant : l'*interosseus primus volaris* n'existait sous aucune forme chez le *gorille* et était remplacé par une bande fibreuse chez le *chimpanzé*. Dans l'*orang* il émanait du bord cubital de la tête du premier métacarpien et, dans le *gibbon*, de la tête des premier et deuxième métacarpiens et des ligaments péri-trapéziens.

MUSCLES SURNUMÉRAIRES

FACE PALMAIRE

Thénar cutané.

Il a été décrit en même temps que le court abducteur du pouce (voy. ce muscle).

Tenseur de la capsule de l'articulation métacarpo-phalangienne du petit doigt.

Il a été observé plusieurs fois par MM. Poirier, Souligoux et Cunéo (Poirier, *Traité d'anatomie*, t. II, fasc. 1, p. 160, Paris, 1896). Il est

[1] Cunningham. *Report in Marsupialia*, cit., p. 116.
[2] Ibidem. *Journ. of anat. and phys.*, cit., p. 187, 188.

très grêle, part des ligaments qui unissent le pisiforme à l'os crochu et va s'insérer sur la capsule de l'articulation métacarpo-phalangienne du petit doigt.

« J'incline à croire, dit M. Poirier, que ce faisceau n'a pas été signalé, car il n'en est pas fait mention dans le travail si consciencieux de Le Double[1]. Il paraît se rattacher à une formation aponévrotique que nous avons signalée en décrivant l'opposant du petit doigt[2]. »

Unci-pisiformien.

Ce muscle a été décrit pour la première fois par Calori dans les *Mémoires de l'Académie des sciences de Bologne*, 2e série, vol. VI, p. 140. Depuis il a été signalé par divers anatomistes, le professeur W. Gruber entre autres.

Il s'insère, d'une part, au sommet de l'apophyse de l'os crochu et, d'autre part, à la face convexe du pisiforme, entre le tendon du cubital antérieur et celui de l'abducteur du petit doigt. Parallèle au ligament unci-pisiformien sur lequel il repose, il est quadrilatère et entièrement charnu. Quelquefois cependant il affecte la forme d'un triangle dont la base regarde en dedans ou en dehors.

Il peut être unilatéral ou bilatéral et se rencontre aussi bien dans l'un que dans l'autre sexe.

En se contractant il rapproche évidemment le pisiforme de l'apophyse de l'os crochu et s'oppose ainsi, avec l'abducteur du petit doigt, à la traction qu'exerce sur le pisiforme le cubital antérieur.

J'en possède 4 cas, recueillis 3 sur des hommes (2 fois des deux côtés et 1 fois à gauche) et 1 sur la main droite d'une femme.

Ce muscle est-il, comme on l'a prétendu, le résultat d'une transformation du ligament unci-pisiformien ? Je ne le pense pas. Il coexiste toujours — à ma connaissance, du moins — avec le ligament en question. J'inclinerais plutôt à le considérer comme un rudiment de ces faisceaux étendus du cubital antérieur à l'os crochu.

Quoi qu'il en soit, M. le professeur Macalister, auquel j'ai demandé son opinion sur la nature du muscle unci-pisiformien, m'a répondu :

[1] Le Double. Des variations morphologiques des muscles de la main de l'homme et de leurs homologues dans la série animale in *Bibliographie anatomique*, n° 3 (mai-juin 1895).

[2] Cette formation aponévrotique est constituée par un arc qui s'étend de l'extrémité supérieure du 5e métacarpien à la tête de cet os et qu'il n'est pas rare de voir se continuer avec une expansion du cubital postérieur.

« L'unci-pisiformien dépend évidemment du système cubital, car dans un cas j'ai vu ce muscle innervé par un filet du nerf cubital. »

Interpollicaris transversus.

Chez un homme ayant deux pouces à chaque main, le professeur Gruber a trouvé de chaque côté un muscle étendu du métacarpien du pouce normal à la première phalange du pouce surnuméraire. Gruber a appelé ce muscle *interpollicaris transversus* (*Virchow's Arch.*, p. 226, vol. 32).

FACE DORSALE

Manieux.

Syn. : *Musculus extensor brevis digiti indicis vel medii* (Albinus); *Indicator anomalus brevis et extensor brevis anomalus medii digiti* (Otto); *Muscle surnuméraire du dos de la main* (Boulard); *Muscle interosseux dorsal surnuméraire de la main* (Panas); *Pédieux de la main* (Andral); *Extensor brevis digitorum* (W. Gruber); *Indicator biceps* (Gantzer); *Extensor brevis proprius vel lateralis medii digiti* (Garver); *Faisceau de renforcement du tendon extenseur de l'index* (Prenant).

Ce muscle, dont il n'était pas question, il y a quelques années encore, dans les traités classiques d'anatomie, était connu des anciens[1]. Il est mentionné dans Albinus[2], Otto[3], Pestche[4], Sandifort[5] et Sœmmer-ring[6]. Il a été décrit par Albinus sous le qualificatif d'*extensor brevis digiti indicis vel medii* ; par Otto sous celui d'*indicator anomalus brevis et extensor brevis anomalus medii digiti*; puis, longtemps après, par Andral[7] sous celui de *pédieux de la main* ; par Boulard sous celui de *muscle surnuméraire du dos de la main*[8] ; par Panas sous celui de *muscle*

---

[1] On lit seulement, en note, au bas de la page 295 du tome II de la 2ᵉ édition d'*Anatomie descriptive* de Cruveilhier (Paris, 1843) : « Il n'y a pas de muscle à la région dorsale de la main. J'ai rencontré plusieurs fois un faisceau charnu né de l'extrémité inférieure du radius, faisceau charnu dont le tendon allait s'insérer aux tendons du muscle extenseur. Ce tendon est le vestige du muscle dorsal du pied ou pédieux. »

[2] Albinus. *Annotationes Acad.*, lib. IV, cap. VI, p. 28, tab. V, fig. 3. 1734.

[3] Otto. *Seltene Beobact.*, Hft. 1, p. 91. Cet anatomiste a aussi appelé ce muscle : *extensor anomalus brevis des Mittelfingers*.

[4] Petsche. *Haller's disp. anat. select.*, vol. VI, p. 771.

[5] Sandifort. *Exercit. acad.*, p. 93, et *Observ. pathol.*, lib. VI, p. 99.

[6] Sœmmerring, *Loc. cit.*, p. 254.

[7] Andral. *Bull. de la Soc. anat.*, 1837, nᵒ 5, p. 436.

[8] Boulard. *Bull. de la Soc. anat.*, 1854, nᵒ 1, p. 9.

interosseux dorsal surnuméraire de la main[1] ; par Gruber sous celui d'*extensor brevis digitorum*[2] ; par Gantzer sous celui d'*indicator biceps*[3] ; par Carver sous celui d'*extensor brevis proprius or lateralis medii digiti*[4] ; par Prenant sous celui de *faisceau de renforcement du tendon extenseur de l'index.* C'est sous l'une ou l'autre de ces dénominations qu'il a été encore signalé par Richard[5], Humphry[6], Kelly[7], Cruveilhier, Dursy[8], Davies-Colley, Taylor et Dalton[9], Henle[10], Wood[11], Macalister[12], Curnow[13], Testut[14], Verneau[15], Baudoin[16], Poirier et Meunier[17], Pierre Sebileau et Louis Faure[18], Calori[19], Mayeur et Souligoux[20].

Je donnerai à ce faisceau anormal le nom de *manieux.* Ce néologisme a pour moi divers avantages : il correspond au mot *pédieux*; il est court et ne préjuge rien ni du nombre, ni de la forme, ni de la longueur, ni de la direction, ni des insertions des bandelettes musculaires qu'on rencontre à la région dorsale de la main. Dans son *Traité d'anatomie* j'ai été heureux de voir M. Poirier l'adopter, après avoir lu le mémoire que j'ai publié en 1895, sur les variations morphologiques des muscles de la main.

Obervations personnelles. — Mes élèves et moi avons trouvé onze fois le manieux sous la plupart de ses formes : (7 fois chez l'homme (3 fois des deux côtés, 3 fois à droite et 1 fois à gauche) et 4 fois chez la femme (2 fois des deux côtés, 1 fois à droite et 1 fois à gauche). Voici mes observations résumées :

[1] Panas. *Bullet. de la Soc. anat.*, 1863. p. 165.

[2] W. Gruber. *Beobachtungen des menschlichen und vergleichenden Anat.*, H. 7 Berlin. Hirschwald, 1881.

[3] Gantzer. *Op. cit.*, p. 11.

[4] Carver. *Journ. of anat. and phys.*, t. II. p. 308.

[5] Richard. *Ann. des Sciences nat.*, série III. Zool., t. XVIII, 1851, p. 11.

[6] Humphry. *Journ. of anat. and phys.*, vol. II, p. 308.

[7] Kelly. *in* Testut. *Trait. des an. musc.*, p. 516.

[8] Dursy *in* Macalister. *Trans. of the Roy. Irish. Acad*, 1872, cit.

[9] Devies-Colley, Taylor et Dalton. *Guy's hospital Reports*, 1872,

[10] Henle, p. 216.

[11] Wood. *Loc. cit. suprà.*

[12] Macalister. *Loc. cit. suprà.*

[13] Curnow. *Journ. of anat. and phys.*, 1876, p. 596.

[14] Testut. *Traité des an. musc.*, p. 561.

[15] Verneau. *in Traité des an. musc.* de Testut, p. 574.

[16] Baudoin. *Bull. de la Soc. d'anthropologie*, 1885. p. 188.

[17] Poirier et Meunier. *Bull. de la Soc. anat.*, 5e série. t. I, p. 880.

[18] P. Sebileau. *Bull. de la Soc. anat. de Paris*, LXIIe année, 1887, 5e série, t. I, p. 852.

[19] Calori. *Loc. cit. suprà.*

[20] Mayeur et Souligoux. *Bullet. de la Soc. anat. de Paris.* février 1896, fasc. IV, p. 156.

I. — F., soixante-quinze ans, congestion pulmonaire; décembre 1878. (Observé par mon prosecteur, M. Delaittre.)

Sur la face dorsale de la main droite seulement on rencontre un petit muscle surnuméraire attaché, en haut, à la totalité de la face dorsale du grand os, et à la moitié des faces dorsales du pyramidal et du semi-lunaire, ou, pour parler plus exactement, aux ligaments qui unissent ces trois os, et, en bas, par trois languettes séparées sur les tendons de l'extenseur de l'index, du médius et de l'annulaire, au niveau de la partie moyenne de la face postérieure des métacarpiens. Il mesure approximativement 7 centimètres.

II. — H., quarante-cinq ans, fracture du crâne; novembre 1880. (Observé par M. Girard.)

Le muscle a la même disposition que le précédent, mais existe à droite et à gauche.

III. — F., vingt-cinq ans, métrorrhagie; janvier 1881. (Observé par M. Boyer.)

Sur l'une et l'autre des deux mains, on découvre un corps charnu, plat, étroit, mesurant environ 6 centimètres. Il se fixe, en haut, sur la face postérieure du pyramidal au niveau de la ligne intercarpienne, et, en bas, par deux languettes sur les tendons de l'extenseur de l'index et du médius.

IV. — H., soixante-dix ans, paralytique général; mars 1881. (Observé par M. Bourgougnon.)

Sur la face dorsale de chacune des mains on rencontre un muscle surnuméraire long de 8 centimètres et terminé par quatre languettes dont trois vont rejoindre les tendons que le long extenseur envoie à l'indicateur, au médius et à l'annulaire et une va se perdre sur la face dorsale du cinquième métacarpien. En haut, la lame musculaire anormale est attachée par un tendon rétréci aux faces postérieures du grand os et de l'os crochu.

V. — H., dix-huit ans, méningite tuberculeuse; mars 1881. (Observé par M. Ansaloni.)

De la face postérieure du radius droit, immédiatement au-dessus de l'articulation radio-carpienne, se détache une bande musculaire, large d'un travers de doigt, qui va se perdre vers le milieu de la région métacarpienne postérieure sur le tendon de l'extenseur propre de l'index.

VI. — H., soixante-dix ans, apoplexie cérébrale; janvier 1882. (Observé par moi.)

Sur la face dorsale de l'une et l'autre des mains, muscle surnuméraire en forme de triangle dont le sommet regardant en bas se prolonge par deux rubans nacrés, sur les tendons de l'extenseur de l'index et du médius. La base de ce muscle, large de 4 centimètres, est insérée au-dessous de la seconde rangée des os du carpe et de l'interligne carpo-métacarpienne, sur la face postérieure des deuxième et troisième métacarpiens et l'aponévrose qui les unit.

VII. — F., trente-cinq ans, phtisique ; décembre 1887. (Observé par M. Robert Porentru.)

Le long extenseur de l'index gauche, qui fait défaut, est remplacé par un petit faisceau musculaire qui se détache de la face postérieure de l'extrémité inférieure du radius, près de l'articulation du poignet. Ce court extenseur de l'index a les mêmes insertions aux phalanges que l'extenseur normal.

VIII. — H., soixante-deux ans, manie aiguë ; novembre 1888. (Observé par Danseux.)

Sur la face dorsale de la main droite, on trouve un muscle digastrique dont l'extrémité inférieure du ventre inférieur donne naissance à un tendon qui va rejoindre celui du long extenseur qui ment le médius, et dont l'extrémité supérieure du ventre supérieur se fixe sur le trapèze et le trapézoïde.

IX. — H., soixante-neuf ans, cirrhose du foie ; février 1890. (Observé par MM. Maurice et Lelot.)

Sur le dos de la main gauche, on met à découvert un muscle fusiforme inséré, en haut, sur le trapèze et le trapézoïde, et, en bas, par trois chefs aponévrotiques sur les tendons du long extenseur qui vont à l'index, au médius et à l'annulaire.

X. — F., vingt-deux ans, fièvre puerpérale ; novembre 1887. (Observé par moi.)

A droite et à gauche, sur la face dorsale des mains, existe une lame rougeâtre émanant de la face postérieure du semi-lunaire et de celle du pyramidal et divisée, inférieurement, en deux languettes auxquelles succèdent des tendons qui vont rejoindre, non loin des troisième et quatrième articulations métacarpo-phalangiennes, ceux du long extenseur du médius et de l'annulaire.

XI. — H., vingt-huit ans, septicémie ; juin 1893. (Observé par moi.)

Dans la région dorsale de la main droite existe un faisceau musculaire large de 3 centimètres étendu de la face postérieure du trapézoïde au tendon de l'extenseur de l'index.

Je possède les moulages de trois de ces anomalies, pris par un de mes anciens prosecteurs, M. André.

Structure. — Comme le pédieux, le manieux est essentiellement variable. Il peut n'avoir qu'un tendon, comme il peut en avoir deux, trois et même quatre. Je ne sache pas cependant qu'il ait jamais reproduit exactement à la main le court extenseur des orteils, c'est-à-dire qu'il ait eu quatre tendons dont l'un allait s'insérer sur l'extrémité postérieure de la première phalange du pouce et les trois autres sur les tendons de l'extenseur commun correspondants aux deuxième, troisième et quatrième doigts. Je ne crois même pas qu'on l'ait jamais vu fournir un tendon au pouce. Il ne faudrait pas en induire qu'il n'est pas pour cela l'homologue du pédieux. Le faisceau interne du pédieux n'en est qu'une annexe. Il en est séparé chez presque tous les *Singes* et dans l'espèce humaine, où il reçoit du nerf tibial antérieur un filet distinct, il est également si souvent indépendant qu'il a été décrit par Meckel et Henle comme un muscle spécial sous le nom d'*extensor hallucis brevis*. Qu'on trouve ce faisceau annexe dans la région dorsale de l'extrémité distale du membre thoracique et l'identité sera absolue.

Ces remarques nécessaires faites, passons à l'étude des différents modes de conformation du manieux.

MANIEUX A QUATRE TENDONS

Je n'en ai pas trouvé mention dans les auteurs. Jusqu'à plus ample informé, j'opine donc à croire que le cas observé par mon élève, M. Bourgougnon, est unique (voy. *Obs. IV*).

MANIEUX A TROIS TENDONS

Richard a disséqué chez une vieille femme un manieux qui, émanant, sur la face dorsale des deux mains, de la ligne intercarpienne, particulièrement du haut de la face postérieure du grand os, du semi-lunaire et du pyramidal ou plutôt des ligaments étendus entre ces différents os, se divisait presque immédiatement après, en trois languettes nacrées qui gagnaient pour s'y terminer les tendons extenseurs de l'index, du médius et de l'annulaire, un peu plus bas que la moitié inférieure du métacarpe.

Sur le dos de la main droite d'une femme, Wood a trouvé un manieux inséré en haut sur la face postérieure de la base des deuxième, troisième et quatrième métacarpiens et les ligaments qui les unissent et partagé, en bas, en trois languettes qui allaient renforcer les tendons de l'index, du médius et de l'annulaire du long extenseur[1].

Le même anatomiste a observé, des deux côtés, chez un homme, une autre conformation. Le court extenseur, fixé supérieurement au grand os, à l'os crochu et au pyramidal finissait par trois bandelettes dont l'une se perdait sur le médius avec le tendon du deuxième interosseux dorsal, et chacune des deux autres sur chacune des faces opposées du cinquième doigt, avec les tendons du troisième interosseux dorsal et de l'abducteur du petit doigt.

M. le professeur Macalister affirme avoir rencontré deux manieux semblables.

Pour les cas de manieux à deux tendons qui m'appartiennent (voy. *Obs. 1, II, IX*).

MANIEUX A DEUX TENDONS

Panas a disséqué un manieux ayant deux tendons dont l'un gagnait l'index et l'autre le médius.

Sur un cadavre dont il n'indique pas le sexe, Wood a trouvé, de chaque côté, un manieux inséré à la fois au grand os, à l'os crochu et au ligament postérieur du carpe et dont les deux tendons terminaux allaient rejoindre ceux du médius et de l'annulaire[2].

Une autre fois, chez une femme, à droite et à gauche, l'éminent anatomiste londonien a découvert un manieux composé de deux faisceaux distincts dans toute leur longueur et étendus, l'un du grand os au médius, l'autre du pyramidal à l'annulaire.

M. Macalister a observé, des deux côtés, un manieux qui avait deux tendons, l'un pour le troisième, l'autre pour le quatrième doigt. M. Baudoin a décrit un faisceau musculaire surnuméraire analogue.

Sur la main droite d'une femme, où l'extenseur propre de l'index faisait défaut, MM. Sébileau et Louis Faure ont trouvé un manieux détaché du ligament postérieur de l'articulation du poignet se bifurquant en deux divisions dont l'une, aponévrotique, se rendait au

[1] Wood. *Proceedings of the Roy. Soc.*, n° 164, 1868. p. 513, 514.
[2] Ibidem. *Proceedings of the Roy. Soc.*, n° 93, 1867, p. 531, 532.

tendon de l'index et l'autre, musculeuse, au tendon du second inter-osseux.

Dans un cas observé par Calori le manieux terminé sur le médius et l'annulaire à gauche et sur l'index seul, à droite, était doublé d'un faisceau antibrachial (voy. *M. extenseur propre du médius*).

J'ai relaté plus haut les cas de manieux à deux tendons que j'ai trouvés (voy. *Obs. III, VI et X*).

MANIEUX A UN TENDON

Ici, il faut établir une subdivision, le tendon unique du manieux pouvant se porter sur l'index, le médius ou l'annulaire.

A. — MANIEUX A UN TENDON POUR L'INDEX

C'est un petit faisceau naissant de la face postéro-inférieure du radius ou du carpe et venant se terminer sur l'index. Il remplace l'extenseur propre de l'index ou coexiste avec ce muscle sur le tendon duquel il s'étale; seul, il constitue le court extenseur propre de l'index, *extensor brevis digiti indicis* d'Albinus; uni au tendon de l'extenseur propre de l'index, il constitue l'*extenseur accessoire de l'index*, le second chef de l'*indicator biceps* de Gantzer.

M. Testut a observé l'une et l'autre de ces dispositions. Mon savant collègue et compatriote, M. Verneau, assistant au Muséum, a communiqué au professeur d'anatomie de Lyon le dessin d'une préparation où l'on voyait « le tendon de l'extenseur propre de l'index renforcé de même par un faisceau charnu, qui se détachait du ligament annu-laire[1] ».

Les bandelettes musculaires qu'Otto a trouvées chez deux hommes et décrites sous le nom d'*indicator anomalus brevis* se rendaient au tendon de l'extenseur propre et provenaient, l'une de l'extrémité postéro-inférieure du radius, l'autre de la face dorsale de l'extrémité supérieure du troisième métacarpien. Les faisceaux signalés à la région dorsale de la main par Petsche, Sœmmerring et Sandifort ne semblent être également que des faisceaux de renforcement du tendon de l'extenseur propre de l'index.

Richard a vu ce muscle terminé : à son extrémité supérieure, par une aponévrose très fine qui s'attachait à la partie postérieure des

[1] Testut, *Traité des an. musc.*, p. 566.

II.

deux premières articulations carpo-métacarpiennes, et, à son extrémité inférieure, par un gros filament fibreux qui allait s'unir au tendon de l'extenseur propre de l'index.

Dans le cas observé par MM. Poirier et Meunier, il était également composé par un corps charnu unique naissant de la face dorsale du carpe et un peu de la partie correspondante du cartilage triangulaire de l'articulation cubito-radiale inférieure et se confondant, au-dessus de l'articulation métacarpo-phalangienne, avec le tendon du long extenseur de l'index. La main gauche de la femme disséquée par MM. Pierre Sebileau et Louis Faure n'avait pas de court extenseur du pouce ni d'extenseur propre de l'index, mais possédait un faisceau musculaire inséré d'une part sur le bord postérieur de l'extrémité inférieure du radius près du cubitus et du ligament postérieur de l'articulation radio-carpienne, et d'autre part au tendon de l'extenseur commun qui se rend à l'index, au niveau de l'extrémité supérieure de la première phalange.

Le manieux observé, en 1890, par le professeur Prenant naissait de la face dorsale du ligament annulaire du carpe et allait se jeter sur le bord interne du tendon extenseur de l'index.

Pour ce qui me concerne, voy. *Obs. V, VII et XI.*

B. — MANIEUX A UN TENDON POUR LE MÉDIUS

Il a été décrit par Albinus, sous le nom de *musculus extensor brevis digiti indicis vel medii*, et par Otto sous celui d'*extensor anomalus brevis des Mittelfingers*. Chez les deux hommes où Otto l'a rencontré il provenait de la région dorsale du carpe. Carver, qui l'a disséqué aussi, l'a appelé *extensor brevis proprius vel lateralis medii digiti*. Depuis il a été signalé par Andral, Panas, Boulard, Davies-Colley, Taylor, Dalton, Wood (2 cas), Curnow, Pierre Sebileau et Louis Faure, Mayeur[1] et Souligoux. Dans le cas de Pierre Sebileau et de Louis Faure, il y avait un faisceau musculo-tendineux d'association entre l'extenseur propre de l'index et le muscle court extenseur anormal destiné au médius.

J'ai noté que le manieux rencontré par Calori se terminait, à droite, sur l'index seul et, à gauche sur le médius et l'annulaire.

Ai-je besoin d'ajouter à ces observations celle qui m'est personnelle? (Voy. *Obs. VIII.*)

[1] Mayeur et Souligoux. *Bullet. de la Soc. anat. de Paris.* février 1896, fasc. V, p. 156.

C. — MANIEUX A UN TENDON POUR L'ANNULAIRE

Je n'en connais qu'un cas noté par Kelly. Il s'agit d'un petit muscle digastrique allant du grand os à l'annulaire.

Il appert de ces observations que le manieux est un muscle qui varie beaucoup. Il peut être composé d'un nombre de faisceaux plus ou moins considérable, être par conséquent plus ou moins large. Il peut être entièrement charnu ou tendineux, ou charnu à sa partie moyenne et tendineux à ses deux extrémités, ou digastrique, ou, enfin, charnu à l'une de ses extrémités et tendineux à l'autre. Il est également plus ou moins long, ses insertions supérieures aussi bien que ses insertions inférieures se déplaçant facilement suivant le grand axe de la main. Ainsi, au lieu d'atteindre les premières phalanges des doigts il peut, en bas, se terminer au-dessus des articulations méta-carpo-phalangiennes, sur la face dorsale des métacarpiens et l'aponé-vrose qui les unit et se détacher en haut : (α) de la face dorsale de ces mêmes métacarpiens ; (β) du pyramidal et des os qui l'avoisinent, trapèze, trapézoïde, grand os, os crochu, semi-lunaire et des ligaments radio-carpiens postérieurs, au niveau de l'interligne articulaire du poignet ; (γ) du bord postérieur du ligament triangulaire de l'articu-lation radio-cubitale inférieure et de l'extrémité postéro-inférieure du radius. Le plus communément pourtant, il s'attache aux premières phalanges, d'une part, et au pyramidal et aux os qui l'avoisinent, d'autre part.

Fréquence. — A la page 544 du n° 104 des *Proceedings of the Royal Society* (année 1868) on peut lire cette déclaration de Wood touchant le court extenseur des doigts : « J'ai trouvé ce muscle chez 7 hommes sur 68 et chez 3 femmes sur 34, à peu près aussi fréquemment par conséquent dans l'un que dans l'autre sexe. » Au dire de Wood, cette malformation se rencontrerait donc approximativement une fois sur 10 sujets (dix fois sur 102)[1].

D'après le professeur Macalister, on l'observerait une fois sur quinze. J'ai disséqué, l'année dernière, 14 sujets avant de mettre à nu le manieux qui fait l'objet de mon observation XI.

[1] Où M. le professeur Testut, de Lyon, a-t-il donc pu prendre que la fraction 1/36 repré-senterait, selon Wood, le degré de fréquence du développement dans l'espèce humaine du court extenseur des doigts ? (Testut. *Traité des an. musc.*, p. 527.)

Existe-t-il plus fréquemment chez l'homme que chez la femme, des deux côtés que d'un seul, à droite qu'à gauche? Il serait prématuré de l'affirmer.

Pour ce qui concerne son développement relatif, il est permis d'être moins réservé. Relevons un à un tous les noms des anatomistes que nous avons cités, en n'attribuant, pour éviter la controverse, qu'une seule dissection du faisceau musculaire en question à ceux de ces anatomistes qui n'annoncent pas combien de fois ils l'ont vu[1].

1 *manieux à quatre tendons*	— L'auteur	1 cas.
8 *manieux à trois tendons*	Richard	1 cas.
	Wood	2 —
	Macalister	2 —
	L'auteur	3 —
	Total	8 cas.
10 *manieux à deux tendons*	Calori	1 cas.
	Panas	1 —
	Wood	2 —
	Macalister	1 —
	Baudoin	1 —
	P. Sebileau et Louis Faure	1 —
	L'auteur	3 —
	Total	10 cas.
18 *manieux à un tendon pour l'index*	Albinus	1 cas.
	Gantzer	1 —
	Calori	1 —
	Testut	2 —
	Verneau	1 —
	Otto	2 —
	Sœmmerring	1 —
	Petsche	1 —
	Sandifort	1 —
	Richard	1 —
	P. Sebileau et Louis Faure	1 —
	Poirier et Meunier	1 —
	Prenant	1 —
	L'auteur	3 —
	Total	18 cas.
16 *manieux à un tendon pour le médius*	Albinus	1 cas.
	Otto	2 —
	Carver	1 —
	Andral	1 —
	Panas	1 —
	Boulard	1 —

[1] Je passe sous silence dans cette statistique les cas observés par Cruveilhier, faute de données précises de la part de cet anatomiste.

	Report	7 cas.	

	Davies-Colley	1 —
	Taylor	1 —
	Dalton	1 —
16 *manieux à un tendon pour le médius.*	P. Sebileau et Louis Faure. . .	1 —
	Wood.	2 —
	Curnow.	1 —
	Mayeur et Souligoux	1 —
	L'auteur	1 —

Total . . . . 16 cas.

1 *manieux à un tendon pour l'annulaire.* — Kelly . . . . 1 cas.

Total général	Manieux à plusieurs tendons	19 cas.
	Manieux à un seul tendon.	35 cas.

Les manieux à un seul tendon sont donc plus communs que les manieux à plusieurs tendons.

Les manieux à un tendon pour l'index se rencontreraient plus souvent ou à peu près aussi souvent que les manieux pour le médius et les uns et les autres plus communément, que les manieux à deux et trois tendons et ces derniers que les manieux à un tendon pour l'annulaire ou à quatre tendons.

Richard a donc eu raison d'écrire que « le pédieux de la main à un tendon est bien plus fréquent que celui à plusieurs tendons ».

J'ignore, par exemple, si Richard est aussi exact quand il prétend qu'on rencontre le pédieux de la main à un seul tendon pour l'index chez 1 sujet sur 12. Ce qui est indiscutable, c'est que, quand le manieux de l'index est présent, l'extenseur propre de l'index fait quelquefois défaut.

ANATOMIE COMPARÉE. — Le court extenseur des doigts ou pour être plus précis l'extenseur profond des doigts réduit de dimensions est un muscle normal chez un grand nombre d'animaux. Meckel avance qu'il existe chez les *Sauriens*, les *Chéloniens*, les *Batraciens*, le *Fourmilier à deux doigts*, le *Bradypus tridactylus*[1].

Tandis que nous possédons seulement, en plus des interosseux et des lombricaux, deux fléchisseurs communs et un seul extenseur commun des doigts, certains *Vertébrés* ont, en effet, des interosseux, des lombricaux, deux fléchisseurs et deux extenseurs communs des doigts,

[1] Meckel. *An. comp.*, vol. V, p. 386, 388, 391, et vol. VI, p. 346, 351, et *Arch.*, V, p. 47.

un superficiel plus long et qu'on nomme pour ce motif long extenseur, et un profond, plus court, qu'on nomme court extenseur.

Le court extenseur a une conformation très différente dans la série animale. Chez le *cryptobranche* de Humphry, il était représenté par une lame, large et mince, qui, détachée de la face profonde de l'extenseur superficiel avant sa division, se perdait sur la première rangée du carpe. Au niveau de l'extrémité inférieure du cubitus, cette lame était reliée, en outre, par un trousseau de fibres rougeâtres, à l'*extensor carpi radialis*[1].

Le court extenseur des doigts de l'*hatteria* est composé, dit Gunther[2], « d'un corps charnu, situé au-dessous de l'extenseur superficiel et inséré, d'une part à l'extrémité inférieure du cubitus et, d'autre part, par une série d'expansions aponévrotiques identiques à celles du pédieux, sur les phalanges des extrémités des membres antérieurs. Les fibres les plus rapprochées du bord radial de l'avant-bras, réunies en une bandelette isolée, s'étalent sur le dos du premier métacarpien ».

L'*unau* et le *fourmilier* ont un court extenseur à deux faisceaux. Dans l'*unau*, l'un des faisceaux va au deuxième doigt et l'autre au troisième. Dans le *fourmilier*, l'un provient de l'extrémité inférieure du cubitus, croise le second métacarpien et se termine sur la phalange onguéale du deuxième doigt, l'autre s'attache au carpe et gagne les deux faces latérales du tendon que le long extenseur fournit au troisième doigt.

J'ai parlé de l'extenseur profond à trois chefs de l'*aï*, des *lézards* et du *ménobranche* (voy. *M. interosseux dorsaux*).

L'extenseur propre du pouce et de l'index des anatomistes vétérinaires qui correspond au long extenseur du pouce et à l'extenseur propre de l'index de l'homme fusionnés (voy. *ces muscles*) est représenté chez les *Solipèdes* par un faisceau profond de l'extenseur commun (*extenseur antérieur des phalanges des hippotomistes*) inséré sur l'arcade radio-cubitale et que les Allemands distinguent sous le nom de *petit extenseur antérieur des phalanges ou muscle de Thiernesse*.

Plus les êtres occupent une place élevée dans l'échelle zoologique, plus l'insertion de l'extenseur profond se fait haut. Ainsi chez le *chat* et le *chien*, elle n'a plus lieu sur le métacarpe, mais sur les os de l'avant-bras. Strauss-Durckheim nous apprend que, chez le premier de

[1] Humphry. Obs. in *Myol.* cit., London, 1872, p. 184.
[2] Gunther. *Philos. trans.*, 1867, p. 617.

ces *Carnassiers*, il y a, au-dessous du long extenseur commun qui descend du bras et qui se rend aux quatre doigts externes comme chez l'homme, un extenseur propre de l'index, un extenseur propre du troisième doigt (*ext. propr. du verpus*), un extenseur propre du quatrième doigt (*ext. propr. du paramèse*), un extenseur propre du cinquième doigt (*ext. propr. du micros*).

Chez le second de ces *Carnassiers*, Ellenberger et Baum enseignent que le court extenseur des doigts est formé[1] « de deux faisceaux musculaires en partie fusionnés dont chacun se termine par un tendon. Le faisceau superficiel, le plus fort (*extenseur propre du petit doigt*), prend son origine à l'épicondyle des extenseurs, au ligament latéral et à l'aponévrose de l'avant-bras; le faisceau profond, plus grêle (*extenseur propre du quatrième et du troisième doigts*), qui manque chez l'homme comme muscle distinct naît par un tendon sur la face interne et orale du faisceau superficiel. »

On trouve une disposition intermédiaire entre l'homme et les *Carnivores* dans les *espèces simiennes*. Chaque doigt de la main du *cynocéphale* est mû par un double tendon : l'extenseur propre de l'index fournissant un tendon à l'annulaire et l'extenseur propre du petit doigt un tendon au quatrième et au troisième doigt. Le *gibbon* de Bischoff avait un extenseur propre du petit doigt; mais l'extenseur propre de l'index abandonnait des tendons supplémentaires au médius et à l'annulaire. Le tendon de l'annulaire de l'extenseur commun des doigts du *gibbon* disséqué par M. Hepburn envoyait un cordon fibreux au tendon de l'extenseur propre du petit doigt. Chez l'*orang* du même anatomiste, c'était le tendon du petit doigt qui détachait une expansion aponévrotique au tendon de l'extenseur commun qui se rendait à l'annulaire. Chez un fœtus de *gibbon* possédant un extenseur propre du petit doigt, M. Deniker a vu l'extenseur commun se distribuer aux quatre derniers doigts. Chez le *chimpanzé* (Hepburn) et chez le *gorille* (Bischoff), la disposition des extenseurs des doigts est identique à celle de l'homme[2].

En résumé, la dénomination d'*extenseurs propres* donnée à quelques-uns des faisceaux de l'extenseur profond par opposition au terme d'extenseur commun sous lequel on désigne généralement l'extenseur

[1] W. Ellenberger et H. Baum. *Loc. cit.*, trad. franç. de Deniker, p. 217.

[2] M. le professeur Hartmann remarque toutefois que « chez le *gorille* il n'y a pas de muscle spécial de l'index ou, lorsqu'il en existe un, il est très faiblement développé. Il est au contraire nettement marqué dans l'*Hylobates albimanus* ». (Hartmann. *Les Singes Anthropoïdes*, p. 130.)

superficiel est, comme je l'ai déjà observé (voy. *M. extenseur propre du petit doigt*, une dénomination défectueuse. En proposant, il y a déjà longtemps, de substituer aux qualificatifs coutumiers les expressions d'*extenseurs directs* et d'*extenseurs latéraux*, représentant en général : les premiers les extenseurs longs ou superficiels, les seconds les extenseurs courts et profonds, Alix et Gratiolet, qui avaient une connaissance aussi complète de l'anatomie des animaux que de l'anatomie de l'homme, ont donc eu raison. Je transcris leurs conclusions; elles sont irréfutables :

« On ne s'est point demandé pourquoi cette existence de deux extenseurs distincts pour chaque doigt? La question méritait cependant, disent-ils[1], la peine d'être examinée. L'existence de ces muscles se rapporte complètement à la manière dont les doigts d'une même main se partagent en deux groupes. Or, chez certains *Mammifères monodelphes*, le groupement se fait ainsi : un doigt d'un côté, le pouce; et de l'autre les quatre autres doigts. L'axe de séparation des doigts passe entre le pouce d'une part, et d'autre part le groupe des quatre autres doigts réunis. Dans d'autres animaux, au contraire, et dans ceux-ci le pouce est toujours atrophié, cet axe de séparation passe entre le médius et l'annulaire, et cette relation est constante, quel que soit d'ailleurs le degré de développement des autres doigts. Dans le premier cas, on dit que le système digital de l'animal est impair, dans l'autre que son système digital est pair. Ces expressions seraient inexactes si elles n'étaient expliquées. Elles donneraient lieu de croire qu'une main à quatre doigts appartient nécessairement au système pair et qu'une main à trois doigts est nécessairement du type impair. Il n'en est rien. Quatre doigts peuvent appartenir au type impair et trois doigts au type pair. C'est seulement par rapport à la position de l'axe de séparation des groupes digitaux que cette détermination doit être faite. Or, de quelle cause dépendent ces groupes des doigts? Des muscles propres exclusivement; et, pour cela, leur tendon s'insère non dans l'axe de la phalange, mais sur un des côtés de cette phalange basilaire. Ainsi, dans les *Singes*, dans les *Carnassiers*, ces muscles devant séparer les doigts d'avec le pouce, ils se fixent au côté cubital de la base des doigts. Dans les *Pachydermes à doigts pairs*, au contraire, ceux de l'index et du médius se fixent l'un et l'autre au côté radial de la base de ces deux doigts; ceux du quatrième et du cinquième se

[1] Alix et Gratiolet. *Recherches sur l'an. du Troglodytes Aubryï*. cit. p. 164 et 165.

fixant seuls au côté cubital de la phalange basilaire. Ainsi, l'existence de ces muscles est tout à fait relative aux mouvements d'abduction réciproque, sans lesquels ces groupements des doigts ne pourraient avoir lieu. »

Dans les animaux, l'extenseur profond des doigts a une conformation similaire aux membres antérieurs et aux membres postérieurs. J'ai laissé soupçonner que, dans l'espèce humaine, le manieux correspondait au pédieux. Il occupe, en effet, la même position, il sert aux mêmes usages ; il a les mêmes insertions, la même structure, la même direction, les mêmes rapports. Nous signalerons particulièrement l'identité parfaite et fréquente des attaches ; l'attache supérieure doit surtout retenir l'attention. Elle se fait communément, au niveau de l'interligne carpienne, sur le pyramidal seul ou sur le pyramidal et les deux os qui lui sont contigus. Or, depuis que l'on s'occupe de la comparaison des membres de l'homme, on sait que le pyramidal est précisément l'homologue du calcanéum où se fixe le muscle pédieux.

Mais, objectera-t-on, le manieux n'est pas toujours complet? Le pédieux ne l'est pas non plus dans tous les cas[1]. Le manieux incomplet n'est pas d'ailleurs un manieux atrophié, c'est un manieux resté en chemin, un manieux n'ayant pas atteint le maximum de développement que présente le pédieux normal. Il constitue une anomalie réversive moins typique, voilà tout ; mais l'esprit n'en est que plus satisfait : elle nous fait toucher du doigt un état intermédiaire entre un état antérieur à jamais perdu pour l'espèce humaine et la disposition aujourd'hui acquise. En anatomie anormale, ces transitions se rencontrent, il est vrai, plus fréquemment que les formes types dans tout leur développement ; toutefois, alors même que l'anomalie réversive n'est point observée dans tout son éclat, la présence d'une des formes de passage présente suffisamment d'intérêt pour qu'on doive la consigner en détail.

[1] Voy. *Muscles du pied*, anomalies du pédieux.

MUSCLES DU MEMBRE INFÉRIEUR

MUSCLES DE LA HANCHE

MUSCLES FESSIERS

GRAND FESSIER

Segmentation en deux corps. — Chez un athlète dont le trapèze
et les grands pectoraux étaient composés de deux lames charnues
« les grands fessiers étaient doubles de chaque côté, dit Tiedemann[1], et entre les deux congénères existait une couche de tissu
cellulaire ». De ce texte quelques anatomistes ont induit que chez
l'athlète disséqué par Tiedemann les grands fessiers étaient constitués
par deux couches superposées dans le sens transversal. Je crois qu'il
est plus admissible de supposer que les muscles en question étaient
constitués par deux corps charnus juxtaposés dans le sens antéro-
postérieur, c'est-à-dire par les grands fessiers normaux et des fémoro-
coccygiens (voy. *M. du périnée*).

C'est à cette même classe d'anomalies qu'il faut rapporter les cas
de dédoublement du grand fessier au niveau de son bord inférieur
(pli fessier) signalés par MM. Otto et Macalister.

Variations de nombre et de dimension des faisceaux. — La
quantité, le volume et les flexuosités des faisceaux musculaires com-

[1] Tiedemann, *Journ. complémentaire du Dictionnaire des sciences médicales*, vol. VI, p. 272. Paris, 1820.

posant le grand fessier, varient suivant les individus. Dans aucune espèce animale ils ne sont aussi nombreux et n'acquièrent les dimensions qu'ils ont dans l'espèce humaine. La bourse muqueuse qui sépare le grand fessier de la tubérosité de l'ischion manque parfois.

Variations des insertions. — Il peut n'avoir aucun point d'attache sur le grand ligament sacro-sciatique, le sacrum ou le coccyx. M. Macalister l'a vu s'insérer en totalité sur les deux dernières vertèbres sacrées. Au lieu de se fixer à la crête sacrée, il se fixe quelquefois seulement aux tubercules sacrés qui font suite aux apophyses transverses et articulaires des vertèbres lombaires. L'attache aux bords du coccyx et de l'échancrure qui termine en bas la crête sacrée se fait souvent par l'intermédiaire d'une arcade aponévrotique sous laquelle passent les derniers nerfs sacrés postérieurs. Un faisceau charnu émanant de la partie antérieure de son bord inférieur va communément se perdre sur l'aponévrose fémorale dont il est le tenseur ou dans le muscle tenseur du *fascia lata*.

ANATOMIE COMPARÉE. — On sait que le grand fessier se fixe normalement chez l'homme, sur la bifurcation externe de la ligne âpre, depuis le grand trochanter jusqu'au tiers moyen du fémur, par une aponévrose épaisse qui s'enfonce entre le vaste externe et le grand adducteur ; mais il envoie aussi des fibres tendineuses sur la gaine du tenseur du *fascia lata*. On doit donc considérer deux modes de terminaison au grand fessier : un mode de terminaison à la ligne âpre par une aponévrose, un mode de terminaison au tenseur du *fascia lata* par des fibres tendineuses.

Que les fibres tendineuses se transforment en fibres musculaires et on aura une reproduction de l'anomalie qui consiste dans la continuité du grand fessier et du tenseur du *fascia lata*. Or, selon M. Lannegrâce[1], « le tenseur du *fascia lata* et le grand fessier ne forment au bas de l'échelle animale qu'une seule lame charnue, parfaitement continue, méritant le nom de muscle ilio-tibial.

« Ce muscle ilio-tibial se conserve, depuis les *Amphibiens* jusqu'aux *Oiseaux* inclusivement, avec les mêmes caractères ; partout il se fixe depuis le bord antérieur jusqu'au bord postérieur de la portion iliaque de l'arc pelvien, à une certaine distance de l'acétabulum, dont il se

---

[1] Lannegrâce. *Loc. cit.*, p. 31.

trouve séparé par une masse ilio-fémorale plus ou moins épaisse. De là il se dirige vers la tubérosité antérieure du tibia, où il s'insère par un très fort tendon.

« Ce muscle ilio-tibial est indivis et puissant chez les *Urodèles*, indivis encore mais faible chez les *Chéloniens*. Dans les *Anoures* et les *Lacertiliens* il se décompose, à son origine, en deux faisceaux qui restent assez nettement distincts dans une certaine étendue et qui correspondent l'un au *fascia lata*, l'autre à la portion fibreuse du grand fessier. »

D'autre part M. Sabatier soutient qu'il faut regarder comme le représentant de « la portion du grand fessier qui s'attache à l'aponévrose fémorale, le muscle *long vaste* des anatomistes vétérinaires qui, dans les *Équidés*, les *Bovidés*, les *Ovidés*, etc., se termine sur la rotule en s'unissant avec le ligament rotulien externe ».

M. le professeur Testut, de Lyon, accepte l'opinion de M. Sabatier. Dans son remarquable mémoire intitulé « *Discussion sur quelques muscles des Mammifères* » mon savant ami, M. Lavocat, ancien directeur de l'École vétérinaire de Toulouse, a montré ce qu'il y avait[1] de fondé dans chacune des assertions de MM. Lannegrâce et Sabatier.

« Depuis Bourgelat jusqu'à présent, dit-il, la détermination des muscles fessiers, chez les *Quadrupèdes*, a été appréciée contrairement à tous les principes de comparaison rationnelle. Une des causes des erreurs commises est l'adhérence qui, chez les *Chevaux*, existe entre le grand et le moyen fessier : il en est résulté que les hippotomistes ont réuni ces deux muscles sous le titre de moyen fessier — bien que les deux organes soient facilement séparables dans les *Chevaux* — et complètement distincts, dans les autres *Quadrupèdes domestiques*.

En conséquence de cette fusion du grand fessier avec le moyen, on a supposé que le grand fessier pouvait être constitué par l'expansion musculo-aponévrotique qui, chez les *Quadrupèdes*, recouvre les muscles de la croupe ; mais cette couche musculaire ne présente aucun caractère des muscles fessiers : elle a, selon nous, une tout autre valeur.

Pour la déterminer méthodiquement il convient de prendre pour modèle la disposition qui existe chez le *bœuf* : là, c'est un muscle simple, assez large, aplati et allongé, qui descend entre l'ilio-aponévrotique et le biceps fémoral ; il procède du bord supérieur de l'ilium

[1] A. Lavocat. *Discussion sur quelques muscles des Mammifères*, in *Mémoires de l'Académie des sciences, inscriptions et belles-lettres de Toulouse*, 9ᵉ série, t. V, année 1893.

et de la crête sus-sacrée — et se termine sur le ligament externe de la rotule. C'est donc un muscle essentiellement sacro-rotulien, qui peut être désigné sous le nom de *crural externe*.

Il en est à peu près de même chez les petits *Ruminants*, tels que la *chèvre*, le *mouton* — ainsi que dans les *Suidés ;* seulement l'extrémité supérieure est divisée en deux parties, l'une antérieure, l'autre postérieure — moins développées dans les *Suidés*.

Dans les *Carnassiers domestiques*, le muscle est segmenté en trois parties : les deux supérieures sont faibles et terminées sur le bord externe de la ligne âpre du fémur ; de ce point procède la troisième portion — considérée à tort comme branche antérieure du biceps fémoral — et qui se termine à la rotule.

Chez les *Chevaux* les deux portions supérieures du crural externe sont distinctes : l'antérieure, triangulaire et fixée aux angles de l'ilium ainsi qu'à la crête sus-sacrée se termine à l'éminence externe de la ligne âpre ; la portion postérieure est, comme chez les *Ruminants*, en continuité avec la portion inférieure ; un gros cordon fibreux les fixe toutes deux à la ligne âpre, en arrière de l'éminence externe du fémur ; inférieurement, comme dans les autres espèces, le muscle se termine sur le ligament externe de la rotule.

Chez l'*homme*, la partie supérieure du crural externe est à l'état d'aponévrose recouvrant les muscles fessiers : mais la partie inférieure est exactement représentée par la courte portion du biceps fémoral qui s'étend du tiers moyen de la ligne âpre du fémur au bord externe de la rotule.

Il est donc bien évident que ce crural externe ne peut pas être un muscle fessier ; il n'est pas un extenseur de la cuisse, mais fléchisseur de ce rayon — extenseur de la jambe et abducteur du membre pelvien ; en outre, à la manière des *sous-cutanés*, il tend les aponévroses annexes, et augmente ainsi l'énergie contractile des muscles sous-jacents.

Les erreurs des hippotomistes, au sujet des muscles fessiers, ont été, comme les précédentes, accueillies par Cuvier ; en effet, c'est très bien, d'après Bourgelat, qu'il dit : dans le *Cheval*, l'analogue du grand fessier est un muscle mince terminé au 3e trochanter — et le moyen fessier, très considérable, se termine au grand trochanter, et au-dessous, par un faisceau postérieur.

Enfin, relativement au petit fessier, Cuvier admet une autre erreur, en indiquant que chez l'*ours* ce muscle est formé de deux parties, qui se terminent l'une en dehors du trochanter et l'autre en dedans. Ces insertions terminales démontrent clairement que la première partie est le moyen fessier, — et que là encore est une méprise qu'un peu d'attention aurait pu éviter. »

En somme pour M. Lavocat : *A*) l'expansion musculo-aponévrotique qui, dans les *Quadrupèdes*, recouvre les muscles fessiers et descend entre le *fascia lata* et le biceps fémoral pour se terminer sur le ligament externe de la rotule est un muscle distinct, essentiellement *sacro-rotulien*, et qu'il nomme *crural externe*. Ce muscle est surtout bien constitué et remarquable par sa simplicité dans le *bœuf*.

B). Depuis Bourgelat — dont Cuvier a subi l'influence — tous les hippotomistes ont considéré à tort ce muscle comme le grand fessier, et réuni le véritable grand fessier au moyen sous le titre, « moyen fessier ».

C). Chez l'homme, la partie fessière du crural externe est à l'état de forte aponévrose et la partie inférieure de ce même muscle est exactement représentée par la courte portion du biceps fémoral.

D). On peut voir des vestiges du muscle crural externe ou sacro-rotulien dans les bandelettes musculaires s'étendant du grand fessier sur le *fascia lata* — (dans la texture musculeuse de l'aponévrose fessière, d'après M. Lannegrâce).

E). L'opinion émise par M. Sabatier et acceptée par M. Testut qu'il faut regarder comme partie du grand fessier le *long vaste* des anciens hippotomistes n'est pas entièrement exacte. Chez les *Quadrupèdes* comme chez l'homme, la portion antérieure du biceps fémoral appartient en réalité au crural externe.

En m'appuyant sur ces conclusions, je ne ferai pas mention des connexions du grand fessier avec les muscles voisins, que Cuvier[1], Meckel, Miall et Greenwood, Humphry[2], Galton, Ellenberger et Baum, Arloing et Chauveau, Lesbre, etc., ont notées dans les *espèces infé-rieures*. Dans les *Primates* seulement il n'y a pas matière à discussion[3].

[1] Dans la seconde édition des leçons de Cuvier (vol. , p. 521) on peut lire : « Dans tous les *Mammifères* le *fascia lata* est un muscle assez fort qui se sépare difficilement du grand fessier. »

[2] Humphry considère le *fascia lata* comme un faisceau différencié du grand fessier.

[3] MM. Arloing et Chauveau signalent en ces termes les erreurs de leurs devanciers « Pour distinguer dans les *Vertébrés*, écrivent-ils, les fessiers les uns des autres on a eu égard à leur volume et l'on a fait un muscle grand fessier, moyen fessier et petit fessier : c'est là un tort, car le volume des muscles est sujet aux plus grandes variations : tel muscle volumineux dans une espèce est fort petit dans d'autres et *vice versa*. Aussi le muscle analogue au grand fessier de l'homme a-t-il été décrit par Bourgelat sous le nom

Eh bien ! chez les *Anthropoïdes*, le grand fessier a un tendon d'insertion qui descend très bas, jusque vers l'articulation du genou (Hartmann). Le grand fessier des *Anthropoïdes* qui se prolonge ainsi en bas laisse à découvert en haut l'ischion qu'il recouvre chez l'homme ; d'où le dicton : « L'homme s'assied sur son grand fessier, le *singe* sur son ischion. » Il n'atteint, du reste, chez aucun *Mammifère* le volume qu'il a dans l'espèce humaine où il sert à empêcher la chute du tronc en avant[1]. C'est lui qui détermine la saillie de la région fessière de l'homme (*primus omnium maximus sui lateris clunem efformans* d'Arantius) et comme l'a dit Buffon : « Les fesses n'appartiennent qu'à l'homme. »

MOYEN FESSIER

Dédoublement en deux lames. — Un moyen fessier composé de deux faisceaux obliquement dirigés de haut en bas et d'arrière en avant a été disséqué par Henle (p. 246). Un de mes élèves, M. Allain, de Nantes, m'a montré une disposition analogue chez une jeune fille morte de méningite.

ANATOMIE COMPARÉE. — D'après M. Sabatier « le muscle moyen fessier a pour homologue à la ceinture thoracique, les deux muscles sus-épineux et sous-épineux, séparés l'un de l'autre par l'épine de l'omoplate ». Tablant sur cette donnée, M. Testut croit qu'il est rationnel d'admettre que dans les cas de dédoublement complet ou incomplet du moyen fessier l'interstice séparatif des deux faisceaux représente à la ceinture pelvienne cette épine scapulaire. Ce qui est incontestable, c'est la tendance à la division, qu'ont, comme l'iliaque, le psoas, les muscles fessiers chez les *Anthropoïdes*. Il me serait facile d'invoquer

de petit fessier ; Lafosse et Rigot l'ont appelé moyen fessier. Quant au moyen fessier de l'homme, son représentant chez les animaux a été désigné sous le nom de grand fessier par la plupart des anatomistes vétérinaires. » (Arloing et Chauveau. *Traité des an. dom.*, cit. p. 238.) Critiqués eux-mêmes, avec raison, en ce qui touche le grand fessier par M. Lavocat, MM. Arloing et Chauveau le sont aussi en ce qui touche le moyen fessier par M. Lesbre.

M. Lesbre pense que le moyen fessier des *Animaux domestiques*, tel que le décrivent MM. Arloing et Chauveau, comprend deux muscles superposés à leur insertion trochantérienne : le superficiel serait le moyen fessier de l'homme, le second le petit fessier des anthropotomistes. En conséquence le muscle que MM. Chauveau et Arloing appellent le fessier profond chez le *cheval*, n'aurait pas de représentant dans l'homme. Quelle confusion !

[1] Il est également très prononcé chez les *Oiseaux*, animaux à station bipède.

à l'appui de cette assertion l'autorité de divers naturalistes. Pour rester dans les limites qui me sont imposées, je me bornerai à reproduire la phrase suivante de M. Champneys :

« Nous avons remarqué, dit-il [1], une tendance marquée à la *fission* et à la *reduplication* dans la couche fessière du *chimpanzé*. Dans le *Troglodytes niger* que nous avons disséqué, le grand fessier était divisé en deux portions dans une telle étendue qu'on aurait pu, à l'exemple de Duvernoy, décrire chacune d'entre elles comme un muscle spécial ; le moyen fessier était bifide et chacun de ses chefs intérieurs avait des attaches différentes ; le petit fessier était formé par quatre faisceaux : un scansorius, un faisceau profond et deux faisceaux répondant à ceux que Henle a décrits chez l'homme. »

Ajoutons pour mémoire que, selon M. Young, le moyen fessier (?) des *Koalas* serait plus ou moins divisé [2].

Variations de volume. — Le moyen fessier de l'homme varie de volume, suivant les individus. Les dimensions varient de même dans les diverses *espèces animales*.

Connexions plus intimes avec les muscles voisins. — Son bord externe est parfois uni en totalité ou en partie au petit fessier et son bord inférieur au muscle pyramidal. Cette fusion totale ou partielle du moyen et du petit fessier a été observée dans la race blanche par Bahnsen [3], Macalister, Calori [4], Testut [5] et dans la race noire par M. Chudzinski [6].

Chez 1 sujet sur 15 le tendon du moyen fessier et du pyramidal serait, d'après M. Macalister, séparé par une bourse séreuse [7] (bourse de Loder et de J. Cloquet).

J'ai vu des deux côtés, chez un vieillard, la fusion du moyen et du petit fessier, et celle du moyen fessier et de la portion extra-pelvienne du pyramidal, mais seulement du côté droit, chez une Angolaise. J'ai

[1] Champneys. *Muscles and nerves of a chimpanzee.*, Journ, of Anat. and phys. cit.. p. 193.
[2] Young. *The muscular anatomy of the koala* (Journ. of anat. and phys., janvier 1882, p. 234.)
[3] Bahnsen. Henle u. Pfeufer's Zeitsch., XXXIII, p. 49.
[4] Calori. *Sull alla divisione delle ischiatico et sulle varieta del musc. pyriformis*, in Mém. de l'Acad. des sciences de Bologne, 1882.
[5] Testut. *Traité des an. musc.*, p. 581.
[6] Chudzinski. *Revue d'Anthropologie*, t. III, p. 36 et t. V, 1882, p. 614.
[7] Macalister. *Cat.*, cit., p. 114.

II.

disséqué 19 sujets (10 hommes et 9 femmes) avant de découvrir la bourse de Loder.

Anatomie comparée. — Dans le *Troglodytes Aubryï* le moyen et le petit fessier ne formaient, pour ainsi dire, qu'un seul plan musculaire. Bischoff affirme que l'union du grand et du moyen fessiers peut se rencontrer chez l'*orang*, le *gibbon*, le *cynocéphale*, etc. [1].

« Dans les *Anthropoïdes*, dit le professeur Hartmann, le pyriforme est le plus souvent soudé aux parties voisines [2] ». Cette soudure existait chez le *gorille*, l'*orang*, le *gibbon* et le *chimpanzé* disséqués par Hepburn et le *Cynocéphale Anubis* disséqué par Champneys.

Faisceaux surnuméraires. — Le moyen fessier détache quelquefois de son bord antérieur ou de son bord postérieur un faisceau qui va se fixer à la partie supérieure du grand trochanter. Le tendon par lequel le moyen fessier s'attache à la face externe du grand trochanter donne normalement une expansion aponévrotique au tendon du vaste externe.

Anatomie comparée. — Du bord antérieur et externe du moyen fessier du *Troglodytes niger* émane un tractus musculeux, large d'un quart de pouce qui se rend à la partie antérieure et distale du grand trochanter (Champneys).

Hepburn a pu noter que dans le *chimpanzé* l'insertion inférieure du moyen fessier était « en partie double par suite de l'extension du vaste externe sur la face externe du grand trochanter [3] ».

PETIT FESSIER

Segmentation du muscle dans le sens antéro-postérieur. — La division du petit fessier en deux faisceaux, un antérieur et un postérieur a été observée par Henle et Macalister. Dans cette anomalie le faisceau postérieur peut être entièrement indépendant en avant aussi bien qu'en arrière, ou plus ou moins uni, en avant, au faisceau anté-

[1] Bischoff. *Anatomie des Hylobates leuciscus*, 1871 et *Anatomie des Gorilla*, Munchen, 1870.
[2] Hartmann. *Les Singes Anthropoïdes et l'Homme*, p. 133.
[3] Hepburn. *Loc. cit.*, p. 325.

rieur, ou en arrière, au pyramidal et au jumeau supérieur. Le nerf fessier supérieur passe parfois entre les deux faisceaux.

Chez beaucoup de sujets on trouve au niveau de bord antérieur du petit fessier indivis ou divisé un corps charnu plus ou moins différencié innervé par le nerf fessier supérieur. C'est le *muscle petit fessier antérieur, scansorius, 4e fessier*, etc. (voy. ce muscle).

Segmentation du muscle dans le sens transversal. — Je décrirai plus loin cette malformation qui n'a pas encore été signalée. En même temps j'interpréterai la segmentation du petit fessier dans le sens antéro-postérieur.

Variations d'étendue. — Ce que nous avons avancé à ce propos quand nous avons traité du grand et du moyen fessier s'applique au petit.

ANATOMIE COMPARÉE. — Dans les *Anthropoïdes* disséqués par Hepburn le petit fessier du *gorille* et celui du *chimpanzé* étaient plus larges que ceux de l'*orang* et du *gibbon*.

Connexions plus intimes avec les muscles voisins. — « Le plus souvent, dit Cruveilhier[1], la bandelette postérieure du petit fessier est intimement unie au pyramidal. » Cette conformation est, en effet, très commune. Ainsi que les professeurs Cruveilhier, Macalister et Calori, je l'ai observée plusieurs fois. Elle s'explique de la même manière que la fusion du moyen et du petit fessier (voy. *M. moyen fessier*).

Faisceaux surnuméraires. — Le petit fessier recouvre la partie supérieure et externe de la capsule articulaire coxo-fémorale à laquelle il est habituellement relié par une bandelette fibreuse assez forte. Il envoie beaucoup plus rarement un faisceau au tenseur du *fascia lata* (Walsham) ou au vaste externe (Macalister).

Is.-G. Saint-Hilaire et Duvernoy ont vu, de même, dans le *gorille* « un faisceau plat et large qui se continuait avec le vaste externe ».

[1] Cruveilhier. *Traité d'anat.*, 2e édit., t. II, p. 323.

MUSCLES PELVI-TROCHANTÉRIENS

PYRAMIDAL

Absence. — L'absence du pyramidal a été signalée par Otto[1], Budge[2], Macalister,[3] Wood[4], etc. Chez le sujet disséqué par Budge les membres inférieurs étaient difformes, et chez celui disséqué par Otto les jumeaux supérieurs très volumineux.

Le pyramidal manquait-il bien dans tous ces cas? Je ne le pense pas. Dans quelques-uns et certainement dans celui de Otto, le pyramidal était bien présent, mais fusionné avec un des muscles voisins.

Anatomie comparée. — Trouve-t-on la trace de ce muscle dans les *Solipèdes*, les *Ruminants* et le *porc ?* A-t-il purement et simplement disparu ? Ou bien n'a-t-il fait que se souder à quelque muscle voisin?

Rigot décrit comme le pyramidal la portion antérieure de l'obturateur interne qui, chez les *Solipèdes*, s'élève en dedans de l'ilium jusqu'à l'angle du sacrum. MM. Chauveau et Arloing interprètent comme tel le faisceau post-trochantérien du fessier moyen (?) de ces animaux. Enfin M. Lavocat pense que le pyramidal ne se développe pas du tout chez les *Solipèdes*, les *Ruminants*, le *porc*. Je n'hésite pas, avec M. Lesbre, à me rallier à cette dernière opinion. « En effet, comme l'observe M. Lesbre[5], l'interprétation de Rigot, admise encore par les anatomistes vétérinaires allemands serait peu conforme au principe des connexions, elle tombe d'elle-même par ce fait que le faisceau de l'obturateur interne pris pour le pyramidal existe avec même développement que chez les *Solipèdes*, chez des animaux tels que le *chien*, le *chat*, le *lapin* qui présentent d'autre part un pyramidal manifeste. Le même faisceau se montre d'ailleurs dans l'homme, mais il n'atteint pas tout à fait le sacrum. L'opinion de MM. Chauveau et Arloing n'est pas plus soutenable, car la branche du fessier moyen

[1] Otto. *In Catal.*, de Macalister, p. 115.
[2] Budge. *Henle u. Pfeufer's Zeitschrift*, t. X, p. 128.
[3] Macalister. *Catal.* cit., p. 115.
[4] Wood. *Proc. of the Roy. Soc. of London*, t. XVI, p. 545.
[5] Lesbre. *Loc. cit. suprà*. p. 542.

qu'ils assimilent au pyramidal existe non moins développé chez le *lapin* qui est pourvu cependant d'un pyramidal typique. La vérité, déjà énoncée par Cuvier [1], est donc que le pyramidal fait complètement défaut dans les *Solipèdes*, les *Ruminants* et le *porc*. » MM. Gurlt [2] et Testut [3] avancent que dans l'*ours* le pyramidal est fusionné avec les fessiers. Selon Meckel il ferait totalement défaut chez le *coati*, l'*ours*, le *coïta*, le *magot*, etc. Anomalie singulière je l'ai trouvé une fois, ainsi que M. Lavocat, bien développé chez le *porc*.

Variations de forme et de volume. — Les fibres de ce muscle forment un corps charnu plutôt pyriforme (*M. pyriformis d'Albinus*) que pyramidal qui remplit tantôt entièrement tantôt incomplètement la partie supérieure de la grande échancrure sciatique. Un de mes élèves, M. le Dr Maurice de Richelieu, a trouvé, chez une jeune fille, le pyramidal droit à l'état de lame triangulaire très mince.

ANATOMIE COMPARÉE. — Le pyramidal a des dimensions essentiellement variables dans la série animale.

Connexions plus intimes avec les muscles voisins. — Nous avons déjà signalé celles qu'il a si souvent avec le moyen et surtout le petit fessier (voy. ces muscles). Les fibres supérieures du pyramidal confondues parfois avec celles de l'ischio-coccygien très large, semblent ne former qu'un seul muscle perforé seulement pour le passage des nerfs et des vaisseaux sciatiques. M. le professeur Macalister a constaté sur un sujet, en même temps que l'absence du jumeau supérieur, la fusion du tendon du pyramidal et de l'obturateur interne. Selon M. Chudzinski l'union du pyramidal avec les jumeaux ou l'obturateur interne s'observerait surtout dans les races de couleur.

ANATOMIE COMPARÉE. — Dans les *Anthropoïdes* le muscle pyriforme est le plus souvent soudé aux muscles voisins, notamment au moyen fessier (Hartmann, Hepburn).

Variations des insertions et faisceaux surnuméraires. — Anorma-

[1] Cuvier. *Leçons d'anatomie comparée*, t. 1, Bruxelles, 1836, p. 174.
[2] E. F. Gurlt. Handb. d. Veigleich Anat. de *Haus-Saugethiere*, bearb. von *Leisering u. Mueller*, Berlin, 1873, p. 128.
[3] Testut. *Myologie de l'Ursus Americanus*. (Journ. d'anat. et de phys., 1890, t. VII, fasc. 6 et 7, p. 25).

lement le pyramidal peut avoir un faisceau d'insertion à la première vertèbre sacrée, ou à la 5e, se prolonger même jusqu'à l'extrémité du coccyx (Macalister ; 2 cas personnels, 1 chez l'homme et des deux côtés, 1 chez la femme et du côté gauche seulement). Comme Cruveilhier et Sœmmerring je l'ai vu se fixer seulement sur deux vertèbres sacrées : sur la 2e et la 3e ou sur la 3e et la 4e. Quand son faisceau sacré est ainsi réduit — ce qui arrive en général chez les sujets dont le sacrum est court et étroit — son faisceau ischiatique est en général plus prononcé. Il n'est pas rare de voir une digitation du pyramidal atteindre la ligne médiane du sacrum. Chez une enfant tuberculeuse j'ai cherché vainement, à droite et à gauche, les fibres d'insertion au grand ligament sacro-sciatique.

Son tendon terminal s'attache parfois sur l'articulation coxo-fémorale ou sur le tendon du moyen fessier ou sur celui de l'obturateur interne.

Anatomie comparée. — Dans les *Anoures* et les *Oiseaux* le pyramidal, réduit à un faisceau très mince, proviendrait selon M. Lannegrâce de l'extrémité du coccyx, et serait par conséquent un muscle coccygien.

Il se développerait peu à peu et dans les *Lacertiliens* il s'insérerait à la face antérieure du corps des apophyses transverses des dix premières caudales[1].

Dans l'*Orycteropus Capensis*[2], c'est au dire de M. Galton, un large muscle qui provient de l'ilium, en majeure partie de sa face externe, et par quelque fibres de sa face interne, près de l'articulation sacro-iliaque. Il aurait à peu près les mêmes origines dans le *Dasypus sexcinctus*[3]. Dans les *Anthropoïdes* disséqués par Hepburn il se détachait, à une hauteur variable, de la face antérieure du sacrum.

Division en plusieurs faisceaux. — Au lieu de passer au-dessous du bord inférieur du pyramidal, le grand nerf sciatique ou l'une de ses branches traverse, quelquefois, le corps de ce muscle divisé dans une partie ou la totalité de sa largeur. Cette anomalie notée au siècle dernier par Winslow (Winslow, *Expos. An.*, vol. II, p. 125) a été signalée de nouveau dans ces dernières années par MM. Macalis-

---

[1] Lannegrâce. *Th. cit.*, p. 31.

[2] J.-C. Galton. *On the myology of the extremities of the Orycteropus Capensis*, cit. p. 589.

[3] J.-C. Galton. *On Dasypus sexcinctus*, cit. p. 530.

ter, Sappey, Testut, Hallett[1], Lannegrâce, Schwalbe et Pfitzner, etc.

Dans un mémoire très complet intitulé : *Sull alta divisione delle ischiato considerata come differenza nazionale e sulle varieta del musc. pyriformis* (*Mém. de l'Académie des Sciences de Bologne*, IVᵉ série, t. II, 1882, avec planches) M. Calori a résumé tout ce qui a été publié à ce sujet.

Voici les dispositions qu'on peut rencontrer :

I. Le pyramidal est composé de deux faisceaux distincts dans toute leur étendue (*dualité parfaite* de Calori, *division totale* du professeur Testut) ou seulement dans le bassin (*dualité imparfaite* de Calori, *division imparfaite* du professeur Testut).

α. Les deux faisceaux sont séparés par le sciatique indivis.

β. Les deux faisceaux sont séparés par le nerf sciatique poplité externe. Le sciatique poplité interne passe au-dessous du faisceau inférieur et le petit sciatique est fourni par le sciatique poplité externe.

γ. Les deux faisceaux sont séparés par le nerf sciatique poplité externe, mais le nerf petit sciatique est fourni par le sciatique poplité interne.

δ. Les deux faisceaux sont séparés par le nerf sciatique poplité interne, le sciatique poplité externe passe au-dessous du faisceau inférieur et le nerf petit sciatique est fourni par le sciatique poplité externe (un cas observé en 1880, des deux côtés, chez une femme par un de mes élèves, M. Cuvier).

II. Le pyramidal est composé de trois faisceaux, distincts dans toute leur étendue ou seulement dans le bassin, entre chacun desquels passe une des deux branches du grand nerf sciatique.

Du reste, ainsi que l'observe M. Testut, « dans le cas de division intra-pelvienne du tronc nerveux, les deux branches de bifurcation peuvent dans leur trajet fémoral soit gagner d'une façon indépendante leur territoire organique, soit se réunir de nouveau et, si elles se réunissent, rester simplement accolées (*réunion apparente*), échanger quelques filets anastomotiques (*réunion incomplète*) ou bien se fusionner entièrement et reconstituer le tronc nerveux (*réunion complète*) ».

La segmentation du pyramidal pour le passage du nerf sciatique ou de ses branches a été rencontrée par Calori chez 13 sujets sur 50 (dont 36 hommes et 14 femmes) par le professeur Macalister chez

[1] Hallett. Cit. par Henle, *Musk*, 367.

1 sujet sur 13[1], et par MM. Schwalbe et Pfitzner chez 110 sur 555 (dont 379 hommes et 176 femmes). Sur les 379 hommes examinés par MM. Schwalbe et Pfitzner le pyramidal était perforé chez 63, ce qui donne la proportion de 16, 6 p. 100; sur les 176 femmes il était perforé chez 47, ce qui donne la proportion 26, 7 p. 100[2].

Sur une autre série de 241 sujets comprenant 166 hommes et 75 femmes M. Schwalbe et Pfitzner ont constaté que le pyramidal était divisé des deux côtés chez 171 (dont 123 hommes et 48 femmes) et divisé seulement à droite chez 27 (dont 21 hommes et 6 femmes) et seulement à gauche chez 18 (dont 10 hommes et 8 femmes).

D'autre part, un de mes prosecteurs m'a remis la note suivante :

Sur 130 sujets (70 hommes et 60 femmes) que j'ai examinés :

10 fois le nerf sciatique ou ses branches terminales traversaient le pyramidal, soit 1 fois sur 13.

8 fois (5 fois chez l'homme, 3 fois des 2 côtés, 1 fois à droite et 1 fois à gauche et 3 fois chez la femme, à droite et à gauche), le pyramidal était divisé en deux faisceaux plus ou moins indépendants entre lesquels cheminait le nerf sciatique poplité externe.

1 fois chez un homme et des 2 côtés le pyramidal était divisé en 2 faisceaux entièrement indépendants et entre lesquels se trouvait le nerf grand sciatique indivis.

3 fois (1 fois des 2 côtés chez l'homme et 2 fois chez la femme, 1 fois à droite et 1 fois à gauche), le pyramidal était divisé en 3 faisceaux plus ou moins indépendants entre chacun desquels cheminait une des branches terminales du grand nerf sciatique.

1 fois, à droite chez une fillette, le pyramidal était perforé d'un simple trou pour le passage du sciatique poplité interne.

Rosenmuller a prétendu que chez les peuples du Nord la bifurcation prématurée du grand nerf sciatique s'observait plus communément que dans les races méridionales. C'est là une assertion qui, faute de données comparatives, attend encore sa preuve.

ANATOMIE COMPARÉE. — « Chez l'homme, dit M. Lannegrâce, il n'existe qu'un muscle reliant la colonne vertébrale au fémur : c'est le pyramidal, qui est étendu de la face antérieure du sacrum au grand trochanter. Souvent on le trouve divisé en deux faisceaux par le nerf grand sciatique. Dans ces cas le faisceau inférieur est placé en avant du nerf

[1] Communication écrite.
[2] Schwalbe et Pfitzner. *Varietæten staslistik und Anthropologie*, cit., p. 471.

et va prendre ses attaches sur les parties latérales du coccyx ; le pyramidal mérite alors le nom de coccy-sacro-trochantérien.

« L'anatomie comparée nous explique cette anomalie. Le pyramidal est, en effet, primitivement un muscle coccygien ; dans les *Urodèles* et les *Reptiles*, où nous l'avons désigné sous le nom du coccy-sus-fémoral ou trochantérien, il est très développé. Dans les *Anoures*, nous l'avons vu se réduire à un faisceau très mince, qui partait de l'extrémité du coccyx ; il en était de même chez les *Oiseaux*. Ce n'est que dans les *Mammifères* que nous avons vu apparaître des fibres sacro-fémorales : or, celles-ci sont toujours séparées des fibres coccy-fémorales par le nerf crural[1]. »

La division du pyramidal en deux faisceaux a été rencontrée par Cuvier dans le *dasypus*[2], et par Meckel dans le *platypus* et l'*aï*[3]. M. Galton n'a trouvé pourtant ce muscle composé que d'un seul corps chez le *Dasypus sexcinctus*[4].

OBTURATEUR INTERNE

Variations de volume. — Un de mes élèves, M. Robert, a vu à droite, chez une femme, l'obturateur interne réduit à l'état d'une lame d'un rouge pâle, presque transparente. Le nombre des languettes aponévrotiques incluses dans la masse charnue du muscle en question oscillent entre 3 et 6.

ANATOMIE COMPARÉE. — L'obturateur interne fait défaut dans les *Urodèles* (Lannegrâce), les *Ornithodelphes* (Owen, Alix) le *Kanguroo* (Meckel), le *Tatou à six bandes* (Galton), les *Chéiroptères* (Sabatier), l'*aï* (Susemühl)[5].

Division en deux faisceaux. — Le faisceau qui naît en dedans du trou sous-pubien et celui qui naît en dehors de ce trou peuvent être partiellement ou entièrement distincts. Je possède plusieurs spécimens de cette malformation sur laquelle W. Gruber a appelé l'attention[6].

[1] Lannegrâce. *Th. cit.* p. 31.
[2] Cuvier et Laurillard. *Atlas d'an. comp.*, pl. CCLIX, fig. 3.
[3] Meckel. *Op. cit.*, p. 583.
[4] Galton. On *Dasypus sexcinctus* cit., p. 550.
[5] Susemühl. *De musc. in extremitat. Bradypodis tridactyli.* Berol. 1815, p. 2.
[6] W. Gruber. *Anatomische Notizen*, Virchow's Arch., vol. LXXIII, p. 432.

Quelquefois on trouve deux petites arcades aponévrotiques : l'une pour le nerf obturateur, l'autre pour l'artère et la veine obturatrices.

Connexions plus intimes avec les muscles voisins. — Nous avons signalé les connexions si fréquentes que l'obturateur interne a avec le pyramidal; nous mentionnerons plus loin celles qu'il peut avoir avec les jumeaux.

Faisceaux surnuméraires. — Il peut être renforcé dans l'intérieur du bassin, généralement près de la grande échancrure sciatique, par un faisceau provenant soit :

a) De la partie postéro-inférieure de l'éminence iléo-pectinée ;

b) Du tendon du petit psoas ;

c) De la tubérosité ischiatique ;

d) De l'aponévrose pelvienne ;

e) Du grand ligament sacro-sciatique ;

f) De l'épine sciatique ;

g) De la 3e vertèbre sacrée (Schwegl) ;

h) Du pubis (Macalister).

J'ai noté, de chaque côté, sur une femme la présence de deux faisceaux surnuméraires distincts détachés l'un de la 2e vertèbre sacrée, l'autre de la 3e.

ANATOMIE COMPARÉE. — L'obturateur interne qui, selon M. Lannegrâce, est composé de deux faisceaux dans les *Chéloniens*, en a, au dire de MM. Haughton[1] et Sabatier deux aussi et quelquefois trois, chez les *Crocodiliens*. M. Sabatier décrit également trois chefs à l'obturateur interne des *Oiseaux*, le premier émanant du pubis, le second de l'ischion, le troisième de l'ilion[2].

« Chez le *chat*, ce muscle est formé dans le bassin, écrit Strauss-Durckheim, d'un certain nombre de petits corps coniques, qui naissent par des tendons grêles, placés à distance les uns des autres et sur lesquels s'implantent la plupart des fibres charnues[3]. »

Dans les *Makis*, le corps charnu de l'obturateur interne est renforcé par un faisceau musculaire assez fort, fixé à la 1re vertèbre du sacrum[4] (Meckel).

---

[1] Haughton. *On the muscular anatomy of the leg of the crocodile* (*Ann. and Magas. 1865*); *on the muscular anatomy of the alligator* (*ibid.*, 1868).

[2] Sabatier. *Loc. cit.*, p. 178.

[3] Strauss-Durckheim. *Loc. cit.*, t. II.

[4] Meckel. *Anat. comp.*, t. VI. p. 365.

« Souvent un faisceau antérieur, séparé du restant du muscle par les vaisseaux et le nerf obturateur à leur entrée dans le trou de ce même nom, monte plus ou moins, dit M. Lesbre [1], sur la face interne de l'ilium ; ce faisceau, plus ou moins distinct dans l'homme, est considérable dans beaucoup d'animaux, les *Solipèdes* en particuliers, et s'élève jusqu'à l'angle du sacrum ; il a été pris mais à tort pour le pyramidal [2]. En général l'obturateur interne sort du bassin par la petite échancrure sciatique et s'infléchit sur le bord ischial comme sur une poulie de renvoi ; toutefois, parmi les *Mammifères domestiques*, les *Ruminants*, le *bœuf*, le *mouton*, la *chèvre* et le *porc* se distinguent par un tout autre mode de sortie : leur muscle obturateur interne très volumineux, quoique dépourvu de portion iliale, sort par le trou ovalaire lui-même et se place immédiatement au-dessus de l'obturateur externe avec lequel il se confond plus ou moins. »

OBTURATEUR EXTERNE

L'obturateur externe paraît moins varier que l'obturateur interne. L'isolement d'un faisceau pubien par le nerf obturateur a été observé quatre fois par M. le professeur Macalister et une fois par M. le professeur Testut. J'ai été à même de constater deux fois cette malformation.

L'insertion du tendon terminal à la capsule de l'articulation coxo-fémorale a été signalée par M. Macalister.

M. Wood a vu ce muscle recevoir un faisceau de renforcement du court adducteur. Quant à la bourse séreuse obturatrice que Symnestoedt a décrit au niveau du point où l'obturateur externe se coude à angle obtus et prétend exister chez 1 sujet sur 9, M. Macalister ne l'a rencontré que chez 1 sujet sur 45, et moi chez 1 sujet sur 17 (dont 7 femmes).

Anatomie comparée. — Les adducteurs et l'obturateur externe forment, dans la série animale, un groupe musculaire plus ou moins divisé dont les fibres ont comme caractère invariable de s'insérer sur le grand trochanter, et la crête sous-trochantérienne (branche de

[1] Lesbre. Loc. cit. suprà, p. 143.
[2] Voyez muscle précédent.

bifurcation externe de la ligne âpre), du moins quand ces saillies sont accusées.

L'obturateur externe du *gorille* est formé de deux plans musculaires; le plan superficiel présente trois faisceaux dont le plus externe s'insère à la branche horizontale du pubis. Ces faisceaux sont innervés par des nerfs qui vont aux adducteurs (Deniker).

Chez le *chien*, l'obturateur externe est perforé, près de son « bord oral par le nerf obturateur et par les petites branches de l'artère fémorale profonde » (W. Ellenberger et H. Baum). Dans le *Dasypus sexcinctus*, ce muscle est constitué par deux chefs à son origine[1].

Un faisceau situé à la partie supérieure de l'obturateur externe du *Vespertilio murinus* semble à M. Maisonneuve devoir être rattaché à l'obturateur externe[2].

JUMEAUX

Absence. — L'un ou l'autre des deux jumeaux peut faire défaut, mais le plus souvent c'est le jumeau supérieur. L'absence du jumeau supérieur a été signalée par Macalister[3], Wood[4], Embleton[5], Testut[6], Knott[7], Giacomini[8] (chez un nègre), Cruveilhier[9], Chudzinski[10] (chez un nègre), etc., et celle du jumeau inférieur par Otto, Gantzer, Macalister[11], Meckel[12], d'un seul côté et des deux côtés, etc. J'ai noté 8 fois le manque de présence du jumeau supérieur : 5 fois chez l'homme (3 fois des deux côtés, 1 fois à droite et 1 fois à gauche) et 3 fois chez la femme (1 fois à droite et 2 fois à gauche). Un de mes élèves, M. Allain, de Nantes, a disséqué une femme chez laquelle les deux jumeaux supérieurs n'existaient pas.

[1] Galton. *Loc. cit.*, p. 551.
[2] Maisonneuve. *Loc. cit.*, p. 270, 271.
[3] Macalister. *Cat. cit.*, p. 115.
[4] Wood. *Proced. of the Roy. Soc. of London*, t. XVI, p. 525.
[5] Embleton. *Journ. of anat. and phys.*, t. VI, p. 217.
[6] Testut. *Traité des an. musc.*, p. 593.
[7] Knott. *Proc. of the Roy. Irish Academy*, décembre 1881, p. 427.
[8] Giacomini. *Annotazioni sopra l'anatomia del Negro*, Torino, 1882.
[9] Cruveilhier. *An. descript.*, 2ᵉ édi. t. II, p. 330.
[10] Chudzinski. *Revue d'anthrop.*, 1873, p. 16.
[11] Otto, Gantzer. Cit. par Macalister, in *Cat.* p. 115.
[12] Meckel. *Traité d'anat. comp.*, t. VI, p. 364.

Par contre, je n'ai cherché vainement que 3 fois le jumeau inférieur : 2 fois chez l'homme, 1 fois à droite et 1 fois à gauche et 1 fois
à droite chez une femme.

Ainsi que MM. Chudzinski et Testut, j'ai constaté que quelquefois
la disparition du jumeau supérieur coïncidait avec une augmentation
de volume du jumeau inférieur du même côté.

Enfin, M. Cuvier, d'Amboise, m'a montré une fillette chez laquelle
il n'avait pu découvrir le jumeau supérieur droit ni le jumeau inférieur gauche.

Les jumeaux peuvent donc manquer dans la race blanche aussi bien
que dans la race noire, chez l'homme que chez la femme, d'un seul
côté que des deux côtés.

ANATOMIE COMPARÉE. — L'*ornithorynque*, le *kanguroo*, n'ont pas de
jumeaux pelviens. Young avance que les *Protèles* n'ont qu'un jumeau,
sans indiquer lequel (Young, *Journ. of an. and phys.*, vol. XXIII, part. II,
1889, p. 185). Dans les *Ruminants* et le *porc* l'obturateur interne
(voy. ce muscle), ne sortant pas du bassin par la voie ordinaire, les
jumeaux en sont indépendants, et sont confondus en un seul corps
charnu indivis qui prend naissance sur le bord externe et la face
inférieure de l'ischion et même sur la face supérieure de ce même os
par un faisceau spécial qui entre par la petite échancrure sciatique et
vient se joindre à l'obturateur interne (Lesbre). « Le jumeau supérieur
manque dans les *Loris*, le *magot* et le *coïta*, mais il semble être
remplacé par l'inférieur qui est bien développé (Meckel). » Le jumeau
supérieur était absent chez le *gorille* disséqué par Bischoff et très grêle
chez l'*orang* disséqué par M. Testut. « Chez le *gorille* et le *gibbon*, dit
M. Deniker, le muscle obturateur interne est souvent dépourvu de
muscles jumeaux, ou n'est accompagné que d'un jumeau inférieur[1]. »
Les deux jumeaux étaient distincts sur l'*Ursus Americanus* que
Shepherd a eu à sa disposition, de même que sur celui dont Cuvier
a fait dessiner les muscles. Sur le sujet du professeur Testut[2] le jumeau
supérieur existait seul.

Dédoublement du muscle. — J'ai noté plusieurs fois le dédoublement total ou partiel du jumeau inférieur, jamais celui du jumeau
supérieur. Je crois donc que le professeur Macalister a raison quand

[1] Deniker. *Loc. cit.*, p. 175.
[2] Testut. *Myologie de l'Ursus Americanus*, p. 25.

il prétend que le dédoublement du premier est plus commun que le dédoublement du second.

Anatomie comparée. — Dans l'*Oryctérope du Cap* de M. Galton, chacun des deux jumeaux naissait par deux chefs. Bien que ce mode de conformation n'ait pas été observé par le professeur Humphry sur le sujet qu'il a disséqué, il paraît cependant être habituel, sinon constant[1]. A la planche de l'*Oryctérope du Cap* (*Atlas d'anat. comparée* de Cuvier et Laurillard), Ad. Focillon a ajouté, en effet, la note suivante qui a été laissée par Cuvier[2]. « Les jumeaux viennent du sacrum ; le jumeau postérieur (inférieur) a aussi des fibres de la tubérosité de l'ischion. »

Chez le *cheval*, il y a un troisième jumeau, situé entre le jumeau supérieur et l'obturateur externe (Arloing et Chauveau[3]).

Variations de volume. — Les deux jumeaux ont, à peu de chose près, le même volume ; mais, à l'état anormal, le jumeau supérieur peut être plus fort que l'inférieur ou inversement.

Dans les *Anthropoïdes* disséqués par le docteur Hepburn, « le jumeau supérieur était plus large que l'inférieur chez le *chimpanzé*, mais chez l'*orang* la proportion était renversée[4] ».

Connexions plus intimes avec les muscles voisins. — J'ai indiqué les rapports plus ou moins étroits qui peuvent exister entre le jumeau supérieur et le petit fessier ou le pyramidal, j'interpréterai plus loin ceux qui peuvent exister entre le jumeau inférieur et le carré crural.

« J'ai vu plusieurs fois, dit Cruveilhier, le jumeau supérieur se terminer au tendon du muscle pyramidal et le jumeau inférieur au tendon de l'obturateur interne. » J'ai trouvé l'un et l'autre de ces modes de conformation et aussi la terminaison du jumeau supérieur au tendon de l'obturateur interne.

Un de mes élèves, M. Hahnsseau, a disséqué une femme dont les deux jumeaux et l'obturateur interne du côté droit aboutissaient à un tendon unique qui se fixait sur la capsule de l'articulation coxo-fémorale. Une disposition très commune est la fusion totale de l'un ou

[1] Galton. *Loc. cit.*, p. 189.

[2] Cuvier. *Atlas* cit., pl. CCLVI, fig. 1 et 3.

[3] Arloing et Chauveau. *Traité des Anim. domest.*, p. 361.

[4] Hepburn. *Loc. cit.*, p. 326.

l'autre des deux jumeaux (principalement du jumeau inférieur) et de l'obturateur interne.

Anatomie comparée. — Tous les anatomistes sont d'accord pour regarder les jumeaux comme une dépendance du muscle obturateur interne.

Leurs rapports avec la capsule synoviale du tendon de l'obturateur interne les a fait appeler *marsupiaux* par Cooper; *muscle capsulaire de la capsule du tendon de l'obturateur interne*, par Portal. Dans son *Traité d'anatomie comparée*, Meckel les décrit avec ce dernier muscle. Beaunis et Bouchard suivent cet exemple dans leur *Traité d'anatomie humaine*. Theile regarde les jumeaux comme une courte tête externe du muscle obturateur. « Les jumeaux pelviens, a écrit Sappey, dépendent manifestement de l'obturateur interne ; ils ne diffèrent des autres faisceaux du même muscle que par leur ralliement un peu tardif. » Dans les descriptions des professeurs Hyrtl, Testut, Morel et Mathias Duval, les jumeaux ne deviennent également que des faisceaux d'origine accessoire ou extra-pelviens de l'obturateur interne. Pour M. Bellini, on pourrait même en faire une gaine musculaire du tendon de l'obturateur interne [1].

Anatomie comparée. — Suivant Alix, « l'obturateur interne, les jumeaux et le carré crural des *Monotrèmes* ne constituent qu'une seule masse charnue, qui se rend du bassin à la face postérieure du grand trochanter [2] ». Dans les *Mammifères* des ordres supérieurs, les connexions des jumeaux avec l'obturateur interne peuvent, de même que chez l'homme, être considérées comme normales.

Dans les quatre *Anthropoïdes* du docteur Hepburn, le jumeau inférieur adhérait plus ou moins au bord inférieur du tendon de l'obturateur interne [3].

CARRÉ CRURAL

Absence. — L'absence du carré crural a été signalée par Albinus [4],

[1] Bellini. *Bullet. de la Soc. anat.*, juin-juillet 1892, fasc. 18, p. 461.
[2] Alix. *Soc. philomat.*, 1867, p. 206.
[3] Hepburn. *Loc. cit.*, p. 327.
[4] Albinus. *Loc. cit.* p., 530.

Sœmmerring [1], Cruveilhier [2], Schwegl [3], Meckel [4], Hallett, Macalister, W. Gruber [5] (12 cas), Theile, Ed. Bellamy et J. Cantlie, Davies-Colley, Knott [6], Schwalbe et Pfitzner, etc.

J'ai noté 4 fois cette malformation.

I. II., soixante-quinze ans, hémiplégique ; mars 1879.

Le carré crural fait défaut à droite. Tous les autres muscles extra et intra-pelviens sont normaux.

II. E. vingt-trois ans, phtisique ; avril 1887.

Le carré crural n'existe pas plus à droite qu'à gauche ; mais les jumeaux inférieurs sont tellement larges et épais, qu'ils semblent les remplacer.

III. II., quarante-sept ans, ataxique ; décembre 1884.

Le carré crural droit manque et le carré crural gauche est rudimentaire. Les deux jumeaux ont leurs dimensions ordinaires mais les deux obturateurs internes sont très développés.

IV. II. trente-huit ans, delirium tremens ; janvier 1892.

Le carré crural gauche n'est pas présent. Ce vice de composition ne coïncide avec aucun autre.

Chez deux, de mes sujets les jumeaux et les obturateurs internes étaient donc plus prononcés, semblaient bénéficier pour ainsi dire de la disparition ou de l'atrophie des carrés cruraux. Dans le cas d'absence complète des carrés cruraux droit et gauche observés par MM. Edward Bellamy et James Cantlie à *Charing Cross Hospital,* les jumeaux et les obturateurs internes étaient aussi très développés. Y aurait-il donc une suppléance des muscles en cause les uns par les autres ? C'est ce qu'ont voulu savoir MM. Bellamy et Cantlie [7] et pour cela ils se sont adressés au professeur Galton, qui leur a remis la note suivante que je traduis :

« J'ai constaté (*Trans. Linn. Soc.*, vol. XXVI, p. 589) que dans le *fourmilier du Cap* où le carré crural est absent, les jumeaux au

---

[1] Sœmmerring. *Loc. cit.*, t. III, p. 286.

[2] Cruveilhier. *Anat.*, 2ᵉ édit., t. II, p. 223.

[3] Schwegl. Cit. par Macalister in *Cat.*, p. 116.

[4] Meckel. *An. comp.*, t. VI, p. 365.

[5] W. Gruber. *Nachtrag zu den Beobachtungen uber den Mangel des musc. quadratus femoris*, Bd. LXXIII, S. 346.

[6] Knott. *Loc. cit.*, p. 427.

[7] Edward Bellamy. *Note on the absence of the quadratus femoris muscle, etc.* (*Journ. of an. and phys.*, 2ᵉ série, nᵒ XX, Nov. 1874, p. 185).

contraire sont très fortement développés. Theile (*Encyclopédie anat.*, vol. III, p. 279) a fait mention du défaut de présence de ce muscle, dans l'homme et remarqué qu'alors, les jumeaux ont plus de volume [1]. Sur 105 sujets qu'il a disséqués Hallett n'a vu le carré crural manquer qu'une fois, et dans ce cas unique, les jumeaux et l'obturateur interne avaient des dimensions inaccoutumées (Hallett, *Edinb. med. and surg. Journ.*; vol. LXIX, p. 20, 1848).

« J'ai noté dans mon mémoire sur le *Dasypus sexcinctus* que, tandis que le muscle en question est excessivement développé chez cet animal l'obturateur interne y est absent et les jumeaux petits, disposition inverse mais corrélative de celles signalées chez l'homme par Theile et Hallett dont la bonne foi apparaît plus évidente.

« Le Dr Murie dans la monographie sur le *Tolypeutes conurus* qu'il a publiée récemment (*Trans. Linn. Soc.*, vol. XXX) a observé (p. 96-97) que, tandis que chez cet animal il y a une « paire de faibles jumeaux, il y a un carré crural assez long et d'une bonne grosseur. »

J'ai tenu à reproduire ce texte *in extenso*. Dans le *Traité des anomalies musculaires* de M. le professeur Testut, on lit en effet : « Galton a pu constater que, conformément à l'assertion de Theile, énoncée plus haut, l'absence du carré fémoral coïncidait avec un développement considérable des jumeaux. Il faut remarquer cependant, que ce n'est pas là une loi générale en anatomie comparée, le *Dasypus sexcinctus* par exemple présentant à la fois, *malgré l'absence du muscle en question*, des jumeaux réduits à un faible volume et une absence de l'obturateur interne [2]. »

C'est juste le contraire, tout au moins en ce qui touche le *Dasypus sexcinctus*, de ce qu'a écrit M. Galton. Est-ce à dire pour cela que le savant anglais ait raison ? Pas absolument. M. Macalister m'a déclaré qu'il avait disséqué en 1876 un sujet, chez lequel les jumeaux étaient rudimentaires bien que le carré crural fît défaut et je rappelle que, dans deux cas d'absence du carré crural que j'ai vus, les jumeaux et les obturateurs avaient leur volume normal [3].

D'après le professeur Gruber, le carré crural manquerait plus souvent à droite qu'à gauche. Sur 240 cadavres disséqués par les professeurs Schwalbe et Pfitzner de l'Université de Strasbourg, le carré

[1] Cette phrase est écrite en français dans le « *Journ. of an. and phys.* ».
[2] Testut. *Traité des anom. musc.*, cit. p. 593.
[3] Dans l'échidné le carré crural est, ainsi que l'a montré Mivart, un « *delicate muscle* » ; quoique l'obturateur interne et les jumeaux soient absents. (Mivart. *Transact. lin. Soc.*, 1866, vol. XXV, p. 392.)

11.

crural n'existait pas des deux côtés chez 3 (chez 2 hommes et chez 1 femme), du côté droit seulement chez 4 (chez 3 hommes et chez 1 femme) et du côté gauche seulement chez 2 hommes.

L'absence du carré crural constitue une anomalie excessivement rare puisque Hallett ne l'a observée qu'une fois sur 105 sujets et MM. Schwalbe, et Pfitzner chez 9 hommes sur 379, ce qui donne la proportion de 2, 4 p. 100 et chez 4 femmes sur 175, ce qui donne la proportion de 2, 3 p. 100 [1].

ANATOMIE COMPARÉE. — Le carré crural ne se rencontre pas dans le *phoque* (Humphry, Duvernoy), le *fourmilier* (Meckel et Galton), l'*Oryctérope du Cap* (Humphry, Galton [2]). Le muscle en question existe-t-il chez les *Chéiroptères ?* MM. Macalister et Maisonneuve disent oui, Cuvier et le professeur Blanchard disent non. Dans tous les cas, il est peu prononcé chez les *Ruminants*, le *cochon* et le *porc-épic*.

Division en deux ou plusieurs faisceaux. — Le carré crural se dédouble parfois près de son insertion fémorale ; ses fibres postérieures vont à l'insertion normale, c'est-à-dire à la ligne rugueuse qui, continuant l'interstice de la ligne âpre du fémur aboutit au tubercule postéro-inférieur du grand trochanter (Poirier), tandis que les antérieures s'arrêtent à la ligne inter-trochantérienne. On trouve souvent entre ces deux plans une bourse séreuse.

Janke dit qu'il a trouvé un carré crural, qui était composé de « trente fasciculi ». (Janke. *De capsulis tendinibus et articulationibus*, Lipsiæ, 1753, p. 13.)

ANATOMIE COMPARÉE. — J'ai noté la segmentation en deux corps du carré crural d'un *chien* abattu pour cause de rage. Cette disposition était sans doute une anomalie, car je ne l'ai plus rencontrée depuis, et elle n'a pas été signalée dans les *Canidés* par Girard, Ellenberger, Baum, etc. Chez les *Anthropoïdes* du docteur Hepburn l'agencement était le suivant : chez le *chimpanzé*, l'orang et le *gibbon*, le carré crural s'insérait par un faisceau vertical à la surface postérieure du grand trochanter et par un faisceau horizontal à la ligne rugueuse qui se porte du petit au grand trochanter. Chez le *gorille*, le faisceau vertical était seul présent.

---

[1] Schwalbe et Pfitzner. *Loc. cit.*, p. 472.

[2] Le muscle décrit sous le nom de carré crural par Cuvier, dans l'*Oryctérope du Cap* est le moyen adducteur. (Cuvier et Laurillard. *Atlas d'anat. comp.*; pl. LLCVI, fig. 1 et 3.)

Connexions plus intimes avec les muscles voisins. — Kelly l'a vu envoyer un faisceau au corps charnu du demi-membraneux. Il peut être plus ou moins uni au jumeau supérieur ou au grand adducteur. Le carré crural a une direction transversale chez l'homme mais une direction oblique de haut en bas et de dedans en dehors chez les *Quadrupèdes* dont l'ischion est plus ou moins relevé par rapport au trochantin. Dans les *Solipèdes* et les *Ruminants* où il est très allongé et croise en X les obturateurs, les anatomistes vétérinaires le rangent même parmi les muscles de la cuisse.

MUSCLES SURNUMÉRAIRES

Le *fémoro-coccygien* ayant été décrit en même temps que les muscles du périnée, il ne reste plus à signaler ici que l'ischio-fémorien, le petit fessier antérieur ou *scansorius* et l'accessoire du petit fessier [1].

Ischio-fémorien.

Syn. : *Ischio-fémoral* d'Alix et Gratiolet ; *Faisceau ischiatique du grand fessier ; Ischio-fémorien* de Duvernoy; *Accessoire du grand fessier* d'Is. G. Saint-Hilaire.

Ce muscle est regardé par la majorité des anatomistes comme une dépendance du grand fessier. De même que le fémoro-coccygien il en est cependant quelquefois entièrement distinct. D'ordinaire le grand fessier recouvre la tubérosité ischiatique sur laquelle il glisse par l'intermédiaire d'une des bourses séreuses sous-fessières découvertes par Monro. Anormalement on voit se détacher de l'ischion une bandelette musculeuse qui se dirige en dehors, en longeant le bord inférieur du grand fessier, dans lequel elle va se perdre plus ou moins près du grand trochanter.

M. le professeur Macalister a vu cette bandelette émaner à la fois de la tubérosité de l'ischion et du grand ligament sacro-sciatique. M. Testut a disséqué un sujet chez lequel l'ischio-fémorien, affec-

[1] Le Double. *Dix muscles nouveaux chez l'homme.* (*Bibliogr. anat.*, juillet 1895.)

tant les allures d'un muscle isolé mesurait à peine 8 millimètres. Dans un cas observé par M. Auvray il était remplacé par une arcade fibreuse très solide[1].

J'ai rencontré 6 fois ce muscle, 5 fois (3 fois chez l'homme et 2 fois chez la femme) il existait des deux côtés et s'unissait au bord inférieur du grand fessier à des distances variables. Chez une femme il provenait à la fois du grand ligament sacro-sciatique et de la tubérosité de l'ischion et, chez un homme, de la tubérosité de l'ischion et de la longue portion du biceps crural à sa naissance.

Chez un autre homme il existait seulement du côté droit et était formé par un corps charnu de la grosseur du petit doigt, sous-jacent au bord inférieur du grand fessier dont il était absolument indépendant, et terminé en dehors par deux faisceaux dont l'un s'insérait sur la bifurcation externe de la ligne âpre du fémur et dont l'autre se perdait dans le vaste externe[2].

ANATOMIE COMPARÉE. — Ce faisceau a été disséqué chez le *gorille* par Duvernoy, Is. Geoffroy Saint-Hilaire et Deniker, chez le *Chimpanzé d'Aubry* par Alix et Gratiolet, chez le *Chimpanzé noir* par MM. Champneys et Testut. M. Testut l'a vainement cherché chez l'orang. Duvernoy, Isid. G. Saint-Hilaire, Alix et Gratiolet, en ont fait un muscle spécial qu'ils ont appelé, le premier, *M. ischio-fémorien*, le second, *M. accessoire du grand fessier*, les troisièmes, *M. ischio-fémoral*.

« Chez le fœtus et le jeune *gorille*, dit M. Deniker, l'ischio-fémoral du grand fessier n'est pas encore différencié en un muscle distinct comme chez le *gorille* adulte ; chez le *gibbon* il peut manquer[3]. »

Des recherches des naturalistes précités il appert que l'ischio-fémorien peut chez les *Anthropoïdes*, de même que dans l'espèce humaine, être ou n'être pas différencié, provenir de l'ischion seul, ou de l'ischion et du grand ligament sacro-sciatique ou de l'ischion et de la longue portion du biceps, et se terminer soit sur la bifurcation supérieure et externe de la ligne âpre et l'aponévrose fémorale, soit sur la bifurcation supérieure et externe de la ligne âpre et le vaste externe.

[1] Auvray. *Bullet. de la Soc. anat.*, mars 1896, p. 223.

[2] Henle assure que, chez l'homme, les fibres les plus externes du grand fessier se rendent au vaste externe.

[3] Deniker. *Loc. cit. suprà*, p. 175.

Petit fessier antérieur.

Syn.: *Quatrième fessier* (Haughton) ; *Scansorius* (Traill) ; *Petit fessier antérieur* (Testut) ; *Épiméral* (Strauss-Durckheim) ; *Fessier marginal* ; *Invertor femoris*.

C'est un faisceau musculaire, plus ou moins large et épais, situé en avant du petit fessier dont il est parfois entièrement indépendant et qui a été découvert chez l'homme par Haughton[1] et chez les *Anthropoïdes* par Traill[2]. Il naît de la face externe de l'ilium, près de son bord marginal antérieur, en dehors du tendon direct du muscle droit antérieur de la cuisse, entre l'épine iliaque antérieure et supérieure et la demi-circonférence supérieure du sourcil cotyloïdien et se termine, en bas, sur le bord antérieur du grand trochanter.

Anatomie comparée. — Découvert par Traill chez le *chimpanzé*, le scansorius a été décrit dans l'*orang* par Bischoff et par Hepburn dans les quatre *Anthropoïdes*, mais seulement bien différencié dans le *chimpanzé* et l'*orang*. Voici ce qu'en dit M. Deniker[3] : « Le muscle scansorius se rencontre à tous les degrés de développement chez l'homme comme chez les *Singes Anthropoïdes* depuis l'état d'un faisceau à peine distinct (chez les *chimpanzés* disséqués par Champneys, Macalister et Bischoff, et chez mon jeune *gorille*) jusqu'à celui d'un muscle tout à fait indépendant (chez les *orangs* disséqués par Henke et Langer, chez le *gibbon* par Bischoff et chez mon fœtus de *gibbon*). Parfois, comme chez l'homme, ce muscle peut manquer (*gorille* de Duvernoy, de Bischoff et de Macalister). »

Le même anatomiste ajoute plus loin que « le scansorius est peu développé et manque (3 fois sur 6) chez le *gorille* ».

Je note pour mémoire que ce muscle a été signalé par Meckel, dans l'hyène ; par Laurillard chez la *panthère* ; par Alix, dans l'*aye-aye*, le tigre, le *lion*, l'*Ursus labiatus* ; par Strauss-Durkheim dans le *chat* (M. épiméral) ; par Young dans la *civette* ; par Bischoff, dans le *cynocéphale*, le *cercopithèque*, le *macaque* ; etc.

[1] Haughton, cité par Hyrtl, *Tratt. di anat. dell'uomo*, trad. ital., p. 399.
[2] Traill. *Memoirs of the Wernerian Natural History Society*, vol. III, p. 29.
[3] Deniker. *Loc. cit. supra*, p. 157 et 175.

Le scansorius doit-il être rattaché au muscle iliaque ou aux muscles fessiers ?

Pour M. Testut, il convient d'assimiler d'une façon complète le petit fessier antérieur au *petit iliaque* de Winslow (*iléo-capsulo-trochantérien* de Cruveilhier, *ilio-capsularis* de Harrison, voy. *M. iliaque*). « L'un et l'autre représentent la portion extra-pelvienne du muscle iliaque qui est descendue chez nous, dit-il, à un degré d'atrophie extrême, mais qui est tout aussi développé que l'interne et peut exister seul dans quelques espèces animales (*Kangourou, Lièvre, Chéiroptères*). »

Examinons les choses de près :

Le scansorius s'attache le plus communément à la partie supérieure et externe du grand trochanter et le petit iliaque à la partie inférieure et interne de ce même trochanter.

Il est presque toujours uni au petit fessier et presque jamais au muscle iliaque.

Il est innervé comme le petit fessier, par le nerf fessier supérieur, aussi bien chez les *Anthropoïdes* que chez l'homme [1].

MM. Macalister et Gunther ont décrit sous le nom de *scansorius* des faisceaux de fibres du moyen fessier fixés au grand trochanter.

A propos du muscle capsulaire de la hanche des *Animaux domestiques* (l'homologue de l'*iléo-capsulo-trochantérien* de l'homme), M. Lesbre a écrit : « Nous ne saurions partager l'opinion de M. Testut qui l'assimile au scansorius ou 4e fessier ; il équivaut plutôt au *petit iliaque* du Winslow ou *iléo-capsulaire* de Harrison, muscle qui existe chez l'homme dans le plus grand nombre des sujets [2]. »

Enfin, M. Deniker déclare que, « contrairement à l'opinion de M. Testut, on ne peut identifier le scansorius avec l'accessoire de l'iliaque chez le *gibbon*, où les deux muscles coexistent ».

« On pourrait être disposé chez cet *Anthropoïde* à le considérer comme un faisceau accessoire du psoas iliaque, remarque aussi Bischoff ; il en est séparé par le tendon aplati du muscle droit antérieur de la cuisse. »

Pour toutes ces raisons, je rejette complètement les conclusions de

[1] Ce mode d'innervation a été constaté chez le *Troglodytes niger* par Champneys et chez deux hommes par moi.

[2] Lesbre, *loc. cit.*, p. 144. M. Lesbre appelle l'*iléo-capsulo-trochantérien m. capsulaire de la hanche*, parce que, d'après lui, chez les animaux il est à la hanche l'homotype du *M. capsulaire* de l'épaule (voy. *M. court coraco-brachial*). Quant au scansorius que le même anatomiste propose de décrire isolément sous le nom de *petit rond de la cuisse*, il représenterait au membre inférieur, le petit rond du membre supérieur.

M. Testut et rattache avec MM. Macalister, Gunther, Bischoff, Lesbre et Deniker, le scansorius aux muscles fessiers.

Accessoire du petit fessier.

A trois reprises différentes et constamment des deux côtés (2 fois chez l'homme et 1 fois chez la femme), j'ai rencontré au-dessous du petit fessier, mais entièrement indépendant de lui, un faisceau musculaire que je propose d'appeler *accessoire du petit fessier*. Dans les trois cas que j'ai observés de ce faisceau anormal, les autres muscles fessiers étaient normaux. Dans ces trois cas, l'accessoire du petit fessier, recouvert entièrement par le petit fessier dont il longeait la partie profonde du bord supérieur, était innervé par le nerf fessier supérieur. En bas, il était régulièrement attaché sur la capsule de l'articulation de la hanche. C'est sur l'homme, en 1879, que j'ai noté la première fois la présence de cette malformation. En 1882, M. le professeur Macalister, auquel j'avais fait part quelque temps auparavant de ma découverte, m'a annoncé qu'il venait d'observer le même corps charnu accidentel auquel il me proposait de donner le nom de *cinquième fessier*. Ce nom pourrait, en effet, être logiquement accepté.

Le 6 mars 1896, M. Bouglé, prosecteur de la Faculté de médecine de Paris, a décrit également un muscle surnuméraire de la région fessière, qu'il rattache au jumeau supérieur, mais qui me paraît plutôt devoir être rattaché aux muscles fessiers[1].

Le petit fessier accessoire, qui n'est qu'une dépendance du petit fessier ainsi qu'en témoigne son innervation par le nerf fessier supérieur, n'est pas spécial à l'homme. Le petit fessier du *chimpanzé* disséqué par M. Champneys était constitué par 4 faisceaux : deux faisceaux antéro-postérieurs, un faisceau profond (5° fessier) et un *scansorius* (4° fessier). « Le faisceau profond, large d'un quart de pouce et long de deux pouces, provenait de la partie externe de l'os iliaque, au-dessus de l'insertion ischiatique des fibres les plus élevés du ligament sacro-sciatique, et se fixait en bas au bord interne du grand trochanter. » Dans le *chimpanzé* du docteur Hepburn, la disposition était la même, tandis que, dans le *gorille* du même anatomiste, le petit fessier était constitué par deux faisceaux juxtaposés dans le sens antéro-postérieur et par un scansorius. Tous les anatomistes anglais recon-

[1] Bouglé. *Bullet. de la Soc. anat.*, 1896, fasc. 6, p. 171.

naissent, au surplus, que le petit fessier est le muscle de la fesse qui est le plus sujet à la « *fission* et à la *reduplication* ».

Sous le nom d'*abducteur trochantérien*, M. Lesbre a décrit [1] chez les *Solipèdes*, le *porc*, le *lapin*, le *chien*, le *chat*, etc., un muscle jeté sur le plan supérieur de l'articulation coxo-fémorale, de la crête sus-cotyloïdienne ou épine sciatique au revers interne du trochanter. « Bien que ce muscle soit souvent uni, dit le savant professeur d'anatomie de l'Ecole vétérinaire de Lyon, au fessier profond ou au scansorius, nous ne pensons pas qu'on puisse lui refuser l'antonomie, d'abord parce qu'il peut manquer alors que le fessier profond existe toujours, en second lieu parce que ce dernier est susceptible de contracter une union tout aussi intime avec le fessier moyen. » L'abducteur trochantérien dans lequel M. Lesbre voit, à la hanche chez les *Mammifères domestiques*, l'homologue de l'abducteur trochitérien de l'épaule, (voy. *M. sous-épineux*), est appelé *M. fessier profond* par tous les autres vétérinaires français.

[1] Lesbre. *Loc. cit. supra*, p. 140.

MUSCLES DE LA CUISSE

RÉGION ANTÉRO-EXTERNE

COUTURIER

Absence. — Elle a été notée sans détails par Meckel, le célèbre professeur de Halle. (Meckel. *Handbuch der menschlichen Anatomie*, l, c.)

ANATOMIE COMPARÉE. — D'après M. Humphry le couturier manquerait chez le *pteropus*[1], et, d'après Meckel, les professeurs Macalister et Maisonneuve, chez la *chauve-souris*. Meckel n'a pas pu le trouver d'une façon distincte dans le *castor*. Wiedemann n'en fait pas mention dans sa myologie de cet animal[2].

Variations de volume et de direction. — Horner l'a vu beaucoup plus large chez un nègre. Chacun des deux couturiers, droit et gauche, d'une Angolaise que j'ai disséquée il y a huit ans, était doublé de volume.

Quain a signalé un cas où le couturier croisait la cuisse plus en travers que d'ordinaire.

ANATOMIE COMPARÉE. — « Le couturier a perdu chez l'homme les rapports qu'il affecte chez les autres *Mammifères* en même temps que

[1] Humphry. *Journ. of anat. and phys.*, mars 1869, p. 309.
[2] Wiedemann. *Archiv. für Zoologie*, IV, 1.

son volume s'est réduit. Même chez les *Singes Anthropoïdes*, il est beaucoup plus développé que chez l'homme (Gegenbaur [1]). Dans le *loris* il est presque le plus fort muscle de la cuisse, en même temps qu'il est plus court que les fléchisseurs et les extenseurs. Cette brièveté, jointe à une disposition spéciale des autres fléchisseurs, fait que la jambe de ces *Quadrumanes* est toujours fléchie et tournée en dedans (Meckel). Le *coati*, le *raton*, l'*ornithorynque* et le *fourmilier* ont un couturier très large.

Intersection tendineuse dans le corps charnu. — « Dans certains cas, dit Meckel, les fibres du couturier sont interrompues par un tendon intermédiaire considérable et solidement unies à l'aponévrose *fascia lata*. »

Ce tendon intermédiaire a une structure essentiellement variable : tantôt il est représenté par une intersection aponévrotique linéaire analogue à celle que l'on rencontre dans les muscles droits antérieurs de l'abdomen, complexus, sterno-hyoïdiens, etc. (Hyrtl [2]) : tantôt, ainsi que l'ont observé Gegenbaur, Kelch [3] et W. Gruber, par un cordon fibreux plus ou moins long (*M. sartorius digastricus* de W. Gruber [4]). M. Macalister a vu une fois une intersection fibreuse du couturier qui adhérait à l'aponévrose du triceps.

Duplicité. — Trois cas peuvent se présenter :

A) Dans une première variété, les deux couturiers entièrement distincts ont la même longueur et sont insérés, l'un à côté de l'autre, en haut, à l'os du bassin, en bas, au tibia.

J'ai trouvé en 1881 cette malformation sur une vieille aliénée [5].

Des dispositions de ce genre ont été signalées par Joh. Christian Rosenmüller [6], Otto [7], Gantzer [8], Prenant.

B) Dans une seconde variété, le couturier supplémentaire, situé en

[1] Gegenbaur. *Traité d'anat. hum.*, trad. franç. de Ch. Julin. p. 478.

[2] Hyrtl. *Lehrbuch der Anat. des Menschen*, XIV. Auflage. Wien, 1878. S. 523, u. in früheren Auflagen.

[3] W. G. Kelch. *Beiträge zur patholog. Anatomie*. Berlin, 1813, 8°. S. 42, art. XXXV.

[4] W. Gruber. *Beobachtungen*, etc. IX Heft. Berlin. 1889, p. 43 et suiv.

[5] Le Double. *Bullet. de la Soc. d'anthrop. de Paris*, t. II. 4e série, 4e fasc., 1891, p. 792.

[6] Rosenmüller. *De nonnullis musculorum corporis humani varietatibus. Dissertatio Lipsiae*, 1804, in-4°. p. 7.

[7] Otto. *Seltene Beobachtungen a. d. Anat., phys. u. pathol.*. 1 Heft. Breslau, 1816, in-4°. S. 92.

[8] Gantzer. *Dissertatio varietates musculorum sistens*, Berolini, 1813, 8.

dedans ou en dehors du couturier bien conformé dont il est, du reste, encore entièrement séparé, se fixe, en haut, à l'épine iliaque antérieure et supérieure ou près de cette épine, et en bas, soit (*a*) sur le fémur (Meckel)[1], (*b*) sur l'aponévrose d'enveloppe du vaste interne, (*c*) la paroi antérieure du canal de Hunter (Macalister, communication écrite) (*d*) ou sur la partie interne de la capsule du genou. De toutes ces dernières anomalies, la plus fréquente est celle qui consiste dans l'insertion du couturier accessoire sur la partie interne de la capsule du genou. Elle a été rencontrée 1 fois, en 1886, par M. H. Bergeron[2], 2 fois par le professeur Macalister, de Cambridge, dont une fois, en 1879, au Trinity college de Dublin sur un nègre (communication orale). Je possède deux moulages de cette malformation. pris l'un en 1882, sur un homme, l'autre en 1884, sur une femme.

De plus j'ai observé antérieurement, en 1878, sur un individu de cinquante-deux ans, deux couturiers droits, dont l'un, le plus interne, se perdait à mi-cuisse sur l'aponévrose d'enveloppe du vaste interne.

C) Dans une troisième variété, les deux couturiers sont partiellement unis. En 1890 j'ai trouvé, sur un enfant mort de méningite, le couturier droit et le couturier gauche constitués, chacun, par deux lames contractiles parallèles mais fusionnées en haut et en bas.

Le 25 janvier 1891, un de mes élèves, M. Sabathé, a découvert sur la cuisse droite de la nommée B. Agnès, décédée à l'âge de trente-huit ans à l'asile des aliénés de Tours, un couturier analogue au précédent. Très élargi à sa partie moyenne, ce couturier se divisait à deux travers de doigt au-dessus de l'articulation fémoro-tibiale en deux chefs qui se réunissaient (un peu au-dessus de l'insertion tibiale) à un tendon commun pour la patte d'oie. Cette bifurcation qui n'existait, je le répète, qu'à droite, mesurait 6 centimètres environ : le chef antérieur avait à peu près 1 centimètre de largeur et le chef postérieur 3 centimètres. Mon prosecteur, M. Barnsby, a moulé cette pièce que j'ai présentée à la Société d'anthropologie dans la séance du 17 décembre de la même année. M. Chudzinski a observé une disposition analogue chez un des nègres qu'il a disséqués.

Anatomie comparée. — Le dédoublement du couturier est assez rare dans les espèces animales. Il a été noté pourtant par MM. H, Young et

[1] Meckel. De duplicitate monstrosâ Commentarius. Halæ et Berolini, 1815, in-fol., p. 107: Handbuch d. pathol. Anat., Bd. II., Abthl. I. Leipzig, 1816, S. 31.

[2] H. Bergeron. Bullet. de la Soc. anat. de Paris. Sér. II, t. XI. Paris, 1866. p. 2.

A. Robinson dans l'*Hyœna striata* et l'*Hyœna crocuta*, et par MM. W. Ellenberger et H. Baum, dans le *chien*. Dans l'*Hyène striée*, le couturier surnuméraire s'unit au droit antérieur de la cuisse et constitue par conséquent un des éléments de l'extenseur de la jambe [1].

Dans le *chien*, le couturier forme un ventre charnu qui ordinairement se divise assez nettement en deux chefs : ces deux chefs se touchent par leurs bords et sont rarement séparés d'une façon complète l'un de l'autre ; ils s'étendent, depuis la palette de l'ilion jusqu'à l'extrémité proximale de la jambe. Le chef externe se termine par un large tendon dont une partie s'attache sur la rotule, et l'autre se soude avec le tendon du chef interne. Le chef interne se jette sur une lame aponévrotique qui se divise en deux faisceaux dont l'un se fusionne avec les tendons du droit interne et du demi-membraneux, ainsi qu'avec le tendon du chef externe et se confond avec le *fascia* de la cuisse et le *fascia lata*, tandis que l'autre va s'attacher sur la face interne de l'extrémité proximale du tibia.

Variations des insertions et connexions plus intimes avec les muscles voisins. — Ainsi que divers anatomistes, j'ai disséqué des couturiers dont les fibres naissaient de l'arcade fémorale. Mais je n'ai jamais noté, comme le professeur Macalister, l'insertion supérieure du couturier à l'aponévrose du tenseur du *fascia lata* ou à l'aponévrose crurale.

Le couturier peut se terminer soit (*a*) sur l'aponévrose fémorale, (*b*) sur la portion interne de la capsule du genou, (*c*) sur le fémur au niveau ou un peu au-dessus du condyle interne.

En 1893 j'ai vu, chez une femme, un faisceau musculaire plat de la largeur du petit doigt se détacher du couturier droit en avant du canal de Hunter, et aller se perdre, par une aponévrose nacrée très courte, sur la face interne du tibia, à 10 centimètres et demi au-dessous des tendons de la patte d'oie.

ANATOMIE COMPARÉE. — Le couturier de la *marmotte* descend de l'arcade crurale. M. Galton nous apprend que chez le *Dasypus sexcinctus*, le couturier est un muscle très petit, provenant de la partie externe du petit psoas, à un demi-pouce au-dessus de l'insertion de ce dernier, et qui se perd dans le *fascia* aponévrotique qui couvre la

[1] H. Young et A. Robinson. *Journ. of anat. and phys.*, vol. XXIII, new ser., vol. III, 2ᵉ partie, 1889, p. 195.

face interne du genou et de la jambe. Il semblerait, dit l'anatomiste anglais, être, chez les animaux de l'ordre auquel appartient le *Dasypus sexcinctus*, une espèce de *tensor fasciæ femoris internus*[1].

Suivant le même savant, le couturier de l'*Orycteropus Capensis* naîtrait de l'éminence ilio-pectinée et se terminerait à la fois sur l'aponévrose du muscle vaste externe et sur celle du droit antérieur[2].

Une planche de l'*Atlas* de Cuvier confirme cette description[3]; d'après Humphry, cependant, le couturier de l'*Orycteropus Capensis* n'aurait aucune connexion avec l'ilium et émanerait des dernières côtes[4].

Au dire de Krause le couturier du *lapin* proviendrait du *fascia* de l'oblique externe de l'abdomen, au niveau du ligament de Poupart[5]. Le couturier du *porc* s'insère en haut sur l'éminence ilio-pectinée (Lesbre).

Le *chimpanzé* a un couturier qui dépasse en avant la crète iliaque et empiète sur l'arcade de Fallope (Champneys)[6]. Ce muscle a pour origine des faisceaux adhérents à l'aponévrose fémorale chez l'*éléphant des Indes* (Miall et Greenwood)[7].

Nous avons noté la terminaison, sur les diverses parties constituantes de la cuisse et de la jambe, du couturier dédoublé de l'*hyène* et du *chien*.

Chez le *chameau*, le couturier court, épais, muni d'un long tendon, passe en avant de la rotule pour aller se fixer sur la tubérosité antérieure du tibia; chez le *koala* (Young), il s'insère sur le tendon du triceps et l'aponévrose jambière; chez la *civette*, sur la rotule et le tibia (même auteur); chez le *phoque* (Meckel et Humphry), sur le bord supérieur de la rotule; chez le *porc*, sur le ligament rotulien interne et l'aponévrose jambière (Lesbre). Dans l'*ours brun d'Amérique*, M. le professeur Testut, de Lyon, l'a vu s'attacher, en bas, sur toute la longueur du ligament rotulien et sur le tendon d'insertion du droit interne. Chez le *chimpanzé*, l'anatomiste lyonnais a vu également ce muscle se fixer sur la rotule et le tibia en même temps que sur l'aponévrose jambière[8].

[1] Galton. *The muscles of the fore and hind limbs in Dasypus sexcinctus*. Redd. june 4 th., 1868, p. 553.

[2] Galton. *The myology of the upper and lower extremities of the Orycteropus Capensis*, juin 1868, p. 593.

[3] Cuvier et Laurillard. *Atlas d'anat. comp.*, pl. CCLV et CCLVI, fig. 4.

[4] Professeur Humphry. *Loc. cit. suprà*, p. 311.

[5] Krause. *Die Anatomie des Kaninchens*. Leipzig, 1868, p. 116.

[6] Champneys. *Journ. of anat. and phys.*, nov. 1878, 1871.

[7] Miall et Greenwood. *Journ. of anat. and phys.*, p. 277.

[8] Testut. *Traité des anom. musc.*, p. 606.

Chez les *Anthropoïdes* le couturier ne se termine pas, en effet, comme chez l'homme, sur le tibia en dedans de la partie inférieure de la tubérosité tibiale, mais descend au delà de celle-ci.

« Chez le *gorille*, dit le professeur Hartmann[1], il a trois chefs dont l'un s'insère sur le *fascia* jambier, tandis que les deux autres se fixent sur la crête médiane du tibia. Chez le *chimpanzé* et le *gibbon* ce muscle se prolonge également assez bas. Chez l'*orang*, il ne se prolonge pas autant. »

Faisceaux surnuméraires. — Le couturier peut recevoir dans un point quelconque de son trajet un faisceau de renforcement émanant du bassin (*musculus sartorius biceps* de W. Gruber, *m. couturier à deux têtes* des anatomistes anglais) ou des parties voisines de l'articulation du genou (*musculus sartorius bicaudatus* de W. Gruber).

Lorsque le couturier est bifide supérieurement le faisceau surajouté peut se détacher (*a*) de l'échancrure qui est placée au-dessous de l'épine iliaque antéro-supérieure (incisure semi-lunaire) ; (*b*) de l'épine iliaque antérieure et inférieure ; (*c*) de l'éminence ilio-pectinée ; (*d*) de l'arcade crurale, etc.

Des cas de ce genre ont été observés par Huber[2], les professeurs Macalister[3] et Gruber[4]. M. G. S. Brock[5] a publié, en 1879, l'observation d'un couturier à deux têtes, disséqué à l'Université d'Édimbourg. Le muscle couturier, conforme à la description classique dans sa partie inférieure, « se divisait en haut, dit Brock, en deux faisceaux ; l'un d'eux (*faisceau externe*) venait se fixer, comme le tendon du muscle normal, sur l'épine iliaque antéro-supérieure ; l'autre (*faisceau interne ou accessoire*) s'en écartait dès le tiers inférieur de la cuisse, gagnait le côté interne du psoas iliaque et venait se terminer sur l'éminence ilio-pectinée, entre ce dernier muscle et le pectiné. »

Un de mes élèves, M. Bourgougnon, a découvert exactement la même disposition, en 1883, sur la femme Lh.... aliénée démente. En plus d'un dessin au trait, voici la note qu'il m'a donnée à cette époque :

« Muscle satellite du couturier, allongé très grêle (la partie la plus

---

[1] Hartmann. *Comparaison de l'homme et des singes anthropoïdes.* cit., p. 132.

[2] Huber. *Acta phys. — Medica naturæ curiosorum,* vol. X. Norimbergæ, 1754, 4°, p. 145 art. 11 (Casell Halam Missa, 1752).

[3] Alex. Macalister. *Proc. of the Roy. Irish academy.* cit., p. 109.

[4] W. Gruber. *Loc. cit. supra,* p. 145 et suiv.

[5] Brock. *Journ. of anat. and phys.* 1879, p. 578.

volumineuse n'atteint pas la grosseur du petit doigt) ; accompagne le muscle couturier dans toute son étendue excepté à la partie supérieure.

« Insertions : en haut, en arrière de l'échancrure ilio-pectinée, par un tendon très étroit et très mince. En bas, le tendon se continue avec celui du couturier et contribue à former la patte d'oie. »

Lorsque le couturier est bifide inférieurement le chef surnuméraire peut émaner (*a*) de l'aponévrose fémorale ; (*b*) de la portion interne de la capsule du genou ; (*c*) du fémur, au niveau et un peu au-dessous du condyle interne ; (*d*) de la base de la rotule ; (*e*) du ligament rotulien.

Des cas de ce genre ont été observés par Th. Sœmmerring[1], C.-H. Hallett[2], Horner[3], Souligoux[4], W. Gruber.

Au mois de février 1883, le professeur Testut, de Lyon, a observé la disposition suivante : le couturier se détachait en haut de l'épine iliaque antéro-supérieure par un tendon unique, large de 1 centimètre. Les faisceaux charnus qui faisaient suite à ce tendon constituaient un corps musculaire aplati, large de 35 millimètres, lequel ne tardait pas à se diviser en deux faisceaux distincts : 1° l'antérieur, également rubané et large de 1 centimètre environ, se portait de haut en bas et de dehors en dedans, se séparait nettement du faisceau postérieur, au niveau du condyle interne et se terminait sur la portion de l'aponévrose fémorale qui recouvre cette tubérosité osseuse ; 2° quant au faisceau postérieur, il continuait le trajet du muscle normal et venait s'insérer sur l'extrémité supérieure du tibia, où il contribuait à former la patte d'oie[5].

ANATOMIE COMPARÉE. — L'histoire du couturier, dans la série animale, mérite d'être connue. Elle éclaire d'un jour nouveau l'étude des variations des insertions supérieures et inférieures du couturier humain et des faisceaux surnuméraires qu'il présente.

« Il existe dans les *Anoures*, dit Lannegrâce[6], un muscle assez puis-

[1] « Nonnunquam ab inferiore parte sartorii, exiguus separatus fasciculus invenitur », dit Sœmmerring. *De corporis humani fabricâ*, t. III. *Trajecti ad Mœnum*, 1796. p. 294 : deutsche Ausgabe, 1800. S. 349.

[2] H. Hallett. *The Edinburgh medic. and surg. Journ.*, vol. I⁸, 1848. p. 20.

[3] Horner. Steht uns nicht zur Verfügung.

[4] Souligoux. *Bull. de la Soc. anat.*, décembre 1895, p. 661.

[5] Testut, *Trait. des an. musc.*

[6] Lannegrâce. *Myologie comp. des membres*, thèse Montpellier, 1876. p. 37.

sant que j'ai désigné sous le nom de *pubio-tibial antérieur* ; ce pubio-tibial relie une épine du pubis placée immédiatement au-dessus de l'articulation coxo-fémorale, à la tubérosité antérieure du tibia ; le tendon inférieur de ce muscle se fusionne avec celui de l'ilio-tibial (portion aponévrotique du grand fessier et tenseur du *fascia lata* réunis) et renforce en avant la capsule du genou.

« Dans les *Chéloniens* et les *Lacertiliens*, ce muscle pubio-tibial antérieur conserve sa puissance et son rôle extenseur, et, *à priori*, on serait tenté de le considérer comme le droit antérieur de la cuisse. Mais dans les *Oiseaux*, on le voit devenir excessivement grêle, et glisser par son tendon inférieur vers la face interne de l'articulation fémoro-tibiale, tout en conservant ses attaches supérieures à l'épine du pubis, au-dessus de l'acétabulum.

« Dans les *Mammifères* il ne se fixe plus au pubis. Chez les *Ongulés* et les *Rongeurs* il apparaît sous la forme d'une bande longue, étroite, insérée, en haut, par une lame conjonctive nacrée sur la face inférieure du *fascia iliaca*, et, en bas, par une aponévrose sur le ligament rotulien interne et la face interne de la jambe. Chez les *Carnassiers*, il s'insère supérieurement à l'angle externe de l'iléon, et se divise généralement en deux branches, dont l'antérieure se rend à la face postérieure du genou, tout comme chez les *Oiseaux*, tandis que la postérieure se confond avec le droit interne. Dans diverses espèces il a deux branches à son origine, l'une partant de l'épine iliaque, l'autre de l'arcade crurale. »

L'observation des diverses modifications subies par le couturier dans la série des *Vertébrés* permet donc de conclure que ce muscle est primitivement pubien et extenseur, que ce n'est que dans les *Mammifères* qu'il devient iliaque et fléchisseur, que la transition entre le couturier pubio-tibial extenseur et le couturier ilio-tibial fléchisseur est établie par les couturiers à deux têtes.

Les recherches du professeur Humphry sur l'embryogénie des muscles viennent à l'appui de ces propositions.

« Le tenseur du *fascia lata* et le couturier sont, à la hanche, avance M. le professeur Humphry, les homologues du deltoïde de l'épaule. Ils sont séparés de l'oblique externe par l'aile de l'ilium comme le deltoïde l'est du trapèze par l'épine du scapulum.

« De même le droit interne, qui est attaché au bord pré-axial du membre postérieur, correspond au grand pectoral qui a des insertions identiques au membre antérieur et le grand fessier, qui est fixé au bord post-axial du membre pelvien et uni au muscle couvrant la face dorsale du premier segment de ce membre (*m. quadriceps*), est une répétition sériale du grand dorsal qui a les mêmes connexions avec le membre thoracique et le muscle qui est en contact avec la face dorsale du premier segment de ce membre. Le couturier et le droit interne sont plus distants l'un de l'autre, il est vrai, que le deltoïde et le grand pectoral[1], mais l'intervalle qui les sépare est comblé par l'aponévrose d'enveloppe ou par des fibres de l'oblique externe avec lesquels ils forment une masse musculeuse indivise dans quelques espèces inférieures, et ce qu'on nomme le ligament de Poupart est probablement un vestige du septum pelvien. Ce ligament ossifié est l'homologue de la clavicule. Et l'os marsupial, qui résulte de la transformation d'un cartilage contenu dans la partie la plus profonde de ce septum, correspond au noyau épiphysaire de l'extrémité sternale de la clavicule. »

Plus loin M. Humphry, revenant sur la même question ajoute : « Le couturier qui, chez quelques animaux (*unau* et *aï*), est, comme le deltoïde, inséré sur le bord pré-axial du premier os du membre, se prolonge communément jusqu'au second os. En d'autres termes le couturier qui se termine d'habitude sur le tibia s'arrête exceptionnellement au fémur[2], tandis que le deltoïde ou un de ses faisceaux qui ne dépasse pas d'ordinaire l'humérus se perd quelquefois sur le radius (*orycteropus*). Le couturier peut (chez le *lapin*, par exemple) se prolonger le long du ligament de Poupart jusqu'au droit interne comme le deltoïde peut se prolonger le long de la clavicule pour se réunir au grand pectoral. Cela est cependant rare et l'espace qui sépare les deux muscles au pli de l'aine où il n'y a pas de *point d'appui*[3] pour une action musculaire, est le plus souvent comblé par un *fascia*. Ce *fascia* est le *septal representative* des portions claviculaires du pectoral, du deltoïde et du trapèze, et le ligament de Poupart est le *serial septal representative* de la clavicule[4]. »

Ce qui est hors de doute, c'est que le *sartorius biceps* et le *sartorius bicaudatus* de l'homme se rencontrent dans la série animale.

À l'abattoir de Tours j'ai constaté que chez le *bœuf* le couturier a deux branches à son origine : l'une s'insérant sur l'épine iliaque,

---

[1] Le professeur Humphry ajoute : « Dans le *lapin* le couturier, qui provient du ligament de Poupart, est uni au droit interne. — Dans l'*aï*. le *manis*. le *porc* et plusieurs autres Mammifères le couturier et le tenseur du *fascia lata* se continuent avec le fessier. »

[2] « Le couturier descend quelquefois (*hippopotame*) sur la partie moyenne de la cuisse jusqu'à la rotule où il se fixe. » (Humphry.)

[3] En français dans le texte.

[4] Humphry. Observ. *Myology*, cit. p. 62, 88, 140 et 149.

l'autre sur l'arcade crurale, et chez le *chevreau* deux branches dont l'une vient de l'épine iliaque antérieure et supérieure et l'autre de l'éminence ilio-pectinée. Dans le *cheval* (Chauveau et Arloing) le long abducteur de la jambe, qui est l'homologue du couturier de l'homme, est logé en partie dans l'abdomen, et s'insère sur le *fascia iliaca*, à côté du tendon du petit psoas. D'après M. Humphry (*myology of orycteropus and phoca*, in *Journ. of anat. and phys.*, mai 1868, p. 311), il s'élèverait encore davantage dans l'*orycteropus* et s'attacherait à la dernière côte.

Le couturier des *Ornithodelphes* est exclusivement composé par ce faisceau pelvien, ou bien coexiste avec un faisceau iliaque.

Chez l'*hippopotame*, ainsi que l'ont noté Alix [1] et Humphry, le couturier est formé aussi par deux faisceaux : l'un, situé en dehors du psoas, vient de l'épine iliaque antérieure et supérieure ; l'autre, situé en dedans du psoas, vient de l'intérieur du bassin. N'est-ce pas la reproduction exacte des cas observés dans l'espèce humaine par M. Brock et par M. Bourgougnon, mon élève ?

Selon Meckel [2] le couturier ne naît pas de l'ilion dans l'*aï* mais seulement de la région inférieure de l'aponévrose du grand oblique de l'abdomen. Non loin de son origine il se divise en deux faisceaux principaux, dont le premier s'attache par un chef unique à la face interne du fémur, au-dessus du condyle interne, et le second par deux chefs distincts à la face interne du tibia au-dessus du droit interne.

Bien que l'éditeur de la seconde édition des leçons de Cuvier [3] affirme que, chez l'*aï*, le muscle en question se détache de l'os iliaque, et non de l'aponévrose du muscle grand oblique de l'abdomen, l'assertion de Meckel est exacte. Elle a été confirmée par divers zoologistes, et en 1869 encore par le professeur Humphry [4].

TENSEUR DU FASCIA LATA

Absence. — Elle a été signalée par le professeur W. Gruber [5].

[1] Alix. *Société philomathique de Paris*, 1875, p. 45.
[2] Meckel. *Anat. comp.*, t. XI, p. 399.
[3] Cuvier, vol. 1, p. 519.
[4] Humphry. *Journ. of anat. and phys.*, 1869.
[5] W. Gruber. *Virchow's Arch.*, 1881. Bd. LXXXVI, S. 25-27.

Anatomie comparée. — « Malgré mes recherches réitérées, dit Meckel, je n'ai pas pu trouver le muscle tenseur de l'aponévrose crurale dans le *mongous ordinaire* (*Lemur mongos*) et le *Mongous à front blanc* (*Lemur albifrons*).* » Il est remplacé faiblement dans le premier par une bandelette mince, située en dehors du couturier, et qui s'étend du peaucier latéral à l'aponévrose crurale. Mais dans le *Mongous à front blanc*, il n'y a pas même une trace de cette bandelette. Meckel n'a pas non plus rencontré le muscle en question dans les *Sariques* ni les *Fourmiliers* [1]. Sauf dans l'*orang* où il est excessivement réduit et manque même complètement, le tenseur du *fascia lata* est puissant et large chez tous les *Anthropoïdes* [2].

Division en plusieurs faisceaux. — M. Testut a observé deux fois la segmentation du tenseur du *fascia lata* en deux faisceaux. Dans le premier cas l'interstice séparatif ne commençait qu'à 2 centimètres au-dessous de l'épine iliaque antéro-supérieure. Dans le second cas, l'interstice séparatif se prolongeait dans toute la longueur de la cuisse [3]. Le professeur Macalister a trouvé, et j'ai trouvé cette scission du *fascia lata* en deux et même trois faisceaux [4].

Anatomie comparée. — Le muscle tenseur du *fascia lata* du *Troglodytes Aubryï* « se compose de dix à douze faisceaux arciformes à concavité inférieure, placés dans l'épaisseur de l'aponévrose dans la partie moyenne de l'espace qui sépare du grand trochanter l'épine iliaque antérieure et supérieure et séparés les uns des autres par de petits espaces de tissu fibreux [5] ».

Chez le *cheval* il comprend : 1° une portion charnue, flabelliforme, revêtue sur ses faces de fibres tendineuses et attachée en haut sur l'angle externe de l'ilium : 2° une aponévrose dite *fascia lata*, continue avec le bord inférieur de la portion charnue, et divisée bientôt en deux feuillets superposés, l'un superficiel, l'autre profond.

Variations des insertions. — Pour moi le muscle dont il s'agit se fixe en haut : 1° à l'épine iliaque antérieure et supérieure ; 2° à la partie

---

[1] Meckel. *Anat. comp.*, t. VI, p. 407, 408.
[2] Hartmann. *Comparaison de l'homme et des singes anthropoïdes.* cit. p. 133.
[3] Testut. *Traité des m. musc.*, p. 615.
[4] Macalister. *Cat. cit.*, p. 109.
[5] Alix et Gratiolet. *Loc. cit.*, p. 180.

antérieure de la lèvre externe de la crête iliaque ; 3° à l'aponévrose du moyen fessier[1]. Les fibres charnues provenant de ces divers points ont une longueur très variable. D'ordinaire elles se terminent vers le quart supérieur ou la moitié de la cuisse, mais je les ai vues se prolonger jusqu'au niveau du condyle externe du fémur.

Ce sont là des modes de conformation dont on trouve la répétition dans la série animale, et qu'explique le mode de développement de ce faisceau.

Connexions plus intimes avec le grand fessier. — (Voy. ce muscle.)

Faisceaux surnuméraires. — Le *fascia lata* reçoit quelquefois un faisceau de renforcement provenant soit (*a*) du ligament de Poupart, (*b*) de l'aponévrose abdominale, (*c*) du ligament ilio-tibial.

Anatomie comparée. — L'interprétation que nous avons donnée des connexions anormales du couturier de l'homme avec l'aponévrose abdominale, l'arcade crurale, etc., est applicable au *fascia lata* qui n'est qu'un faisceau de ce muscle.

Chez le *chien*, le *chat* et la plupart des *Carnassiers* il présente, du reste, un faisceau surnuméraire antérieur, épais et long, confondu en dedans avec le long adducteur de la jambe et étendu verticalement de l'angle externe de l'ilium à la rotule sur laquelle ce faisceau s'insère par une courte aponévrose. Dans le *daman* le *fascia lata* recouvre tout l'ilium, et dans le *phoque* où il naît de la partie inférieure du grand oblique de l'abdomen et du peaucier, il est aussi fortement développé. Selon Duvernoy, chez le *chimpanzé* ce muscle s'attache supérieurement à tout le tiers externe de l'arcade crurale.

QUADRICEPS FÉMORAL

Le quadriceps fémoral a été l'objet d'une étude approfondie de la part du Dr Paul Poirier, chef des travaux anatomiques de la Faculté de médecine de Paris[2]. Nous y ferons de nombreux emprunts.

[1] C'est l'insertion qu'indiquent, avec raison, Morel et Mathias Duval dans leur *Manuel d'anatomie*.

[2] Poirier. Quadriceps crural. *Progrès Médical*. Paris. 1888.

Les anciens anatomistes, depuis Sylvius, Columbus, Riolan, Spigel, Winslow, Albinus, etc., etc., décrivaient, à la région antérieure de la cuisse, *quatre muscles* distincts : *droit antérieur, vaste externe, vaste interne* et *crural*. C'est, je crois, Sabatier qui, le premier, eut l'idée de réunir les *deux vastes* et le *crural* en un *seul muscle à trois chefs, le triceps crural;* Portal, Chaussier, Dumas, Boyer, Bichat, Marjolin, etc., etc., adoptèrent la description de Sabatier.

Jusqu'en 1830, on décrivit donc deux muscles extenseurs de la jambe, le *triceps* et le *droit antérieur.*

Vers cette époque, Cruveilhier *réunit en un seul les deux muscles extenseurs, ajoutant le droit antérieur aux trois portions du triceps.* L'idée était heureuse.

Le *muscle quadriceps* était ainsi créé; malheureusement, Cruveilhier eut en même temps la fâcheuse inspiration de supprimer un des chefs du *triceps*, le *crural*, pour le rattacher au *vaste interne*. Or, ces deux muscles sont toujours séparés, ainsi que l'a démontré M. Roger Williams[1], par la face interne du fémur libre d'insertions musculaires.

Nos maîtres anciens avaient donc raison de décrire le crural et les vastes comme trois chefs séparés; et la très grande majorité des anatomistes étrangers a justement adopté cette manière de voir en admettant un quadriceps extenseur[2] dont les quatre chefs aisément séparables sont : le *droit antérieur*, le *vaste externe*, le *vaste interne*, et le *crural* ou *vaste moyen.*

Bien que, les faits parlant hautement, il n'y ait point lieu d'insister sur la nécessité de ce retour aux vues des « primitifs », j'invoquerai encore le témoignage de l'anatomie comparée qui nous montre assez souvent quatre chefs isolables à l'extenseur de la jambe.

J'ajouterai, enfin, que si la fonction d'étendre la jambe sur la cuisse et de fléchir accessoirement la cuisse sur le bassin est dévolue surtout au *droit antérieur*, une fonction inverse est dévolue aux *vastes interne* et *externe* et principalement au *crural*. Ils étendent la cuisse sur la jambe. Et comme la cuisse ne peut s'étendre sur la jambe sans que tout le reste du corps soit soulevé, il s'ensuit que la quantité de travail musculaire développé dans ce mouvement est énorme. De plus c'est un travail continuel. Il s'accomplit dans la station debout pour empêcher la flexion de la cuisse sur la jambe, c'est-à-dire la chute

[1] Roger Williams. *Journ. of anat. and phys.*, 1878-1879, t. XIII, p. 204.
[2] Remarquons incidemment que « le tendon inférieur de ce muscle a paru à Chudzinski être plus court chez le nègre que chez le blanc ».

du corps en arrière. Il s'accomplit plus énergiquement dans la marche : pendant tout le temps que le pied repose sur le sol ce sont les faisceaux profonds du *quadriceps fémoral* du même côté qui soutiennent le corps tandis que le membre inférieur du côté opposé se porte en avant. Dans la marche ascendante le travail des faisceaux profonds du *quadriceps fémoral* est plus énergique encore, car ils doivent soulever le poids presque entier du corps à une certaine hauteur et avec une vitesse plus ou moins grande. Les mouvements de la course et du saut nécessitent, eux aussi, un travail énorme de la part de ces faisceaux.

Lorsque la marche, la course, le saut ont lieu pendant longtemps et souvent sur un terrain accidenté, raboteux, les faisceaux profonds du quadriceps fémoral surmenés tendent donc à s'hypertrophier et à agrandir leurs surfaces d'insertion. Telle serait, suivant Manouvrier, professeur à l'École d'anthropologie de Paris, la cause de la déformation spéciale du fémur à laquelle il a donné le nom de *platymérie*[1].

C'en est assez, l'anatomie humaine, l'anatomie comparée, la physiologie s'accordent pour rejeter les qualificatifs de muscle *biceps crural* (Bellini) ou de muscle *triceps crural* (Nuhn, Cruveilhier) donnés à l'agent contractile le plus important de la région antéro-externe de la cuisse. Et je m'étonne avec M. Poirier que le sens anatomique, si exercé, de M. Testut se soit laissé surprendre sur ce point et qu'il ait conduit le professeur de Lyon « *à repousser formellement, en anatomie humaine du moins, l'expression de quadriceps crural*[2] ».

DROIT ANTÉRIEUR

Absence. — L'absence totale du triceps crural a été observée sur le vivant par Drachmann[3]. La relation qu'il en a fournie est si obscure qu'on est en droit de se demander s'il ne s'est pas mépris.

---

[1] L. Manouvrier. La platymérie in *Bullet. du congrès d'anthrop. et d'arch. préhistoriques*. 1889. Pour M. F. Regnault il faut aussi, dans les cas de déformation des os des membres inférieurs, tenir grand compte de l'action du poids du corps (voy. Regnault. *Bull. de la Soc. anat.*, juin-décembre 1896).

[2] Dans son *Traité d'anatomie humaine*, M. Testut a reconnu le bien fondé de ces objections, et décrit chez l'homme un quadriceps fémoral dont il a nié, en se servant des termes que nous employons, l'existence, dans son *Traité des anomalies musculaires*.

[3] Drachmann. *Nordiskt Medic. Arkiv.*, vol. IV. p. 1. 1872. et *Journ. of anat. and phys.*, january 1879. p. 204.

Variations des insertions. — Le droit antérieur s'insère en haut par deux forts tendons : l'un, gros, arrondi, appelé tendon *direct* ou *vertical*, à l'épine iliaque antérieure et inférieure ; l'autre, plus mince, aplati, nommé tendon *réfléchi* ou *transversal*, à l'extrémité de la gouttière qui surmonte le pourtour de la cavité cotyloïde et aussi sur la capsule fibreuse de l'articulation de la hanche.

Ce faisceau d'insertion du tendon réfléchi à la capsule de l'articulation coxo-fémorale est considéré, non sans raison, par M. Bellini comme un ligament articulaire[1].

Pour M. Roger Williams[2] le tendon réfléchi constitue seul le tendon véritable du droit antérieur et ce qu'on nomme tendon direct n'est qu'un trousseau de tissu celluleux condensé, très riche en fibres élastiques. La continuité des fibres musculeuses et des fibres tendineuses et la présence de fibres élastiques en nombre égal dans l'un et l'autre de ces tendons infirment cette manière de voir (Retterer).

Isenflamm (*Anat. Intersuch.*, 1822, p. 22) décrit une bourse muqueuse entre le tendon réfléchi et la gouttière cotyloïdienne. Cet organe séreux doit être bien rare, car je ne l'ai jamais rencontré. Poirier n'a pas été plus heureux.

Inférieurement le droit antérieur se fixe, par un tendon distinct, en avant de l'aponévrose commune aux vastes interne et externe dont il est séparé quelquefois par une bourse muqueuse (Theile, Poirier[3]) non seulement sur la base de la rotule, au tiers supérieur de la face antérieure de cet os, mais encore, par quelques faisceaux fibreux, ainsi que l'a nettement établi Lorinser, à la tubérosité antérieure du tibia[4].

Les insertions normales du droit antérieur étant connues, voyons les variations qu'elles peuvent présenter. Le droit antérieur peut ne pas avoir de tendon réfléchi ou avoir un double tendon direct (Diemerbroeck, Macalister, deux cas personnels), ou recevoir un faisceau de renforcement provenant de l'épine iliaque antérieure et supérieure. Quelquefois les fibres qui font suite au tendon direct et celles qui font suite au tendon réfléchi, demeurent distinctes dans une partie de leur longueur.

ANATOMIE COMPARÉE. — Au bas de l'échelle des *Vertébrés* le droit

[1] Bellini. *Bullet. de la Soc. anat.*, 1891, t. V. n° II, p. 300.
[2] Roger Williams. *Journ. of anat. and physiol.*, 1878-1879, t. XIII. p. 201.
[3] Poirier. *Arch. de méd.* 1885, t. Iᵉʳ, p. 698.
[4] Lorinser. *Wien med. Wochenschrift.* XXIII. 40. p. 919.

antérieur n'a qu'un tendon. L'ilium des *Mammifères* présente une face externe et une face interne : la première est en partie articulée avec le sacrum, en partie libre dans l'intérieur du pelvis ; la seconde se trouve subdivisée en deux parties par une arête qui relie l'épine iliaque antérieure et supérieure au tubercule cotyloïdien ou épine iliaque inférieure destinée à l'insertion du droit antérieur.

La saillie de l'arête est toujours en rapport avec le développement de l'épine iliaque inférieure, par conséquent du droit antérieur, puisque c'est la force des muscles qui commande la force des éminences osseuses. Ainsi chez les *Oiseaux*, où le droit n'existe pas (Lannegrâce) ou est rudimentaire (Alix, Sabatier), l'arête n'est pas marquée. Dans les *Mammifères carnivores* le droit antérieur est faible ; aussi l'épine iliaque inférieure est-elle encore très peu saillante.

Au fur et à mesure que le droit antérieur se développe et s'accroît en puissance, on voit le tubercule cotyloïdien se prononcer de plus en plus ; il ne suffit bientôt plus aux attaches de ce muscle. Ainsi chez les *Ornithodelphes* et chez la plupart des *Quadrupèdes*, on voit le droit antérieur s'insérer par un fort tendon, non seulement sur le sommet du tubercule mais encore sur les rugosités situées, soit en avant, soit en arrière de lui. Chez ces animaux on ne peut pas dire qu'il y ait un tendon direct et un tendon réfléchi. Le muscle embrasse par son tendon toute la pyramide triangulaire que forme l'épine iliaque inférieure.

Le tendon réfléchi n'existe réellement que chez les animaux qui possèdent une fosse iliaque interne, car la réflexion du tendon est due au mode même suivant lequel se développe cette fosse.

Lorsqu'elle se forme, le tubercule sus-cotyloïdien paraît se déplacer; il s'éloigne de plus en plus de l'acétabulum, mais les parties situées en arrière de ce tubercule ne changent pas de position. On comprend alors qu'une partie des fibres tendineuses du droit antérieur, celles qui restent toujours implantées dans le voisinage de l'articulation, seront obligées de se réfléchir pour atteindre celles qui partent du tubercule. (Pour détails complémentaires, voy. *M. iliaque.*)

Le mécanisme de la formation des deux tendons du droit antérieur déterminé, il ne me reste plus qu'à énumérer les animaux chez lesquels on observe l'un ou l'autre de ces deux tendons. Le droit antérieur des *Oiseaux* n'a qu'un tendon, le *direct* (Sabatier). Par contre, celui des *Rongeurs*, du *kangurou*, de l'*Orycteropus Capensis* (Galton) ne possède que le tendon *réfléchi*. D'après MM. Chauveau et Arloing, celui du *mouton* n'a aussi qu'un seul tendon ; mais ces auteurs n'indiquant point les insertions de ce tendon unique ; il nous est impossible de savoir s'il s'agit du direct, du réfléchi, ou bien des deux tendons fusionnés. Chez l'*Ursus Americanus*, M. Testut, et, chez le *Dasypus sexcinctus*, Galton n'ont rencontré qu'un seul tendon fixé sur la portion de l'os iliaque qui sépare l'épine iliaque antéro-inférieure de la cavité cotyloïde. Si je m'en tiens à mes dissections et à celles de Poirier, j'ai tout lieu de croire que le tendon unique du droit antérieur que Strauss-Durckheim, W. Ellenberger, H. Baum, Girard, Lesbre, etc., ont disséqué dans le *chat*, le *chien*, le *blaireau*, etc., est un tendon double comme celui de l'homme, mais dont les branches de la bifurcation sont tellement rapprochées qu'elles paraissent n'en faire qu'une. Ces deux tendons sont soudés dans l'*Hyæna striata* et les *Protèles* (Young), les *Lémuriens*, le *cynocéphale* (Grandidier et Milne-Edwards)[1] et même chez quelques *chimpanzés* (sujets de Champneys et de Testut). Dans le *murin* l'insertion du droit antérieur « se fait au bord supérieur de la cavité cotyloïde et sur la capsule de l'articulation de la hanche » (Maisonneuve) ; chez les *Marsupiaux*, il en est chez lesquels le droit antérieur naît par un tendon et d'autres par deux[2]. Le droit antérieur de tous les *Anthropoïdes* disséqués par Hepburn avait une double origine, sauf celui du *gibbon*.

Connexions plus intimes avec les muscles voisins. — A son origine le droit antérieur est quelquefois intimement uni au crural. M. Macalister a vu le vaste externe et le vaste interne former un canal dans lequel le tendon inférieur du droit antérieur glissait librement jusqu'à la rotule. Le 12 février 1895 j'ai pu montrer aux élèves de mon cours cette malformation chez un homme dont les tendons direct et réfléchi du droit antérieur étaient réunis par une lame aponévrotique. Le vaste externe peut se fixer sur le bord externe du tendon rotulien du droit antérieur.

Accessoire du droit antérieur de la cuisse. — Un de mes élèves, M. Girard, a découvert, en 1880, chez un homme et j'ai vu moi-même en 1890, chez une femme, un faisceau musculaire qui se confondait,

---

[1] Grandidier et A. Milne-Edwars. *Histoire naturelle physique et politique de l'île de Madagascar*, t. Ier, *Lémuriens*.

[2] Macalister. *Ann. and Magas. Nat. Hist.*, vol. V. 4 th. série et Cunningham, *loc. cit.*

en bas, avec le bord externe du vaste externe et s'attachait, en haut, par un tendon, arrondi et grêle, au sourcil cotyloïdien et, par une lame aponévrotique assez lâche, au corps du fémur, au-dessus de l'origine trochantérienne du vaste externe. Dans le cas de Girard ce corps charnu insolite était bilatéral et, dans le mien, n'existait qu'à droite. J'ai pu constater nettement que, dans ces deux cas, il était innervé par un filet de la branche que le nerf crural envoie au droit antérieur. Le professeur Macalister m'a écrit qu'il avait rencontré ce faisceau qu'il a appelé *rectus accessorius*. Sous le nom de *m. ilio-rotulien*, M. Morestin a signalé en janvier 1895 une bandelette contractile qui prenait naissance au-dessus de la cavité cotyloïde et venait se jeter sur l'aponévrose de terminaison du vaste externe [1]. Cette bandelette qui transformait « le quadriceps en un quinticeps » n'est, à coup sûr, qu'une variété de la malformation que le professeur Macalister et moi avons rencontrée.

ANATOMIE COMPARÉE. — « Le droit antérieur présente chez tous les *Quadrupèdes*, dit Lannegrâce [2], une disposition remarquable; il se trouve enclavé dans une espèce de gouttière que lui forment les vastes interne et externe, et je crois être en droit de le faire dériver du vaste externe. » Les connexions si fréquentes du droit antérieur et du vaste externe de l'homme semblent confirmer cette manière de voir. Elle est appuyée aussi par l'apparition du droit antérieur accessoire dans l'espèce humaine, droit antérieur accessoire qui relie le vaste externe au droit antérieur dont il partage l'innervation.

TRICEPS FÉMORAL

Vaste externe.

Le vaste externe est toujours séparé supérieurement du crural par les vaisseaux et les nerfs émanant de la grande musculaire ou de la circonflexe et la branche tricipitale nerveuse qui pénètre dans son intérieur par son bord interne. Le vaste externe et le crural, nette-

---

[1] Morestin. *Bull. de la Soc. anat.*
[2] Lannegrâce. Th. cit., p. 37.

ment séparés en haut, sont réunis plus ou moins intimement, en bas, par de nombreux faisceaux charnus.

Le vaste externe s'insère en haut : 1° sur la crête rugueuse horizontale qui limite inférieurement la face externe du grand trochanter ; 2° sur le bord antérieur du grand trochanter au niveau des aspérités qui embrassent en dedans les attaches du petit fessier ; 3° sur la branche externe de bifurcation de la ligne âpre ; 4° sur la moitié supérieure de la lèvre externe de la ligne âpre ; 5° sur la cloison intermusculaire externe ; 6° sur la face externe du fémur.

En bas il se termine sur une aponévrose qui lui est commune avec le vaste interne et qui va se fixer sur la base et les côtés de la rotule en arrière du tendon du droit antérieur, en avant de celui du crural. De même qu'une bourse séreuse sépare assez souvent cette aponévrose du tendon du droit antérieur, une autre bourse séreuse la sépare assez souvent du tendon du crural. M. Hartmann prétend que le développement de ces bourses séreuses est lié à une absence de fusion des quatre portions du quadriceps [1].

Dédoublement en deux couches. — Il est une particularité du vaste externe sur laquelle les anatomistes, sauf MM. Gegenbaur et Poirier, n'ont pas assez insisté. C'est que le tendon terminal de ce muscle est divisé en plusieurs feuillets tendineux, généralement en deux, quelquefois en quatre, qui reçoivent chacun une couche de faisceaux musculaires. Il en résulte que le muscle présente une structure lamellaire. Cette division est en rapport avec la division de l'artère circonflexe externe et de la veine qui l'accompagne. Sur quelques sujets le dédoublement du vaste externe est très accentué. Quand il comprend toute l'épaisseur du muscle il constitue un mode de conformation qui a été décrit comme une anomalie par les professeurs Macalister, W. Gruber [2], etc.

Anatomie comparée. — Le dédoublement du vaste externe en deux couches est un arrangement normal chez beaucoup d'*Oiseaux* et chez quelques *Mammifères*. Il est signalé par Alix dans les *Pigeons*, le *nothura*, le *chevalier*, la *mouette* [3] ; par M. Poirier dans le *lapin* chez lequel « les deux portions se confondent inférieurement avec le bord

[1] Hartmann. *Bull. de la Soc. anat.*, 1888, 5e série, t. II, et Poirier. *Arch. de méd.*, 1884.
[2] W. Gruber. *Virchow's Arch.*, Bd. LXXXII, p. 403.
[3] Alix. *Essai sur l'appareil locomoteur des Oiseaux*, 1874, p. 436.

externe du couturier [1] »; par Alix et Gratiolet dans le *Troglodytes Aubryi*
où, parmi les fibres du plan superficiel qui naissent du quart inférieur
du fémur, « il y en a qui viennent se terminer directement sur le
tendon du droit antérieur; d'autres qui atteignent l'angle de la rotule,
d'autres la capsule articulaire et forment ainsi un muscle capsulaire
externe [2] ».

Connexions plus intimes avec les muscles voisins. — Il peut être
plus ou moins uni, ainsi que nous l'avons dit, au droit antérieur et
même au crural, au vaste interne et au muscle sous-crural.

ANATOMIE COMPARÉE. — « Le triceps fémoral de la *grenouille*, dit
Cuvier, est représenté par deux portions bien distinctes : 1° le vaste
interne ; 2° le vaste externe et le crural qui ne forment manifestement
qu'une seule portion. » D'après Alix, le *monitor* (*reptile de l'ordre des
Sauriens*) n'a qu'un vaste externe et un vaste interne. Le premier, ne
inséré sur les deux tiers inférieurs de la face interne du fémur, ne
s'unit à la masse commune que très près de l'articulation du genou ;
le second, recouvrant les faces externe et antérieure du fémur, correspond au vaste externe et au crural.

Au dire du même auteur, le vaste interne des *Oiseaux* se distingue
toujours nettement; mais le vaste interne et le crural sont confondus
chez les *Perroquets*, les *Rapaces* et le *cygne*. Chez les *Gallinacés*, le vaste
externe se distingue difficilement du crural, il s'en sépare mieux chez
les *Pigeons*; enfin chez la *mouette* et le *chevalier* le vaste interne, le
vaste externe et le crural forment trois portions distinctes. Toutefois,
le vaste interne est de beaucoup le plus complètement isolé.

Chez les *Mammifères* Cuvier décrit un vaste interne, un vaste
externe et un crural. Girard sépare aussi ces trois portions chez le
cheval et les *Mammifères domestiques*. Mais MM. Chauveau et Arloing,
s'inspirant des idées de Cruveilhier, ne donnent au triceps qu'un
vaste interne et un vaste externe. Toutefois, au lieu de rattacher
entièrement le crural du *cheval* au vaste interne comme l'a fait Cruveilhier chez l'homme, ils le confondent moitié avec le vaste interne,
moitié avec le vaste externe.

Si dans le *Dasypus sexcinctus* M. Galton n'a pas trouvé apparence

---

[1] Poirier. *Quadriceps crural*, p. 22.
[2] Alix et Gratiolet. *Loc. cit.*, p. 185-186.

de crural, il croit que dans l'*Orycteropus Capensis* ce muscle a pour homologue les fibres profondes du vaste externe fixées à la face antérieure du fémur[1]. MM. W. Ellenberger et H. Baum distinguent dans le muscle le plus puissant de la région antéro-externe de la cuisse du *chien* quatre chefs dont le droit « est souvent fusionné avec le vaste externe et le crural ou vaste moyen ».

Les trois vastes sont entièrement confondus dans l'*hyène*, l'*ours*, le *phoque* et les *Fourmiliers* (Meckel). L'extenseur de la jambe est formé, chez ces animaux, de deux muscles dont l'un vient de l'ilium et l'autre de la face antérieure du fémur.

D'après Duvernoy les trois portions du tri-fémoro-rotulien « ne sont pas divisées entre elles chez l'*orang*, et la portion externe s'unit au droit antérieur dans le *magot* ».

Nous avons signalé les relations du vaste externe du *Troglodytes Aubryï* avec le droit antérieur et l'articulation coxo-fémorale. Quant au vaste interne de ce *Primate* « il se termine en partie sur le tendon commun du droit antérieur et du vaste externe, en partie sur l'angle interne de la rotule, et enfin sur la capsule articulaire où il se continue dans un faisceau fibreux, lequel, se confondant avec un autre faisceau fibreux émané de l'angle de la rotule, se continue jusqu'à la tubérosité interne du tibia en constituant un ligament tibio-rotulien-interne d'une force remarquable[2] ».

Vaste interne.

Il s'insère à toute l'étendue de la lèvre interne de la ligne âpre. On sait qu'en haut la ligne âpre se trifurque : la branche externe qui se dirige en dehors donne insertion au grand fessier et plus haut au vaste externe ; la branche moyenne, qui monte vers le petit trochanter, donne insertion au pectiné ; la branche interne traverse très obliquement la face interne du fémur pour gagner le tubercule inférieur de la ligne oblique ; quelques anatomistes désignent cette branche sous le nom très convenable de ligne spirale.

Le vaste interne se fixe à la lèvre interne de la ligne âpre continuée en haut par la ligne spirale qui donne insertion au faisceau vertical

[1] Galton. On *Dasypus sexcinctus*. p. 553, et On *the myology of the Orycteropus Capensis*. p. 593.

[2] Alix et Gratiolet. *Loc. cit.*, p. 486.

du ligament de Bertin. Plus bas quelques uns de ses faisceaux charnus s'attachent sur le tendon du troisième adducteur et la cloison intermusculaire interne.

M. R. Williams, qui a vu que la face interne du fémur était toujours libre d'insertions musculaires et formait une séparation complète entre le vaste interne et le crural, signale encore un petit rameau nerveux qui descend entre les deux muscles, le long du bord interne du fémur, pour se rendre dans les fibres les plus inférieures du crural. M. Poirier — et je suis de son avis — pense que ce rameau fort grêle est constant, mais qu'il est quelquefois situé plus en dehors, sur le corps même du crural.

Dédoublement en deux couches. — Ce vice de conformation a été observé 6 fois par le professeur Macalister et 4 fois par moi (3 fois chez l'homme : 2 fois des deux côtés, 1 fois à gauche et 1 fois à droite chez une femme). Le dédoublement complet du vaste interne se rencontre moins communément que celui du vaste externe. Il constitue également ment une disposition constante dans les *Oiseaux*.

Variations des insertions. — Quelques-unes des fibres les plus inférieures du vaste interne se réunissent parfois pour former un ou plusieurs faisceaux qui vont se perdre sur la partie supérieure de la tubérosité du tibia. Nous avons noté précédemment qu'Alix et Gratiolet ont signalé une disposition similaire dans le *Troglodytes Aubryï*.

Connexions plus intimes avec le vaste externe et le vaste moyen. — (Voy. le muscle précédent et le muscle suivant.)

Vaste moyen ou crural.

Si l'on vient à rejeter de chaque côté les corps charnus des muscles précédents, le crural se dégage et apparaît. Sa face antérieure présente une large aponévrose d'insertion : il est facile de décoller avec le doigt cette aponévrose des fibres musculaires du vaste externe; mais cette séparation très facile en haut devient plus difficile en bas, où les deux muscles sont réunis par d'épais faisceaux charnus : en ce point le crural passe sous le bord inférieur du vaste externe pour devenir souscutané à la partie inférieure et externe de la cuisse.

Le crural s'insère à la partie supérieure de la face antérieure du fémur, à une plus ou moins grande étendue de la face externe, à la moitié inférieure de la lèvre externe de la ligne âpre — la moitié supérieure est réservée au vaste externe — et à la partie correspondante de l'aponévrose intermusculaire externe. Le tendon du crural, né de l'aponévrose antérieure du muscle, est mince et large : un peu au-dessus de la rotule son bord externe s'unit au feuillet tendineux interne du vaste externe ; son bord interne s'unit bien moins intimement au tendon du vaste interne. Toujours, à moins d'anomalie, on peut suivre le tendon du crural jusqu'à la base de la rotule. Il forme la troisième couche ou couche profonde du tendon rotulien.

Le muscle crural est composé de lamelles musculaires, superposées concentriquement à la diaphyse fémorale. M. Williams, qui a vu ces lamelles nettement séparées à leur insertion, les désigne sous le nom d'*arcs cruraux*.

Variations des insertions. — Le crural peut remonter jusqu'au niveau de la ligne intertrochantérienne comme il peut se fixer en bas, sur la face antérieure du fémur, jusqu'à un pouce et même un demi-pouce au-dessus de l'articulation du genou. Sandifort. *Thesaurus Dissertatio-num*. Roterodami, 1769, p. 249, § 6.)

ANATOMIE COMPARÉE. — Un muscle crural indépendant existe chez le *dromadaire*, le *kangurou*, le *daman* (Meckel), le *chien* (Ellenberger et Baum), le *chat*, le *bœuf*, le *mouton*, la *chèvre*. Dans le *lapin* et le *porc* il remonte jusqu'au col du fémur et est divisé inférieurement en deux portions (Lesbre). Nous avons dit qu'Alix avait noté l'indépendance complète des trois vastes dans la *mouette* et le *chevalier*, parmi les *Oiseaux*. « Dans les *Chéloniens*, dit Lannegrâce, ces courtes portions du triceps forment trois muscles bien développés de force à peu près égale. Dans beaucoup de traités d'anatomie humaine, on décrit *trois courtes portions* du triceps : les vastes externe, interne et moyen. Cette description est légitimée par l'étude des *Chéloniens*. » Le même anatomiste ajoute qu'il n'a trouvé ces trois portions qu'à partir des *Reptiles*[1].

Connexions plus intimes avec les muscles voisins. — Nous n'insiste-rons pas sur les connexions du vaste interne avec le vaste externe et

[1] Lannegrâce. Th. cit., p. 44.

le droit antérieur sur lesquelles nous ne nous sommes déjà que trop appesanti. Quant à celles qu'il a avec le sous-crural, nous allons en parler ci-dessous.

SOUS-CRURAL

Syn. : *Petit jambier* ; *M. capsulaire* (MECKEL) ; *M. capsulaire interne* (ALIX et GRATIOLET) ; *M. tenseur de la synoviale du genou* ; *Cruræus* ; *Subcrurœus* ; *Subcruralis* ; *M. articularis genu*.

Ce muscle a été décrit pour la première fois par Dupré dans l'ouvrage *Sur les sources de la synovie* qu'il a publié en 1669, puis par Albinus (*Annot. Acad.*, lib. IV, cap. v, p. 27) qui l'a considéré avec raison comme un faisceau destiné à empêcher le pincement de la synoviale entre les surfaces articulaires dans les mouvements d'extension de la jambe. Huber (*Acta Helvetica*, vol. III, p. 250) l'a retrouvé ensuite. En 1869 il a été enfin étudié d'une façon complète par le professeur Kulœwsky, de Kasan, qui a consigné le résultat de ses recherches dans les *Archives de Reichert et Du Bois Reymond*[1].

Absence. — En dix-huit ans je n'ai eu l'occasion de noter que 7 fois et toujours des deux côtés (5 fois chez l'homme et 2 fois chez la femme) le défaut de présence de ce faisceau musculaire. Avec le professeur Macalister, je crois donc qu'il manque excessivement rarement.

Variations des insertions. — Les anatomistes qui se sont occupés du sous-crural avancent qu'il peut naître : (*a*) de la partie inférieure de la face antérieure du fémur ; (*b*, du vaste externe ; (*c*) du vaste interne ou au (*d*; du crural. L'adjonction du vaste moyen au vaste externe ou au vaste interne ou à l'un et à l'autre de ces deux muscles pour créer à la région antérieure de la cuisse un muscle triceps explique l'erreur dans laquelle on est tombé touchant les insertions supérieures du tenseur de la synoviale du genou. Ce faisceau musculaire provient toujours de la face antérieure du fémur à laquelle s'attache le crural ou du crural lui-même dont il est une dépendance, et dont il n'y aurait pas lieu de le séparer, s'il ne s'en distinguait par ses insertions inférieures. Ses fibres ne se rendent point, en effet, au tendon plat qui

---

[1] *Reichert. u. Du Bois Reymond's Arch.*, 1869, p. 410.

reçoit les autres fibres du crural : elles se terminent en s'éparpillant soit sur la partie supérieure de la capsule articulaire du genou, le tissu cellulo-graisseux qui la double en dehors ou sur la rotule.

Variations de structure. — Le sous-crural est formé habituellement de faisceaux charnus épars dans un tissu cellulo-graisseux. Je ne l'ai vu représenté par une lame musculaire indivise que 12 fois. Il est quelquefois si rudimentaire que, faute d'attention, il pourrait passer inaperçu. Iseuflamm, Rosenmüller et après eux Theile, Platanoff, etc., ont remarqué que les fibres musculaires du sous-crural se répartissaient le plus souvent en deux faisceaux distincts, parallèles ou divergents soit de haut en bas ou de bas en haut, dont l'interne a coutume d'être plus considérable que l'externe. J'ai toujours trouvé le sous-crural des deux côtés. Peut-il être unilatéral ? Les auteurs sont muets à cet égard. M. Sabathé m'a montré un sujet sur lequel le sous-crural affectait la forme d'un Y dont la branche d'origine adhérait intimement dans toute son étendue à l'os de la cuisse et dont les deux branches de bifurcation se perdaient insensiblement sur les faces latérales droite et gauche de la séreuse fémoro-tibiale. Lauth et Loder ont rencontré la même disposition.

En 1895, un de mes prosecteurs, M. J. Thomas, a disséqué un homme chez lequel le crural droit était constitué par une bandelette musculeuse compacte et le crural gauche par une dizaine de faisceaux séparés.

Les tenseurs de la synoviale du genou à 3, 4 et 6 faisceaux sont loin d'être exceptionnels. Kulœwsky en a même vu à 7 et 8 faisceaux. Le professeur Testut « a observé, dans un cas, trois faisceaux distincts, deux obliques et un vertical, se portant sur le cul-de-sac sous-tricipital à la manière de trois rayons convergents ».

Kulœwsky a dressé un court tableau des insertions inférieures des faisceaux composant le sous-crural. « Les différentes variétés du muscle sous-crural, dit-il, et particulièrement les variations portant sur son insertion terminale, sont en rapport avec le développement plus ou moins considérable du prolongement supérieur de la capsule articulaire. Chez les sujets qui possèdent une capsule faiblement développée, les faisceaux sous-cruraux, prenant naissance en haut, comme d'habitude, se terminent en bas, dans le voisinage de la rotule, sur la paroi supérieure de la capsule. Quand, au lieu de deux faisceaux, il en existe quatre, les faisceaux moyens se terminent comme précédemment, tandis que les faisceaux latéraux viennent se fixer au bord de la rotule. S'il n'existe que deux faisceaux fortement divergents, ils peuvent se terminer également sur la rotule. Dans d'autres cas, les muscles sous-cruraux se terminent uniquement sur la partie antérieure du cul-de-sac ou bien sur son milieu, ni en avant, ni en arrière.

« Chez les sujets où le cul-de-sac est plus fortement développé, ce qui s'observe surtout dans l'âge moyen, les muscles sous-cruraux sont représentés par une série de faisceaux au nombre de deux à huit (six le plus souvent), séparés les uns des autres par du tissu cellulaire. S'il n'existe que deux faisceaux, ils se perdent, sous forme de deux bandelettes fort minces et entourées de graisse, sur la partie postérieure du cul-de-sac ou bien dans le tissu cellulo-graisseux interposé entre le cul-de-sac et le fémur. Existe-t-il quatre faisceaux, les antérieurs s'insèrent sur la face antérieure du cul-de-sac, les postérieurs sur la face postérieure. »

Anatomie comparée. — « Dans plusieurs animaux, observe Meckel, on voit, sous le faisceau moyen de l'extenseur profond (M. crural ou vaste moyen), plusieurs trousseaux de fibres musculaires s'étendre du fémur à la capsule de l'articulation du genou, qu'ils attirent à eux lors de l'extension du membre, afin d'éviter la contusion de cette membrane; c'est le *petit jambier* ou *muscle capsulaire*[1]. » Champneys n'a pas trouvé ce muscle dans le *Troglodytes niger* ni dans le *Cynocephalus Anubis*. Chez le *Troglodytes Aubryï*, où il a été disséqué par Alix et Gratiolet, il revêtait la face interne du fémur dans la partie la plus voisine du condyle et venait se terminer en partie sur le vaste interne, en partie sur la capsule articulaire[2]. Dans le *gorille*, l'*orang*, le *chimpanzé* et le *gibbon* de Hepburn, il provenait du crural. Il n'y a pas de vestige du muscle capsulaire dans le *kangurou*, le *raton*, l'*ours* (Testut, Shepherd). Chez l'*hyène* et les *Sarigues* il est, au contraire, d'après Meckel, fort et très distinct. MM. H. Young et A. Robinson n'en font pourtant pas mention dans leur mémoire sur l'anatomie de l'*Hyæna striata*[3].

Enfin chez le *chat*, où il a été mis à nu par Strauss-Durckheim, il se fixe « tout autour de la partie supérieure de la rotule ; les fibres charnues latérales descendant sur la capsule jusqu'aux tubérosités du fémur et quelquefois même jusqu'au tibia ».

[1] Meckel. *Anat. comp.*, t. VI, p. 103 et 104.
[2] Alix et Gratiolet. *Loc. cit.*, p. 484.
[3] H. Young et A. Robinson. *Journ. of anat. and phys.*, cit. p. 196, 1889.

RÉGION POSTÉRIEURE

BICEPS

Absence de la courte portion. — Le défaut de présence de la courte portion du biceps a été constaté par Otto, Meckel, Henle, Theile, Budge[1], Macalister, Knott, etc. En 1889, j'ai cherché en vain aussi, sur les deux cuisses d'une femme, cette branche fémorale du fléchisseur externe de la jambe.

ANATOMIE COMPARÉE. — Le fléchisseur externe ou fémoral de la jambe n'a pas de chef fémoral chez la plupart des *Mammifères* au-dessus des *Anthropoïdes*. « A part le *coaïta* et les *Hurleurs*, dans tous les autres *Singes* que j'ai disséqués, je ne lui ai trouvé qu'une tête ischiale, » dit Meckel. Cette assertion générale de Meckel a été confirmée depuis par les recherches de Church sur le *cebus* et l'*Inuus nemestrinus*, de Champneys sur le *Cynocephalus Anubis*, de Bischoff sur le *Cynocephalus maïmon*, le *Pithecia hirsuta*, le *Macacus cynomologus*, l'*Hapale penicillata*, etc. La branche fémorale du biceps de l'homme[2] manque encore dans la *girafe* (Lavocat), le *chien* (W. Ellenberger, H. Baum, Girard), le *chat* (Strauss-Durckheim), le *lapin*, le *porc*, le *bœuf*, le *mouton*, la *chèvre*, l'*âne*, le *cheval*, le *dromadaire* (Arloing et Chauveau, Lesbre), le *Dasypus sexcinctus*, l'*Orycteropus Capensis* (Galton), etc.

Indépendance complète ou incomplète de la longue et de la courte portion. — Dans un cas signalé par Macalister ces deux portions entièrement indépendantes étaient insérées à la tête du péroné par deux tendons séparés l'un de l'autre par le ligament latéral externe de

[1] Budge. *Henle u. Pfeufer*, vol. X, p. 128.

[2] En parlant de ce muscle, Diemerbroeck s'exprime ainsi : « Le biceps, qui vient de l'ischion, se porte le long de la partie extérieure de la cuisse, vers le milieu de laquelle ou environ, il reçoit comme une masse de chair, presque semblable à un muscle (ce qui a fait dire à quelques-uns que la seconde tête vient du milieu de la cuisse) ; mais, selon la remarque de Bauhin, cela arrive véritablement dans l'homme mais non pas dans les Singes ; ainsi, descendant plus bas, il va s'implanter par un tendon considérable dans le péroné. »

l'articulation du genou. Je n'ai pas rencontré cette disposition, mais j'ai vu une fois à gauche chez un homme les deux branches du biceps divisées jusqu'à un travers de doigt au-dessus de la tête du péroné.

ANATOMIE COMPARÉE. — Dans l'*aï*, le *fourmilier*, le biceps crural est composé de deux muscles entièrement distincts. Il en est de même chez le *gorille* (Duvernoy, Hepburn, Deniker, etc.), chez l'*orang* (Bischoff, Hepburn) et chez le *gibbon* (Deniker). Chez le *gibbon* le docteur Hepburn avance toutefois que quelques fibres musculaires se portent du chef fémoral sur le tendon terminal du chef ischiatique.

Dans le *chimpanzé* les deux chefs ne sont d'ordinaire que partiellement fusionnés. Les faisceaux antérieurs de la courte portion du biceps se terminaient seuls sur le tendon de la longue portion dans le *chimpanzé* disséqué par Testut. Les tendons des deux branches du biceps du *Troglodytes niger* que Champneys a eu en sa possession se croisaient sans se confondre entièrement. Dans le *Troglodytes Aubryï* d'Alix et Gratiolet le mode de conformation se rapprochait de celui observé par M. Testut. Dans le *chimpanzé* de Hepburn le chef ischiatique et le chef tibial étaient absolument indépendants. Il est digne d'intérêt de remarquer que la séparation primitive des deux portions du fléchisseur péronéal du chimpanzé est nettement indiquée par leur mode d'innervation différente de celui du biceps de l'homme.

Tandis que, dans l'espèce humaine, le *tronc* du nerf sciatique fournit directement des *filets séparés* pour le grand adducteur, le demi-tendineux, le demi-membraneux, et les deux têtes du biceps, dans le *chimpanzé* un rameau détaché du tronc du nerf sciatique, immédiatement au-dessous de la grande échancrure sciatique, fournit deux branches collatérales : une pour l'extrémité supérieure du demi-tendineux, une pour le tiers supérieur de la longue portion du biceps et des branches terminales pour la portion proximale du grand adducteur, la portion externe ou distale de ce même muscle, la portion moyenne du demi-tendineux et le demi-membraneux. Quant à la courte portion du biceps elle est innervée par deux filets émanant du tronc du grand nerf sciatique, vers le milieu de la cuisse[1]. De l'absence de la courte tête du biceps, crural dans le *cebus*, l'*Innus nemestrinus*, le *Cynocephalus Anubis*, etc., de l'indépendance complète des deux têtes dans le gorille et l'orang et dans le *gibbon*, de l'union partielle des tendons

[1] Cette disposition, sur laquelle Champneys a insisté, n'a pas été signalée par Alix et Gratiolet dans le *Troglodytes Aubryï*.

terminaux dans le *chimpanzé*, mais de l'innervation différente des deux corps charnus auxquels ils font suite (intégration du nerf sciatique des anatomistes anglais), et de la fusion totale des deux tendons dans l'homme, quelques naturalistes ont conclu que le *chimpanzé* est celui des *Primates* qui, au point de vue myologique, se rapproche le plus de l'homme.

Observons qu'à l'état normal l'indépendance des deux portions du biceps est indiquée chez l'homme par la bifidité inférieure du tendon commun dont la branche antérieure se porte en avant du ligament latéral externe et la branche postérieure en arrière de ce ligament. Rappelons de plus que, pour M. Lavocat, la portion inférieure du biceps est chez l'homme un reliquat d'un muscle particulier, du muscle crural externe dont la partie supérieure est devenue aponévrotique (voy. *M. grand fessier*), que pour Lannegrâce la longue portion est aussi un muscle spécial, l'iléo-péronéal transformé des *Reptiles*.

Division de la courte portion en plusieurs fascicules. — Cette anomalie est notée sans détail par M. Macalister. En 1890, un de mes élèves, M. Normand, aujourd'hui médecin militaire, a disséqué une femme dont la courte portion des biceps droit et gauche était divisée en deux lames entièrement indépendantes jusqu'à un travers de doigt au-dessus du tendon commun.

Anatomie comparée. — Dans le *Troglodytes Aubryï* la courte portion du biceps était formée de deux plans musculaires unis par leur bord antérieur. Ces deux plans s'inséraient simultanément sur la moitié inférieure du fémur. En bas ils avaient des attaches fort distinctes. Les fibres du plan antérieur et celles du plan postérieur qui leur faisaient face se terminaient avec le tendon de la longue portion sur le péroné et sur le tibia. Quant aux fibres postérieures du plan postérieur, elles se perdaient dans l'aponévrose jambière postérieure[1].

« Chez mon *chimpanzé*, dit M. Testut, les faisceaux inférieurs ou postérieurs de la courte portion se séparaient nettement des autres faisceaux placés en avant. »

Variations des insertions inférieures. — Pour moi comme pour

[1] Nous omettons ici volontairement les lames aponévrotiques d'insertion à la tubérosité externe du tibia et à l'aponévrose jambière dont nous aurons à traiter plus loin. Voy. Alix et Gratiolet. *Anat. du Troglodytes Aubryï*, cit. p. 188.

Theile, Cruveilhier, Leidy, etc., le biceps fémoral se termine par un tendon large, fort et épais, qui se fixe à la partie externe de l'articulation du genou et duquel émane un cordon qui se perd sur la tubérosité externe du tibia, et une expansion fibreuse qui se confond insensiblement avec l'aponévrose jambière.

Souvent un ou plusieurs tractus musculeux se substituent à l'aponévrose détachée de la branche postérieure du tendon, qui prolonge la longue portion vers le calcanéum.

Kelly a disséqué deux bandelettes de ce genre dont l'une s'épanouissait sur l'aponévrose jambière, derrière le condyle externe du tibia et l'autre sur la partie moyenne de la face interne de cette même aponévrose.

Le professeur Nicolas, de Nancy, a vu une lame musculeuse longue de 0^m,15 se détacher de la partie moyenne du bord interne du biceps pour se jeter sur l'extrémité supérieure du bord interne du jumeau interne[1]. Otto (*Path. anat. south's transact.*, p. 244) et Kelch (*Beiträge*, p. 42) ont rencontré chacun un faisceau qui se portait sur le tendon d'Achille et par son intermédiaire sur le calcanéum. Trois autres faisceaux de même nature ont été décrits sous les noms de *musculi tensores fasciæ suralis* par le professeur W. Gruber dans ses *Beobachtungen aus der menschl. und vergleich. Anatomie* (II. Heft, p. 56, 58, Berlin, 1879). Le premier faisceau, unilatéral, détaché de la face antérieure de la longue portion du biceps, du côté droit, venait renforcer le tendon des jumeaux. Le second, bilatéral, émanait, à droite, de la longue portion du biceps et allait rejoindre le tendon d'Achille et, à gauche, provenait à la fois de la longue portion du biceps et de l'aponévrose poplitée et se jetait sur l'extrémité inférieure du jumeau interne. Le troisième, également bilatéral, avait une disposition beaucoup plus compliquée. A droite, il gagnait le tendon d'Achille mais était composé de deux corps charnus réunis, dans le creux poplité, par un tendon ; à gauche il était renforcé par un trousseau de fibres détachées du demi-tendineux au niveau de l'intersection tendineuse qu'il présente. En 1891, dans le *Journal of anatomy and physiology*, M. Haliburton a appelé l'attention sur une bandelette musculeuse d'une contexture encore plus bizarre. Cette bandelette naissait aussi de la longue portion du biceps mais devenait tendineuse dans le creux du jarret où elle fournissait une expansion fibreuse à la tête du péroné et

---

[1] Prenant. *Bulletins de la Société des sciences de Nancy*, 1891. et tirage à part, p. 12.

à l'aponévrose jambière, redevenait ensuite charnue, puis tendineuse pour gagner le tendon d'Achille. On peut regarder, enfin, comme une variété de la bandelette musculeuse ci-dessus, le faisceau bifide décrit par M. Turner, en 1872, sous le nom de *tensor fasciæ poplitealis*[1]. Ce faisceau qui se fixait en bas sur l'aponévrose poplitée dont il semblait être le tenseur avait pour origine deux chefs musculaires dont l'un continuait la longue portion du biceps et dont l'autre partait de la ligne âpre. Un faisceau non moins singulier a été trouvé ultérieurement par M. Turner : il naissait de la portion fémorale du biceps et, situé plus superficiellement que le nerf sciatique, gagnait le creux du jarret, s'engageant entre les deux jumeaux, et se prolongeant en un tendon grêle, qui peu à peu se fusionnait avec le tendon d'Achille[2].

J'ai disséqué 3 fois : 2 fois chez l'homme (1 fois des deux côtés et 1 fois à droite) et 1 fois chez la femme, à gauche seulement, le faisceau ischio-jambier de la longue portion du biceps. Sauf chez l'homme où il n'existait qu'à gauche et allait rejoindre le tendon d'Achille, à 2 centimètres au-dessus du calcanéum, chez tous les autres sujets il venait se terminer plus ou moins bas sur l'aponévrose jambière. En février 1896, il a été signalé encore par M. A. Bovero (*Giornale della reale accademia di medicina di Torino*).

ANATOMIE COMPARÉE. — W. Gruber prétend : 1° qu'il a décrit le premier cette malformation; 2° que cette malformation ne correspond à aucune disposition animale.

A la première de ces affirmations nous opposerons que les recherches de Gruber sur cette question datent de 1855 et que celles de Otto et de Kelch sont antérieures à 1814.

Quant à la seconde, nous avouons que nous ne comprenons pas comment elle a pu être émise par le savant anatomiste russe.

Le biceps crural atteint la région jambière dans un grand nombre d'espèces animales. « La longue portion du biceps est remarquable à bien des points de vue, observe Lannegrâce[3]. Ce n'est que dans les *Mammifères* et les *Oiseaux* que ce muscle est fléchisseur, comme le veulent ses insertions sur la tubérosité de l'ischion, d'une part et sur la tête du péroné, d'autre part. Toutefois, si l'on étudie avec attention son insertion inférieure, on voit que son tendon terminal fournit une

[1] Turner. *Journ. of anat. and phys.*, mai 1872, p. 442.
[2] Turner. *Journ. of anat. and phys.*, vol. XIX. p. 111, 1885.
[3] Lannegrâce. *Th. cit.*, p. 35.

expansion fibreuse à la tubérosité externe du tibia et à l'aponévrose antérieure de la jambe. Ce n'est que par cette expansion qu'il se rattache, chez l'homme, à la face dorsale, et nous rappelle le muscle iléo-péronéal extenseur des *Amphibiens* et des *Reptiles* qui lui est analogue. »

Le prolongement de la longue portion du biceps de l'homme sur la jambe « rappelle, dit M. Macalister, l'insertion normale du biceps chez les animaux des ordres inférieurs, chez le *lion*, par exemple[1] ».

L'exemple du professeur Macalister est bien choisi. C'est, sans conteste, dans les *Carnassiers*, le *chat*, l'*ours*, l'*hyène* (Meckel), le *chien* (W. Ellenberger et H. Baum) que le biceps descend le plus bas et reproduit le plus exactement les modes de conformation bizarres de la longue portion de ce muscle, constatés chez l'homme par Otto, Kelch, Gruber, MM. Halliburton, Bovero, Kelly, Nicolas, Turner, etc.

Le biceps descend également plus ou moins bas le long de la jambe en se fixant soit à l'aponévrose jambière, soit au péroné dans le *porc-épic*, la *marmotte*, le *lièvre*, le *cabiai*, le *fourmilier*, l'*aï* (Meckel), l'*échidné*, l'*ornithorynque* (Lannegrâce), le *coati*, le *raton*, la *loutre*, le *koala* (Young), l'*Oryctérope du Cap* (Galton), l'*amardillo* (Humphry), les *Solipèdes*, le *chimpanzé d'Aubry* (Alix et Gratiolet), etc.

Borelli a enseigné que la longueur de la fibre rouge d'un muscle est proportionnelle à l'étendue du mouvement qu'elle est apte à produire. Cette distinction entre la longueur de la fibre contractile rouge et la fibre blanche inerte du tendon sur laquelle M. le professeur Marey s'est appuyé pour expliquer la nature entièrement musculeuse du couturier, lui a servi aussi pour expliquer les divers modes de conformation de l'extrémité inférieure du biceps dans la série animale (voy. plus loin *Considérations générales sur les variations du système musculaire de l'homme*).

Faisceaux surnuméraires et connexions plus intimes avec les muscles voisins. — Les faisceaux anormaux qui renforcent le biceps sont de deux ordres : les uns émanent des parties molles ou dures du bassin et vont rejoindre la longue portion ; les autres proviennent des parties molles ou dures de la région postérieure de la cuisse et vont se perdre dans la courte portion. Nous allons les étudier successivement.

[1] Macalister. *Cat. cit.*, p. 117.

I. *Faisceaux pelviens*. — Ils peuvent se détacher soit :

α) Du coccyx (1 cas observé par M. Testut chez un nègre, et par moi (des deux côtés, chez une Angolaise);

β) Du sacrum (Macalister);

γ) Du grand ligament sacro-sciatique (1 cas personnel, à droite, chez un homme);

δ) De la tubérosité de l'ischion (Sœmmerring, p. 276; Gantzer, *op. cit.*, p. 15, et Blandin, *op. cit.*, p. 524);

ε) De la face profonde du grand fessier, à quelques centimètres de ses insertions iliaques (Wood).

De tous les faisceaux pelviens énumérés ci-dessus, celui que l'on rencontre le plus communément c'est celui qui se fixe à l'ischion. Mes élèves ou moi l'avons disséqué 5 fois : 3 fois chez la femme et toujours des deux côtés; 2 fois chez l'homme : 1 fois des deux côtés, 1 fois à droite seulement. Un de mes prosecteurs, M. Jacques Thomas, a appelé, le 8 février 1893, mon attention sur une anomalie bilatérale très curieuse qu'il venait de trouver[1]. Il s'agissait d'une lame musculeuse située à la partie postérieure de la cuisse, en arrière de la longue portion du biceps dont elle était entièrement indépendante. Triangulaire et assez épaisse au niveau de la tubérosité de l'ischion sur laquelle elle s'insérait, à côté et en arrière de la longue portion du biceps, cette lame s'amincissait progressivement, de telle sorte qu'à sa terminaison elle n'était plus représentée que par quelques fibres pâles qui se perdaient sur la partie postérieure et le bord externe du tendon d'Achille. J'ai fait mouler cette pièce intéressante dont j'ai observé un nouveau spécimen en 1894. Dans ce second cas, les fibres ne dépassaient pas toutefois le creux poplité. Je propose de nommer ce faisceau, sur lequel la littérature anatomique est muette, *muscle accessoire de la longue portion du biceps crural*.

II. *Faisceaux cruraux*. — Ils peuvent naître :

α) Du *fascia lata* dans le voisinage de l'extrémité supérieure de la ligne âpre (Henle);

β) De la ligne rugueuse qui réunit le grand trochanter à la ligne âpre (Giacomini, *Annotazioni sopra l'anatomia del negro*, 1882, p. 49).

γ) De l'extrémité supérieure de la ligne âpre (Gruber, *Archiv. de Meckel*, t. V), 1 cas personnel, à droite, chez une femme;

[1] Le Double. *Bibliographie anatomique*, 1896.

δ) Des jumeaux et du condyle externe du fémur (Gruber, *Arch. de Müller*, 1848, p. 30) ;

ε) Du grand adducteur (Macalister) ;

ζ) Du vaste externe (Macalister) ; 1 cas personnel, des deux côtés chez un homme.

Nous passerons sous silence les faisceaux d'union entre le biceps et le demi-tendineux dont nous traiterons plus loin.

ANATOMIE COMPARÉE. — Le biceps crural est un des rares muscles qui méritent, aussi bien en anatomie comparée qu'en anatomie humaine, le nom sous lequel ils sont désignés. Dans les espèces animales où la courte portion fémorale de l'homme fait défaut il a presque toujours deux têtes : une tête ischiatique et une tête coccygienne. Pour bien comprendre la réapparition des faisceaux coccygiens et des autres faisceaux surnuméraires pelviens de la longue portion du biceps chez l'homme, il est nécessaire de connaître exactement la position et les attaches de cette longue portion dans les *Vertébrés inférieurs*.

L'anatomie comparée démontre que la longue portion du biceps n'est pas au bas de l'échelle des *Vertébrés* un muscle ischiatique, mais un muscle iliaque.

Dans l'*axolotl*, la *salamandre* (*Urodèle*), la *grenouille* (*anoure*), la *tortue de terre* (*chélonien*), le *lézard vert* (*lacertilien*), elle se fixe, d'une part, sur le bord postérieur de l'ilium et, d'autre part, sur un point dissemblable du tiers supérieur du péroné. D'après Sabatier, « le fléchisseur péronier a chez les *Chaméléonides*, les *Crocodiliens* et même chez les *Oiseaux* la forme d'un triangle isocèle dont la base s'insère au-dessus de la crête supérieure de l'ilion postérieur et parfois en avant, jusqu'à la portion commune des deux ilions ». A partir de l'ordre des *Ornithodelphes* il devient ischiatique. L'ischio-péronéal de l'échidné s'attache à la partie postérieure de l'ischion et celui de l'ornithorynque au tubercule terminal de cette tubérosité. Dans la *girafe* il se fixe encore, par une aponévrose, à la crête iliaque, ainsi qu'à l'épine sus-sacrée, jusqu'à la pointe de l'ischium, où il s'implante fortement (Lavocat).

« Je m'étais toujours demandé pourquoi, dit Lannegrâce[1], le biceps était le seul muscle ischiatique qui se dirigeât du côté externe de la jambe. L'anatomie comparée m'a démontré que le biceps n'est pas primi-

---

[1] Lannegrâce. *Th. cit.*, p. 36.

tivement un muscle ischiatique ; qu'il est iliaque au début ; que, dans les *Vertébrés inférieurs*, il est très éloigné du demi-membraneux et appartient au groupe des muscles extenseurs. Il constitue l'iléo-péronéal extenseur des *Amphibiens* et des *Reptiles* qui se détache du bord postérieur de l'iléon. Dans les *Oiseaux* ce muscle provient de la crête ischiatique, et cette nouvelle situation fait déjà pressentir qu'il va, chez les *Mammifères*, passer sur l'ischion... Le biceps des *Mammifères* est le dernier venu sur la tubérosité de l'ischion, ce qui explique pourquoi il est aussi le plus superficiel.

« On sait que chez l'homme, le grand ligament sacro-sciatique comprend les fibres qui relient l'épine iliaque postérieure à l'ischion, et qu'on pourrait considérer ces fibres comme le vestige de la portion du biceps qui était primitivement comprise entre l'ischion et l'ilium. »

Nous avons écrit il y a un instant que le biceps qui, au-dessous de l'ordre des *Primates*, était dépourvu de chef fémoral, méritait encore son nom parce que ce chef crural était remplacé par un autre chef provenant de la colonne sacro-coccygienne. Ce chef coccygien a été signalé par Meckel, dans le *lapin*, les *cabiais*, le *kangurou*, le *coati*, le *raton* ; par Meckel et Humphry dans le *phoque* ; par Meckel, M. Young et M. Robinson dans l'*hyène striée* ; par Strauss-Durckheim dans le *chat* ; par MM. Murie et Mivart dans le *tapir* ; par M. Young dans la *civette* ; etc.

Ce chef coccygien du biceps est au point de vue de l'anatomie philosophique l'homologue d'un des *agitatores caudæ* des *Vertébrés inférieurs* (le *caudo-crural*) qui s'est soudé au long chef du biceps comme il se soude au demi-tendineux ou au demi-membraneux (voy. *M. du périnée*).

Lannegrâce avance qu'on peut regarder comme le « vestige de la portion du biceps qui était primitivement comprise entre l'ischion et l'ilion les fibres du grand ligament sacro-sciatique qui relient l'épine iliaque postérieure à l'ischion ». M. Krause professe, d'autre part, depuis de longues années que ce ligament est un « vestige de l'origine caudale primitive du biceps ». A mon avis, M. Testut a été bien inspiré en adoptant ici une opinion mixte. « Au total : 1° le muscle biceps des *Primates* privés de queue (homme et *Anthropoïdes*) comprend dans sa masse, dit M. Testut[1], abstraction faite de sa courte portion, deux ordres de faisceaux intimement, fusionnés : des faisceaux primitive-

[1] Testut. *Trait. des anom. musc.*, p. 633.

ment insérés sur la portion postérieure de l'ilion (*f. iliaques*), des faisceaux primitivement insérés sur les vertèbres caudales ou coccyx (*f. caudaux ou coccygiens*) ; 2° ces faisceaux prennent maintenant leur insertion sur la tubérosité ischiatique ; leur portion initiale, celle qui s'étend de l'ischion à leur surface d'origine réelle, a disparu en tant que muscle ; mais elle est encore représentée par un organe fibreux : le ligament sacro-sciatique. La portion supérieure de ce ligament est le vestige des faisceaux iliaques ; la portion inférieure représente les faisceaux coccygiens. Le ligament dans son ensemble peut être considéré comme le tendon d'insertion supérieure de la longue portion du biceps. »

L'accessoire de la longue portion du biceps a , comme nous l'avons indiqué dans notre mémoire sur dix muscles nouveaux chez l'homme (*Bibliographie anatomique*, juillet 1896), des homologues dans la série animale.

Dans le *chien*, le fléchisseur externe de la jambe s'insère en haut sur le ligament sacro-sciatique et sacro-épineux, ainsi que sur la tubérosité de l'ischion, par un chef très fort ; puis par un chef plus grêle, sur cette même tubérosité, mais en dedans du long chef[1]. Ce sont ces chefs qui bientôt réunis constituent tout le muscle.

Le biceps crural du *Dasypus sexcinctus* est composé de deux faisceaux qui naissent l'un à côté de l'autre de l'ischion et demeurent distincts dans toute leur longueur. L'antérieur se termine sur l'aponévrose jambière au niveau du calcanéum après avoir fourni un trousseau de fibres qui s'éparpillent en dehors, sur cette aponévrose jusqu'à l'insertion du *fascia lata*. Le postérieur, intimement uni à son point de départ au grand fessier, croise le précédent et se perd sur la gaine du jumeau externe[2].

Dans l'*Atlas d'anatomie comparée* de Cuvier et Laurillard on peut voir, sur une des planches réservées à la myologie de la *loutre*, le dessin d'un muscle grêle qui se rapproche beaucoup de la tête ischiatique postérieure indépendante du biceps du *Dasypus sexcinctus*. Recouvert par le grand fessier et le moyen fessier du bord antérieur duquel il surgit, ce muscle constitue un faisceau accessoire du fléchisseur péronier qui « au lieu de s'épanouir sur l'aponévrose jambière, comme le biceps, se réunit au gastrocnémien externe et contribue à former le tendon d'Achille[3] ».

---

[1] W. Ellenberger et H. Baum. *Loc cit.*, p. 244.
[2] Galton. *On Dasypus sexcinctus*, cit. p. 554.
[3] Cuvier et Laurillard. *Anat. comp.*. pl. CX, fig. 1.

Une bandelette identique est représentée par les mêmes auteurs dans les planches d'anatomie de *l'hyène* et notée « comme un mince et large ruban musculaire qui descend tout le long de la cuisse et va se fixer vers le milieu de la jambe sur le fléchisseur du pouce [1] ».

En ce qui a trait aux faisceaux cruraux qui vont renforcer la courte portion du biceps, nous serons aussi concis que possible. Cette courte portion est plus ou moins large dans les espèces animales où elle existe ; autrement dit, se fixe à la ligne âpre dans une étendue variable. Chez *l'aï* et le *pangolin*, elle est reliée au grand trochanter par des trousseaux de fibres détachées de la partie supérieure de la ligne âpre et chez le *chimpanzé* elle peut descendre jusqu'au condyle interne.

Enfin le fléchisseur péronéal ou son accessoire sont normalement unis, dans l'*aï*, l'*unau* (Humphry), les *Ruminants*, les *Solipèdes* (Meckel), etc., au demi-tendineux et dans le *Dasypus sexcinctus*, aux jumeaux.

DEMI-TENDINEUX

Indépendance du demi-tendineux et de la longue portion du biceps à leur naissance. — L'indépendance complète du demi-tendineux et de la longue portion du biceps à leur origine à l'ischion a été signalée par Macalister, Gruber, Lannegrâce, etc. Je l'ai observée deux fois [2].

La bourse séreuse décrite par J. Cloquet entre les tendons supérieurs du demi-tendineux et du demi-membraneux est assez rare. Le professeur Macalister pense qu'elle existe seulement 1 fois sur 30 sujets. Si je m'en réfère à mes propres recherches, cette proportion serait encore exagérée.

Anatomie comparée. — L'anomalie en cause est expliquée par ce que nous avons écrit plus haut. A savoir :

1° Que la longue portion du biceps n'est pas primitivement un muscle ischiatique ;

2° Que dans les *Vertébrés inférieurs* elle est très éloignée du demi-tendineux et du demi-membraneux ;

3° Qu'elle ne se rapproche qu'insensiblement du demi-tendineux avec lequel elle finit par se confondre en haut.

[1] Cuvier et Laurillard. *Anat. comp.*, pl. CCCXXXI.
[2] Le Double. *Dict. encyclop. des sciences médicales*, art. *Demi-tendineux*.

Variations de l'intersection aponévrotique. — L'intersection aponévrotique qui coupe la partie moyenne du corps charnu est très variable. Ordinairement elle a la largeur du petit doigt et est dirigée obliquement de haut en bas et de dedans en dehors. Elle me paraît à peu près constante. Quelquefois elle est traversée sur ses bords ou dans son milieu par des trousseaux musculeux. Assez fréquemment elle est double (Sœmmerring; 5 cas personnels : 3 cas chez l'homme, 1 cas des deux côtés, 1 cas à droite et 1 cas à gauche; 2 cas chez la femme et toujours des deux côtés).

Anatomie comparée. — Le docteur Hepburn a noté la présence d'une intersection aponévrotique dans le corps du demi-tendineux du *gibbon*, de l'*orang* et du *chimpanzé* et M. Macalister dans le corps du demi-tendineux du *chimpanzé*.

Cette intersection n'existait pas chez le *Troglodytes niger* de M. Champneys. M. Humphry ne l'a pas rencontrée davantage dans le *cyclochurus*, ni dans le *manis*. Comme nous l'avons exposé en traitant des muscles du périnée, l'intersection du demi-tendineux de l'homme indiquerait, au dire du professeur Humphry, le lieu où le caudo-pédal et le cruro-pédal confondus dans les *Vertébrés inférieurs* viennent s'unir à l'*adducto-flexor mass* du membre postérieur et plus particulièrement à la portion de cette lame musculeuse de laquelle dérive le demi-tendineux.

Connexions plus intimes avec les muscles voisins. — Le professeur Testut a vu du côté droit, sur un sujet adulte, le tendon du demi-tendineux se confondre à 2 centimètres au-dessus du condyle interne avec le tendon terminal normal du demi-membraneux.

J'ai disséqué, chez un nègre d'origine indéterminée, à droite et à gauche, une languette rougeâtre, épaisse comme le petit doigt, qui reliait le demi-membraneux à la portion du demi-tendineux située au-dessous de son intersection.

Sur un homme de quarante-cinq ans, mort de phtisie, j'ai vu aussi une expansion musculaire, large de 2 cent. 1/2 environ étendue transversalement de la portion moyenne de la courte portion du biceps vers le tiers inférieur du bord externe du demi-tendineux.

M. Frœlich a trouvé de même un faisceau contractile, long de 10 centimètres, large de 3 à 4 centimètres, qui se portait obliquement de dehors en dedans et de haut en bas, du biceps sur le demi-tendineux, vers la partie moyenne de la jambe[1].

[1] Frœlich *in* Prenant. *Loc. cit. suprà*, p. 17.

Il résulte d'une observation de M. Max Flesch que la longue portion du biceps peut fournir (à la rencontre du premier quart et du deuxième quart à partir de l'ischion) un faisceau de renforcement au demi-tendineux. « Le muscle demi-tendineux, a écrit d'autre part Gruber, reçoit quelquefois, après sa séparation du long chef du biceps de la cuisse, un faisceau charnu de ce dernier muscle. J'ai observé un nombre notable de cas de cette anomalie, etc. [1]. »

ANATOMIE COMPARÉE. — Pour Humphry et Lannegrâce, le demi-tendineux, le demi-membraneux et le droit interne de l'homme sont représentés dans les *Vertébrés inférieurs* par un seul corps charnu, « le muscle long fléchisseur et adducteur de la jambe ». Chez les *Chéiroptères*, Cuvier ne reconnaît pas le demi-tendineux comme un muscle distinct. Dans le genre *pteropus* que Cuvier a plus spécialement étudié, le droit interne (demi-tendineux, d'après Blanchard) se réunit, en effet, au demi-membraneux (biceps, d'après Blanchard). Dans l'*aï* les deux fléchisseurs tibiaux sont confondus depuis leur origine ischiatique jusqu'au milieu de la cuisse, et, dans le *kangurou*, depuis le milieu de la cuisse jusqu'à leur terminaison au tibia. Dans le *castor* la fusion des deux muscles est complète (Meckel).

Variations des insertions inférieures. — La branche inférieure du tendon terminal du couturier ne recouvre pas toujours la branche supérieure du tendon du droit interne; la branche inférieure du tendon du droit interne ne recouvre pas toujours non plus la branche supérieure du tendon du demi-tendineux comme le prétend M. Bellini [2]. Les tractus fibreux qui se détachent du tendon terminal et qui sont signalés par Theile, Ellis, Sappey, peuvent être remplacés par des tractus musculeux.

Deux cas de ce genre ont été observés par le professeur Wenzel Gruber. Dans le premier le faisceau accessoire était charnu à sa partie moyenne et tendineux à ses deux extrémités; dans le second il était charnu dans toute son étendue [3].

Le professeur Testut a mis à nu un faisceau analogue, mais qui était charnu à son origine et tendineux à sa terminaison.

[1] Gruber. *Anatomische Notizen*, Virch. Arch., Bd. CIII, 1886.
[2] Bellini. *Bull. de la Soc. anat.*, 1892, t. VI, p. 463-464.
[3] W. Gruber. *Bulletins de l'Académie des sciences de Saint-Pétersbourg*, 1872, col. 290 et ibid, 1873, col. 184.

En 1892, j'ai disséqué, chez une femme, une bandelette musculaire bilatérale en forme de V dont le sommet se détachait du tendon du demi-tendineux, au niveau du point de réflexion de ce tendon derrière le condyle interne du fémur, et dont les deux branches se terminaient sur la face interne de l'aponévrose jambière, l'antérieure à 8 centimètres, la postérieure à 6 centimètres au-dessus de l'articulation tibio-tarsienne.

ANATOMIE COMPARÉE. — Les fléchisseurs tibiaux de la jambe se prolongent, comme les fléchisseurs péroniers, bien au delà du genou dans un grand nombre d'espèces, dans l'*Oryctérope du Cap*, le *Tatou à six bandes* (Galton), le *kangurou*, le *chien*, les *Solipèdes*, les *Ruminants* (Meckel), le *Cynocephale Anubis* (Champneys). Dans les *Anthropoïdes* « les muscles grêle et demi-tendineux descendent également assez bas » (Hartmann, Macalister, Champneys, Alix et Gratiolet). Chez les *Anthropoïdes* disséqués par le docteur Hepburn le demi-tendineux s'étendait inférieurement plus loin dans le *gibbon*, l'*orang* et le *chimpanzé* que dans le *gorille*. Chez le *chimpanzé* disséqué par Vrolik, le muscle en question avait les mêmes limites inférieures que dans l'espèce humaine.

Il y a longtemps déjà, au surplus, que Cuvier a observé que « chez tous les *Mammifères* le demi-tendineux et le demi-membraneux se terminent par une expansion aponévrotique qui descend beaucoup plus loin sur la jambe que chez l'homme, et que cette disposition en rapport avec la demi-flexion des genoux des animaux est incompatible avec la station debout, mais que la transition entre la station quadrupède et la station bipède est nettement marquée par l'ascension progressive des fléchisseurs du jarret ». Le professeur Rolleston déclare que chez les jeunes enfants il est facile de constater que le demi-tendineux et le demi-membraneux s'attachent plus bas : « A most significant fact, » conclut Champneys[1].

M. le professeur Marey, qui a expliqué les transformations du couturier et du fléchisseur péronéal dans la série animale, par l'harmonie qui existe entre la fonction et l'organe, a interprété de même les transformations des fléchisseurs tibiaux[2] (voy. plus loin, *Considérations générales sur les variations du système musculaire de l'homme*).

[1] Champneys. *Journ. of anat. and phys.*, cit., 2ᵉ sér., nᵒ IX, 1871, p. 195.
[2] Marey. *La Machine animale*, cit. p. 79, 80, 81.

Faisceaux surnuméraires. — Les faisceaux de renforcement du demi-tendineux proviennent du bassin ou de la cuisse comme ceux du fléchisseur péronier.

I. *Faisceaux pelviens.* — Quelques-unes des fibres de la lame muscu-leuse coccy-bicipitale, disséquée sur un nègre par M. Testut « se jetaient dans le demi-tendineux, constituant, pour ce muscle, un fais-ceau d'origine surnuméraire coccygien ». Un second chef musculaire naissant de l'ischion, à une petite distance du tendon supérieur d'ori-gine du muscle normal, rejoint souvent le demi-tendineux au niveau de l'intersection aponévrotique. M. Macalister a trouvé, et j'ai trouvé moi-même, une fois, des deux côtés, sur une femme, un faisceau surnuméraire attaché, d'une part, au grand ligament sacro-sciatique et, d'autre part, à l'intersection aponévrotique.

II. *Faisceau crural.* — Dans un cas observé par Luschka, un faisceau charnu provenant de la ligne âpre du fémur, entre les insertions du grand adducteur et celles de la courte portion du biceps, au-dessous du demi-tendineux, se divisait, au niveau du condyle interne, en deux languettes dont l'une se perdait sur le périoste de ce condyle et l'autre sur la paroi postérieure de l'articulation fémoro-tibiale [1].

ANATOMIE COMPARÉE. — Le demi-tendineux a deux têtes d'origine, une tête coccygienne et une tête ischiatique dans les *Solipèdes*, le *daman*, les *Ruminants*, les *Sarigues*, le *fourmilier*, la *marmotte*, etc. Chez ce dernier animal le premier ventre se joint au second ventre, au niveau du milieu de la cuisse, par une ligne tendineuse, au-des-sous de laquelle le faisceau commun reste encore charnu dans une grande étendue [2]. Le faisceau coccygien du demi-tendineux n'est, comme le faisceau coccygien du biceps et du demi-membraneux, qu'un vestige d'un des *agitatores caudæ* des *Vertébrés inférieurs*.

Chez la plupart des *Oiseaux* (Meckel, Alix) le demi-tendineux res-semble absolument au biceps de l'homme, c'est-à-dire est composé de deux portions : une longue portion provenant de l'ischion et une courte portion de la ligne âpre du fémur. Il n'y a qu'une différence, c'est que la courte portion se porte en dedans, au lieu de se porter en dehors, pour renforcer la longue portion. La bandelette découverte par Luschka chez l'homme serait-elle l'homologue de cette courte portion dont l'extrémité inférieure n'ayant pas acquis son entier développe-

[1] Luschka cit. par Calori. *Mem. dell' Instit. accad. di Bologna*, sér. II, t. VI, p. 141.
[2] Meckel. *Anat. comp.*, t. VI, p. 385.

II.

mement s'est soudée au condyle interne et au ligament postérieur de l'articulation du genou au lieu de se souder à la longue portion ? Le professeur Testut le suppose.

DEMI-MEMBRANEUX

Absence. — Elle est signalée par Loschge, de Souza et Gilis (Loschge, *Abhandlungen der phys. med. Soc. Erlangen*, Bd, 1, p. 25 ; de Souza, *Gaz. méd. de Paris*, 1855, n° 12, p. 184 ; Gilis, *Bulletins de la Société de biologie de Paris*, 27 juillet 1895).

ANATOMIE COMPARÉE. — Les observations de Loschge et de Souza concernant l'absence du demi-membraneux sont très confuses. Jusqu'à plus ample informé j'incline à croire qu'il s'agissait plutôt dans ces deux cas d'une fusion de ce muscle avec le demi-tendineux qui appartient au même groupe anatomique ou même avec le grand adducteur. Le demi-membraneux est confondu, dans toute son étendue, en effet, avec le demi-tendineux chez le *castor* (Meckel) et, en partie, avec le grand adducteur chez les *Ruminants*, le *mouton*, la *chèvre*, l'*Hyæna crocuta*, les *Protèles* [1].

Dédoublement du muscle. — Ce dédoublement du demi-membraneux dans toute sa longueur a été noté par Luigi Calori et Lannegrâce. J'en possède une observation.

ANATOMIE COMPARÉE. — Chez les *Anoures* (Lannegrâce), l'*aï*, le *pangolin* (Meckel), le demi-membraneux est composé de deux chefs. Le demi-membraneux du *chien* qui n'a qu'un chef à son origine en a deux à sa terminaison (Humphry, Ellenberger et Baum). « J'ai observé moi-même, dit M. Testut, le dédoublement du demi-membraneux chez un *cercopithèque* ; c'était là probablement une disposition anormale, car je ne l'ai pas rencontrée chez d'autres *Quadrumanes* [2]. »

Variations de longueur de la portion charnue. — Les rapports de la portion charnue et de la portion membraneuse sont très variables ; le

[1] Young et A. Robinson, *Anatomy of Hyæna striata*, cit., p. 195.

[2] Testut, *Trait. des anom. musc.*, p. 646.

demi-membraneux peut même être entièrement charnu ou entièrement membraneux. Sur une femme que j'ai disséquée, il était constitué, à droite, par un corps charnu fusiforme dont chaque extrémité donnait naissance à un long tendon arrondi.

ANATOMIE COMPARÉE. — Le demi-membraneux est entièrement charnu dans l'*échidné*, l'*ornithorynque* (Lannegrâce), le *Cynocéphale Anubis* (Champneys), etc. Chez aucun de nos *Animaux domestiques*, le demi-membraneux ne mérite son nom; il est au contraire plus épais et plus charnu à sa partie supérieure que partout ailleurs.

Variations des insertions inférieures. — Retzius a trouvé un demi-membraneux qui avait un faisceau surnuméraire qui allait se perdre dans le creux poplité[1]. Un faisceau analogue a été décrit par MM. Sandifort[2], Macalister et Giacomini[3].

Le ligament poplité, encore appelé *ligament postérieur oblique du genou*, *ligament postérieur* de Winslow, n'est pas constant. Je l'ai vu manquer 4 fois : 3 fois chez l'homme, 2 fois des deux côtés, et 1 fois à droite chez une femme.

ANATOMIE COMPARÉE. — Le demi-membraneux présente dans la série des *Vertébrés* deux dispositions qu'on ne trouve pas chez nous. Chez presque tous les animaux, en effet, il fournit : 1° une expansion qui concourt à la formation de l'aponévrose plantaire ou se fusionne avec le tendon d'Achille ; 2° un faisceau qui se rend à la tête du péroné. Les *Loris* ont le demi-membraneux uni au fléchisseur péronéal. Ce mode de conformation n'existe pas chez les *Singes proprement dits*, pas même chez le *coaïta*.

Chez tous les *Anthropoïdes* disséqués par le docteur Hepburn l'expansion aponévrotique du demi-membraneux vers la face postérieure de l'articulation du genou manquait, sauf chez le *gorille* où elle était très faible. MM. Owen, Macalister et Champneys ont constaté, contrairement à Vrolik, que le muscle en question ne descend pas plus bas chez le *chimpanzé* que chez l'homme. Chez les *chimpanzés* de M. Macalister et de M. Champneys le ligament poplité n'existait pas.

[1] Retzius. *Chirurgische Anatomie*, p. 984.
[2] Sandifort. *Thesaurus dissert.*, 1769, p. 250.
[3] Giacomini. *Annotazioni sopra l'anatomia del negro*, 1882, p. 49.

Variations des insertions supérieures et faisceaux surnuméraires. — Le professeur Macalister a disséqué un demi-membraneux qui s'insérait non seulement à l'ischion, mais encore à une portion du grand ligament sacro-sciatique. Le docteur Kelly a communiqué au savant professeur d'anatomie de l'Université de Cambridge le dessin d'un muscle demi-membraneux qui recevait un faisceau surnuméraire du carré crural (Macalister, *Transactions of the Royal Irish Academy*, vol. XXV, 1871, p. 117). J'ai vu[1] un muscle demi-membraneux qui naissait supérieurement par deux faisceaux distincts dont l'un, superficiel, émanait, comme le muscle normal, de la face externe de la tubérosité ischiatique, et dont l'autre, profond, anormal, se détachait de l'épine sciatique. L'obturateur interne couvrait le faisceau profond.

Anatomie comparée. — Dans les *Quadrupèdes* le demi-membraneux prend, comme le demi-tendineux, ses origines non seulement sur l'ischion, mais encore sur les apophyses transverses des premières vertèbres coccygiennes, est renforcé aussi, si on aime mieux, par un *agitator caudæ*. Une tête caudale existe dans l'*ornithorynque*, le *cheval*, le *phoque* (Meckel). Chez le *porc* le demi-membraneux envoie un prolongement vers la base de la queue, qui, d'après MM. Chauveau et Arloing, représente la branche sacro-sciatique de ce muscle dans les *Solipèdes*.

RÉGION INTERNE

DROIT INTERNE

Division en plusieurs faisceaux. — Quoi qu'en dise M. Bellini[2], le droit interne naît souvent du pubis par des fibres tendineuses. Il est lamelliforme. Parfois même il est divisé, à son origine, en deux ou trois faisceaux.

Anatomie comparée. — Le droit interne, qui possède deux têtes chez

[1] Le Double. Art. *Demi-membraneux* du *Dict. encyclopéd. des Sciences médicales.*
[2] Bellini. *Bull. de la Soc. anat.*, 1892, p. 462.

divers *Ruminants*, en a quatre chez le *chameau* et trois chez les *Loris*, les *Makis* et les *Atèles*.

Variations de largeur et de longueur. — Il mérite, en général, le nom de *gracilis* sous lequel il était désigné par les anciens anatomistes. Un de mes élèves, M. Petit, de Montrésor, a disséqué, en 1891, des deux côtés, chez un homme, un faisceau très mince qui se détachait du tendon du droit interne, à son point d'union avec le tendon du couturier, et qui allait se perdre sur le quart supérieur de la face interne de l'aponévrose jambière. Je n'ai trouvé aucun exemple de cette malformation dans la littérature anatomique.

Anatomie comparée. — Chez le *daman* le grêle interne se prolonge jusqu'au dessus de la malléole interne et chez le *phoque* jusqu'au bord interne de la plante du pied. Dans le *Cynocéphale Anubis* il se fixe au tiers moyen du bord antérieur du tibia et à l'aponévrose jambière. Dans le *Gorilla gina*, le *Troglodytes tschego* (Duvernoy), l'*orang* (Church), le *Troglodytes niger* (Champneys) il est plus fort que chez l'homme. Il descend plus bas sur la jambe dans l'*orang* et le *gibbon* que dans le *chimpanzé* et le *gorille*, ce qui tient, observe le docteur Hepburn, à ce que l'*orang* et le *gibbon* sont beaucoup plus « distinctiveley arboreal than the latters ».

Connexions plus intimes avec les muscles voisins. — Le professeur Macalister a vu le grêle interne détacher, vers le tiers inférieur de la cuisse, quelques faisceaux à l'aponévrose *fascia lata*. Le même anatomiste a trouvé six fois, au niveau du pli du jarret, le couturier et le droit interne absolument inséparables. J'ai observé ce mode de conformation chez une jeune fille, mais du côté droit seulement.

Anatomie comparée. — Le grêle interne n'est indépendant dans toute sa largeur que dans les *Amphibiens* et les *Monodelphes*. L'insertion de quelques-uns de ses faisceaux soit sur l'aponévrose fémorale, soit sur l'aponévrose jambière, s'observe fréquemment chez les *Singes*.

Dans le *coati* il se « confond, en bas, avec le couturier, dont il est impossible de le distinguer » (Meckel). Il en est de même dans le *chien*, le *chat*, le *porc*, les *Ruminants* et les *Solipèdes* où il est presque aussi large en bas qu'en haut (Lesbre).

PECTINÉ

Absence. — Le pectiné manquait des deux côtés chez un homme disséqué par mon prosecteur, M. Jacques Thomas, et présenté à mon cours du 2 février 1895. Chez cet homme les adducteurs moyens étaient aussi plus petits que d'habitude et composés chacun de deux corps charnus longitudinaux distincts.

Dédoublement du muscle. — Winslow a rencontré un pectiné composé de deux lames superposées dont la plus profonde était la plus petite [1]. Le professeur Macalister a également trouvé dans deux cas ce muscle double ; dans le premier cas la disposition était la même que celle signalée par Winslow, dans le second cas le pectiné superficiel et le pectiné profond avaient les mêmes dimensions. La même malformation a été découverte par M. Chudzinski sur un nègre. J'en possède plusieurs spécimens et je pense que Henle a raison quand il affirme qu'elle n'est pas très rare (*Muskellehre*, p. 268).

Anatomie comparée. — Dans son mémoire sur le pectiné et les nerfs qui l'innervent, M. Paterson a observé : « 1° que le pectiné est le plus souvent innervé par deux nerfs morphologiquement différents, le nerf crural et le nerf obturateur, parfois aussi par un troisième, le nerf obturateur accessoire ; 2° que quand le pectiné est divisé en deux couches — ce qui constitue la plus commune de ses anomalies — l'externe est innervé par le crural et l'interne par l'obturateur, ce qui indique que chez l'homme comme chez les animaux ce muscle est primitivement double [2]. » Le pectiné est double, en effet, dans l'*opossum* (Young) [3], l'*échidné* (Alix) [4], l'*Oryctérope du Cap* (Cuvier [5], Galton [6]), la *taupe*, le *chien*, les *Fourmiliers* (Cuvier), le *porc*, le *bœuf* (Arloing et Chauveau), le *cynocéphale sphynx* (Broca), les *Cercopithèques* (Testut). Le pectiné était indivis dans le *chimpanzé noir* de M. Champneys et

[1] Winslow. *Expos. anat.*, vol. I, p. 117.
[2] Paterson. *Journ. of anat. and phys.*, XXVI, I, p. 43.
[3] Young. *Ibid.*, 1882, p. 235.
[4] Alix. *Bulletin de la Soc. philomath.*, 1867, p. 206.
[5] Cuvier. *Leç. d'anat. comp.*, 2° édit., vol. I, p. 535.
[6] Galton. *Loc. cit. suprà*, p. 501.

le fœtus de *gorille* de M. Deniker, et dédoublé dans les *chimpanzés* des professeurs Testut et Macalister et le *gorille* de Duvernoy.

Faisceaux surnuméraires et connexions plus intimes avec les muscles voisins. — Le pectiné peut recevoir un faisceau de renforcement provenant :

α) De la capsule de l'articulation coxo-fémorale (Harrison) ;

β) Du muscle iliaque (Macalister) ;

γ) De l'obturateur externe (Macalister) ;

δ) Du moyen adducteur ;

ε) Du petit trochanter (Sandifort).

De toutes ces anomalies la plus commune est l'avant-dernière. Elle a été notée par MM. Wood[1], Macalister[2], Bankart, Pye-Smith et Philips[3], Davies-Colley, Taylor et Dalton[4], Turner[5], Kölliker[6], Testut[7], et par moi. Elle consiste dans cette disposition : une portion considérable des fibres inférieures du pectiné va s'unir aux fibres supérieures du moyen adducteur, après avoir croisé, en la recouvrant, l'artère fémorale profonde.

ANATOMIE COMPARÉE. — Au dire de M. Humphry le pectiné n'est pas nettement différencié des adducteurs dans l'*hippopotame*. Chez le *chien*, MM. W. Ellenberger et H. Baum décrivent comme un muscle unique le moyen adducteur et le pectiné. « Dans le *chien*, le *chat*, le premier adducteur ne forme qu'un avec le pectiné », remarque d'autre part M. Lesbre. Suivant MM. Miall et Greenwood, le pectiné et le moyen adducteur de l'*éléphant des Indes* sont confondus quand ils se détachent du bassin. Wood observe « qu'une semblable disposition se voit dans la *marmotte* parmi les *Rongeurs* ; dans le *ratel*, parmi les *Carnivores* et dans le *magot* parmi les *Quadrumanes* ». « La réunion du pectiné à l'obturateur, observée chez l'homme, dit M. Deniker, prouve l'étroite affinité entre le pectiné et le groupe des muscles obturateurs. En même temps la fusion du pectiné avec les adducteurs, fréquente chez les *Singes*, et leur innervation par le même nerf démontrent que tous

[1] Wood. *Proceedings of the Royal soc.*, n° 9, 1867, p. 540.
[2] Macalister. *Cat. cit.*, p. 112.
[3] Bankart, Pye-Smith et Philips. *Guy's Hospital Reports*, vol. XIV et tirage à part, p. 8.
[4] Davies-Colley, Taylor et Dalton. *Ibid.*, 1872.
[5] Turner. *Journ. of anat. and phys.*, t. XIII, p. 380.
[6] Kölliker et Flesh. *Varietæten Beobachtungen*, etc.. Wurzburg. 1879.
[7] Testut. *Trait. des an. musc.*, p. 620

ces muscles doivent composer un seul système des adducteurs, divisé en deux ou trois plans successifs [1]. »

ADDUCTEURS

On admet en France 3 adducteurs de la cuisse qu'on appelle, d'après leur ordre de superposition :

Le premier (*premier adducteur* de Boyer, *second adducteur superficiel* de Cruveilhier, *moyen adducteur* de Bichat, *pubio-fémoral* de Chaussier, *adductor longus* de Theile, *caput longum tricipitis adductorum*, etc.) ;

Le second (*second adducteur* de Boyer, *petit adducteur profond* de Cruveilhier, *petit adducteur* de Bichat, *sous-pubio-fémoral* de Chaussier, *adductor brevis* de Theile, *caput breve tricipitis adductorum*, etc.) ;

Le troisième (*troisième adducteur* de Boyer, *grand adducteur profond* de Cruveilhier, *grand adducteur* de Bichat, *ischio-fémoral* de Chaussier, *adductor magnus* de Theile, *caput magnum tricipitis adductorum*, etc.).

A l'étranger on dédouble le grand adducteur et on admet quatre adducteurs. Cette manière de voir est exacte. Sur 6 sujets au moins sur 10 la portion supérieure du grand adducteur est séparée entièrement ou presque entièrement des portions moyenne et inférieure. La portion supérieure ou transversale est connue depuis longtemps sous le nom d'*adductor quartus* (Diemerbroeck) [2] ou d'*adductor minimus* (Gunther) ; c'est sous ce dernier qualificatif qu'elle est décrite par Henle dans son *Handbuch* comme un muscle particulier.

A l'état anormal les adducteurs de l'homme peuvent :

I. Être plus nombreux par suite de la division de l'un d'entre eux en deux ou trois faisceaux ;

II. Être moins nombreux par suite de l'union de deux d'entre eux ;

III. Avoir des connexions plus intimes avec les muscles voisins.

I. Multiplication du nombre des adducteurs par suite de la division en deux ou trois faisceaux de l'un d'entre eux.

a) *Moyen adducteur*. — Le dédoublement du moyen adducteur a été indiqué dès 1825 par Meckel dans son *Manuel d'anatomie humaine*

[1] Deniker. *Loc. cit. suprà*. p. 159.
[2] Diemerbroeck. *L'Anat. du corps hum.*, trad. franç., Lyon, 1727, p. 483.

Depuis, il a été observé par Theile, le professeur Macalister, etc. Tantôt ce dédoublement a lieu dans le sens de la longueur du muscle, tantôt dans le sens de sa profondeur. Sur une vieille femme j'ai rencontré, des deux côtés, cette division en deux têtes du moyen adducteur entre lesquelles passait une artériole de l'artère fémorale, destinée au petit adducteur. Le premier adducteur du nègre Petit-frère disséqué par M. Chudzinski était perforé par la fémorale profonde.

A l'état normal « son attache inférieure a lieu, du reste, ainsi que le remarque Cruveilhier, au moyen de deux lamelles aponévrotiques entre lesquelles sont reçues les fibres charnues ». D'habitude il ne descend guère plus bas que le tiers moyen de la ligne âpre du fémur. Le professeur Macalister l'a vu pourtant se prolonger jusqu'au genou. Sur l'Angolaise que j'ai disséquée il s'étendait presque des deux côtés jusqu'au-dessus du condyle interne. Une disposition analogue a été trouvée dans l'*unau* par le professeur Humphry[1].

b) *Petit adducteur*. — La division de ce muscle en deux faisceaux superposés ou juxtaposés distincts dans toute leur étendue est si fréquente que Clason la regarde comme normale[2] ; c'est là, à mon avis, une erreur. Le petit adducteur n'est, comme l'a remarqué Sappey, bifurqué qu'à son extrémité inférieure. Le professeur Macalister a vu ce muscle divisé en trois faisceaux. Chez un homme et chez une femme que j'ai disséqués il était formé, de chaque côté, par deux têtes entièrement séparées dans l'intervalle desquelles passait l'artère perforante moyenne.

c) *Grand adducteur*. — A l'état normal le grand adducteur naît : 1° de la partie inférieure de la branche descendante du pubis au-dessous du deuxième adducteur et en dehors du droit interne ; 2° de la branche descendante de l'ischion ; 3° de la partie inférieure et externe de la tubérosité ischiatique.

Les fibres émanant de la branche descendante du pubis forment un faisceau plus ou moins différencié transversal, qui va s'insérer à la crête osseuse étendue du grand trochanter à la ligne âpre, en dedans du grand fessier. C'est ce faisceau transversal supérieur du grand adducteur que Diemerbroeck a appelé *adductor quartus*, Theile et Henle[3] *adductor minimus*.

[1] Humphry. *Journ. of anat. and phys.*, nov. 1869, p. 53.
[2] Clason. *Upsala Lakarefören Förh.*, 1872, VII, 6, p. 599.
[3] Henle. *Muskellehre*, fig. 140.

Il est souvent isolé du reste du muscle par une artériole provenant de la première perforante de la fémorale profonde.

Quant aux fibres du grand adducteur qui se détachent de la branche ascendante de l'ischion, elles se rendent à l'interstice de la ligne âpre dans toute sa longueur, et celles qui partent de la tubérosité de l'ischion, à la partie postérieure et supérieure du condyle interne du fémur. Les fibres qui naissent de la branche ascendante de l'ischion constituent le *faisceau moyen et externe* du grand adducteur ; celles qui viennent de l'ischion, le *faisceau inférieur et interne* du grand adducteur.

« Ces deux divisions du grand adducteur profond, séparées en bas, écrit Cruveilhier, par l'artère et la veine fémorales, et par le canal aponévrotique qui les accompagne, sont ordinairement distinctes dans une grande étendue, et même quelquefois dans toute leur longueur. J'ai rencontré ce dernier cas[1]. » M. Testut propose de donner le nom de muscle *ischio-condylien*[2] à cette tête interne différenciée.

L'indépendance complète de cette portion condyloïdienne n'est pas, en effet, très rare. Weber Hildebrandt (*Handbuch*, p. 480), les professeurs Macalister, Testut et bien d'autres l'ont observée. Je l'ai notée aussi plusieurs fois.

II. Diminution du nombre des adducteurs par suite de l'union de deux d'entre eux. — Le premier adducteur du nègre Étienne disséqué par Chudzinski détachait de son tendon une lame aponévrotique très épaisse qui se réunissait au tendon de l'adducteur profond et s'insérait avec lui au condyle interne du fémur. Ainsi que Macalister, j'ai observé cette conformation sur des individus appartenant à la race blanche. Un trousseau de fibres du moyen adducteur se rend parfois à la paroi antérieure du canal de Hunter, au-dessus de l'artère crurale. Le petit adducteur peut être confondu en partie ou en totalité avec le grand ou le moyen. Henle parle d'un faisceau du grand adducteur qui s'insérait isolément à l'anneau du canal de Hunter.

III. Connexions plus intimes avec les muscles voisins. — J'ai trouvé plusieurs fois le muscle de Harling, c'est-à-dire le faisceau provenant du tendon du demi-membraneux qui va se perdre dans le grand adducteur. Hallett a vu la courte portion du biceps envoyer des trous-

---

[1] Cruveilhier. *Anat. descript.*, 2ᵉ édit., t. II, p. 353.
[2] Testut. *Traité des anom. musc.*, cit., p. 623.

seaux de fibres au grand adducteur au niveau de son insertion au condyle interne. Le troisième adducteur est quelquefois si bien soudé au carré crural que les deux muscles semblent ne former qu'un seul muscle perforé pour le passage de la branche terminale de la circonflexe postérieure. Il n'est pas rare de voir des connexions plus ou moins intimes exister entre le court adducteur et l'obturateur externe.

ANATOMIE COMPARÉE. — Nous n'avons à nous occuper ici que de l'augmentation ou de la diminution du nombre des adducteurs résultant du dédoublement ou de la fusion de leurs faisceaux primitifs puisque nous avons interprété antérieurement les connexions anormales que ces muscles peuvent avoir avec le demi-membraneux, le carré crural, l'obturateur externe, etc.

« Au-dessous du pectiné on trouve, dit le professeur Humphry, la masse des adducteurs perforée par un vaisseau et divisée, chez les animaux, en un nombre variable de segments. Cette masse s'étend plus ou moins bas suivant les espèces. Il est probable qu'elle est dérivée des mêmes éléments anatomiques qui, au membre thoracique, entrent dans la composition des coraco-brachiaux[1]. » Parmi les animaux qui ont plus d'adducteurs que l'homme nous citerons[2] : l'aï qui en a 4, la marmotte 5, le magot 6. Parmi ceux qui en ont moins, nous citerons l'ornithorynque qui en a 2, bien plus nettement séparés chez la femelle que chez le mâle. On trouve encore deux adducteurs :

Dans le chien, le premier et un autre formé par le grand adducteur réuni au petit (W. Ellenberger et H. Baum);

Dans l'ours américain[3] (Testut);

Dans la girafe, par suite de l'adhérence du deuxième adducteur au bord antérieur du troisième;

Dans les Makis proprement dits où il n'y a point de trace du grand adducteur et où le court et le long adducteur n'occupent que les deux tiers supérieurs du fémur « le développement imparfait des adducteurs se rattache incontestablement, assure Meckel, à l'état prononcé d'abduction dans lequel ces animaux tiennent constamment leurs cuisses[4]. »

[1] Humphry. Observ. in *Myology*, cit., p. 159.
[2] Il est bien entendu que dans les adducteurs que nous indiquons le pectiné n'est pas compris.
[3] Dans les planches LXXXIII et LXXXIV de l'*Atlas d'anatomie comparée* de Cuvier et Laurillard réservées à la myologie de l'*ours*, trois adducteurs sont représentés et désignés en procédant de haut en bas sous les qualificatifs « de court adducteur ou sous-pubio-fémorien, de moyen adducteur ou sous-pubi-fémorien, de long adducteur ou ischii-fémorien ».
[4] Meckel. *Anat. comp.*, t. VI, p. 380.

Les *Ruminants* ont-ils deux adducteurs? M. Testut le pense. Il y a une telle différence dans les descriptions que fournissent de ces muscles chez cet ordre de *Mammifères* les zootomistes les plus autorisés, MM. Lesbre, Girard, Lavocat, Arloing et Chauveau, qu'il y a lieu, je crois, d'être moins affirmatif.

Dans les *Chéiroptères*, Blanchard, Cuvier, Meckel ne décrivent qu'un adducteur chez le *Vespertilio murinus*, et Macalister chez la *pipistrelle*, et les *Chauves-souris* des genres *Plecotus*, *Vampyrops*, *Synotus*.

Burdach regarde les adducteurs de la cuisse du *chimpanzé* comme un seul muscle composé de cinq chefs dont l'un est constitué par le long adducteur, deux par le court et deux par le grand.

Parmi les modes de conformation signalés ci-dessus, il en est deux, ceux observés par MM. Ellenberger, H. Baum et Lavocat, qui se rapprochent singulièrement de ceux rencontrés anormalement chez l'homme. Ce ne sont pas les seuls. Selon Macalister le second adducteur superficiel du *Pteropus Edwarsii*, et des *Chauves-souris* des genres *Cephalotes*, *Macroglossus*, *Megaderma* et *Eleutherura* est double et se compose d'une longue et d'une courte portion [1]. Celui de l'*aï* et du *pangolin* a une structure analogue (Humphry).

Le court adducteur du *Troglodytes niger* disséqué par M. Champneys était partagé en deux chefs par le nerf obturateur. M. Hepburn a noté cette division du court adducteur en deux faisceaux indépendants chez le *chimpanzé* et en deux faisceaux dont l'inférieur était uni au grand adducteur chez l'orang.

M. Galton a retrouvé l'*adductor minimus* de Henle dans l'*Orycteropus Capensis*.

Le long adducteur du *Cynocéphale Anubis* diffère de celui de l'homme en ce qu'il confond son tendon avec celui du grand adducteur. « La division de la portion verticale interne et de la portion oblique externe du grand adducteur mériterait, dit Lannegrâce, d'être consacrée par des noms spéciaux. Car chez presque tous les animaux, la séparation de ces portions nous a paru être beaucoup plus nettement accusée que chez l'homme; chez presque tous, la portion verticale du grand adducteur constitue un muscle bien distinct et isolé. » Rien n'est plus exact. Ce faisceau que Bischoff a appelé *condyloïdeus adductor* est entièrement indépendant dans presque toutes les *espèces simiennes*. Il a été disséqué par Meckel dans le *coaïta*; par M. Testut dans plusieurs

---

[1] Maisonneuve affirme, contrairement à Meckel, à Cuvier et au professeur Macalister, que cette disposition existe aussi dans le *murin*.

Cercopithèques, par MM. Duvernoy, Macalister et Deniker, dans le *gorille*; par MM. Vrolik, Champneys, Testut, Hepburn dans le *chimpanzé*; par MM. Langer et Testut dans l'*orang*; par MM. Bischoff et Deniker dans le *gibbon*. Il est à remarquer que l'ischio-condylien qui est assez souvent uni au muscle demi-membraneux « diffère, chez les *Anthropoïdes*, non seulement par ses insertions mais encore par son innervation des autres adducteurs. Au lieu d'être innervé par le nerf obturateur, il est innervé par une branche du sciatique poplité interne qui se distribue au demi-membraneux et au demi-tendineux » (Deniker). L'ischio-condylien se rattacherait-il aux muscles fléchisseurs de la cuisse ?

MUSCLES SURNUMÉRAIRES

Les muscles surnuméraires de la cuisse sont assez nombreux, mais tous, sauf un, doivent être considérés comme des faisceaux aberrants de l'un ou de l'un des muscles de la cuisse (*accessoire du droit antérieur de la cuisse, accessoire de la longue portion du biceps crural*). Le suivant me semble devoir être rapporté au muscle grand oblique de l'abdomen.

Muscle saphène.

M. Baxter Tyril a décrit, en 1894, dans le *Journal of anatomy and physiology*, sous le nom de *musculus saphenus*, un faisceau musculaire qu'il a trouvé des deux côtés, mais plus prononcé du côté droit que du côté gauche, chez une femme. Ce faisceau anormal représentait un arc de cercle, à concavité supérieure, dont la partie moyenne passait sous l'anse que forment en se réunissant la veine saphène interne et la veine fémorale, et dont les extrémités interne et externe étaient insérées sur les extrémités interne et externe du ligament de Poupart. Il était innervé par un ramuscule provenant de la grande branche abdominale du plexus lombaire. De l'insertion sur le ligament de Poupart et de l'innervation par un filet détaché du plexus lombaire, M. Baxter Tyril suppose avec raison, je pense, que cette bandelette anormale est une dépendance du grand oblique de l'abdomen.

« La seule explication admissible, à mon avis, dit-il, est qu'à une période peu avancée de la vie fœtale, le feuillet somato-externe qui peut-être descendait plus bas qu'à l'ordinaire était perforé par la veine saphène interne allant rejoindre la veine profonde. Dans la suite du développement un retrait des deux veines s'est produit qui a entraîné les fibres musculaires interposées entre elles. »

MUSCLES DE LA JAMBE

RÉGION POSTÉRIEURE

JUMEAUX

Absence. — Le jumeau externe peut disparaître (Shepherd)[1] ou être rudimentaire. Je l'ai vu, en 1889, remplacé des deux côtés par une lame fibreuse. La même malformation a été signalée par le professeur Macalister.

ANATOMIE COMPARÉE. — Le jumeau externe fait défaut dans quelques Reptiles et quelques *Oiseaux*, notamment dans le *cygne*[2].

Dédoublement du muscle. — J'ai disséqué une femme dont les jumeaux étaient formés de deux couches dans toute leur étendue.

Variations de volume. — Dans le n° 7 des *Bulletins de la Société d'anthropologie de Paris* (juillet-octobre 1891) M. Chudzinski a publié une longue étude sur les variations du jumeau dans les différentes races. En voici les conclusions :

1° La longueur absolue de la partie charnue des jumeaux est plus considérable dans les races de couleur ;

2° Elle l'est également pour la partie tibiale, mais cette longueur est moindre chez les femmes de la race noire ;

[1] Shepherd. *Montreal's general hospital Reports.* 1880.
Alix. *Recherches sur l'appareil locomoteur des Oiseaux*, p. 451.

3° La distance de la partie charnue des jumeaux au talon est plus grande dans la race noire et plus rapprochée dans la race jaune;

4° Le point où les deux chefs des jumeaux se réunissent est peu éloigné de l'articulation du genou chez les femmes de la race noire et les hommes de la race blanche; elle l'est plus chez les hommes de race noire et de race jaune;

5° La fusion des tendons de terminaison des jumeaux et du soléaire se fait plus bas dans les races de couleur que dans la race blanche;

6° La plus grande largeur de la masse charnue des jumeaux est plus prononcée chez les sujets morts en pleine santé que chez les individus malades; elle est moindre dans les races de couleur;

7° La largeur des extrémités supérieures des jumeaux est au maximum dans la race blanche et au minimum dans la race jaune;

8° La longueur maximum des aponévroses d'origine des jumeaux est celle de la race jaune, le minimum se trouve chez les femmes de la race noire.

9° La largeur du tendon d'insertion du calcanéum est presque égale dans toutes les races.

M. Chudzinski a pris soin d'avertir « que la série des individus des races humaines qui lui ont servi pour cette étude étant très petite, son but est plutôt de provoquer de nouvelles recherches dans cette direction que d'établir un tableau définitif ».

Nous indiquerons longuement plus loin les causes nettement déterminées par les recherches de M. le professeur Marey de cet effacement du mollet des nègres et des *Anthropoïdes* (voy. *Variations des insertions du muscle* en question et *Considérations générales sur les variations du système musculaire de l'homme*).

Le jumeau externe peut être aussi prononcé et même plus fort que le jumeau interne. Sur un sujet disséqué par MM. Cuyer et Jean Louis, les fibres charnues du jumeau externe dépassaient inférieurement de 25 millimètres celles du jumeau interne [1]. Le jumeau externe du nègre Emilien, examiné par M. Chudzinski, descendait aussi 5 centimètres plus bas que l'interne. On peut dire, d'une manière générale, que dans toutes les races les muscles du triceps sural sont plus volumineux chez les individus que leur profession oblige à rester longtemps debout.

---

[1] Cuyer. *Bullet. de la Soc. d'anthrop.*, oct. 1893, p. 468.

ANATOMIE COMPARÉE. — Les jumeaux ont à peu près le même volume dans les *Marsupiaux*, les *Sariques*, le *chien*, la *mangouste d'Egypte*, le *blaireau*, le *raton*, etc. Suivant Wiedemann, le jumeau interne du *castor* serait, par exception, plus petit que l'externe. Meckel déclare toutefois que chez cet animal, Wiedemann a pris le plantaire grêle pour le jumeau externe [1]. Le jumeau antérieur du *murin* qui répond au jumeau interne de l'homme, est moins considérable que le jumeau postérieur [2].

Dans les *chimpanzés* d'Alix et Gratiolet, de Champneys, de Wilder et de Duvernoy, et dans le *gorille* de Duvernoy, le triceps sural était presque charnu jusqu'au calcanéum. Chez le *chimpanzé* de Macalister, le tendon d'Achille était semblable à celui de l'homme.

Indépendance des jumeaux. — J'ai vu chez un homme et chez une femme, et Duvernoy a vu chez trois *orangs* les tendons des deux gastrocnémiens, rester séparés jusqu'à la partie inférieure de la jambe, très près de l'insertion du tendon commun au calcanéum. Le jumeau externe demeure plus ou moins indépendant du jumeau interne dans la *marmotte*, la *sarigue*, le *coati*, le *raton*, etc. Chez l'*unau*, s'il faut en croire le professeur Humphry, les deux jumeaux différenciés et entrecroisés, se fixent par deux tendons distincts sur le calcanéum.

Indépendance des jumeaux et du soléaire. — M. Testut a vu les jumeaux et le soléaire « conserver leur indépendance jusqu'à 2 centimètres au-dessus du calcanéum [3] ». Bankart, Pye-Smith et Philips ont vu, chez un nègre, le soléaire s'insérer isolément sur le calcanéum au moyen de faisceaux charnus [4]. J'ai constaté la même conformation, à droite et à gauche, sur une Angolaise.

ANATOMIE COMPARÉE. — L'*ornithorynque*, la *marte*, le *raton*, le *coati* (Meckel), le *Cynocéphale Anubis* (Champneys) ont un soléaire isolé. Ce même muscle était indépendant chez les *ours* disséqués par Meckel et Schepherd et unis au soléaire chez les *ours* disséqués par Cuvier et le professeur Testut. Dans le *Troglodytes Aubryï*, le soléaire n'était relié que par quelques faisceaux aux jumeaux. Dans le *Gorilla gina* et le

[1] Meckel. *Anat. compar.*, t. VI, p. 417 et suiv.
[2] Maisonneuve. *Loc. cit.*, p. 284.
[3] Testut. *Trait. des an. musc.*, p. 657.
[4] Bankart, Pye-Smith et Philips. *Guy's hospital Reports*, vol. XIV.

II.

Troglodytes Tschego, le soléaire rejoignait les jumeaux au-dessous de leur point d'union. Les jumeaux du *chimpanzé* de Champneys n'avaient aucune connexion avec les muscles voisins. Church avance que dans l'*orang* et l'*Inuus nemestrinus*, les gastrocnémiens peu développés sont presque entièrement indépendants. Chez les trois *orangs* de Duvernoy « le jumeau externe s'unissait très tard au soléaire, l'interne beaucoup plus tôt ».

Variations des insertions. — Les insertions et les rapports des insertions supérieures des jumeaux, bien étudiés par MM. Poirier et Bellini, varient peu [1]. Dans son *Anatomie chirurgicale*, mon regretté maître, le professeur Richet, a remarqué que « dans la race éthiopienne et quelques races du nouveau continent, le tendon d'Achille est beaucoup plus détaché que dans la race caucasique, ce qui tient au prolongement plus considérable du muscle en arrière. Cette disposition anatomique qui allonge considérablement le bras de levier par lequel les muscles extenseurs agissent sur le pied, favorise singulièrement la marche et rend compte de l'agilité incomparable des nègres et des sauvages ». (Pour détails complémentaires, voy. *Considérations générales sur les variations du système musculaire de l'homme*.)

Os sésamoïdes des tendons fémoraux. — D'après Gruber on ne rencontrerait jamais d'os sésamoïde dans le jumeau interne. Pour Aeby comme pour Gruber, le sésamoïde interne ne se rencontrerait jamais, tandis qu'on trouverait le sésamoïde externe chez 1 sujet sur 6 [2]. M. Testut a cherché vainement aussi le sésamoïde interne sur plus de 40 sujets. M. Pfitzner n'a également vu (26 fois sur 278 sujets) que l'os sésamoïde externe [3]. Faut-il en induire que ce sésamoïde n'existe pas ? Ce serait mettre en doute les observations de Vésale, de Sœmmerring, de Theile, de Hyrtl, de Cruveilhier, de Sappey, de Macalister, etc. Il n'y a plus d'ailleurs aucun doute aujourd'hui pour moi. En 1893, j'ai trouvé et montré à plusieurs de mes élèves, MM. André, Compain, etc., un os sésamoïde dans le jumeau interne et un os sésamoïde dans le jumeau externe de la jambe droite d'un même individu.

[1] Poirier, *Progrès médic.*, 24 avril 1886, et Bellini, *Bullet. de la Soc. anat.*, 1892.

[2] W. Gruber. *Monographie ueber die aus wharen hyalinen cartilagines præformiten ossicula*, etc. Mém. de l'Acad. de Saint-Petersbourg. VII, 1875.

[3] W. Pfitzner. *Dieses ambeine des Menschlichen Körpers, Morphologische Arbeiten. Jena*, 1892, p. 517-762. 2 pl. doubles.

D'après M. Chudzinski, le sésamoïde des jumeaux serait presque constant dans les races nègres. C'est la confirmation de la thèse soutenue par MM. Retterer, Schwalbe et Pfitzner sur la nature des os sésamoïdes [1].

ANATOMIE COMPARÉE. — La plupart des *Mammifères* possèdent au genou des sésamoïdes du côté de la flexion. Dans son *Traité d'anatomie comparée*, Meckel donne une longue liste des animaux qui sont pourvus d'un ou de deux de ces os.

« Je ne les ai pas trouvé, dit-il, dans le *cochon*, les *Ruminants* en général, ou dans les *Solipèdes*, le *phoque*, l'*ornithorynque*. Je les ai découverts, au contraire, dans l'un et l'autre tendon, parmi les *Quadrumanes*, dans l'*atèle*, le *papion*, le *saï*, le *callitriche*, l'*ouistiti* ordinaire, le *magot*, le *mandrill*, le *maïmon*, le *mongous* ordinaire et le *Mongous à front blanc*; ils existent aussi, parmi les *Carnassiers*, chez la *martre*, la *loutre*, la *taupe*; parmi les *Rongeurs*, dans la *marmotte*, le *porc-épic*, le *lièvre*, le *Cochon d'Inde*, le *hamster*, la *gerboise* et l'*agouti*. On les trouve seulement dans le tendon du jumeau externe, chez les *Loris*, parmi les *Quadrumanes*; dans les *Chauves-souris*; dans les *Carnassiers*, chez l'*ours*, le *coati*, le *raton*, le *hérisson*, le *chat*, le *lynx*, l'*hyène*; parmi les *Marsupiaux*, dans le *Kangourou* et les *Sarigues*; dans les *Rongeurs*, chez l'*écureuil*, le *rat*, le *loir*, l'*hélamys*; parmi les *Édentés* (où cet os appartient cependant davantage au muscle poplité), dans l'*aï* et le *fourmilier*; parmi les *Ruminants*, chez le *cerf*; et enfin parmi les *Pachydermes*, chez le *daman*. »

Le même anatomiste avance, dans un mémoire spécial, qu'il n'y a qu'un sésamoïde externe chez le *Fourmilier à deux doigts*. (*Deutsche Arch. f. die Phys. J. F. Meckel funfter Band*. Halle und Berlin, 1819, p. 28.)

Suivant Galton [2] et Owen [3], un os sésamoïde ou « fabella » existe dans le large tendon de la tête externe du gastrocnémien de l'*Orycteropus Capensis*.

Douglas affirme [4] que les deux têtes d'origine du gastrocnémien du

---

[1] A savoir : Que les os sésamoïdes sont des éléments squelettiques évoluant comme la plupart des autres os, qu'ils sont cartilagineux d'abord, osseux ensuite, qu'ils sont une affaire de race et non engendrés par le frottement.

[2] Galton. On the myology of the Orycteropus Capensis, cit. p. 394-395.

[3] Owen. On the anatomy of Vertebrates, vol. II, p. 409; ost. catal. coll. surg., vol. II, p. 422.

[4] Douglas, Myographiæ comparatæ specimen. London, 1707, p. 154.

chien naissent « de deux os sésamoïdes qui adhèrent aux condyles du fémur ».

Chez cet animal, Meckel, W. Ellenberger et Baum ne l'ont rencontré que dans le jumeau externe.

Krause, qui n'a pas fait spécialement mention de ces os dans son *Étude sur le lapin*, avance[1] cependant que chez ces *Rongeurs* le *plantaris* se détache d'une concrétion ossiforme dans le voisinage du « condyle latéral » du fémur.

Dans son ouvrage *sur les os sésamoïdes*, le docteur Hg[2] observe que des os de ce genre se trouvent dans les jumeaux de la jambe du *Cynocéphale sphynx* (*Simia sphynx*). C'est aussi ce qu'a constaté Broca[3].

Burdach a noté dans son travail sur la *myologie de l'Inuus cynocephalus et cercopithecus* qu'un noyau osseux se présente aussi bien dans la tête interne que dans la tête externe du gastrocnémien de ces *Singes*[4].

Hepburn a trouvé un os sésamoïde dans chacune des têtes d'origine du gastrocnémien d'un *chimpanzé*[5].

Cuvier n'a pas parlé de ces productions dans ses *Ossements fossiles*. Mais derrière le condyle externe du fémur gauche du squelette de *megatherium* conservé au « Museum of the Royal Surgeons » de Londres, il y a un os sésamoïde.

Il est plus que probable que cet os était autrefois inclus dans le gastrocnémien de ce gigantesque *Paresseux*.

Connexions plus intimes avec les muscles voisins et faisceaux surnuméraires (*gastrocnémien à trois chefs; gastrocnemius tertius* de Krause; *jumeau accessoire*). — Nous avons fait connaître les bandelettes musculaires qui relient parfois les fléchisseurs de la jambe et le grand adducteur aux jumeaux et les raisons d'être de ces bandelettes. On a trouvé aussi dans le creux du jarret un faisceau musculaire provenant soit :

α) De la ligne de bifurcation inférieure et interne de la ligne âpre du fémur et qui allait rejoindre les deux jumeaux à leur point d'union.

[1] Krause. *Die anatomie des Kaninchens.* Leipzig, 1868. p. 121.
[2] Hg. *Monographie der Sehnenrollen, zweiter Abschnitt, erste Abtheilung.* Prague, 1824, p. 35.
[3] Broca. *Les Primates.*
[4] Burdach. *Beitrag zur vergleichenden Anatomie des Assen.* Kœnigsberg, 1838, p. 47.
[5] Hepburn. *Journ. of anat. and phys.,* vol. XXVI, new. sér., vol. VI, part. III, p. 337, avril 1892.

Cette anomalie n'est pas rare. Elle a été observée 1 fois par M. Walsham[1], 1 fois par M. Terrier, 4 fois par M. Macalister et 2 fois par moi : 1 fois chez l'homme, des deux côtés, et 1 fois chez la femme du côté droit seulement.

β) De la ligne de bifurcation inférieure et interne de la ligne âpre et qui se perdait dans le tissu cellulo-adipeux qui sépare les jumeaux du soléaire. (Macalister. — J'ai trouvé cette malformation sur la jambe d'une jeune fille.)

γ) De l'arc tendineux placé au-dessus des vaisseaux fémoraux et qui descendait jusqu'au V de jonction des deux jumeaux (Macalister et Henle, *Muskellehre*, p. 30).

δ) De l'espace triangulaire compris entre les deux lignes de bifurcation inférieure de la ligne âpre et qui se terminait en bas de la même façon que précédemment (Smith-House et Davies-Colley, Virchow, Chudzinski[2]).

ε) De l'espace triangulaire compris entre les deux lignes de bifurcation inférieure de la ligne âpre et qui gagnait le jumeau interne (Krause, Bouglé[3]) ou le jumeau externe (Macalister). Dans un cas de ce genre signalé par Hyrtl, l'union du faisceau surnuméraire et du jumeau externe avait lieu très bas. (Hyrtl. *OEsterreiche Zeitschrift*, vol. VIII, 1862, n° 22.)

κ) A la fois par deux chefs distincts de l'espace triangulaire compris entre les deux lignes de bifurcation inférieure de la ligne âpre et du ligament postérieur de Virchow, et qui rejoignaient réunis les jumeaux au sommet inférieur du creux poplité (Wood, Kölliker[4] et Flesh, Quain[5]).

λ) Du tissu cellulaire qui entoure le nerf sciatique poplité interne et de la face postérieure de l'espace intercondylien postérieur et qui allait s'unir au bord externe du jumeau interne (Nicolas[6]).

μ) Du tissu cellulaire qui entoure les vaisseaux poplités et qui se confondait avec le jumeau interne (Merlin[7], Hinterstoisser[8]).

[1] Walsham. *A third head to the gastrocnemius St-Bartholomew's hospit. Reports*, 1880, t. XVI, p. 87.

[2] M. Chudzinski a constaté cette malformation chez 2 sujets nègres et chez le guillotiné Campi.

[3] Bouglé. *Bullet. de la Soc. anat.*, mai 1896, fasc. 6, p. 171.

[4] Kölliker. *Varietäten Beobachtungen*, etc. Wurzburg, 1879.

[5] Quain. Pl. L, fig. 4 et 5.

[6] Nicolas. In Prenant loc. cit. suprà, p. 20.

[7] Merlin. *Varietäten beobachtungen aus dem Innsbrucker-Secirsaale, Ber d. nat-med. Ver in Innsbruck*, 1885.

[8] Hinterstoisser. *Ueber einige seltene Muskelvariationen, Vien med. Jahrb.*, 1887, N. Folge, H. 7.

ANATOMIE COMPARÉE. — Le renforcement des jumeaux par un troisième chef « témoigne, dit M. le professeur Testut, d'une tendance de l'un des deux jumeaux à se fusionner avec l'autre en une masse indivise, disposition qui s'accuse plus nettement et se réalise même chez quelques *Vertébrés inférieurs*. Déjà, chez quelques *Oiseaux*, on voit le jumeau interne s'insérer non seulement sur le condyle interne, mais prolonger ses insertions (Alix) « sur tout l'espace qui sépare les deux condyles et atteindre le condyle externe[1] ». M. Chudzinski a fait à cette théorie de sérieuses objections qu'on trouvera relatées plus loin (voy. *Considérations générales sur les variations du système musculaire de l'homme*). Ce qu'on ne saurait contester c'est que chez tous les *Mammifères*, le porc, le *chat*, le *chien*, les *Rongeurs*, dont la jambe, comme celle de l'homme se redresse entièrement sur la cuisse, les jumeaux s'attachent, de même que dans l'espèce humaine, immédiatement au dessus des condyles du fémur. Chez les *Ruminants* et les *Solipèdes* dont la jambe demeure, dans un état de flexion permanente, ils remontent, au contraire, jusqu'au quart et même au tiers inférieur du fémur.

SOLÉAIRE

Absence. — Un de mes prosecteurs, Danseux, a observé en 1884 cette malformation à droite et à gauche chez une vieille femme. La note ci-incluse qu'il m'a remise alors en donne une description fidèle.

« Les jumeaux sont plus épais et plus larges que d'ordinaire, aussi bien à droite qu'à gauche. Après les avoir sectionnés au niveau de leurs insertions supérieures et les avoir rabattus en bas pour disséquer les branches terminales du sciatique, je m'aperçois qu'ils concourent seuls à la formation du tendon d'Achille. Les soléaires font défaut et les plantaires grêles se perdent au-devant du tendon d'Achille, à trois travers de doigts au-dessus du calcanéum, dans le tissu cellulo-graisseux des jambes. Le plantaire droit est renforcé vers la partie moyenne de son corps charnu par un faisceau musculaire qui se détache du fémur à 4 centimètres au-dessus du condyle externe. Les vaisseaux et nerfs tibiaux qui reposent, en arrière, sur

---

[1] Testut. *Trait. des an. musc.*, cit., M. *jumeaux*.

les jumeaux ont conservé leur trajet et leurs rapports normaux en avant. »

En raison de l'augmentation de volume des jumeaux il y a pourtant lieu de se demander s'il ne s'agit pas plutôt ici d'une fusion des jumeaux et des soléaires que d'une absence réelle de ces derniers muscles.

ANATOMIE COMPARÉE. — Le soléaire est, en anatomie comparée, un muscle très variable dans son développement et susceptible même de faire défaut. Il manque dans le *kangourou*, le *phoque* (Meckel), le *chien* (Ellenberger, Baum, Arloing, Chauveau, Girard), le *murin* (Maisonneuve), l'*Hyæna crocuta* et l'*Hyæna striata*, les *Protèles* (Young et Robinson), etc. Meckel avance qu'il manque aussi chez le *porc*, mais chez cet animal M. Lesbre pense qu'il s'est confondu avec le jumeau externe et a transféré son insertion au fémur[1].

Duplicité du muscle. — On trouve quelquefois, un muscle soléaire surnuméraire mince et large situé au-devant du muscle soléaire, ayant la même attache que lui et venant se fixer au calcanéum par un tendon isolé[2].

En 1869 Pye-Smith, Howse et Davies Colley[3] ont disséqué un soléaire qui provenait de la ligne oblique du tibia et de l'aponévrose du long fléchisseur des orteils et qui s'attachait au bord interne du calcanéum par un tendon distinct.

Un an auparavant Bankart, Pye-Smith et Philips avaient observé une malformation analogue[4]. En 1872, Davies-Colley, Taylor et Dalton[5] ont rencontré un soléaire accessoire qui émanait à la fois de la ligne oblique du tibia et de la face antérieure du soléaire et qui s'attachait en avant du tendon d'Achille par un tendon indépendant. Le professeur Testut a vu une lame musculaire détachée de la ligne oblique postérieure du tibia venant se fixer sur le bord interne du calcanéum[6]. Quain a fait mention d'un faisceau musculaire isolé inséré en haut, au tibia,

[1] Lesbre. *Loc. cit. suprà*, p. 169.
[2] Cruveilhier. *An. descript.*, t. II, 2ᵉ édit., p. 378.
[3] Pye-Smith, Howe et Davies-Colley. *Guy's hospital Reports*, 1870.
[4] Bankart, Pye-Smith et Philips. *Guy's hospital Reports*, vol. XIV.
[5] Davies-Colley, Taylor et Dalton. *Eod loc.*, 1872.
[6] Testut. *Trait. des an. musc.*, p. 656.

et en bas, au calcanéum[1]. Des observations de muscles soléaires accessoires ont été encore recueillies par Bianchi[2], Windle, Hinterstoisser[3] et Nicolas[4]. Dans le cas de Windle, le chef anormal prenait naissance au-dessous de l'origine tibiale du soléaire, le long duquel il descendait pour s'attacher au-devant du tendon d'Achille, en dedans sur le calcanéum, en dehors, sur l'extrémité distale du péroné. Sur un sujet du sexe masculin j'ai trouvé, des deux côtés, le même mode de conformation.

Anatomie comparée. — Je ne connais aucune disposition animale qui se rapproche de la malformation humaine que je viens d'indiquer. Chez les *Quadrupèdes non plantigrades*, le soléaire est simple, non divisé; — il est peu développé et fibreux surtout chez les *Onguligrades* dont le pied est long et très relevé, — peu développé aussi mais moins fibreux chez les *Phalangigrades* (*Suidés, Rongeurs, Carnivores*) dont le pied, plus court et mieux divisé, a son talon moins élevé. Il n'est donc possible de voir présentement dans le soléaire double de l'homme qu'un nouvel exemple de cette « *reduplication* » musculaire singulière que M. Champneys a signalé chez le *Troglodytes niger*.

Os sésamoïde dans le tendon d'origine. — Je n'ai jamais rencontré cet os sésamoïde qui a été signalé par Henle.

Variations des insertions. — Contrairement à M. Bellini j'ai toujours vu le soléaire s'attacher à la tête, à la moitié supérieure du bord externe du péroné et au tiers supérieur de la face postérieure de cet os[5].

Ainsi que M. Testut j'ai noté deux fois la disparition partielle de la portion tibiale du muscle chez deux hommes. Dans le premier cas le chef tibial était réduit, des deux côtés, à l'état d'une lame aponévrotique nacrée dans toute la longueur du bord externe de laquelle existait un trousseau de fibres musculaires étroit et d'un rouge pâle. Le chef péronier était normal. Dans le second cas, la tête du chef tibial

[1] Quain. *Comment. on the arteries*, p. 504.

[2] Bianchi. *Varietà muscolari. Lo sperimentale*, août 1886.

[3] Hinterstoisser. *Ueber einige seltene. Muskelvariationen : Vien med. Jahrb.* 1887, N. Folge, II. 7.

[4] Nicolas. *In* Prenant, *Bulletins de la Société des sciences de Nancy*, et tirage à part, p. 71. 1891.

[5] Bellini. *Loc. cit. supra.*

était fibreuse dans sa moitié supérieure et musculeuse dans sa moitié inférieure. La tête péronière qui l'accompagnait était forte et se prolongeait jusqu'à la moitié inférieure du bord externe du ligament latéral externe de l'articulation du genou auquel elle adhérait intimement. A gauche la jambe était normale.

Les variations des insertions inférieures ont été étudiées précédemment.

ANATOMIE COMPARÉE. — Le soléaire du *Dasypus sexcinctus* n'a pas de tête tibiale ; la tête péronière s'attache à la face externe de la tête du péroné et quelquefois aussi à la moitié de la face externe de cet os. La disposition est la même dans l'*aï* et dans l'*éléphant* (Galton[1], Cuvier[2]). Dans le *lapin* où le muscle en question est très prononcé, il émane exclusivement d'une apophyse située en arrière de la tête du péroné[3]. Chez tous les *Singes pithéciens* et *cébiens*, le soléaire ne s'attache qu'au péroné. L'anneau du muscle dont il s'agit a disparu et les vaisseaux et les nerfs tibiaux postérieurs côtoient le bord interne de la tête péronière. Dans son mémoire « *sur l'anatomie du gibbon* », Bischoff a prétendu qu'il en était de même chez les *Anthropoïdes;* et, en effet, ni lui, ni Duvernoy, ni Chapman, ni Church, ni Testut n'ont trouvé de tête tibiale au soléaire chez les *Anthropoïdes*. Mais Humphry, Huxley et Hepburn ont signalé une insertion tibiale chez le *chimpanzé* et Deniker et Macalister chez le *gorille*. Vrolik a même disséqué un *chimpanzé* chez lequel le soléaire n'avait qu'une tête tibiale.

Faisceaux surnuméraires et connexions plus intimes avec les muscles voisins. — MM. Beswick-Perrin, Laskowski, Testut[4] et un de mes élèves M. Pierre Barnsby ont disséqué chacun un cordon musculo-tendineux qui naissait de la face profonde du soléaire et gagnait le calcanéum en côtoyant le bord interne du tendon d'Achille. Chez les sujets disséqués par MM. Laskowski et P. Barnsby le plantaire grêle était présent; chez celui disséqué par M. Testut, il était absent. Hellema a trouvé un tendon analogue aux cordons musculo-

---

[1] Galton. *On Dasypus sexcinctus*, cit. p. 555.

[2] Cuvier. *Leçons*, 2e édit., vol. 1, p. 538.

[3] Par contre « il est réduit dans les *Solipèdes* et les *Ruminants* à un très grêle faisceau long et rubané, qui, du côté externe, sous l'aponévrose jambière s'étend de la tubérosité externe du tibia au tendon d'Achille » (Lesbre).

[4] Testut. *Trait. des an. musc.*, p. 655, 656.

tendineux sus-indiqués, mais qui était aponévrotique dans toute son étendue[1]. J'ai trouvé, à droite et à gauche, ce vice de conformation chez une femme dont les plantaires grêles étaient normaux.

ANATOMIE COMPARÉE. — M. Testut regarde les soléaires accessoires et les faisceaux du soléaire qui se portent vers le calcanéum comme des « variétés » du plantaire grêle. Je ne saurais admettre cette manière de voir :

1° Parce que ces faisceaux proviennent de la face profonde du soléaire et non du fémur comme le plantaire grêle de l'homme ou des os de la jambe comme le plantaire grêle des *Mammifères inférieurs*;

2° Parce que ces faisceaux coexistent souvent avec le plantaire grêle bien conformé;

3° Parce que ces faisceaux s'éloignent — au lieu de s'en rapprocher — des fléchisseurs des orteils et en particulier du court fléchisseur dont le plantaire grêle n'est, nous le verrons plus loin, qu'une portion différenciée (voy. *M. court fléchisseur commun des orteils*).

Ces faisceaux ne sont que des faisceaux aberrants du soléaire normal ou des portions de soléaires surnuméraires.

PLANTAIRE GRÊLE

Absence. — Le plantaire grêle est avec le petit psoas, le petit palmaire et le petit zygomatique un des muscles qui fait le plus souvent défaut. Manque-t-il plus fréquemment que le palmaire grêle, son homologue au bras? Meckel l'a prétendu, mais Wood et Gantzer ont soutenu le contraire. D'autre part, M. Macalister affirme que l'absence du plantaire grêle est à l'absence du petit palmaire comme 1 est à 3. Où est la vérité? Les statistiques ci-jointes nous l'apprennent :

Sur 1 400 sujets, dont 700 hommes et autant de femmes, Gruber ne l'a pas trouvé chez 105 soit chez 7,5 p. 100. Il n'existait pas chez 64 hommes soit chez 9,1 p. 100 ni chez 41 femmes, soit chez 5,9 p. 100[2].

[1] Hellema. *Waargenow in de Seechezran de Marin hospital in Willemswoord geneesk Tijdsch. v. de Zeemagt, 5 th. Jarhgang (st afd.).* Dans les observations de MM. Beswick-Perrin et Hellema, il n'est pas fait mention de l'état des plantaires grêles.

[2] Gruber. W. *Beobachtungen aus der menschlichen und vergleichenden Anatomie*, Berlin, 1879, p. 23-39.

Sur 520 sujets, dont 344 hommes et 176 femmes, MM. Schwalbe et Pfitzner ne l'ont pas rencontré chez 32, soit chez 6,2 p. 100. Il n'était pas présent chez 22 hommes, soit chez 6,3 p. 100 ni chez 10 femmes soit chez 5,9 p. 100[1].

Sur 420 sujets dont 210 hommes et autant de femmes que j'ai examinés, il faisait défaut chez 23 soit chez 5,4 p. 100. Il manquait chez 10 hommes, soit 4,7 p. 100, et chez 13 femmes, soit chez 6,1 p. 100.

Réunissons tous ces chiffres ; l'absence du plantaire grêle a été constatée chez :

105 sujets sur	. . . . 1 400	par le professeur Gruber.
32 —	 520	par MM. Schwalbe et Pfitzner.
23 —	 420	par l'auteur.
Soit chez . . 160	2 340	

Soit chez 6,8 p. 100 des sujets appartenant à la race blanche où le petit palmaire disparaît, on le sait, chez 11,2 p. 100 des sujets (voy. *M. petit palmaire*).

Assez fréquente dans la race blanche, l'absence du plantaire grêle serait fort rare dans les races de couleur. M. Chudzinski n'a noté cette absence que sur un seul des sujets nègres disséqués par lui.

ANATOMIE COMPARÉE. — Au dire de Bischoff le plantaire grêle manquerait chez les *Anthropoïdes*. Le professeur Hartmann proteste en ces termes contre cette assertion : « Le plantaire grêle (*M. plantaris*) dont Bischoff nia d'abord l'existence chez le *chimpanzé*, existe chez cet animal comme Bruhl l'avait déjà indiqué; on le rencontre même chez cette espèce aussi régulièrement que chez l'homme (où il manque parfois). Pas plus que d'autres auteurs je n'ai trouvé ce muscle chez le *gorille*, l'*orang* et le *gibbon*[2]. »

Les recherches du Dr Deniker l'ont conduit aux mêmes conclusions. « Sans entrer en détail des citations, remarque-t-il, je dirai que sur 13 observations d'auteurs que j'ai pu réunir, dans 3 seulement (celles de Traill, d'Embleton et d'Alix et Gratiolet) le muscle plantaire manquait complètement au *chimpanzé;* dans 4 autres (Macalister, Wilder, Bischoff et Delongchamps) il existait d'un seul côté, enfin dans 6 cas (Bruhl, Vrolik, Bischoff, Sandifort, Huxley, Humphry et Testut) il existait des deux côtés. On a signalé aussi un seul cas de présence de ce muscle chez l'*orang*. » (Sandifort, in *Verandelingen over de naturl.*

[1] Pfitzner et Schwalbe. *Varietæten-statistik and Anthropologie*, cit. p. 487.
[2] Hartmann. *Loc. cit.*, p. 134.

— *Geschiedenis der nederland overzeesche besittingen*. Leide, 1839-1840, p. 50 [1].)

Variations de texture. — La partie charnue peut être plus ou moins épaisse et plus ou moins longue. Un de mes élèves, M. Girard, a trouvé chez une femme le plantaire grêle réduit dans toute son étendue à l'état d'une corde fibreuse. J'ai vu souvent son tendon flexueux ou contourné en spirale.

Duplicité. — « Ce muscle qui manque souvent est quelquefois double, » dit Cruveilhier.

Variations des insertions. — Le plantaire grêle peut naître [2] soit :

1° De la bifurcation inférieure et externe de la ligne âpre (Cruveilhier);

2° Du ligament postérieur de l'articulation du genou, dans l'échancrure intercondylienne (Macalister);

3° De l'aponévrose du muscle poplité (Hyrtl);

4° De la tête d'origine du jumeau externe (Wood, Macalister — 1 cas personnel);

5° Du péroné entre le long péronier latéral et le long fléchisseur du pouce (Macalister);

6° De l'aponévrose jambière, *muscle tenseur de l'aponévrose de la jambe* (Meyer [3], Macalister, Meckel);

Et se terminer soit :

1° Par une mince aponévrose dans le tissu cellulo-graisseux qui sépare les muscles superficiels de la région jambière postérieure des muscles profonds;

2° Sur la portion interne du ligament annulaire du tarse (Brown, *Myographia nova*. London, 1684, Tabula XXXIII, Quain, p. 540);

3° Sur la bourse séreuse située entre le tendon d'Achille et le calcanéum (Fourcroy, Portal [4]);

4° Sur l'aponévrose plantaire. Dans ce cas le tendon terminal se

[1] Deniker. *Loc. cit. supra*, p. 162.

[2] Sandifort (*Thesaurus dissert*. Roterodami, 1769, p. 277), et plus récemment Bankart, Pye-Smith et Philips ont trouvé un faisceau musculaire qui s'insérait, d'une part, au bord interne du tibia et, d'autre part, au tendon d'Achille, entre la malléole interne et le calcanéum. Nous nous bornons à mentionner en note ce faisceau qui peut aussi bien être rattaché au soléaire qu'au plantaire grêle.

[3] Meyer *in* Meckel. *Anat. descrip.*, trad. Jourdan, 1825, t. II, p. 225.

[4] Portal *An. méd.*, t. II, 1804, p. 476; Fourcroy, *Mém. sur les bourses muqueuses*.

divise en général, au-dessus du talon, en deux faisceaux dont l'externe se porte sur le tendon d'Achille ou le calcanéum.

Le plantaire grêle peut avoir une insertion anormale en haut et normale en bas ou *vice versa*, ou encore des insertions anormales en haut et en bas (Wood, Anderson). Le plantaire grêle peut, enfin, avoir des insertions anormales d'un côté et normales de l'autre ou des insertions anormales des deux côtés.

ANATOMIE COMPARÉE. — Le plantaire grêle, qui manque souvent chez *l'homme* et les *Anthropoïdes*, constitue chez les autres *Singes* et chez beaucoup de *Prosimiens* un muscle dont le corps charnu, très puissant, étroitement uni au jumeau externe, se continue, en passant au-dessus du calcanéum, avec l'aponévrose plantaire.

Dans les *Ruminants* et les *Chevaux* il est représenté par un faisceau musculaire allongé, situé en dehors des jumeaux et du fléchisseur profond, depuis le côté externe de la jointure fémoro-tibiale jusqu'à la corde calcanéenne, où il se termine par un faible tendon. Il est encore relié pendant une partie de son trajet, par une bande fibreuse au jumeau externe dans le *koala* (Young), le *phoque*, l'*unau*, le *pangolin* (Humphry).

Le plantaire grêle se détache du péroné chez le *fourmilier*, suivant Meckel, et du jumeau externe, suivant Humphry. Lequel de ces deux naturalistes a eu affaire à une anomalie ?

Certains zootomistes ont vu dans le plantaire grêle la portion jambière du court fléchisseur des orteils des animaux ou fléchisseur perforé. C'est là une erreur. Cruveilhier, qui n'avait pas perdu les traditions des anciens anatomistes français, c'est-à-dire l'habitude de comparer les muscles de l'homme à ceux des animaux, a nettement déterminé la signification du plantaire grêle : « Nous devons le considérer, dit-il[1], comme un muscle à l'état de vestige dans l'espèce humaine : il a été comme coupé chez l'homme à raison de sa destination à la station bipède. On le voit quelquefois, ainsi que je l'ai déjà dit, se perdre en s'épanouissant, dans le tissu cellulo-adipeux qui recouvre le calcanéum. »

Le plantaire grêle est l'homologue à la jambe du palmaire grêle de l'avant-bras. Il se comporte vis-à-vis de l'aponévrose plantaire comme le tendon terminal du palmaire grêle vis-à-vis de l'aponévrose pal-

[1] Cruveilhier. *An. descript.*. t. II. p. 380.

maire. Il est primitivement un muscle fléchisseur des orteils, comme en témoignent l'anatomie comparée et l'étude de ses anomalies dans l'espèce humaine. Et c'est dans l'insertion de son extrémité tendineuse au calcanéum et non ailleurs qu'il faut chercher la cause de son atrophie chez l'homme. On comprend aisément que chez l'homme, où le pied est devenu le seul organe de sustentation du corps, ce qui fait que sa face plantaire est en rapport avec le sol et qu'il forme un angle avec la jambe, l'aponévrose plantaire, en se fixant au calcanéum, a accompli une fonction importante; elle a contribué à maintenir la convexité du pied. Une fois cette attache et cette fonction acquises, le plantaire grêle est devenu superflu et a subi une rétrogradation.

Chez le *coati*, le plantaire grêle se continue, du reste, en passant par-dessus le calcanéum avec l'aponévrose plantaire; mais il n'est nullement en rapport avec le court fléchisseur commun; celui-ci est un muscle propre, mince et fort allongé, qui s'étend du calcanéum à tous les orteils, le premier excepté[1].

Dans l'*ours brun d'Amérique* qu'a disséqué M. Testut, « le plantaire grêle, aussi volumineux que les deux jumeaux, s'insérait en haut, au-dessous et en dedans du jumeau externe sur la partie postérieure du condyle externe. Au tiers inférieur de la jambe, il se jetait sur un tendon cylindrique, lequel glissait sur la face interne du calcanéum et venait se confondre en s'élargissant avec l'aponévrose plantaire. Quant au fléchisseur perforé, il se détachait isolément de la face inférieure du calcanéum[2] ».

Faisceaux surnuméraires (*M. plantaris bicaudatus*). — Le plantaire grêle, ayant ses insertions supérieure et inférieure habituelles, peut être renforcé dans sa partie charnue par un faisceau musculaire qui le transforme en un muscle biceps. Ce faisceau unilatéral ou bilatéral se détache tantôt : 1° du fémur, à 3 centimètres au-dessus du condyle externe (cas de Kölliker) ; 2° tantôt du ligament latéral externe de l'articulation du genou (cas de Meckel, 1 cas personnel, à droite et à gauche) : 3° tantôt enfin, du ligament postérieur de cette articulation (Hall[3], Wood, Gruber, Smith, Howse et Davies-Colley).

---

[1] Meckel. *An. compar.*, t. VI, p. 452.

[2] Cette disposition ne paraît pas constante. Shepherd a vu chez l'ours le plantaire grêle se réunir sur le tendon d'Achille au muscle gastrocnémien qui se trouvait ainsi avoir trois chefs et Cuvier représente dans son *atlas* (pl. XCI, fig. 1, a, a', y) un mode de conformation identique.

[3] Hall. *Litteratur Zeitung*. 1808, Bd. II, p. 211.

POPLITÉ

Absence. — Ringhoffer a signalé l'absence du poplité chez un individu dont le pied était difforme[1]. Sur une femme de quarante-cinq ans, morte ataxique, nous avons vainement cherché, M. le Dr Camus et moi, ce muscle du côté droit.

Anatomie comparée. — Le poplité manque chez le *pteropus* (Humphry)[2], dans les *Chauve-souris*, le *Cynocéphale Anubis*, l'*Atèle beelzebut* (Kuhl, *Beitrage zur zoologie*, etc., 1820, p. 26). Dans cette dernière espèce, au contraire, Meckel l'a vu très développé.

Kuhl s'est-il trouvé en présence d'une simple variation individuelle?

Os sésamoïde dans le tendon d'origine. — M. le professeur Macalister a rencontré un os sésamoïde dans le tendon du muscle poplité. Je ne sache pas que cette malformation ait été observée par d'autres anatomistes. Elle est l'homologue de la malformation du rond pronateur notée par Hyrtl et Scheuzer.

Anatomie comparée. — La présence d'un os sésamoïde dans le tendon d'origine du poplité a été signalée chez le *scinque*, l'*unau* et l'*aï* par Humphry[3] ; chez le *pangolin* par Humphry et Owen[4] ; chez le *fourmilier* par Humphry et Meckel[5] ; chez le *chien* par W. Ellenberger et H. Baum[6] et chez l'*hyène* par Meckel. Young et Robinson n'ont pourtant pas fait mention de l'existence de ce noyau osseux, dans le tendon du muscle poplité de l'*Hyène striée*[7].

Connexions plus intimes avec les muscles voisins et faisceaux surnuméraires. — Syn. : *poplité à deux têtes ; muscle accessoire en connexion avec le poplité* (Wagstaffe) ; *petit poplité* ou *poplité supérieur* (Calori) ;

[1] Ringhoffer. *Virchow's Arch.*, vol. XIX, p. 28.
[2] Humphry. On *Myology of the limbs of pteropus*, May 1869, p. 312.
[3] Humphry. The *Myology of the limbs of the unau, the aï*, etc., nov. 1869, p. 58, et Observ. in *Myology*, p. 27.
[4] Owen. *Comp. an.*, II, 409.
[5] Meckel. *Anat. comp.*, t. VI, p. 401-402.
[6] W. Ellenberger et Henri Baum. *Loc. cit.*, p. 268.
[7] Young et Robinson. *Journ. of an. and phys.*, janvier 1889, p. 196.

musc. popliteus biceps (Gruber) ; *popliteus geminus* (Fabrice d'Aqua-pendente), etc.

Dans le numéro de novembre 1871 du *Journal of anatomy and physiology*, sous le titre « *Description of an accessory muscle in connection with the popliteus* », M. W. Wagstaffe a appelé l'attention des anatomistes, sur un faisceau musculaire singulier qu'il avait trouvé, l'année précédente, à Saint-Thomas's Hospital en disséquant le creux poplité du membre inférieur gauche d'un sujet du sexe masculin. Ce faisceau était inséré en haut sur l'os sésamoïde du jumeau externe et en bas sur le bord interne du tibia, au-dessus du muscle poplité, avec l'extrémité interne duquel il était intimement confondu. D'après M. Wagstaffe ce faisceau n'aurait pas été signalé avant lui.

M. Wagstaffe se trompe. Des cas analogues au sien ont été décrits, en 1866 par Calori dans les *Mémoires de l'Académie de Bologne*, puis par Bevan, membre du collège royal des chirurgiens d'Irlande et bien avant eux par Fabrice d'Aquapendente (*De motu locali Animalium*, in *Opera anat. et physiol.* Lipsiæ, 1687, p. 359) et Riolan[1].

Un nouveau cas dont on trouvera une analyse succincte dans le *Jahresbericht* d'Hoffmann et de Schwalbe de 1878, a été encore observé il y a une vingtaine d'années par Nordlung.

Un travail complet sur cette anomalie a, du reste, été publié par le professeur W. Gruber. Cet anatomiste remarque que le faisceau dont il s'agit constitue avec le poplité un muscle biceps, limitant un triangle dont la base regarde en dehors et en haut et le sommet en bas et en dedans. La longueur de cette base dans laquelle est enclavé le condyle externe du fémur est représentée par l'intervalle qui existe entre l'insertion des deux têtes d'origine. La tête supérieure est toujours moins forte que la tête inférieure et, au lieu de passer en avant, passe quelquefois en arrière de l'artère poplitée. Large à peine de quelques millimètres, au niveau de son attache fémorale, elle peut mesurer 27 millimètres, au niveau du point où elle se confond avec la tête inférieure. Sa longueur moyenne est de 5 centimètres. Elle naît par un court tendon ou par une lamelle aponévrotique nacrée soit de la partie supérieure et postérieure du condyle externe, soit de l'os sésamoïde du jumeau externe. Quelques-unes de ses fibres se fixent d'ordinaire aussi au ligament postérieur de l'articulation du jarret. Cette attache de la tête supérieure du *popliteus biceps* sur l'os sésamoïde du jumeau

---

[1] Riolan, in *Diemerbroeck*, t. II, p. 187.

externe a été notée 7 fois sur 11 cas par le professeur Gruber, autrement dit dans tous les cadavres où cet os existait : deux fois cette tête s'insérait exclusivement sur ce noyau et 5 fois sur ce noyau et sur le ligament postérieur articulaire du genou[1]. Le *M. popliteus biceps* coïncide souvent avec l'absence du plantaire grêle.

Le faisceau de renforcement du poplité est très rare. M. Testut l'a cherché sur plus de 50 sujets sans jamais en rencontrer la moindre trace.

En vingt ans je l'ai vu deux fois. Voici en quelques mots la disposition qu'il affectait.

Premier cas. — Janvier 1879. — H. soixante-dix ans ; Ramollissement cérébral.

Dans le tendon d'origine des jumeaux externes on trouve un os sésamoïde très prononcé. Cet os sésamoïde donne naissance, à une lame aponévrotique à laquelle fait suite un faisceau charnu plat, large de 2 centimètres, qui va progressivement en se rétrécissant jusqu'au moment où il rejoint, après un trajet, de 4 centimètres et demi le muscle poplité dans lequel il se perd. Ce faisceau n'a aucune connexion avec la capsule fémorale et recouvre l'artère poplitée.

Deuxième cas. — Mars 1889. — H. vingt-deux ans; fièvre typhoïde.

A droite le creux poplité est normal. A gauche l'artère poplitée qui a été injectée est croisée obliquement de dehors en dedans et de haut en bas par un cordon musculaire, large de 5 millimètres, assez pâle. Ce cordon contractile est soigneusement disséqué. Il est long de 5 centimètres et demi, et s'attache d'une part, en dehors, au-dessous et à côté de la fossette d'insertion du jumeau externe et par quelques rares fibres à la capsule de l'articulation coxo-fémorale, et en dedans, à la partie la plus interne de la lèvre supérieure de la ligne oblique de la face postérieure du tibia où il se confond avec le poplité.

ANATOMIE COMPARÉE. — M. le professeur Humphry a démontré :

1° Que les muscles fléchisseurs et pronateurs de la jambe et du pied ont comme ceux de la main, une origine embryogénique commune ;

2° Que dans quelques *Vertébrés inférieurs* où l'extrémité du membre postérieur n'a, ainsi que l'extrémité du membre antérieur, que des mouvements d'ensemble, l'agent actif des mouvements est constitué

[1] W. Gruber. *Arch. f. an. und phys.,* 1875, p. 500.

II.

également par une vaste lame musculaire indivise, étalée depuis le segment supérieur du membre jusqu'à l'extrémité des phalanges ;

3° Que ce n'est qu'insensiblement que cette lame contractile (*pronato-flexor mass*) se subdivise.

4° Que chez le *cryptobranche*, cette masse des pronateurs et fléchisseurs de la jambe et du pied est formée par deux couches : une couche superficielle qui correspond, dans l'espèce humaine, aux jumeaux, au soléaire, au plantaire grêle et au fléchisseur commun superficiel des orteils et une couche profonde qui se subdivise elle-même en trois portions dont une représente le poplité (*pronator tibiæ* de Humphry); une, le fléchisseur tibial ou long fléchisseur commun des orteils et dont une forme ce que M. le professeur Humphry a appelé « *pronator pedis* ». Le muscle *pronator pedis* naît du péroné et de la partie postérieure du tarse et par quelques fibres du condyle externe du fémur. Il est à lui seul l'homologue du tibial postérieur et de ces deux portions du fléchisseur commun qu'on nomme en anatomie humaine le long fléchisseur du pouce et l'accessoire ou chair carrée de Sylvius.

Comme l'a écrit le professeur Testut qui a accepté ainsi que moi les opinions de M. Humphry : « Si, sur la genèse des muscles des membres chez l'homme, les homologies sont plus difficiles à établir entre les muscles de la jambe et ceux de l'avant-bras, cela tient à une division très multipliée du *pronato-flexor mass*, et aussi à un mode de différenciation bien dissemblable dans l'un et dans l'autre membre, mode de différenciation toujours en rapport avec les fonctions des extrémités.

« Deux conditions surtout tendent à accentuer les différences entre la morphologie des muscles de l'avant-bras et ceux de la jambe : c'est, d'une part, l'abolition à la jambe des mouvements de pronation, qui sont si étendus à l'avant-bras, et d'autre part le développement, à la partie postérieure du pied, de la saillie du calcanéum. L'abolition des mouvements de pronation supprime du même coup les muscles pronateurs, en tant que muscles distincts; la saillie du calcanéum agit surtout en offrant à certains faisceaux musculaires une surface d'insertion très large et en sectionnant ainsi en deux portions, par suite d'insertion secondaire, des muscles étendus primitivement et sans interruption jusqu'aux orteils[1]. »

Ceci connu, l'interprétation des variations du plantaire grêle et de celles du poplité de l'homme devient possible.

---

[1] Testut. *Traité des an. musculaires*, p. 660.

Portions d'une masse musculaire commune très étendue, les deux muscles en cause peuvent être plus courts ou plus longs, ne pas exister, présenter des faisceaux surnuméraires par suite d'un trouble dans le développement embryogénique. Le plantaire grêle de l'homme, qui est à la jambe l'homologue du palmaire grêle de l'avant-bras, doit se fixer et se fixe, en effet, dans certains cas anormaux, sur l'aponévrose plantaire.

Le poplité de l'homme, qui est l'homologue à la jambe du rond pronateur de l'avant-bras, doit posséder et possède effectivement parfois, un os sésamoïde et deux tendons d'origine.

« Dans le *Dasypus sexcinctus*, dit M. Galton[1], le poplité pourvu de deux têtes a une ressemblance frappante avec le muscle qu'on suppose être son homologue sérial au membre antérieur, savoir avec le rond pronateur. » « Le poplité des *Solipèdes* aurait aussi deux faisceaux d'origine : un supérieur et un inférieur, » s'il faut en croire Meckel.

JAMBIER POSTÉRIEUR

Absence. — L'absence du jambier postérieur a été notée par Budge. (Budge, *Henle u. Pfeufer's Zeitschrift*, vol. X, p. 128.)

Anatomie comparée. — « Le jambier postérieur manque tout à fait, dit Cuvier[2], dans les *cochons*, les *Mammifères à canon*, et dans les *Oiseaux*. » De son côté Meckel affirme[3] « qu'il n'existe pas chez les *Solipèdes*, les *Ruminants*, le *cochon*, le *pécari*, ni même chez la *chauve-souris* et que chez l'*agouti* il est tellement atrophié qu'il est facile de le laisser passer inaperçu ».

Je ferai observer qu'en ce qui concerne la *chauve-souris*, Meckel a commis une erreur. Le tibial postérieur se rencontre dans les Chéiroptères, seulement il est situé à la région antérieure de la jambe à cause de la rotation qu'a éprouvé le membre pelvien dans sa totalité. Ce muscle a été signalé par M. Maisonneuve dans le *Vespertilio murinus* et par M. Macalister dans les genres *Megaderma*, *Macroglossus*, etc. M. Chauveau prétend même que dans les *Solipèdes*, les *Ruminants*,

[1] Galton. *Loc. cit.*, p. 555.
[2] Cuvier. *Anat. comp.*, 2e édit. t. I, p. 541.
[3] Meckel. *Anat. comp.*, t. VI, p. 423.

le *porc* on le rencontre aussi, mais qu'il se jette dans le perforant dont il constitue un faisceau superficiel et procède de la tubérosité externe et supérieure du tibia (?).

« Chez le *chien*, dit M. Lesbre [1], le jambier postérieur est indépendant, mais il est extrêmement grêle et parfois même absent. » Dans ce *carnassier* il s'insère en haut sur le péroné et la face postérieure du tibia ; en bas son tendon, gros comme un fil, vient se perdre sur le ligament tarso-métatarsien postérieur. M. Lesbre pense également qu'il fait défaut chez le *lapin* et que le muscle décrit chez cet animal sous le nom de jambier postérieur est le fléchisseur tibial des orteils.

Duplicité. — Bahnsen a décrit comme un second tibial postérieur, sous le nom de *tibialis secundus*, un faisceau musculaire qui s'étend de la face postérieure du tibia, au-dessous du tibial postérieur normal, au *ligamentum cruciatum* (ligament croisé). Pour moi comme pour Bahnsen, ce faisceau est bien, malgré l'opinion contraire émise par divers anthropotomistes, constitué par un dédoublement du jambier postérieur. Sa direction, sa situation, ses insertions supérieures, tout l'indique.

J'ai été assez heureux pour le voir deux fois complètement développé.

I. H..., soixante-douze ans, congestion pulmonaire double ; janvier 1885.

La jambe droite est normale. Au-dessous du tibial postérieur de la jambe gauche est un petit corps charnu indépendant, qui s'insère dans une étendue de 6 centimètres environ au-dessous de la ligne oblique du tibia, sur le tiers interne de la face postérieure et de la lèvre interne du tibia. A ce corps charnu succède un tendon qui suit dans tout son trajet la direction du tendon du tibial postérieur jusqu'à 5 millimètres en arrière du scaphoïde, où il se divise en trois languettes filiformes dont l'une se porte sur le tendon du péronier latéral, l'autre sur le 2e métatarsien et la troisième sur le cuboïde. Le tibial postérieur de ce côté se fixe entièrement, ainsi que celui du côté droit, sur le tubercule du scaphoïde.

Chacun des deux tibiaux postérieurs possède à ce niveau un os sésamoïde fibro-cartilagineux, mais l'os du tibial postérieur gauche est plus volumineux que celui du muscle correspondant du côté opposé.

[1] Lesbre. *Loc. cit.*, p. 171.

Il. — H..., quarante-sept ans, fracture du crâne ; février 1879.

En disséquant la jambe droite, je découvre au-dessous et en dedans du tibial postérieur un faisceau musculaire distinct dans toute son étendue des autres muscles de cette région. Ce faisceau, de la grosseur et de la longueur du petit doigt, se détache du bord interne du tibia et de la partie de la face postérieure de cet os adjacente à ce bord, immédiatement au-dessous de l'extrémité inférieure de la ligne oblique à laquelle se fixent le soléaire et le jambier postérieur. Sous le ligament calcanéo-scaphoïdien inférieur, le tendon qui fait suite à ce faisceau se divise en deux branches dont l'externe s'attache sur l'extrémité postérieure du deuxième métatarsien et l'interne sur l'os sésamoïde du tendon inférieur du tibial postérieur du même côté.

A gauche les muscles de la région jambière postérieure n'offrent rien d'inaccoutumé.

Anatomie comparée. — Un second tibial postérieur existe dans l'Oryctérope du Cap. Galton le nomme *tibialis posticus vel internus*[1] et Cuvier « long fléchisseur du pouce[2] ». Il naît du tibia au-dessous du précédent et se termine sur un petit os couché sur le tubercule postérieur du scaphoïde et sur la base de la phalange proximale du gros orteil. Une disposition analogue se retrouve dans le *Tatou à six bandes* (Galton) et le *castor* (Meckel). Chez la *marmotte*, Meckel affirme que le tibial postérieur se divise fort haut en deux tendons, l'un pour le cunéiforme, l'autre pour le petit os scutiforme[3]. La présence d'un muscle tibial postérieur double a été encore signalée dans l'*aï*, l'*unau*, le *fourmilier* par Humphry et dans le *Phaloscartos cinereus* et le *Phalagina vulpina* par Young. « Le second tibial postérieur des *Édentés* est vraisemblablement, a écrit Wood, le résultat d'une différenciation du tibial postérieur semblable à celle qui se produit souvent dans le tibial antérieur de l'homme[4]. »

Os sésamoïde dans le tendon inférieur. — Cet os sésamoïde est beaucoup plus souvent présent qu'absent. Contrairement à ce qu'avancent certains anatomistes, son absence et non sa présence, constitue donc l'anomalie. Pour être constant ce noyau n'occupe pas toujours la

[1] Galton. *On Dasypus sexcinctus*, cit. p. 558.
[2] Cuvier et Laurillard. *Atlas*, pl. 1, 260.
[3] Meckel. *Anat. comp.*, t. VI, pl. 524.
[4] Wood. *Proceed. of the Roy. Soc.*, 1865, p. 11.

même position. Chez quelques sujets on le rencontre dans le lieu même de l'insertion du tendon au tubercule du scaphoïde et chez quelques autres au niveau du ligament calcanéo-scaphoïdien inférieur où il glisse sur un noyau semblable. Je n'ai jamais vu le tendon terminal avoir un os sésamoïde double. Ordinairement cette production est fibro-cartilagineuse ; sur deux vieillards que j'ai disséqués elle était cependant osseuse.

Anatomie comparée. — Dans son mémoire sur l'anatomie du *platypus*, Meckel a fait mention de l'existence d'un sésamoïde dans le tendon du tibial postérieur de ce *Monotrème*[1]. La présence dans le tendon du tibial postérieur de l'homme d'un os sésamoïde analogue à celui qu'on rencontre chez les *Mammifères* et en particulier chez les *Edentés* où il forme un os spécial est vraiment « suggestive », a observé Wood. Tandis que Cuvier prétend que cet os est considérable chez les *Singes*, Church ne l'y signale pas. Il a été pourtant rencontré par Champneys dans le *Cynocéphale Anubis* et dans le *Chimpanzé noir*.

Variations de volume. — Le tibial postérieur étant le muscle essentiel de la station debout et de la marche s'hypertrophie chez les grands marcheurs en même temps qu'il détermine, ainsi que l'a très bien démontré mon savant ami le professeur Manouvrier, la déformation platycnémique du tibia[2].

Variations des insertions. — On a considéré comme anormale l'insertion du jambier postérieur :

1° Sur les 2ᵉ, 3ᵉ et 4ᵉ métatarsiens (Harrison) ;
2° Sur le cuboïde (Winslow) ;
3° Sur le court fléchisseur du gros orteil (Wood) ;
4° Sur le 5ᵉ orteil (divers anatomistes) ;
5° Sur le tendon du long péronier latéral (Meckel).

Avec Bichat[3], Ad. Richard[4] et Theile[5] j'affirme positivement qu'à l'état normal le jambier postérieur s'insère toujours sur les 2ᵉ, 3ᵉ et 4ᵉ métatarsiens, sur le cuboïde et le fléchisseur plantaire de l'hallus.

[1] Meckel. *Ornithorynchi paradoxii descript. anatom.*, in-fol. Leipzig, 1826, p. 30.
[2] Manouvrier. *Mém. de la Soc. d'Anthrop. de Paris.* 2ᵉ série, t. IV.
[3] Bichat. *Traité d'anat. descript.* Paris, 1802.
[4] A. Richard. *Ann. des sc. nat.*, 1852, t. XVIII. p. 2.
[5] Theile. *Encycl. anat.*, vol. III. p. 317.

Je ne considère comme anormales que les expansions aponévrotiques que le muscle dont il s'agit peut envoyer à la base du 5ᵉ orteil ou au long péronier latéral. C'est aussi, au surplus, l'avis de M. R. Picou. Sur 54 sujets qu'il a examinés, M. R. Picou a noté seulement 12 fois l'union du tendon du jambier postérieur et du tendon du long péronier [1].

Connexions plus intimes avec les muscles voisins. — Le jambier postérieur est souvent relié par des trousseaux de fibres à l'un ou l'autre des longs fléchisseurs des orteils. Dans le *chat* le jambier postérieur est uni de même à la partie supérieure du long fléchisseur propre du gros orteil (Strauss-Durckheim).

LONGS FLÉCHISSEURS DES ORTEILS

Pour bien comprendre les variations qu'offrent les longs fléchisseurs des orteils, il est indispensable de ne pas séparer l'étude des variations du long fléchisseur propre du gros orteil ou, pour être plus exact, du *fléchisseur péronier*, de l'étude des variations du long fléchisseur commun des orteils ou, pour être plus exact, du *fléchisseur tibial*. Je dis *fléchisseur tibial* et *fléchisseur péronier*. Il est plus juste, en effet, d'emprunter à l'anatomie comparée les noms de fléchisseur péronier pour le long fléchisseur propre du gros orteil et de fléchisseur tibial pour le long fléchisseur commun des orteils. Car depuis les recherches de Struthers (1863) confirmées par celles de MM. Turner, Schultze, Macalister, Chudzinski, etc., il est acquis que le long fléchisseur propre du gros orteil concourt, avec le long fléchisseur commun des orteils, à la formation des tendons des longs fléchisseurs des 2ᵉ et 3ᵉ orteils [2].

Les longs fléchisseurs communs des orteils sont des muscles très instables. Ils peuvent :

1° Recevoir des faisceaux de renforcement de l'un ou l'autre des muscles provenant de la masse contractile (*pronato-flexor mass* de Humphry) de laquelle ils naissent ainsi que tous les muscles de la région jambière postérieure ;

2° Avoir des connexions plus intimes entre eux par suite de la dis-

[1] R. Picou. *Bullet. de la Soc. anat.*, t. VIII, fasc. 7, p. 258.
[2] Struthers. *On the error of regarding the flexor longus pollicis pedis of man as normally a flexor of the great toe only.* (*Edimb. med. and chirurg. journ.*, vol. IX, p. 84, juin 1863.)

sociation moins complète des éléments de la portion de la couche profonde de la *pronator-flexor mass* dont ils émanent tous deux;

3° Être divisés en un plus grand nombre de faisceaux par suite d'un excès de segmentation de cette portion de la couche profonde de la *pronator-flexor mass* dont ils dérivent l'un et l'autre.

I. **Faisceaux surnuméraires.** — Gies a vu une fois un faisceau provenant du muscle tibial postérieur rejoindre au-dessus de la cheville du pied le fléchisseur tibial et une autre fois ce fléchisseur renforcé presque à son origine par un faisceau qui naissait du péroné[1]. Glaser a disséqué une bandelette musculaire émanant du tibia qui allait se perdre, après avoir croisé superficiellement l'artère tibiale postérieure, dans le fléchisseur susdit[2]. Un second long fléchisseur des orteils inséré en bas, au fléchisseur commun normal ou à l'accessoire, a été décrit par Otto[3], Meckel[4], Hall[5] et Reinhardt[6]. Un chef surnuméraire venant du fascia de la jambe a été signalé par MM. Macalister et par Smith, Howse et D. Colley[7]. Sur une négresse disséquée par M. Chudzinski, le tendon du fléchisseur tibial recevait, derrière la malléole interne, un tendon faisant suite à un ventre contractile large de 21 centimètres fixé à la face interne du péroné et au ligament interosseux, à 10 centimètres au-dessus de l'articulation tibio-tarsienne[8]. M. Morestin a trouvé la même disposition chez un homme de race blanche (Morestin, *Bull. de la Soc. Anat.*, 1896, p. 34). Bergmann a rencontré un fléchisseur péronier dans le corps duquel se perdait le tendon lamelleux d'un faisceau musculaire inséré sur l'aponévrose d'enveloppe du long fléchisseur commun[9]. Bankart, Pye-Smith et Philips ont trouvé un corps charnu qui naissait aussi en haut de l'aponévrose d'enveloppe du long fléchisseur commun, mais qui ne s'unissait au fléchisseur péronier qu'au niveau de la plante du pied.

A droite, chez un enfant, j'ai mis à nu un faisceau musculaire qui

[1] Gies. *Der flexor digitorum pedis communis longus und seine varietaeten (Reichert u. Du Bois Reymond's Arch.*, 1868, p. 236).

[2] Glaser. *Berliner Klin. Wochenschrift*, 1866, p. 29.

[3] Otto. *Neue seltene Beobachtungen*, p. 40.

[4] Meckel. *Arch.*, Bd. IV, p. 480.

[5] Hall. *Literaturzeitung*, 1898, Bd. II, p. 204.

[6] Reinhardt. *Müller's Arch.*, 1846, p. 298.

[7] Smith, Howse et D. Colley. *Guiy's hosp. Reports*, 1870.

[8] Chudzinski. *Revue d'anthrop.*, 1882, p. 623.

[9] Bergmann. *Handschriftliche Notiz*, cit. p. Henle, p. 313.

provenait du condyle externe du fémur, du ligament latéral externe de l'articulation du genou et de la tête du péroné et allait se perdre, à quatre travers de doigts au-dessus de la malléole interne, dans la face postérieure du fléchisseur tibial. Ce faisceau sus-jacent aux vaisseaux et aux nerfs tibiaux postérieurs était recouvert par le plantaire grêle qu'il croisait à angle aigu.

ANATOMIE COMPARÉE. — Les deux fléchisseurs de la *civette* s'insèrent l'un et l'autre, au tibia et au péroné (Devies). Le fléchisseur péronier de l'*éléphant indien* reçoit, au dire de Miall et Greenwood, un faisceau de renforcement du tibia. Celui de l'*ours brun d'Amérique* provient de la tête et de la face postérieure du péroné, du ligament interosseux et de la face postérieure du tibia (Testut). Le long fléchisseur commun des orteils de l'*aï* a trois têtes dont deux viennent des os de la jambe et une de la partie inférieure du fémur (Meckel). Le long fléchisseur propre du gros orteil du *murin* remonte jusqu'au fémur (Maisonneuve).

Chez les *Mammifères domestiques* (le *bœuf*, le *mouton*, la *chèvre*) qui n'ont pas de péroné ou qui n'ont qu'un péroné rudimentaire, le fléchisseur péronier (*fléchisseur perforant* des hippotomistes, renforcé par le jambier postérieur qui se termine sur lui, s'attache à la face postérieure du tibia située au-dessous de la ligne oblique, sur le péroné quand il existe [1], et sur le ligament interosseux.

On retrouve le même mode de conformation dans le *porc*, Mammifère domestique dont le péroné est bien développé.

II. **Connexions plus intimes des deux longs fléchisseurs.** — Les connexions diverses des longs fléchisseurs des orteils ont été très bien étudiées dans le mémoire que M. Turner a publié dans le volume XXIV des *Transactions de la Société Royale d'Edimbourg* et que nous avons cité en traitant des anomalies des *longs fléchisseurs des doigts* et par M. Eihardt Schultze de Rostock dans un travail qu'il a adressé au *Siebold u. Kolliker's Zeischrift* (vol. XXVIII). Sur 50 sujets qu'il a examinés M. Turner déclare :

Qu'il n'a jamais trouvé les fléchisseurs deux fois agencés de la même façon, que sur tous les sujets le long fléchisseur du gros

[1] Le péroné réduit, on le sait, à l'état styloïde chez les *Solipèdes* où il ne descend guère au-dessous du tiers supérieur du tibia, est remplacé chez les *Ruminants* par un ligament qui aboutit à un petit noyau malléolaire, relégué dans la région du tarse.

orteil envoyait sous la plante du pied une expansion plate ou arrondie au fléchisseur commun ou à l'accessoire ou à la fois au fléchisseur commun et à l'accessoire ;

« Que dans 11 sujets, sur les 50 examinés, ce faisceau se portait sur le tendon que le fléchisseur commun envoie au second orteil, et représentait : chez 4, comme dans les cas de Arnold, de Henle et de Theile, la moitié du volume du tendon commun ; chez 6 plus de la moitié de ce volume ; et chez un, comme dans les cas de Diemerbroeck et de Meckel, presque la totalité de ce volume ;

« Que dans 20 sujets, ce faisceau donnait naissance, après un court trajet, à deux branches qui se rendaient, comme dans les cas de Church, de Rolleston et de Huxley, sur les tendons que le fléchisseur commun fournit au second et au troisième orteils. Chez deux de ces 20 sujets ces branches constituaient presque entièrement les tendons des deuxième et des troisième orteils, chez douze la branche interne était plus large que la branche externe, chez cinq les deux branches avaient les mêmes dimensions, chez un la branche externe, unie au tendon correspondant à l'accessoire, formait tout le tendon du second orteil ;

« Que dans 18 sujets ce faisceau se partageait bientôt en trois branches qui allaient rejoindre les tendons du fléchisseur tibial destinés aux 2e, 3e et 4e orteils. Parmi ces 18 sujets, la branche interne, celle du second orteil, était la plus prononcée chez sept ; la branche interne et la branche moyenne, celles du 2e et du 3e orteil étaient plus fortes chez cinq ; la branche interne et la branche externe, celles du second et du quatrième, étaient plus prononcées chez un, et les trois branches avaient la même épaisseur chez cinq ;

« Que dans un sujet ce faisceau se subdivisait en quatre branches dont deux, celles qui se distribuaient au 2e et au 3e orteil étaient plus larges que celles qui se distribuaient au 4e et au 5e orteil ;

« Que dans chacun des 50 sujets le faisceau de renforcement indivis ou bifide, trifide, etc., du fléchisseur péronier ne s'unissait au fléchisseur commun ou à l'accessoire qu'après leur segmentation. »

D'autre part, M. Eilhardt Schultze a constaté sur 100 pieds humains qu'il a disséqués, que l'expansion fibreuse que le fléchisseur péronier donnait au fléchisseur tibial

	32
Se perdait entièrement sur le 2e orteil dans.	58
Se perdait sur le 2e et le 3e orteil dans , ...	10
Se perdait sur le 2e, le 3e et le 4e orteil dans	100

Les statistiques de MM. Chudzinski, Macalister et les miennes concordent avec celles de MM. Turner et Schultze. L'expansion tendineuse que le fléchisseur péronier détache aux tendons du fléchisseur tibial qui se rendent aux 2ᵉ et 3ᵉ orteils est normale.

Au lieu que ce soit le fléchisseur péronier qui abandonne une expansion fibreuse au fléchisseur tibial, ce peut être le fléchisseur tibial qui en abandonne une au fléchisseur péronier. Ce mode de conformation a été rencontré par :

MM. Turner	6 fois sur.	50 sujets.
Wood	6 —	. . . .	36 —
Schultze	29 —	. . . .	100 —
L'auteur	6 —	. . . .	29 —
Total.	47		215 sujets.

On a prétendu qu'un ou plusieurs orteils ne pouvaient recevoir deux tendons des longs fléchisseurs, sans que ces tendons soient confondus. C'est une assertion contre laquelle je m'élève avec M. le professeur Macalister.

Wood a disséqué un homme chez lequel le tendon du 2ᵉ orteil venant du fléchisseur tibial était absent. J'ai noté plusieurs fois cette anomalie des deux côtés ou d'un seul. J'ai vu sur une Angolaise, mais seulement à gauche, le 3ᵉ orteil n'avoir qu'un tendon perforant, celui émanant du fléchisseur péronier. Gies a fait mention, en 1868, d'un cas dans lequel les tendons des 4ᵉ et 5ᵉ orteils du fléchisseur commun étaient renforcés chacun par un tendon succédant à un corps charnu inséré sur ce même fléchisseur, près de l'interligne articulaire métatarso-phalangienne[1]. M. Macalister a observé un cas dans lequel le 1ᵉʳ orteil recevait un tendon du fléchisseur péronier, le 2ᵉ orteil un tendon constitué (α) par un faisceau de l'accessoire, (β) par deux faisceaux du fléchisseur tibial, le 3ᵉ orteil, un tendon du fléchisseur tibial et un de l'accessoire, le 4ᵉ et le 5ᵉ orteil un tendon du fléchisseur tibial seulement. Brugnone a décrit un long fléchisseur commun qui possédait cinq tendons dont le plus externe avait les mêmes attaches antérieures que le tendon correspondant absent du fléchisseur plantaire. MM. Flower et Murie et M. Chudzinski ont trouvé chez une Boschimane et chez un nègre le mode de conformation suivant : le fléchisseur péronier allait se perdre sur le 1ᵉʳ, le 2ᵉ, le 3ᵉ et le 4ᵉ orteil et le fléchisseur tibial sur le 2ᵉ, le 3ᵉ, le 4ᵉ et le 5ᵉ orteil.

[1] Gies. Reichert u. Du Bois Reymond's Arch., 1868, p. 234.

J'ai rencontré la même disposition sur un nègre, Séverin Émile, de la Pointe-à-Pitre, décédé à l'hôpital de Tours, il y a dix ans. (Pour de plus amples détails, voy. *M. court fléchisseur des orteils* et *Chair carrée.*)

ANATOMIE COMPARÉE. — Plusieurs des malformations ci-dessus sont la reproduction de malformations similaires des fléchisseurs des membres thoraciques. Cela devait être, puisque les agents contractiles qui font plier les orteils sont les homologues des agents contractiles qui font plier les doigts.

Fusionnés chez les *Vertébrés inférieurs*, les deux fléchisseurs des orteils sont, sinon bien dissociés, du moins faciles à reconnaître chez les *Mammifères*, même chez ceux qui paraissent dépourvus du pouce. Dans les *Singes* et même dans les *Anthropoïdes* leurs tendons terminaux varient comme dans l'espèce humaine.

Dans le :

		Le fléchisseur tibial fournit des tendons aux :	Le fléchisseur péronier fournit des tendons aux :
Chimpanzé	Champneys.	2e, 5e.	1er, 3e, 4e orteils.
	Gratiolet et Alix,	2e, 5e.	1er, 3e, 4e —
	Humphry.	2e, 5e.	1er, 3e, 4e —
	Testut,	2e, 3e, 5e.	1er, 4e —
	Deniker,	2e, 5e.	1er, 3e, 4e —
	Hepburn,	2e. 3e, 4e, 5e.	1er, 3e, 4e —
Gorille	Bischoff,	2e, 5e.	1er, 3e, 4e et 2e, 5e —
	Chapman.	2e, 3e.	1er, 3e, 4e —
	Duvernoy,	2e, 5e.	1er, 3e, 4e —
	Macalister,	2e, 3e, 4e, 5e.	1er, 2e, 4e —
	Deniker,	2e, 5e.	1er, 3e, 4e[1] —
	Hepburn,	2e, 3e, 4e, 5e.	1er
Orang	Bischoff.	2e, 5e.	3e, 4e —
	Hepburn,	2e, 5e.	3e, 4e —
	Church,	2e, 4e, 5e.	3e, 4e —
	Testut,	2e, 5e.	
Gibbon	Schultze,	2e, 5e.	1er, 2e, 3e, 4e —
	Bischoff,	2e, 5e.	1er, 2e, 3e, 4e —
	Deniker,	2e, 5e.	1er, 2e, 3e, 4e —
	Hepburn.	1er, 3e.	1er, 2e, 3e, 4e, 5e —
Cynocephalus Anubis.	Champneys,	2e, 3e, 4e, 5e.	1er, 3e, 4e —
Cynocephalus maïmon	Bischoff,	2e, 5e.	1er, 3e, 4e —
Macacus cynomolgus	Bischoff.	2e, 5e.	1er, 3e, 4e —
Cercopithecus sabæus	Bischoff.	2e, 5e.	1er, 3e, 4e —
	Testut,	2e, 3e, 4e, 5e.	1er, 3e, 4e —
	Testut,	2e, 5e.	

[1] « Quelquefois, dit M. Deniker, le fléchisseur péronier envoie en outre des tendons au 2e orteil chez le *chimpanzé*, aux 2e et 5e chez le *gorille*. »

		Le fléchisseur tibial fournit des tendons aux :	Le fléchisseur péronier fournit des tendons :
Pithecia hirsuta	Bischoff,	2e, 5e.	1er, 3e, 4e orteils.
Hapale penicillata . . .	Bischoff,	2e, 5e.	1er, 3e, 4e —
Atèle	Meckel,	2e, 3e, 4e, 5e.	1er, 3e, 4e —

Chez le *gorille* qu'a disséqué le professeur Hartmann, le court fléchisseur commun des orteils fournissait des tendons perforés au 2e et au 3e orteil. Le long fléchisseur commun des orteils envoyait des tendons perforés au 4e et au 5e orteil. Le long fléchisseur du gros orteil se fendait en deux tendons dont l'un se rendait à l'orteil même, tandis que l'autre fournissait les tendons perforants destinés au 3e et au 4e orteil. Les tendons perforants du 2e et du 5e orteil partaient de l'autre fléchisseur. « Au grand et au petit orteil, dit le même anatomiste[1], le *chimpanzé* ne présente aucune disposition qui diffère essentiellement de celle décrite ci-dessus pour le *gorille*. Le court fléchisseur commun des orteils forme les tendons perforés du 2e et du 3e orteil. Le long fléchisseur commun envoie au 4e et au 5e orteil des tendons perforés, au 2e et au 5e des tendons perforants ; au 3e et au 4e orteil, ces derniers viennent du long fléchisseur du gros orteil. Ce dernier muscle fournit, comme chez le *gorille*, un faisceau qui se relie au tendon du long fléchisseur des orteils.

« Ici également, l'un des longs fléchisseurs des orteils paraît représenter le long fléchisseur du gros orteil de l'homme. Il envoie des tendons perforants au 2e et au 5e orteil ; les tendons perforants du 3e et du 4e orteil proviennent de l'autre long fléchisseur des orteils. Le gros orteil ne reçoit pas de long tendon fléchisseur. Les tendons perforés sont le plus souvent fournis par le court fléchisseur. Le tendon perforé du 4e orteil est en outre renforcé par une branche tendineuse du long fléchisseur, décrit en premier lieu. L'autre long fléchisseur envoie un filet tendineux au 5e tendon perforé.....

« L'un des longs fléchisseurs du *gibbon* fournit des tendons perforants au 2e, au 3e et au 4e orteil, et envoie de plus un tendon au gros orteil. Le petit orteil reçoit un tendon perforé grêle particulier. Tandis que le premier de ces longs fléchisseurs représente celui du gros orteil de l'homme, le long fléchisseur commun des orteils n'aboutit qu'au 5e orteil. Chez ce *singe* et chez l'*orang*, comme d'ailleurs aussi chez le *gorille* et le *chimpanzé*, ces deux muscles sont reliés par un faisceau tendineux. N'oublions pas de mentionner à cette occasion qu'assez

[1] Hartmann, *Comparaison de l'homme et des Singes Anthropoïdes*, trad. franç., cit. p. 137.

souvent le long fléchisseur du gros orteil de l'homme envoie un tendon au 2° orteil et même parfois au 3° ».

Dans le *coaïta* les tendons des deux longs fléchisseurs se réunissent : puis du tendon commun naissent les cinq tendons perforants; le court fléchisseur commun donne des languettes perforées aux 2°, 3° et 4° doigts. Le perforé du 5° doigt naît du tendon des longs fléchisseurs (Cuvier).

Le fléchisseur tibial fournit un faisceau additionnel au fléchisseur péronier dans le *gibbon*, le *cynocéphale*, les *Cercopithèques*, etc.

Au-dessous des *Singes*, dans la plupart des *Mammifères* et spécialement des *Mammifères domestiques*, c'est le long fléchisseur externe, le fléchisseur péronier qui fait l'office de fléchisseur commun perforant, tandis que le long fléchisseur interne, le fléchisseur tibial, beaucoup moins volumineux se termine en se réunissant au précédent en bas et en arrière du tarse. Le premier constitue le *perforant*, le second le *fléchisseur oblique des phalanges* des anatomistes vétérinaires.

III. Subdivision des longs fléchisseurs des orteils en un plus grand nombre de faisceaux.

Sous le nom de *flexor digiti secundi proprius*, Bahnsen a décrit un faisceau penniforme isolé, qui s'étendait de la face postérieure du tibia au second orteil[1]. Bartholin a vu naître aussi de l'os interne de la jambe un fléchisseur distinct se rendant au petit orteil.

RÉGION EXTERNE

LONG PÉRONIER LATÉRAL

Variations de direction et de texture du tendon terminal. — Quand l'apophyse trochléaire sous-malléolaire du calcanéum, séparant les tendons des péroniers latéraux, est très développé (3 fois sur 987 tarses examinés par Hyrtl) le long péronier latéral offre trois coudes, au lieu

[1] Bahnsen. *Henle u. Pfeufer's Zeitschrift*, XXXIII, p. 32.

de deux : un derrière la malléole externe, un au-dessous de la face inférieure encroûtée de cartilage de l'apophyse trochléaire sous-malléolaire, un, au niveau du cuboïde.

J'ai vu assez souvent le tendon du long péronier latéral n'offrir aucun « épaississement ou nœud » (Cruveilhier) derrière la malléole externe. J'ai vu également manquer 2 fois (1 fois des deux côtés chez un homme, 1 fois à droite chez une femme) le sésamoïde (*sésamoïde sous-cuboïdien*) qu'offre ce même tendon dans la gouttière du cuboïde et que Sappey déclare être constant. L'expansion fibreuse (*frein antérieur du sésamoïde sous-cuboïdien*) contenue dans un mésotendon que le sésamoïde sous-cuboïdien envoie aux insertions postérieures du court fléchisseur propre du petit orteil et à l'extrémité postérieure du 5e métatarsien est regardée à tort comme anormale par Henle, Wood, Macalister, Testut, etc. MM. Picou et Delanglade l'ont rencontrée 24 fois sur 30 sujets. « Dans quatre cas, disent-ils, ce frein [1] présente un tel développement qu'on pourrait le considérer comme une division du tendon principal. »

Un de mes aides d'anatomie, M. Compain, que j'ai chargé de vérifier cette statistique, a rencontré 19 fois cette expansion aponévrotique sur 30 sujets.

Outre ce frein antérieur, M. Compain a vu le même sésamoïde émettre 3 fois en arrière (2 fois chez l'homme et 1 fois chez la femme) une autre expansion très fine qui venait se perdre dans les faisceaux du ligament calcanéo-cuboïdien inférieur. Cette sorte de frein sésamoïdien postérieur a été aussi observé 5 fois (chez 3 hommes et chez 2 femmes) sur 30 sujets par M. R. Picou et toujours accompagné d'un frein antérieur. J'ai disséqué cependant une femme chez lequel le frein postérieur existait seul à droite et à gauche. Krause fait mention de ce frein postérieur dans son *Traité d'anatomie*.

En plus du noyau fibro-cartilagineux à peu près constant contenu dans la portion cuboïdienne et celui beaucoup plus rare logé dans la portion rétro-malléolaire, on en trouve très exceptionnellement (plus souvent à gauche qu'à droite, d'après M. Pfitzner) un dans la portion calcanéenne du tendon du long péronier latéral. Ce troisième sésamoïde, qui correspond à la face inférieure de l'apophyse trochléaire sous-malléolaire du calcanéum quand cette apophyse est très pronon-

---

[1] Delanglade et Raymond Picou. *Bullet. de la Soc. an. de Paris*, séance du 23 février 1894, et Raymond Picou. *Bullet. de la même société*, séance du 16 mars suivant, t. VIII, fasc. 7, p. 254.

cée, a été, ainsi que le sésamoïde rétro-malléolaire, découvert par Meckel[1]. M. R. Picou a présenté, le 2 février 1894, à la Société anatomique le pied droit d'un homme chez lequel les trois sésamoïdes du long péronier latéral coexistaient.

Anatomie comparée. — S'il est vrai, comme l'affirme Ruge[2], que le long péronier latéral se fixe d'abord sur le 1er cunéiforme et n'arrive à son insertion définitive qu'après s'être mis successivement en rapport avec les divers ligaments plantaires, on peut considérer les *freins* et les faisceaux du long péronier latéral qui se portent sur le 1er cunéiforme et le 2e métatarsien, etc. (voy. plus loin *Variations des insertions du tendon terminal*), comme les vestiges des attaches successives de ce muscle. Selon Franck, « le tendon du long péronier latéral du chien forme deux fibro-cartilages en bourrelet[3] ». Dans le *Troglodytes Aubryï* le tendon terminal du muscle en question est maintenu dans la gouttière du cuboïde « par un ligament synovial (un frein un peu élastique) qui peut agir sur la large base du 5e métatarsien et même du 4e » (Alix et Gratiolet).

Variations de texture du corps charnu. — Le long péronier latéral, qui naît à l'aide de deux chefs, situés dans le voisinage l'un de l'autre et entre lesquels passe le sciatique poplité externe[4], peut être indivis.

Anatomie comparée. — Le long péronier latéral, qui a deux têtes séparées par le nerf poplité externe dans le genre *mustela* (Ruge), le *Dasypus sexcinctus* (Galton), l'*aï* (Meckel) est indivis dans divers autres genres, notamment dans le *cheval* et les *Chéiroptères;* chez l'*Hyène striée* la tête inférieure est absente (Young et Robinson).

Variations des insertions du tendon terminal. — Le long péronier latéral s'insère normalement :
1° A la face inférieure du 1er cunéiforme ;
2° A l'extrémité postérieure du 1er métatarsien ;

---

[1] Henle. *Anat. des Menschen*, Bd. p. 301.
[2] Ruge. *Morph. Jahr.*, 1880.
[3] Franck, *in* W. Ellenberger et H. Baum, *An. du chien*, trad. fr., cité p. 260.
[4] Ce nerf, encore appelé péronier, ne se divise qu'après avoir traversé l'origine du long péronier latéral.

3° Au bord supéro-externe du 1er métatarsien, en arrière de sa tête.

Sur 54 sujets qu'il a examinés M. R. Picou a noté 51 fois l'insertion à la face inférieure du 1er cunéiforme et à l'extrémité postérieure du 1er métatarsien, 48 fois l'insertion à l'extrémité postérieure et à la tête du 1er métatarsien et 3 fois seulement l'insertion à l'extrémité postérieure du 1er métatarsien [1].

Les recherches auxquelles je me suis adonné m'ont fourni des chiffres qui ne diffèrent pas sensiblement de ceux de M. Picou.

L'expansion cunéenne du long péronier latéral a été décrite et considérée comme normale ou anormale par Walther (*De Art., Ligament. et Muscul. Hominis.* Lipsiæ, 1728, p. 11), Theile (*Encyclop. anat.,* trad. Jourdan, 1843, t. III, p. 325), Luschka (*Anat. des Menslichen,* 1863, I, p. 425), Sabatier (*Traité d'anat.* Paris, 1775, vol. I, p. 376), Winslow (*Expos. anat.* Paris, 1776, t. II, p. 72, 501), etc., etc.

Albinus la figure dans son Atlas (*Tabula scel. et muscul. homin.* Lugduni Batav., 1748, t. X, fig. 22) comme une lame tendineuse émanant du sésamoïde sous-cuboïdien. C'est là, en effet, sa disposition la plus habituelle. Aussi pourrait-on la regarder comme un *frein interne* de ce sésamoïde.

Voici ce qu'en dit M. Quain : « Finalement le tendon du long péronier latéral, croisant obliquement la plante du pied de dehors en dedans, vient s'insérer sur une empreinte que présente la partie inférieure de l'extrémité postérieure du 1er métatarsien et un peu sur la partie avoisinante de l'os cunéiforme interne ; une expansion l'unit fréquemment à la base du 2e métatarsien. » (*Quain's Anatomy,* 1882, p. 252.)

L'expansion tendineuse du long péronier latéral vers le 2e métatarsien a été décrite également par un certain nombre d'anatomistes, mais tous, à l'exception de Krause qui la poursuit au delà, dans le premier muscle interosseux dorsal où il croit qu'elle se perd, tous, dis-je, la font se terminer sur la base de cet os. Des dissections minutieuses m'ont prouvé, ainsi qu'à M. R. Picou, que ce prolongement tendineux passe, peu après son origine, au-dessous d'un pont fibreux qui le bride contre la base du 2e métatarsien ; puis, poursuivant son trajet dans le premier muscle interosseux dorsal au faisceau inféro-interne duquel il donne attache, vient se fixer sur la partie antérieure du bord supéro-externe du 1er métatarsien. Le faisceau inféro-interne du

[1] R. Picou. *Bullet. de la Soc. anat.,* mars-avril 1894, fasc. 7, p. 256.

1er muscle interosseux dorsal, qui s'insère sur lui, constitue une sorte de petit muscle semi-penniforme, attirant en dehors par sa tonicité cette grêle expansion tendineuse émanée du long péronier ; aussi décrit-elle constamment une courbe à concavité interne, sorte de longue arcade fibreuse qui traverse le 1er espace interosseux, en formant avec la face externe du premier métatarsien une large boutonnière elliptique destinée au passage des vaisseaux pédieux dont elle favorise la circulation.

Il ne faut, à mon sens, considérer comme anormales que l'insertion du muscle qui nous occupe sur le 1er métatarsien seul, ou sur le 1er, le 3e et le 4e métatarsiens (Macalister, Walther, Humphry) ou sur le 1er métatarsien et le tendon du jambier postérieur. M. R. Picou n'a rencontré, je le rappelle, que 12 fois sur 54 sujets l'union du tendon du long péronier latéral avec celui du jambier postérieur.

ANATOMIE COMPARÉE. — Le long péronier latéral se termine sur le 1er, le 2e et le 3e métatarsiens, dans l'*unau*, le 2e, le 3e métatarsiens et les cunéiformes dans le *porc-épic* (Humphry, Meckel), le cuboïde, le 4e et le 5e métatarsiens, dans le *renard* et le *chien*, les cinq métatarsiens dans le *chat* (Strauss-Durckheim), le 3e cunéiforme et le grand os métatarsien dans la *girafe* (Lavocat), etc. « On le rencontre, dit M. Lesbre, dans tous les *Mammifères domestiques* à l'exception des *Solipèdes*. A défaut du métatarsien du gros orteil, il se termine sur le plus interne et souvent aussi sur le cunéiforme correspondant[1]. »

Variations des insertions du corps charnu et faisceaux surnuméraires. — Sur une jambe difforme Ringhoffer a vu les deux péroniers latéraux fusionnés et fixés, en haut, au condyle externe du fémur et en bas sur l'aponévrose plantaire et la face externe du calcanéum. Budge a rencontré un faisceau du long péronier latéral, qui était inséré sur la malléole externe[2] et le professeur Macalister un faisceau du même muscle qui était inséré sur le ligament latéral externe de l'articulation tibio-tarsienne. Ces faisceaux doivent, à mon sens, être regardés comme des extenseurs incomplets du 5e orteil provenant du long péronier latéral.

ANATOMIE COMPARÉE. — En ne tenant compte que des insertions supérieures des péroniers on peut ranger les *Mammifères* en trois classes :

[1] Lesbre. *Loc. cit.*, p. 165.
[2] Budge. *Henle u. Pfeufer's Zeitschrift*, vol. X, p. 128.

Première classe. — Ceux dans lesquels les péroniers proviennent de la cuisse (l'*hyène*, le *blaireau*, la *marte*, l'*ours*, le *coati*, etc.).

Deuxième classe. — Ceux dans lesquels les péroniers proviennent de la jambe[1] (les *Protèles*, la *civette*, le *lion*, le *loup*, les *Singes*, etc.).

Troisième classe. — Ceux dans lesquels les péroniers proviennent à la fois de la cuisse et de la jambe, le *tatou*, la *sarigue*, le *phoque*, la *loutre*, l'*aï*, etc.

De nombreuses années se sont, au surplus, écoulées depuis le jour où le professeur Krause a établi par de longues et patientes recherches que le ligament latéral externe de l'articulation du genou de l'homme correspond à la tête fémorale du long péronier latéral des animaux. (Krause, *Handbuch der menslichen anatomie*, vol. II, p. 25, 1879.) Les derniers travaux de MM. Macalister et Sutton[2] touchant ce point particulier n'ont pas infirmé ceux du professeur Krause

COURT PÉRONIER LATÉRAL

Assez communément le tendon ou le corps charnu divisé ou indivis du court péronier latéral donne naissance à un cordon fibreux qui se termine par une ou deux languettes :

α) Soit sur l'extrémité postérieure de la première phalange du 5e orteil (disposition commune);

β) Soit sur l'expansion aponévrotique du tendon que l'extenseur commun fournit au 5e orteil (Wood[3], Prenant[4], W. Gruber, Cunningham);

---

[1] A défaut du péroné, le long péronier latéral prend origine sur la tubérosité externe et supérieure du tibia, ainsi qu'on le voit chez les *Ruminants* dont le péroné est réduit à l'épiphyse inférieure reléguée dans la région tarsienne. D'ailleurs même dans les espèces pourvues d'un péroné développé, telles que les *Carnivores*, les *Rongeurs*, le *porc*, ce muscle, sensiblement porté en avant à la partie supérieure, s'insère plutôt, comme l'a remarqué M. le professeur Lesbre, sur le tibia que sur le péroné et parfois même exclusivement sur le premier de ces os. Dans les *Solipèdes* il n'y a qu'un péronier, dont le tendon s'unit à celui de l'extenseur antérieur des phalanges (extenseur commun des orteils) vers le milieu de la région métatarsienne : c'est l'*extenseur latéral des phalanges* des hippotomistes. Les auteurs sont loin d'être d'accord sur son homologation comme muscle péronier : Gurlt, Leyh l'assimilent au long péronier de l'homme ; Leisering au péronier antérieur; Franck et Martin au péronier du cinquième doigt; MM. Arloing, Chauveau et Lesbre au court péronier latéral.

[2] Macalister, Sutton. *Some morphological lessons taught by human variations*, p. 12, Oxford, 1894.

[3] Wood, *Proceed. of the Roy. Soc.*, t. XIII, XIV, XV, *passim*.

[4] Prenant. *Loc. cit. suprà*, p. 23.

γ) Soit sur le tendon que l'extenseur commun envoie au 5e orteil (Wood, W. Gruber);

δ) Soit sur le tendon que l'extenseur commun envoie au 4e orteil (Wood, 2 cas personnels);

ε) Soit sur le corps ou la tête du 5e métatarsien (Wood, Testut, Cunningham);

ζ) Soit sur le 4e métatarsien et le 4e espace intermétatarsien (Cruveilhier, Meckel[1], 1 cas personnel);

κ) Soit sur le cuboïde (Macalister, Wood);

λ) Soit sur l'abducteur du 5e orteil (Wood).

Ce cordon fibreux que Wood a appelé *peronæus quinti digiti*, M. Pozzi, *tendon digital* ou *phalangien du court péronien latéral*, et le professeur W. Gruber, *tendon dorsal du court péronier latéral*, a été regardé à tort comme constant par le professeur Sappey.

Sur 102 sujets dont 68 hommes et 34 femmes Wood ne l'a trouvé à l'état de complet développement que chez 18 hommes et chez 5 femmes, et à l'état de vestige chez 5 hommes et chez 8 femmes, soit en tout 36 fois, 23 fois entièrement développé, 13 fois rudimentaire.

D'autre part, M. Pozzi ne l'a rencontré que 4 fois sur 28 sujets[2] M. Pozzi est, sans doute, tombé sur une série exceptionnelle. Sur 100 sujets dont 60 hommes et 40 femmes je l'ai découvert en effet, à l'état de complet développement, chez 14 hommes et 7 femmes, et à l'état de vestige chez 4 hommes et 9 femmes, soit en tout 34 fois, 21 fois entièrement développé et 13 fois rudimentaire; son degré de fréquence serait donc représenté dans la race blanche par la fraction 1/3. Il serait beaucoup plus commun dans les races de couleur, suivant M. Chudzinski, qui l'a rencontré sur presque la moitié des sujets noirs disséqués par lui.

En plus des anatomistes dont j'ai cité les noms, le prolongement phalangien du court péronier latéral a été encore signalé par Theile[3], Giacomini[4], Souligoux, Cuyer[5], Capdeville, Hallett, etc.

Au lieu d'être entièrement tendineux, le prolongement dorsal du court péronier latéral peut être charnu à sa partie moyenne et ten-

---

[1] Meckel. *Anat. descript.*, t. I, p. 222.

[2] Pozzi. *Bullet. de la Soc. d'Anthrop.*, janvier-février 1872, p. 155 et suiv.

[3] Theile. *Encyclop. anat.*, t. III, p. 326.

[4] Giacomini. *Arch. ital. de biolog.*, t. VI.

[5] Cuyer, Capdeville, Hallett. *Bullet. de la Soc. d'Anthrop.*, mai-juillet 1890, p. 365 et suiv.

dineux à son origine et à sa terminaison. C'est ce qui existait chez divers sujets disséqués par Wood, Macalister, W. Gruber, Cuyer, Capdeville, Hallett, Cunningham et par moi. Pour de plus amples détails je renvoie aux deux monographies et au mémoire que les professeurs W. Gruber et Cunningham ont publiés sur ce vice de conformation. (W. Gruber, *le péronier du 5° orteil et de sa réduction chez l'homme au tendon dorsal du pied fourni par le court péronier latéral ou bien au muscle dorsal du pied complètement indépendant et le péronier du 5° doigt chez les Mammifères, et de sa réduction au tendon dorsal du pied fourni par le court péronier latéral;* Cunningham, *The peronœus quinti digiti, Proc. of the roy. Irish Acad.,* s. III, vol. 1, n° 1, 1888.)

ANATOMIE COMPARÉE. — Le tendon dorsal du court péronier latéral a été trouvé dans le *chimpanzé* par Alix et Gratiolet, Champneys, Vrolik, Testut, Cuvier et Laurillard, Hartmann, Bischoff, Bruhl — (qui l'a nommé *peronœus intermedius*); — dans le *gibbon* par Chudzinski et Macalister; dans l'*orang* par Langer et Hepburn. Chez ces *Anthropoïdes* il affectait l'une ou l'autre des formes qu'il offre dans l'espèce humaine. Il n'existait pas chez les *gorilles* de Duvernoy et de Bischoff et constituait chez l'*orang* de Langer un muscle différencié dans toute son étendue des deux péroniers qu'il accompagnait et inséré, d'une part, au quart inférieur de la face externe du péroné et d'autre part à la base du 5° métatarsien.

Les *Singes inférieurs* possèdent un *peronœus quinti digiti* tantôt isolé, tantôt dépendant de l'un des deux péroniers et plus communément du court péronier : *Cercopithecus sabœus, Cercopithecus fuliginosus, Macacus cynomolgus, Pithecia hirsuta, Cynocephalus maïmon, Cynocéphalus Anubis,* etc.

A mesure qu'on descend dans l'échelle animale, le tendon dorsal du péronier latéral devient plus rare. Il a été pourtant signalé dans la *Roussette d'Edwards* par Alix[1], dans le *kangourou* par Meckel[2] et dans le *fourmilier* par Meckel et Humphry[3]. Quand, dans l'espèce humaine, il ne coexiste pas avec un péronier antérieur, le pied humain ressemble à celui des *Anthropoïdes.*

J'ai dit plus haut (voy. *M. long péronier latéral*) que, chez les *Solipèdes,* MM. Arloing, Chauveau et Lesbre affirment que le court péronier latéral

[1] Alix. *Journ. de l'Institut,* 1re section.
[2] Meckel. *Anat. comp.,* t. VI, p. 413, 414.
[3] Humphry. *Journ. of an. and phys.,* nov. 1869, p. 76.

se termine en se réunissant à l'extenseur commun des doigts. Chez les *Carnivores* et les *Rongeurs* il aboutit comme chez les *Primates* à l'extrémité proximale du cinquième métatarsien, tandis que chez les *Ruminants* et le *porc* il se prolonge jusqu'à la deuxième phalange du grand doigt externe (annulaire) dont il est l'extenseur.

Chez les *Rongeurs*, le *lapin* en particulier, on trouve en plus du muscle en question et du 4ᵉ péronier ou péronier du cinquième doigt (voyez plus loin ce muscle), un *péronier du doigt pénultième*, petit corps charnu procédant de la moitié inférieure du bord postérieur du péroné, se continuant par un tendon qui, après avoir glissé dans la même coulisse malléolaire que le court péronier latéral et le 4ᵉ péronier, croise en dessous les tendons de ces muscles et gagne la première phalange de l'annulaire (IVᵉ).

RÉGION ANTÉRIEURE

PÉRONIER ANTÉRIEUR

Le péronier antérieur, encore dénommé troisième péronier (*peronœus tertius*), qui manque normalement dans les quatre *Anthropoïdes* ainsi que dans le *Cynocephalus maïmon*, le *Cercopithecus sabœus*, le *Macacus cynomolgus*, le *Pithecia hirsuta*, l'*hapale penicillata*, le *Macacus sinicus*[1], etc., manque aussi très souvent dans l'espèce humaine. — Sur 102 sujets (68 hommes et 34 femmes), Wood a constaté 10 fois l'absence du péronier antérieur : 5 fois chez la femme et 5 fois chez l'homme. Dans les 5 cas signalés chez l'homme, le péronier antérieur n'existait pas du côté droit dans 3 cas; du côté gauche dans 1 et des deux côtés dans 1 cas également. Dans les 5 cas signalés chez la femme, il faisait défaut du côté droit dans 3 cas, du côté gauche dans 1 et des deux côtés dans 1 cas.

---

[1] Rolleston l'a rencontré cependant chez un *chimpanzé*, et Church et Champneys chez l'*Inuus nemestrinus*, le *cebus* et le *Cynocephalus Anubis*. Dans ces trois derniers *Singes*, il n'accompagnait pas le tendon du long extenseur, mais celui du court péronier.

Ce vice de conformation a été observé également par MM. Schwalbe et Pfitzner 44 fois sur 537 sujets, dont 363 hommes et 174 femmes : 24 fois chez l'homme et 20 fois chez la femme.

Sur 120 sujets comprenant autant d'hommes que de femmes, j'ai noté 11 fois la disparition du muscle en cause : 5 fois chez l'homme (2 fois des deux côtés, 1 fois à droite et 2 fois à gauche) et 6 fois chez la femme (1 fois des 2 côtés, 3 fois à droite et 2 fois à gauche).

Réunissons ces chiffres :

L'absence du 3ᵉ péronier a été notée par :

| MM. Wood | chez 10 sujets sur 102, soit chez 9,8 p. 100. |
| Schwalbe et Pfitzner — 44 — 537 — 8,2 — |
| L'auteur. . . . . . — 11 — 120 — 9,1 — |
| Soit . . . . 65 759 |

Soit chez 8,5 p. 100.

Variations de volume. — Le péronier antérieur peut être aussi volumineux que les autres faisceaux de l'extenseur commun des orteils, ou constitué par un corps charnu gracile auquel fait suite un long tendon. Il est même représenté seulement quelquefois par une expansion aponévrotique provenant du tendon de l'extenseur du 5ᵉ orteil.

Dédoublement du muscle. — Le dédoublement peut porter exclusivement sur le tendon, sur le tendon et une partie du corps charnu, ou sur tout le muscle. J'ai rencontré chez 5 hommes et chez 1 femme, et toujours des deux côtés, ce dédoublement total du péronier antérieur dont M. Cuyer a présenté un spécimen à la Société d'anthropologie. Les diverses modalités de terminaison du second tendon du péronier antérieur indivis ou divisé, totalement ou partiellement, ont été très bien étudiées par Wood. Ce tendon peut se fixer :

Soit sur le 4ᵉ métatarsien ;

Soit sur le 5ᵉ orteil ;

Soit sur l'espace interosseux et le 5ᵉ métatarsien.

Insertion sur le quatrième métatarsien. — Dans ce mode de conformation, les deux tendons ont tantôt le même volume, tantôt le tendon accessoire est plus grêle que le tendon normal ; tantôt, enfin, le tendon accessoire est plus considérable que le tendon normal. Parfois même ce tendon accessoire existe seul et le péronier antérieur ne s'attache par conséquent qu'au 4ᵉ métatarsien. Le tendon d'insertion surnuméraire du péronier antérieur au 4ᵉ métatarsien se retrouve si communément que Theile et le professeur Sappey ont considéré sa présence comme la règle et son absence comme l'anomalie.

Ce mode d'insertion du péronier antérieur par deux chefs tendineux sur les deux métatarsiens externes n'est pas spéciale à l'homme. Elle existe dans l'*unau*, le *pangolin* (Humphry), le *koala* (Young). J'ai dit plus haut que dans les *Rongeurs*, le *lapin* en particulier, on trouvait un *péronier du doigt pénultième*.

Insertion sur le cinquième orteil. — Cette attache surnuméraire se fait soit sur l'une des phalanges du 5e orteil, soit sur le tendon de l'extenseur. Ce vice de conformation constitue une nouvelle variété du *peronæus quinti digiti*, un extenseur du 5° orteil provenant du péronier antérieur.

Il a été observé le 18 novembre 1887, sur une vieille femme, par deux de mes élèves, MM. Boyer et Dubois, qui m'ont remis à ce propos la note suivante :

Extenseur propre du petit orteil. L'extenseur commun des orteils n'offre inférieurement que trois tendons destinés aux 2°, 3° et 4° orteils; celui du 5° fait défaut. Mais il naît d'un corps charnu commun avec le péronier antérieur; ce dernier est normal comme tendon; son corps charnu seul est plus volumineux qu'à l'ordinaire, séparé en avant en deux parties par un interstice celluleux qui disparaît en arrière; la portion la plus interne de ce corps charnu donne naissance à un tendon grêle qui prend sur le 5° orteil la disposition habituelle. Cette anomalie est bilatérale. »

Insertion sur l'espace interosseux et le cinquième métatarsien. — Cette malformation n'est qu'une variété de la précédente. Le tendon surnuméraire incomplètement développé s'est fixé sur l'espace interosseux et le 5° métatarsien, au lieu de se prolonger jusqu'aux phalanges qui le continuent.

Triplicité du tendon inférieur et connexions plus intimes avec le court péronier latéral. — Le professeur Testut a vu sur le pied gauche d'un sujet, un tendon très grêle, émanant très vraisemblablement du 5° orteil [1], se jeter sur un petit corps charnu de 18 millimètres de longueur qui allait se fusionner avec les faisceaux inférieurs du court péronier.

[1] Ce tendon n'a pu être suivi au delà du cuboïde, le sujet sur lequel il a été observé ayant subi l'amputation tarso-métatarsienne.

Une anomalie non moins intéressante est celle signalée par M. Raymond Picou sur le pied droit du sujet dont le tendon du long péronier latéral offrait trois renflements fibro-cartilagineux et la face externe du calcanéum une apophyse trochléaire très marquée (voy. *M. long péronier latéral*). Chez ce sujet « le tendon du péronier antérieur, accompagné de fibres musculaires qui venaient s'implanter sur son bord postérieur jusqu'au-dessous du ligament annulaire antérieur du tarse, abandonnait, avant d'aller s'insérer au 5ᵉ métatarsien, une forte expansion qui, détachée de son bord interne, allait se fixer à la face inférieure du cuboïde. En outre, en se réfléchissant sous le ligament annulaire antérieur du tarse, les fibres musculaires détachaient un faisceau grêle qui descendait verticalement et se terminait par des fibres tendineuses au sommet de l'apophyse trochléaire sous-malléolaire; ce dernier faisceau embrassait en dedans la gaine du muscle court péronier latéral dont le tendon venait ensuite passer dans l'écartement des insertions calcanéennes et cuboïdo-métatarsiennes de ce péronier antérieur. »

M. Souligoux a disséqué un péronier antérieur dont le tendon trifurqué se jetait sur les 3ᵉ, 4ᵉ et 5ᵉ métatarsiens et sur les espaces interosseux correspondants.[1]

Une disposition plus complexe encore est la suivante, observée par M. Édouard Cuyer sur un membre inférieur droit : Le péronier antérieur, nettement séparé, dans presque toute son étendue, de l'extenseur commun des orteils, présentait un développement tel, qu'au lieu de ne s'insérer que sur la moitié inférieure du péroné comme on l'indique classiquement, ce muscle s'attachait sur le bord antérieur et la face interne de cet os dans les trois cinquièmes moyens. Vers le tiers inférieur de la jambe le corps charnu se divisait en trois faisceaux à chacun desquels succédait un tendon.

Le tendon le plus externe allait, en s'épanouissant, s'insérer à la base du 5ᵉ métatarsien; c'était le tendon normal.

Le second tendon, situé en dedans du précédent, auquel il était égal comme volume, allait, en s'épanouissant aussi, s'insérer sur le bord supérieur du corps du 5ᵉ métatarsien.

Le troisième tendon, qui était le plus interne des trois, se perdait sur les deux dernières phalanges du 5ᵉ orteil.

« Le péronier antérieur de ce sujet rappelant donc, dit M. Cuyer, la

<hr>

[1] Souligoux, in Poirier, *Traité d'anat. myol.*, p. 253.

disposition des extenseurs des doigts de la main[1], pouvait être considéré comme un extenseur propre du petit orteil. »

Cette interprétation est exacte. Le *peronœus quinti digiti* constitué par l'un des chefs terminaux du péronier antérieur appartient au groupe des muscles extenseurs des orteils. M. Testut, il est vrai, avance que ce *peronœus quinti digiti* est[1] l'homologue du prolongement digital du court péronier latéral dont les éléments se sont déplacés ou, pour être plus précis, que, « dans le développement ontogénique, les faisceaux musculaires dont le prolongement phalangien n'est que le reliquat, se sont fusionnés avec le péronier antérieur au lieu de se réunir avec le court péronier latéral, comme cela se produit d'ordinaire ». Entre l'opinion du professeur Testut et la mienne il n'y a pas autant de différence qu'on le supposerait *a priori*. Les péroniers et les extenseurs des orteils dérivent en effet — je l'établirai plus loin — d'une même masse musculeuse et les connexions entre l'extenseur du 5e orteil provenant du péronier antérieur et le court péronier latéral que je viens de relater en font déjà foi[2].

Quant à l'écartement qu'offrent les insertions inférieures du péronier antérieur pour le passage du tendon du court péronier latéral, il est constant. Dans une monographie publiée en 1863 (*Ueber d. accessorischen Streckshne d. kleinen Zehe : Sitzungsb. d. kais. Academ.*) Hyrtl a prouvé péremptoirement que le prolongement digital du court péronier latéral perfore toujours le tendon terminal du péronier antérieur et que, lorsque ce tendon s'attache au 4e métatarsien, il traverse un ligament (*ligamentum intra metatarsum dorsale*) qui relie les 4e et 5e métatarsiens. Church a noté une disposition analogue dans le *cebus.*

JAMBIER ANTÉRIEUR

Insertion sur le fémur. — L'insertion du jambier antérieur sur le condyle externe du fémur a été observée par Rhinghoffer sur le membre difforme qui lui a offert tant d'anomalies.

ANATOMIE COMPARÉE. — Le tibial antérieur se fixe à l'os de la cuisse

[1] Ed. Cuyer. *Bullet. de la Société d'Anthropologie de Paris*, t. 1 (4e série), fasc. 3, p. 569, mai-juillet 1890.

[2] Testut. *Trait. des an. musc.*, p. 736.

dans les *Vertébrés inférieurs* (*Batraciens anoures, Chéloniens*, etc.). Chez l'*hippopotame* il naît par deux faisceaux, l'un provenant du condyle externe du fémur, l'autre de la rotule (Cuvier). Dans le *tapir* ce muscle s'insère à la fois au tibia et au condyle externe du fémur[1], et dans l'*ornithorynque*, à la rotule et au tibia (Meckel). Le jambier antérieur du *chien domestique* a deux têtes : l'interne et supérieure a pour origine la rotule, l'inférieure le tibia (W. Ellenberger et H. Baum). Dans les *Solipèdes* la corde fibreuse qui réunit le fémur au métatarse et solidarise leurs mouvements de flexion et que Meckel et M. Lesbre[2] considèrent comme un simple prolongement du tendon supérieur de l'extenseur commun, est rattaché par la plupart des anatomistes vété_ rinaires au jambier antérieur et décrite par eux sous le nom de *corde du fléchisseur du métatarse*. Dans les *Ruminants*, tout au moins dans le *bœuf*, le *mouton*, la *chèvre*, on trouve à la place de l'extenseur anté- rieur des phalanges un volumineux muscle inséré sur le fémur et par- tagée en bas en trois corps charnus prolongés par autant de tendons : le plus superficiel se porte sur les cunéiformes et le métatarsien principal, c'est le faisceau que M. Chauveau appelle *M. fléchisseur du pied* et qu'il assimile, à la corde fibreuse fémoro-métatarsienne des *Solipèdes*. Cuvier en fait un *deuxième jambier antérieur*. Les deux autres corps constituent l'un l'*extenseur commun des deux doigts*, l'autre l'*extenseur propre du doigt interne*.

Division totale ou partielle du muscle en deux corps. — Tandis que Theile, Gegenbaur, Krause, Leidy ne parlent pas de la division du tendon terminal du jambier antérieur, Sœmmerring, Henle, Cruveilhier, Testut, Morel et Duval, Poirier affirment que le tendon terminal est divisé en deux branches dont l'une, la plus large, se fixe sur le 1er cunéiforme, et l'autre, la plus étroite, sur l'extrémité postérieure du 1er métatarsien. A ces deux branches du tendon termi- nal du muscle en cause, Sappey ajoute « une expansion grisâtre qui l'unit au tendon de l'adducteur du gros orteil ».

Aucune de ces opinions n'est exacte. Sur 35 sujets dont 26 hommes et 9 femmes que mon prosecteur M. J. Thomas et moi avons exami- nés pendant l'hiver 1894-1895, nous avons rencontré seulement chez 8 hommes et chez 1 femme cette bifurcation tendineuse. Elle existait

[1] James Murie. *The Malayan Tapir* (*Journ. of an. and phys.*, 2ᵉ série. t. IX, p. 161).
[2] Lesbre. *Loc. cit.*, p. 161.

des deux côtés chez 5 hommes et la femme, et d'un seul côté chez 3 hommes, 2 fois à droite, 2 fois à gauche. Le prolongement plantaire du professeur Sappey était plus ou moins développé chez tous les sujets, sauf chez une femme où il faisait totalement défaut des deux côtés.

La division anormale est en général très limitée. Quelquefois cependant elle s'étend jusqu'aux fibres contractiles. M. Testut l'a vue intéresser le corps charnu dans l'étendue d'un centimètre et demi. Sur un nègre de la Pointe-à-Pitre que j'ai disséqué, le jambier antérieur droit était constitué par deux muscles distincts et le tibial antérieur gauche par un seul muscle pourvu de deux tendons. M. Chudzinski a signalé également ce vice de conformation chez un nègre[1].

Quant au sésamoïde du jambier antérieur, je suis de l'avis de M. Pfitzner : « Il n'existe que dans les livres. »

ANATOMIE COMPARÉE. — « Le mouvement d'abduction ou d'écartement qui, dans la préhension au moyen du pied, dit M. Hervé, doit dans les *Singes* précéder la flexion oblique du gros orteil, est-il confié à un muscle particulier? En aucune façon. Ce que l'on a décrit comme tel, chez les *Singes*, sous le nom de muscle *long abducteur du gros orteil*, n'est que le dédoublement d'un muscle qui nous est commun avec eux, le *jambier antérieur*. Ce dédoublement lui-même, on le constate chez l'homme, mais limité à l'extrémité terminale du tendon du jambier antérieur, dont une division se rend à l'extrémité postérieure du premier métatarsien, l'autre se fixant sur le premier cunéiforme. Chez les *grands Anthropoïdes*, la division remonte plus haut : elle s'étend à toute la longueur du tendon (*gorille*) ou même entame une partie du corps charnu (*chimpanzé*, *orang*). Chez le *gibbon* et les *Singes inférieurs*, elle s'élève jusqu'à l'insertion supérieure du muscle, d'où, en apparence, deux muscles distincts : le jambier antérieur attaché au 1er cunéiforme et le long abducteur du gros orteil qui, fixé au premier métatarsien, devient capable de mouvoir cet os isolément ainsi que l'orteil correspondant. Mais, en définitive, ce second muscle n'est qu'un faisceau dédoublé, et ce qui le prouve, c'est qu'on peut voir chez l'homme tous les degrés du dédoublement en question reproduit par anomalie[2]. »

---

[1] Chudzinski. In *Traité d'anat.* de Poirier. *Myologie*, p. 243.
[2] Hervé. *Bullet. de la Soc. d'anthropol.*, octobre-décembre 1889, p. 772, 773.

Cette assertion est vraie d'une manière générale, on peut même aller plus loin et supposer, avec Alix et Gratiolet, que la portion du jambier antérieur qui s'attache au premier cunéiforme répond au faisceau du long abducteur du pouce qui se termine au trapèze, l'autre, au faisceau du long abducteur du pouce qui va au premier métacarpien. D'où le nom d' « *abductor hallucis longus* » donné à un de ces faisceaux par Cuvier, Ilg, Huxley, Burdach, Henle, etc. Il est vrai que Bischoff a vu le jambier antérieur indivis inséré par un tendon unique sur le 1er cunéiforme chez un *gorille* et un *gibbon* (*Hylobates leuciscus*). Mais c'est là un mode de conformation anormale qui ne saurait entrer en ligne de compte.

Le jambier antérieur est formé par deux corps auxquels succède un tendon unique dans l'*innus* et par un corps unique auquel succède un double tendon dans le *cercopithecus* (Church)[1]. Il a deux corps fusionnés seulement à leur origine dans le *Cynocéphale sphynx* (Ilg)[2] et deux corps entièrement indépendants dans l'*aï*, le *fourmilier* (Meckel), l'*Oryctérope du Cap* (Galton), etc. En fait, le nombre des *Mammifères*, chez lesquels le tendon du jambier antérieur est unique, est assez restreint. Ce dernier mode de conformation est cependant bien manifeste dans le *Nycticebus tardigratus*. « Il n'y a dans le *Nycticebus tardigratus*, disent MM. Murie et Mivart, aucun indice de la division du tendon du jambier antérieur et *a fortiori* du corps charnu[3]. »

Faisceaux surnuméraires. — Il n'est pas rare de voir un faisceau détaché du tibial antérieur aller s'insérer sur le ligament annulaire du tarse ou sur l'aponévrose dorsale du pied ou sur l'une et l'autre de ces deux parties. Ce faisceau que Wood a décrit, le premier, en 1864, sous le nom de *M. tensor fasciæ dorsalis pedis*, est quelquefois entièrement différencié. Wood l'a rencontré 2 fois sur 36 sujets[4], et chez 2 fois sur 42 dont 20 hommes et 12 femmes (1 fois des deux côtés chez 1 homme, 1 fois à droite chez 1 femme). Chez l'homme il était représenté par une lame aponévrotique, provenant de la partie inférieure du jambier antérieur, qui allait se fixer sur la partie moyenne du bord supérieur du ligament annulaire du tarse. Chez la femme il était musculeux et inséré, d'une part, sur la face externe du tibia,

[1] Church. *Nat. Hist. Rev.*, janv. 1862, p. 83 et 88.
[2] Ilg. *Loc. cit. supra*, p. 39.
[3] Murie et Mivart. *Proced. Zoolog. Soc.*, février 1876.
[4] Wood. *Proceed. of the Roy. Soc.*, t. XIV, p. 382, et t. XV, p. 506.

dans une étendue de 3 centimètres, immédiatement au-dessous du jambier antérieur dont il était absolument distinct et, d'autre part, sur la moitié inférieure de la face antérieure du ligament annulaire du tarse et sur la partie postérieure de la face superficielle de l'aponévrose dorsale du pied. Ce faisceau appelé *M. tibio-fascialis anticus* dans le catalogue d'anomalies du professeur Macalister, a été signalé encore par Mac Mullen et Banhsen (*Henle u. Pfeufer's Zeitschrift,* XXXIII, p. 49).

Sur un pied bot disséqué par le professeur Macalister, le tendon terminal du jambier antérieur était formé par deux branches dont l'une se perdait sur le scaphoïde et le premier cunéiforme et l'autre sur l'astragale, le calcanéum et l'aponévrose dorsale du pied. Dans un mémoire qu'il a publié en 1871, W. Gruber [1] a fait mention d'un muscle *tibio-astragalus anticus,* étendu du tibia et du ligament interosseux au côté externe de l'astragale. Ce muscle que W. Gruber a rencontré 3 fois (2 fois des deux côtés et 1 fois du côté gauche seulement) doit être rapproché du faisceau précité observé par M. Macalister et du faisceau étendu de la face profonde du jambier antérieur au col de l'astragale et à la capsule de l'articulation du cou-de-pied, observé en 1862 par Hyrtl [2].

Blandin a trouvé sur une fillette « un petit muscle fort grêle, placé en dedans du jambier antérieur, inséré en haut sur le tibia et terminé par un tendon très grêle sur le même os, au-dessus de la malléole externe [3] ».

Wood a vu l'expansion du jambier antérieur vers l'adducteur du gros orteil « très épaisse et confondue avec l'aponévrose superficielle du pied sur laquelle elle se prolongeait jusqu'aux phalanges de l'hallus ».

M. Guibé a mis à nu sur la jambe droite d'un homme un jambier antérieur terminé par deux tendons plats superposés, dont le plus profond allait s'insérer sur le premier cunéiforme et l'extrémité postérieure du premier métatarsien et par une étroite languette sur la capsule de l'articulation métatarso-phalangienne du pouce, et le plus superficiel sur le premier cunéiforme, la face dorsale du premier

---

[1] W. Gruber. *Ueber einen musc. tibio-astragalus anticus des Menschen* (*Arch. f. anat. u. phys.,* 1871, p. 663).

[2] Hyrtl. *Trattato di anatomia dell' uomo,* trad. ital., p. 412.

[3] Blandin. *Trait. d'anat. top.,* 2e édit., 1834, p. 628.

métatarsien mais surtout sur la partie la plus reculée et sur le bord externe tout entier de l'extrémité postérieure du 2° métatarsien[1].

J'ai disséqué un vieillard dont les muscles de la région antérieure de chacune des deux jambes étaient reliés par des trousseaux de fibres contractiles. Il m'a été donné, comme à Wood, d'observer un extenseur du premier métatarsien (voy. ce muscle) qui prenait son origine sur le tibial antérieur.

ANATOMIE COMPARÉE. — Au dire de Cuvier et de Humphry le jambier antérieur de l'*hippopotame* « donne une languette au ligament annulaire ». Dans le *paresseux* le jambier antérieur se perd à la plante du pied sur les tendons des fléchisseurs des doigts (Meckel). Chez le *murin* le jambier antérieur et le long extenseur du gros orteil sont réunis à leur terminaison. Un faisceau du tibial antérieur des *Protèles* et de l'*Hyæna crocuta* représente le long extenseur du gros orteil (Young et Robinson). Dans le *chien*, le jambier antérieur se jette sur un petit noyau osseux situé au côté interne de l'extrémité proximale du métatarse et qui n'est autre chose qu'un vestige du métatarsien du gros orteil disparu[2]. Dans le *lapin*, ce noyau faisant défaut, le tendon du jambier antérieur se termine en dedans du métatarsien de l'index. Le muscle en cause se perd sur les cunéiformes et sur le côté interne du canon chez les *Ruminants* ; exclusivement sur le cunéiforme interne chez le *porc* ; et par deux branches : une sur le cunéiforme interne l'autre sur le métatarsien médian chez les *Solipèdes*.

LONG EXTENSEUR COMMUN DES ORTEILS

Dédoublement des tendons. — Ce dédoublement peut porter sur un ou plusieurs tendons, être unilatéral ou bilatéral, symétrique ou asymétrique, complet ou incomplet, etc. Dans les cas de dédoublement complet deux modalités peuvent se présenter :

I. Les deux branches du tendon bifide se portent sur le même orteil ;

II. L'une des branches du tendon bifide se porte sur l'orteil correspondant, et l'autre soit sur un des orteils voisins, soit sur le pédieux,

[1] Guibé. *Bullet. de la Soc. anat. de Paris*, 1897, fasc. 6, p. 231.
[2] Il n'est pas rare de voir ce doigt se développer complètement.

soit sur l'aponévrose interosseuse, ou les ligaments dorsaux du métatarse.

Voici très succinctement quelques-unes des conformations que j'ai notées :

a). Les deux branches du tendon du 2ᵉ orteil se perdaient toutes deux sur le 2ᵉ orteil ;

b). Des deux branches du tendon du 2ᵉ orteil, l'interne se terminait sur le 2ᵉ orteil, l'externe sur le 3ᵉ orteil ;

c). Les deux branches du tendon du 3ᵉ orteil s'épanouissaient l'une et l'autre sur le 3ᵉ orteil ;

d). Des deux branches du tendon du 3ᵉ orteil, l'interne se rendait au 2ᵉ orteil et l'externe au 3ᵉ ;

e). Des deux branches du tendon du 3ᵉ orteil, l'interne aboutissait au 3ᵉ orteil et l'externe au 4ᵉ ;

f). Les deux branches du tendon du 4ᵉ orteil se rendaient toutes deux au 4ᵉ orteil (cas observé en 1892, des deux côtés sur une femme par un de mes élèves M. George) ;

g). Les deux branches du tendon du 4ᵉ orteil gagnaient, l'interne le 3ᵉ orteil, l'externe le 4ᵉ ;

h). Les deux branches du tendon du 4ᵉ orteil se dirigeaient, l'interne vers le 4ᵉ orteil, l'externe vers le 5ᵉ ;

i). Les deux branches du tendon du 5ᵉ orteil se terminaient sur le 5ᵉ orteil.

j). Des deux branches du tendon du 5ᵉ orteil, l'interne se perdait sur le 4ᵉ orteil et l'externe sur le 5ᵉ (un cas observé, en 1894, par un de mes élèves M. Jusseaume, sur le pied droit d'une femme), etc. [1].

Anatomie comparée. — L'explication que nous avons donnée du dédoublement du tendon de l'extenseur commun des doigts est applicable au dédoublement des tendons du long extenseur commun des orteils. Elle repose, on le sait, sur ce fait que dans certains genres d'animaux et plus particulièrement dans l'*oryctérope* et le *phoque*, par suite de l'existence d'un extenseur intermédiaire (*Extensor secundus* de Humphry) à l'extenseur superficiel et à l'extenseur profond les doigts sont mus par des tendons multiples.

[1] Le long extenseur des orteils du membre difforme disséqué par Ringhoffer (*Virchow's Arch.*, vol. XIX, p. 28) possédait 4 tendons : un pour le 2ᵉ doigt, un pour le 5ᵉ et deux pour le 4.

Tendon surnuméraire pour le gros orteil. — La littérature anatomique ne fait mention que de deux malformations de ce genre. L'une et l'autre ont été observées sur le membre inférieur droit par Wood et W. Gruber. Dans le cas de Wood, le tendon le plus interne du long extenseur commun fournissait une branche qui allait rejoindre, au niveau de la base du premier métatarsien, le tendon de l'extenseur propre du gros orteil qu'elle accompagnait jusqu'à sa terminaison [1]. Dans le cas du professeur W. Gruber, la branche surnuméraire provenait également du premier tendon de l'extenseur commun des orteils, s'accolait au tendon dédoublé de l'extenseur propre du gros orteil pour aller s'insérer avec lui sur la première phalange du gros orteil, à 5 ou 6 millimètres en avant de l'articulation métatarso-phalangienne. Pour ma part j'ai pu montrer à mon cours, en février 1895, les deux pieds d'une vieille idiote sur lesquels le tendon interne du long extenseur commun des orteils émettait, presque au-dessous du bord inférieur du ligament annulaire du tarse, un cordon fibreux qui se divisait, après un trajet d'un centimètre et demi environ, en deux faisceaux très grêles dont l'interne allait se confondre, sur la partie moyenne de la première phalange, avec le bord interne du tendon de l'extenseur propre du gros orteil et l'externe avec l'extrémité antérieure du tendon du pédieux qui vient se fixer sur la première phalange du gros orteil.

Anatomie comparée. — Les *Mammifères* dans lesquels l'extenseur commun des orteils à 5 tendons, sont assez rares. Parmi ceux-ci citons le *Vesperlilio murinus* (Maisonneuve), le *phoque* chez lequel « le long extenseur commun se divise sur le dos du pied en quatre languettes dont la plus interne se partage à son tour en deux autres plus petites, qui se portent aux deux premiers orteils. » Et « le *castor* où le long extenseur commun s'unit par son tendon interne, sur la face dorsale du pied à celui de l'extenseur du gros orteil [2] ».

Chez les *Oiseaux* la disposition est la même que dans la généralité des *Mammifères*. Dans les *Perroquets* cependant, d'après Alix, « l'extenseur envoie au premier orteil un tendon supplémentaire qui se détache du côté interne du tendon commun, immédiatement au-dessus du point où il sort de l'anneau qui le bride, en haut du métatarse [3] ».

[1] Wood. *Proc. of the Roy. Soc.*, n° 93, p. 537, 1869.
[2] Meckel. *Anat. comp.*, t. VI, p. 432 et suiv.
[3] Alix. *Essai sur l'appareil locomoteur des oiseaux*. Paris, 1874, p 454.

Parmi les *Vertébrés inférieurs*, il en est quelques-uns, le *Cryptobranchus Japonicus* entre autres, chez lesquels le premier orteil est compris dans la zone d'action de l'extenseur commun.

Connexions plus intimes des tendons entre eux. — De même que dans certains *Mammifères* des ordres peu élevés, les tendons du long extenseur commun des orteils de l'homme sont quelquefois réunis par une lame aponévrotique ininterrompue ou par des languettes fibreuses variables comme dimensions, comme nombre et comme direction. M. Chudzinski a trouvé ces bandelettes remarquablement développées chez un Annamite.

Connexions plus intimes des tendons et du corps charnu avec les muscles voisins et le métatarse. — Nous avons signalé la branche supplémentaire que le tendon interne de l'extenseur commun envoie au tendon de l'extenseur propre du gros orteil. Mac Whinnie[1] et Wood[2] ont observé chacun un cas dans lequel une branche de bifurcation similaire du premier tendon du long extenseur se fusionnait avec le faisceau hallucien du muscle pédieux. Sur un sujet que M. Testut a disséqué en 1880, le muscle extenseur commun fournissait un tendon surnuméraire qui venait se terminer sur le tendon que le pédieux envoie au 4e orteil. Le tendon unique résultant de cette fusion se bifurquait à son tour presque immédiatement après, pour aller se confondre, au niveau de l'articulation métatarso-phalangienne, avec le tendon ordinaire que l'extenseur commun envoie au 4e orteil. Un de mes élèves, M. Compain, a trouvé, en décembre 1894, le même mode de conformation sur les deux pieds d'un épileptique.

M. Macalister a vu un faisceau musculaire détaché du long extenseur se perdre dans le premier muscle interosseux dorsal. J'ai noté, à droite, chez un homme, le renforcement du tendon du 5e orteil de l'extenseur par une bandelette musculeuse très grêle provenant du péronier antérieur.

Des tendons du long extenseur commun des orteils se détachent souvent des prolongements fibreux qui se perdent soit : (α) sur le 1er métatarsien, (β) sur le 4e, (γ) sur le 5e (faisceau distinct du péronier antérieur). L'origine et le volume de ces prolongements changent presque avec chaque sujet. Celui du 4e orteil naît généralement du

---

[1] Mac Whinnie. *Op. cit.*, p. 137.

[2] Wood. *Loc. cit. suprà.*

péronier antérieur. Dans un cas cependant M. Testut a vu le tendon du 4e orteil de l'extenseur commun se dédoubler et se porter par sa branche de bifurcation postérieure sur la partie moyenne du 4e métatarsien[1].

Meckel a rencontré et j'ai rencontré aussi un long extenseur dont le tendon destiné au 4e orteil se terminait sur le métatarsien au lieu de se terminer sur les phalanges[2].

Je rappelle pour mémoire les faisceaux charnus qui relient parfois le long extenseur des orteils à l'extenseur propre du gros orteil ou au tibial antérieur.

ANATOMIE COMPARÉE. — Les longs extenseurs des orteils et le tibial antérieur dérivant de la même masse musculaire (*supinato-extensor mass* de Humphry), les connexions intimes fréquentes de ces divers muscles dans l'espèce humaine s'expliquent aisément. Nous avons du reste relevé les noms de divers *Mammifères* dans lesquels ces connexions sont habituelles (voy. M. précédent). L'union du long extenseur et du court extenseur des orteils se retrouve aussi à l'état physiologique au bas comme au haut de l'échelle zoologique. Les deux extenseurs sont confondus dans le *kangourou* (Meckel). D'après Bruhl et Hartmann « les tendons des longs et des courts extenseurs se raccordent d'abord et se séparent ensuite de nouveau chez le *chimpanzé*[3] ». « L'*Aï* a ceci de particulier, dit Cuvier, que son extenseur commun ne s'insère, comme dans les *Reptiles*, qu'au métatarsien[4]. » Dans les *Lacertiliens* le long extenseur se termine aussi sur le métatarse (Humphry). Le long extenseur du *porc* se segmente en deux ventres dont l'externe se rend aux 2e, 3e et 4e orteils et l'interne à la partie postérieure du métatarsien du 1er. Un faisceau du long extenseur commun du *porc-épic* se fixe sur le 2e métatarsien et la première phalange de l'orteil correspondant.

Division en plusieurs faisceaux. — Les dispositions suivantes ont été notées :

A). Wood a vu des deux côtés, chez un homme, les tendons des 2e, 3e et 4e orteils, faire suite à des faisceaux charnus absolument indé-

[1] Testut. *Traité des anom. musc.*, p. 716.
[2] Meckel. *Deutsches Arch.*, t. V, p. 117.
[3] Hartmann. *Loc. cit. suprà*, p. 135.
[4] Cuvier. *Leçons d'Anat. comp.*, 2e édit, t. 1, p. 553.

pendants. En 1894, M. Morestin[1] et un de mes prosecteurs, M. André, ont retrouvé ce mode de conformation qui, d'après Meckel est normal dans l'*hyène*, l'*ours*[2], quelques *Rongeurs* et le *kangourou*. La segmentation du long extenseur commun en quatre faisceaux distincts a été observée par Alix et Gratiolet dans le *chimpanzé*.

B). En 1875, le professeur W. Gruber a décrit sous le nom de *musculus extensor digiti II pedis longus* un faisceau musculaire qui naissait du tiers moyen de la face du péroné située en avant du ligament interosseux, glissait au-dessous du ligament annulaire antérieur du tarse et allait se confondre, au niveau du métatarse, avec le tendon que l'extenseur commun fournit au second orteil. Ce mode de conformation a été signalé encore, dans la race blanche, par Meckel et Wood, et sur un nègre par M. Chudzinski[3].

Au point de vue de l'anatomie philosophique l'*indicator pedis* de l'homme a une grande importance, car il est l'homologue au pied de l'extenseur propre de l'index du membre thoracique. Meckel l'a parfaitement compris. Après avoir noté que, dans le *cochon*, « le long extenseur des orteils s'insère par une branche interne unique sur l'extrémité postérieure du premier métatarsien et par une branche externe bifurquée sur les 2e, 3e et 4e orteils », cet anatomiste a ajouté : « Il y a en outre un petit muscle long et allongé qui vient du péroné, son tendon, qui a une longueur notable, perfore le premier ventre du muscle précédent et va à toutes les phalanges du premier orteil. Ce muscle représente probablement l'extenseur propre du gros orteil; mais comme il se rend, à proprement parler, au deuxième orteil, il est plus exact de le comparer à l'extenseur de l'index. Il est à remarquer que l'on trouve quelquefois, même chez l'homme, un muscle considérable destiné au second orteil ; il est la répétition de l'extenseur de l'indicateur[4]. »

Ce faisceau existe aussi dans le *porc-épic* et, d'après M. Chudzinski, « chez les *Primates*, surtout chez les *Pithéciens* ».

[1] Morestin. *Bullet. de la Société anat.*, 1894.

[2] Il n'existait pas dans l'*Hyène striée* de Young et Robinson, ni dans l'*ours brun d'Amérique* du professeur Testut.

[3] Chudzinski. *Revue d'Anthropologie*, 1874, et tir. à part, p. 16.
Wood. *Proceedings of the Roy. Soc.*, n° 93, 1867, p. 537.
W. Gruber. *Ein musc. « Extensor digiti II pedis longus »*. *Reichert u. Du Bois Reymond's Arch.*, 1875, p. 23 et *Ueber den « musc. extensor digiti longus pedis » anomal. mit. 5. Sehnen zu allen Zehen* (ibid., p. 201).

[4] Meckel. *Anat. comp.*, t. VI, p. 429.

C). Sur un autre nègre nommé Étienne, **M.** Chudzinski a trouvé l'extenseur commun dissocié en deux portions entièrement distinctes : « une *portion interne* qui donnait naissance, en plus des faisceaux destinés au 2ᵉ et au 3ᵉ orteils, à un faisceau profond qui se terminait par les deux extrémités d'un tendon bifide sur le premier métatarsien, et une *portion externe*, annexée au péronier antérieur et qui comprenait deux faisceaux un pour le 4ᵉ et un pour le 5ᵉ orteil. »

Ce mode de conformation répond, comme les précédents, à un arrangement normal chez plusieurs animaux. Les extenseurs des orteils sont considérablement multipliés, dans la *marmotte*, le *porc-épic*, le *castor*, etc. La *marmotte*, par exemple, offre les suivants :

1° Un long extenseur commun formé d'une partie superficielle et d'une partie profonde. Celle-ci se divise après un court trajet, et s'attache à la région supérieure de la face dorsale du pied ; elle fixe en cet endroit la partie superficielle du muscle, qui fournit des tendons aux quatre orteils externes. Le tendon le plus externe se bifurque, et envoie un second tendon au quatrième orteil ;

2° Un court extenseur des deux premiers orteils, qui vient de la partie supérieure du péroné ;

3° Un extenseur propre du 5ᵉ orteil qui naît du second cinquième du péroné ;

4° Un semblable extenseur du 4ᵉ orteil prenant son origine sur le même os, mais plus bas et plus en arrière[1].

D). **M.** Wood a disséqué un sujet sur lequel le long extenseur des orteils était encore divisé dans toute son étendue en deux portions, mais dont la portion interne se distribuait aux 2ᵉ, 3ᵉ et 4ᵉ orteils et la portion externe, fusionnée avec le péronier antérieur, au petit orteil. Cette malformation est aussi intéressante que celle qui consiste dans la différenciation du faisceau du long extenseur qui se rend au second orteil (*Indicator pedis*), car, au point de vue de l'anatomie philosophique, elle reproduit au membre pelvien l'extenseur propre du petit doigt de la main. Dans l'ordre des *Carnassiers*, le *raton* et le *coati*, et dans l'ordre des *Rongeurs*, la *marmotte*, le *porc-épic* et le *castor* possèdent d'ordinaire un long extenseur propre du 5ᵉ orteil (Meckel).

[1] Meckel. *An. comp.*, t. VI, p. 431.

LONG EXTENSEUR PROPRE DU GROS ORTEIL

Variations des insertions du tendon terminal. — Sur 200 pieds qu'il a examinés le professeur W. Gruber dit qu'il a vu le tendon du long extenseur du gros orteil « s'attacher aux deux phalanges du gros orteil 27 fois sur 50 cas et 21 fois à la phalange onguéale seulement ». Calori a trouvé le tendon indivis dans la moitié à peu près des sujets qu'il a disséqués ; mais alors même que le tendon ne se dédoublait pas, il n'en avait pas moins des rapports étroits avec l'extrémité postérieure de la phalange métatarsienne. Il s'y fixait, en effet, au moyen d'une expansion fibreuse, tantôt à la partie interne seulement, tantôt sur les deux côtés. Cette expansion était ordinairement très forte ; dans quelques cas, cependant, elle était assez mince. « Il arrive quelquefois, observe Calori, que le susdit tendon n'a aucune connexion avec la première phalange, mais cela est très rare, de sorte que l'on doit considérer comme fait général ou comme règle présentant peu d'exceptions l'insertion du tendon de l'extenseur propre aux deux phalanges du gros orteil [1]. »

En 1895 j'ai chargé un de mes aides d'anatomie, M. Compain, de vérifier les dires de Gruber et de Calori et voici la note qu'il m'a remise alors à ce propos :

« Sur 20 sujets dont 10 hommes et 6 femmes, j'ai trouvé :

« I. L'extenseur propre s'insérant uniquement sur la seconde phalange du gros orteil :

Sur les deux pieds, chez 5 sujets :
Soit : hommes, 2 ; femmes, 3 ;
Sur le pied droit seul, chez *1* sujet :
Soit : homme, 1 ;
Sur le pied gauche seul, chez *2* sujets :
Soit : homme, 1 ; femme, 1 ;

« II. L'extenseur propre s'insérant sur la seconde phalange du gros orteil et envoyant à la première phalange une expansion aponévrotique interne assez légère en général :

[1] Calori, *Memoria dell' Accademia di Bologna*, série II, t. VII, p. 35.

Sur les deux pieds, chez **11** sujets :

Soit : hommes, 6 ; femmes, 5 ;

Sur le pied droit seul, chez **3** sujets :

Soit : hommes, 2 ; femme 1 ;

Sur le pied gauche seul, chez **1** sujet :

Soit : homme, 1.

« III. L'insertion du fléchisseur propre du gros orteil à la seconde phalange et envoyant à la première deux expansions aponévrotiques latérales légères :

Sur le pied gauche seul, chez **1** sujet :

Soit : homme, 1.

« En résumé, sur quarante pieds examinés j'ai trouvé :

I. L'insertion du fléchisseur propre à la seconde phalange seule sur 13 pieds : dont 6 droits et 7 gauches.

II. L'insertion sur la seconde phalange avec une expansion aponévrotique interne à la première sur 26 pieds : dont 14 droits et 12 gauches ;

III. L'insertion sur la seconde phalange avec deux expansions aponévrotiques latérales à la première sur 1 pied : gauche. »

M. Morestin a trouvé « 1 fois sur 2 chez l'adulte, une bourse séreuse entre le premier cunéiforme et le tendon de l'extenseur propre du gros orteil ». (Morestin, *Bullet. de la soc. anat.*, 1894, p. 715.)

Tendons surnuméraires. — Quelquefois le muscle en cause offre un tendon surnuméraire pour le premier métatarsien ou pour le premier métatarsien et pour le second orteil (Chudzinski). J'ai rencontré 6 fois le tendon du 1er métatarsien : 4 fois chez l'homme, 2 fois chez la femme et toujours des deux côtés. Chez 3 hommes et chez 1 femme il était inséré sur l'extrémité postérieure et supérieure du 1er métatarsien et chez un homme et chez 1 femme sur le corps du métatarsien, à 1 centimètre et demi en avant de l'extrémité postérieure.

W. Gruber a donné le nom « *d'extensor hallucis longus tricaudatus* » à un extenseur propre du gros orteil qui était pourvu de trois tendons [1].

ANATOMIE COMPARÉE. — Dans le *Myrmecophaga tamandua*, le tendon

[1] W. Gruber. *Ueber die Varietæten des musc. extensor hallucis longus*, Reichert u. Du Bois-Reymond's Arch., 1875, p. 575, et *Ein neuer fall von musc. extensor hallucis longus tricaudatus*, ibid., 1876, p. 746.

de l'extenseur propre de l'hallus se divise en deux branches dont l'une se rend au 1er orteil et l'autre au 2e (Rapp). Un mode de conformation analogue existe dans l'*Oryctérope du Cap* et le *Tatou à six bandes* (Galton). Chez les *Carnassiers* et le *porc* l'extenseur propre du gros orteil a la même origine que chez l'homme, mais s'attache sur les phalanges du deuxième doigt par suite de l'avortement du pouce. L'extenseur propre du gros orteil du *pangolin* qui naît du péroné, comme dans l'espèce humaine, se termine par trois tendons dont l'un se rend à la dernière phalange du second orteil, l'autre à la première phalange du gros orteil et le dernier, enfin, à la phalange onguéale de ce gros orteil (Humphry).

Segmentation du corps charnu. — Le plus souvent le dédoublement du corps charnu est incomplet; complet il donne lieu à la formation de certains muscles surnuméraires de la région externe de la jambe qui seront décrits plus loin.

Connexions plus intimes avec le jambier antérieur et le long extenseur commun des orteils (voy. ces muscles).

MUSCLES SURNUMÉRAIRES

Péronéo-tibial.

Par suite de la perte des mouvements de pronation du tibia, il n'existe pas normalement à la jambe, chez l'homme, un muscle analogue au carré pronateur de l'avant-bras. Si on y rencontre le poplité qui correspond au rond pronateur, c'est parce qu'en raison de ses attaches au fémur, d'une part, et au tibia d'autre part, ce muscle fléchit le segment inférieur du membre pelvien sur le segment supérieur. Mais ayant perdu une de ses fonctions, celle d'imprimer des mouvements de pronation au tibia qu'il remplit avec celle de fléchisseur dans certaines espèces, le poplité est chez nous incomplètement développé, composé d'un seul chef (voy. *M. poplité* et *M. rond pronateur*). Pour le carré pronateur de la jambe de l'homme la suppression complète de la fonction a eu pour résultat la disparition de la totalité des fibres, de même que pour le rond pronateur de la jambe (poplité) la perte de la moitié de la fonction a eu pour conséquence la perte de la moitié des fibres.

Cependant ce muscle carré pronateur de la jambe, dont l'organisme humain est dépourvu à l'état normal, y reparaît à l'état anormal. W. Gruber l'y a retrouvé en 1878. Aujourd'hui, grâce aux nombreux mémoires dont ce muscle a été l'objet de la part du regretté professeur de l'Université de Saint-Pétersbourg et dont la nomenclature suit, il est admirablement connu :

1° *Ueber den neuen musculus peronœo-tibialis beim menschen. — Arch. f. Anat. u. Entwickelungsgeschichte.* Leipzig, 1877. S. 401, Taf. XVIII, fig. 1-6.

2° *Nachtrage über den m. peronœo-tibialis. — Arch. f. an. u. phys.* (Anat. Abth.) Leipzig, 1878. S. 481.

3° *Vorlaüfige Anzeige über das Vorkommen des musculus peronœo-tibialis auch bei den Quadrumana. — Bullet. de l'Acad. imp. des sc. de Saint-Pétersbourg.*, t. XXV, col 97. *Mél. biolog.*, t. X, p. 157, mai 1878.

4° *Beobachtungen a. d. menschl. u. vergleich. Anat.* Berlin, 1879, 4 S. 59-75, Taf. IV-V.

5° *Ueber den normalen musculus peronœo-tibialis bei den hunden. — Citirtes Archiv.*, 1878, S. 438, Taf. XVI.

6° *Beobachtungen aus der menschlichen und vergleichenden Anatomie.* Berlin, 1879.

A) *Vorkommen des musculus peronœo-tibialis*

α. *Bei dem Chimpanse — Troglodytes niger*, p. 79, Taf. V, fig 5-7.

β. *Ueber das septum fibro-musculare cruris und das foramen für die vasa tibialia antica in demselben*, p. 80, 84, 85.

B) *Mangel des musculus peronœo-tibialis*, p. 87.

Insertions. — Il s'insère en général :

En haut, sur la partie postérieure de l'articulation tibio-péronière supérieure et sur la facette triangulaire située en dedans de la tête du péroné, immédiatement au-dessous de la surface articulaire de cette tête.

En bas, sur la face postérieure du tibia, entre le faisceau tibial du long fléchisseur commun des orteils en avant et le muscle poplité en arrière.

Rapports. — Inclus dans l'angle supérieur de l'espace interosseux, immédiatement au-dessous de la capsule de l'articulation tibio-péronière supérieure, il borde en haut le foramen qui donne passage aux vaisseaux et aux nerfs tibiaux antérieurs. Situé en arrière du ligament interosseux chez l'homme, il est logé dans l'intérieur de ce ligament chez tous les autres *Mammifères*.

Forme et structure. — Le péronéo-tibial peut se présenter sous forme d'une lame musculeuse ou musculo-tendineuse fusiforme, cylindrique, quadrilatère ou triangulaire. Il est presque toujours rudimentaire. Quand il est bien développé, il est triangulaire, et ses faisceaux, nettement différenciés, se portent en rayonnant de la tête du péroné au tibia. Tel était le péronéo-tibial que j'ai trouvé sur la jambe droite d'un vieillard et que j'ai fait mouler par trois de mes élèves, MM. Bougrier, Servant et Franchet.

Chez les animaux, de même que chez l'homme, le péronéo-tibial est innervé par une branche du sciatique poplité interne.

On peut voir exceptionnellement un faisceau détaché de ce muscle ou du tibia se porter sur l'arcade du soléaire, c'est le muscle *tenseur de l'arcade du soléaire* de W. Gruber.

Fréquence. — D'après Krause on le rencontrerait 8 fois sur 100 sujets. Sur 860 jambes qu'il a disséquées, le professeur Gruber a noté 128 fois sa présence. Il se montre plus fréquemment chez l'homme que chez la femme, d'un seul côté que des deux côtés, du côté droit que du côté gauche. S'il a été si longtemps méconnu dans tous les *Mammifères*, y compris l'homme, c'est à cause de son état rudimentaire habituel et de sa situation profonde au-dessous du poplité et des origines tibiale et péronière du jambier postérieur.

Anatomie comparée. — Wiedemann a appelé l'attention des naturalistes sur un faisceau musculaire qu'il a disséqué, entre le tibia et le péroné, dans la région postérieure de la jambe des *Chéloniens* et qui imprime, au tibia, un mouvement de rotation autour du péroné. Wiedemann l'a dénommé « M. interosseux de la jambe » et Meckel l'a considéré comme un poplité « très agrandi et plus descendu que de coutume[1] »?

---

[1] Meckel. *Anat. comp.*, t. V, p. 127.

D'après Humphry[1] le *paracyon* et la *gerboise* posséderaient un péronéo-tibial. Alix regarde aussi comme un péronéo-tibial le faisceau qui, chez les *Oiseaux*, s'étend de la tête du péroné au tibia et que Vicq-d'Azyr a pris pour le muscle poplité[2].

« Dans les *Sarigues*, dit Meckel, toute la face postérieure de la jambe est occupée par un muscle qui descend obliquement du péroné au tibia. Cette masse musculaire peut être partagée en une moitié supérieure, plus grande, et une inférieure plus petite. La supérieure est un poplité très fortement développé, qui fait tourner le tibia sur le péroné; cette moitié correspond au rond pronateur du membre supérieur. La moitié inférieure est distinctement un carré pronateur. Ces animaux ont donc, à l'instar de plusieurs *Reptiles*, deux muscles pronateurs à la jambe et au bras[3]. » Le péronéo-tibial est signalé par Young dans le *koala*[4]. Au dire d'Alix, il est présent dans l'*aye-aye*.

W. Gruber pense qu'il est assez commun parmi les *Singes*, les *Anthropoïdes* exceptés. Il l'a disséqué chez les *Cercopithèques*, les *Macaques*, les *Cynocéphales*, le *Cebus fatuellus*, le *Cebus appella*, le *Iacchus vulgaris*, l'*hapale*, etc. « Jusqu'à présent, déclare de son côté le professeur[5] Hartmann, je n'ai trouvé le péronéo-tibial (*musculus peronæo-tibialis*) découvert par Gruber et recouvert par le sous-poplité que chez le *chimpanzé* parmi les *Singes Anthropoïdes;* mais je l'ai vu bien développé chez un *cercopithèque roux*. » Gruber ne l'a observé aussi que dans un *chimpanzé* (*Troglodytes niger*) dont l'articulation péronéo-tibiale supérieure était très mobile. Tablant sur ce fait et sur l'assertion de Duvernoy que dans ce *primate* « l'articulation du tibia avec le péroné a une mobilité plus grande que chez l'homme[6] », W. Gruber avance que « sous ce rapport, le *chimpanzé* tient le milieu entre les *Simiens* et les *Prosimiens* ».

La mobilité de l'articulation péronéo-tibiale supérieure et l'adjonction à cette articulation ou plutôt au tibia d'un muscle pronateur éloignerait donc de l'homme le *chimpanzé*, qui s'en rapproche tant par d'autres dispositions myologiques. W. Gruber, qui a cherché ce

[1] Humphry. *Journ. of an. and phys.*, 1869, p. 328.
[2] Alix. *Essai sur l'appareil locomoteur des Oiseaux*, 1874, p. 445.
[3] Meckel. *Anat. comp.*, t. VI, p. 401-402.
[4] Young. *The so-called movements of pronation and supination in hind limb of certain Marsupials* (*Journ. of an. and phys.*, t. XV, 1881, p. 392).
[5] Hartmann. *Comparaison de l'homme et des Singes Anthropoïdes* cit. p. 134.
[6] Duvernoy. *Mémoire sur l'anatomie comparée des grands Singes pseudo-anthropomorphes.* — *Arch. du Muséum d'hist. nat.*, t. VIII. Paris, 1855-1856, 4, p. 72.

muscle chez un grand nombre de *Mammifères*, ne l'a pas rencontré dans ceux dont les noms suivent :

Erinaceus, Myogale moschata, Talpa : — *Nasua socialis, Ursus arctos, Meles vulgaris, Mustela zibellina et martes, Lutra vulgaris, Felis; Myoxus, Sciurus, Spermophilus guttatus, Arctomys marmotta, Mus rattus, Dipus decumanus, Geomys bulbivorus, Fiber zibethicus, Lagomys alpinus, Lepus cuniculus et timidus, Hystrix cristata, Cavia aperea et cobaya; Bradypus tridactylus, Dasypus octocinctus, Myrmecophaga didactyla;* — *Sus scropha;* — *Equus caballus;* — *Phoca.*

C'est chez le *chien*, le *renard* et le *loup* qu'on le rencontre le plus communément. Il y est très fort et souvent bilatéral. Le professeur Gruber l'a découvert 24 fois sur 30 chiens. Dans l'homme et les *Singes* l'artère tibiale antérieure se séparant, à l'état normal, de l'artère poplitée, au niveau du bord inférieur du muscle poplité, les vaisseaux antérieurs de la jambe ne cheminent pas chez eux, comme chez les *Canidés*, entre le muscle poplité et le muscle péronéo-tibial.

Quatrième péronier.

Syn. : *Peronœus quartus; Peronœus sextus; Peronœus calcaneus externus; Péronéo-cuboïdien ; Peronœus accessorius ; Peronœus medius,* etc.

A l'état de complet développement le 4ᵉ péronier est représenté par un corps charnu qui naît de la partie inférieure du péroné et auquel fait suite un tendon qui va se terminer sur l'une ou l'autre des phalanges du 5ᵉ orteil ou sur le tendon que l'extenseur commun fournit au 5ᵉ orteil. J'ai rencontré 3 fois, — et toujours des deux côtés, — le 4ᵉ péronier bien développé : 2 fois chez l'homme, 1 fois chez la femme. Chez les deux hommes le 4ᵉ péronier émanait du quart inférieur de la face externe du péroné, au-dessous du court péronier latéral et se prolongeait par un tendon grêle, chez l'un, jusqu'à la face dorsale de la 3ᵉ phalange du petit orteil et chez l'autre jusqu'à la base de la seconde. Chez la femme il provenait de la fossette sus-malléolaire du péroné par un corps charnu rudimentaire auquel succédait un tendon très mince qui, sur le dos du pied, se divisait en trois branches : une moyenne qui se portait sur le tiers postérieur de la face dorsale de la 1ʳᵉ phalange du petit orteil et deux latérales qui se perdaient sur le tendon extenseur de cet orteil au niveau de la base de la seconde phalange.

Le 4ᵉ péronier se présente toutefois très rarement sous cette forme où il est facilement reconnaissable. Presque toujours son extrémité inférieure est atrophiée ou mal développée. Et c'est à des 4ᵉˢ péroniers mal conformés qu'on a donné les noms de *M. péronéo-cuboïdien* (Chudzinski), de *M. peronæus accessorius* (Henle), de *M. peronæus calcaneus externus* (Wood, Theile, Macalister), de *M. peronæus quartus* (Otto), de *M. peronæus sextus* (Macalister), etc.

Nous allons les décrire brièvement.

Le *péronéo-cuboïdien* de Chudzinski (*peronæus accessorius* de Henle) se détache de la partie inférieure de la face externe du péroné, sous les deux péroniers qu'il accompagne dans la gouttière rétro-malléolaire et vient se terminer sur le cuboïde. J'ai trouvé 4 fois (2 fois chez la femme, 1 fois à droite, 1 fois à gauche, et 1 fois des deux côtés, et 1 fois à gauche chez l'homme) ce faisceau anormal que M. Testut a rencontré également 3 fois. Au lieu de se fixer sur le cuboïde, il peut se fixer sur le tendon du long péronier latéral au moment où il pénètre dans la gouttière cuboïdienne (Macalister).

Péronéo-calcanéen externe (*peronæus quartus* d'Otto, *peronæus sextus* du professeur Macalister). — Ce muscle qui a les mêmes insertions supérieures que le précédent se termine généralement, en bas, par un tendon plus ou moins grêle sur le tubercule de la face externe du calcanéum. Ce faisceau a été rencontré par Otto[1], Theile[2], Wood[3], Macalister[4], Chudzinski[5], Curnow[6], Knott[7], Beswick-Perrin[8], Testut[9], Prenant, Nicolas[10], etc. Hinterstoisser a rapporté l'observation d'un péronier avec tendon bifide inséré sur le calcanéum; le muscle naissait entre les deux péroniers au tiers supérieur de l'angle externe du péroné; les deux branches de bifurcation du tendon du muscle entouraient le tendon du court péronier latéral, l'une placée en avant, l'autre en arrière de ce tendon[11].

[1] Otto. *Neue seltene Beobachtungen*, S. 10.
[2] Theile. *Encycl. anat.*, t. III, *Myologie*, p. 326.
[3] Wood. *Proc. of the Roy. Soc. of London*, t. XV, p. 239 et 539, et t. XVI, p. 530 et 523.
[4] Macalister. *Proc. of the Roy. Irish Acad.*, 1871.
[5] Chudzinski. *Revue d'Anthrop.*, 1882, p. 620.
[6] Curnow. *Journ. of anat. and phys.*, t. VII, p. 307.
[7] Knott. *Proc. of the Roy. Irish Acad.*, 1881, p. 427.
[8] Beswick-Perrin. *Med. Times and Gaz.*, 1872-1873. (Analysé dans *Journ. of an. and phys.*, t. VII, p. 327.)
[9] Testut. *Traité des an. muscul.*, p. 755.
[10] Prenant, Nicolas. *Loc. cit. suprà*, p. 22 et 23.
[11] Hinterstoisser. *Ueber einige seltene Muskelvariationen.* (*Vien. med. Jahrb.*, 1887, n. Folge, II. 7.)

M. Guibé a vu sur la jambe gauche d'un sujet la masse des péroniers latéraux constituées par deux muscles dont l'un avait les attaches supérieures du court péronier latéral normal mais était fixé en bas, sur l'apophyse cochléaire du calcanéum et dont l'autre avait les attaches supérieures du long péronier latéral mais était terminé en bas par deux tendons dont le plus court était inséré sur la pointe de l'apophyse du calcanéum et la plus longue sur la partie inférieure du tubercule externe de l'extrémité postérieure du premier métatarsien [1].

Trois de mes élèves, MM. Boyer, Bourgougnon et Dubois, ont vu sur le pied droit d'un homme âgé de trente ans environ coexister un tibio-calcanéen, un péronéo-calcanéen et l'*accessorius ad accessorium* (voy. *chair carrée de Sylvius*) [2]. Je copie la note que m'a remise à ce sujet M. Bourgougnon.

« *Muscle tibio-calcanéen droit*. — Situé à la partie postérieure et interne de la jambe, long de 20 centimètres, plus gros que le pouce d'un adulte, dirigé verticalement de haut en bas, il s'étend du tiers moyen du tibia à la face interne du calcanéum.

« *Insertions*. — Ce muscle s'insère en haut, dans une longueur de 3 centimètres au bord interne du tibia, au niveau de son tiers moyen, en dehors à une aponévrose qui le sépare du soléaire dont il semble être un accessoire. De là les fibres se dirigent verticalement en bas, s'implantent sur une large aponévrose nacrée qui occupe toute la face profonde du muscle, s'arrêtent brusquement à 2 centimètres au-dessus du calcanéum et s'implantent sur un tendon arrondi long de 4 centimètres qui s'insère à la partie postérieure de la face interne du calcanéum. Ce muscle est renflé à sa partie inférieure comme le long fléchisseur du gros orteil; mais le renflement est tourné en sens inverse.

« *Rapports*. — En arrière et en haut avec le soléaire et le tendon d'Achille qui le recouvrent en partie, en bas avec l'aponévrose et la peau dont il est séparé par une couche abondante de tissu cellulaire; en avant, avec le tibia, le nerf tibial et l'artère tibiale postérieurs, les tendons du fléchisseur propre du gros orteil et du fléchisseur commun des orteils qu'il recouvre; enfin avec le *péronéo-calcanéen* qu'il croise.

---

[1] Guibé. *Bullet. de la Soc. anat. de Paris*, 1879, fasc. 8. p. 206.

[2] Le muscle pédieux du côté opposé à celui où ont été rencontrées ces anomalies musculaires présentait six chefs : le second orteil en recevait deux et chacun des autres orteils en recevait un.

« *Muscle péronéo-calcanéen droit*. — Situé très profondément à la partie postérieure et inférieure de la jambe, obliquement dirigé de haut en bas et de dehors en dedans, long de 15 centimètres, gros comme l'index d'un adulte, ce muscle se termine inférieurement par une partie renflée qui rappelle la forme de la partie inférieure du fléchisseur propre du gros orteil. Ce dernier muscle devient tendineux plus rapidement que d'habitude, et au lieu d'être renflé inférieurement, il est fusiforme.

« *Insertions*. — En haut, au tiers inférieur de la face postérieure et du bord interne du péroné ainsi qu'à l'aponévrose qui le sépare des muscles de la région externe. Les fibres musculaires se terminent à 1 centimètre au-dessus de l'interligne articulaire ; le tendon sur lequel elles s'implantent a 8 centimètres de longueur, il passe dans la gouttière située au-dessous de la petite apophyse du calcanéum et va s'insérer en bas à la partie la plus antérieure de cette gouttière.

« *Rapports*. — En arrière et en haut avec le soléaire qui le recouvre, plus bas avec le *tibio-calcanéen*, qui le croise obliquement ; en avant avec le ligament interosseux et la face postérieure de l'extrémité inférieure du tibia, plus bas avec l'articulation tibio-tarsienne sur laquelle il repose ; en dedans avec le fléchisseur propre du gros orteil ; en dehors et en haut avec l'aponévrose qui le sépare des péroniers latéraux, sur laquelle il s'insère, plus bas avec un petit faisceau anormal de fibres musculaires, de la grosseur du petit doigt, d'une longueur de 4 centimètres, obliquement couché de haut en bas et de dehors en dedans sur la partie postérieure de l'articulation tibio-tarsienne. Ce faisceau s'insère en haut et en dehors à l'aponévrose jambière, en bas ses fibres se confondent avec celles de l'accessoire du long fléchisseur commun. »

Wood a rencontré deux fois le péronéo-calcanéen externe sur 70 sujets[1]. Curnow suppose que le péronéo-calcanéen externe est au membre inférieur l'homologue du muscle radio-carpien qu'a décrit M. Fano à l'avant-bras. Cette opinion est inadmissible. Pour cela il faudrait que le péronéo-calcanéen dérivât du groupe des fléchisseurs et non pas du groupe des extenseurs, et qu'il s'insérât sur le bord interne du pied et sur le tibia, qui représente le radius dans le second segment du membre pelvien. On peut regarder comme des *péronéo-*

Wood. *Proceedings of the Roy. Soc. of London*, 1888, no 104, p. 540.

calcanéens avortés le *péronéo-malléolaire* de Budge (voyez *M. long péronier latéral*) et un faisceau signalé par M. Macalister et qui reliait le péroné au ligament latéral externe de l'articulation du cou-de-pied.

ANATOMIE COMPARÉE. — Dans beaucoup de *Carnivores* il existe normalement, en plus du long et du court péronier, un troisième péronier entièrement indépendant. Ce muscle a été décrit dans le *chat* par Strauss-Durckheim, le *chien* par Franck, W. Ellenberger et H. Baum, l'*ours* par Shepherd, Testut et Meckel, etc. Au dire de Young et Robinson, il manquerait dans l'*Hyæna crocuta*[1].

Strauss-Durckheim le nomme *fibulinus* et en donne la description suivante dans le *chat* : « C'est un muscle fusiforme placé en dehors du *fibulæus* (long péronier latéral). Il fixe ses fibres charnues à la moitié supérieure de la face externe du péroné qu'il embrasse et d'autres viennent de la cloison fibreuse qui le sépare en haut du *perodactylus* (long fléchisseur commun des orteils)...

De là les fibres se portent en dessous, les antérieures obliquement en arrière et les postérieures obliquement en avant sur les deux bords d'un long tendon qui longe le milieu de la face externe. Au quart inférieur du péroné, ce tendon devient libre, continue à longer cet os, entre celui du *fibulæus* placé en avant, et celui du péronier placé en arrière, et se réfléchit en bas, avec ce dernier, derrière la malléole externe qui leur forme une poulie de renvoi. Ainsi détourné de sa direction primitive, il se porte en dessous, longe la face antéro-externe du pied pour aller gagner la partie latérale de la phalangeole du hallux (5° orteil), où il se recourbe une seconde fois en avant, passe obliquement sur cette phalange, et s'unit au côté externe du tendon du *cnémodactyle* de cet orteil (long extenseur commun) pour concourir avec lui à former la calotte fibreuse qui recouvre l'articulation phalangéo-phalangienne[2]. »

Selon MM. W. Ellenberger et H. Baum, le muscle dont il s'agit « prend, chez le *chien*, son origine sur le péroné au-dessous de la tête de cet os (dans la direction distale). Le ventre charnu, très grêle, se termine vers le tiers moyen de la jambe par un mince tendon qui se dirige avec celui du court péronier vers le pied, et s'engage dans la coulisse

[1] Young and Robinson. *On the Anatomy of the Hyæna striata* (*Journ. of an. and phys.*, vol. XXIII, nouv. sér., vol. III, p. 11, p. 198).

[2] Strauss-Durckheim. *An. du chat*. t. II, p. 438.

située sur la face externe de l'extrémité distale du péroné ; il est maintenu en place à cet endroit par des bandes ligamenteuses. Il passe ensuite sous les ligaments latéraux, croise le tendon du long péronier et glisse sur la face dorsale et la face externe du 5° métacarpien, pour arriver à la première phalange du 5° doigt où il se soude au tendon du long extenseur des orteils, destiné à ce doigt[1]. »

Dans l'*ours brun d'Amérique* que M. Testut a eu à sa disposition le péronier surnuméraire naissait entre les deux péroniers latéraux, « confondu en apparence avec le péronier latéral, mais complètement isolable par la dissection. Un peu plus petit que le court péronier latéral, il affectait une forme triangulaire, sa base correspondant à son insertion sur le péroné. Son sommet se continuait par un tendon cylindrique, lequel contournait la malléole, glissait sur la face dorsale du 5° métatarsien, et finalement venait se terminer sur la première phalange du 5° orteil[2] ».

Dans la *civette* le même muscle se détache du péroné, et se rend sur le tendon que l'extenseur commun fournit au petit orteil (Young)[3].

« Il fait défaut chez les *Solipèdes* et les *Ruminants*, dit M. Lesbre, mais il existe à l'état constant dans le *porc*, les *Carnivores* et les *Rongeurs*, flanquant le péroné en arrière et passant dans la même coulisse malléolaire que le court péronier latéral. Il se termine, chez le *porc*, sur le côté excentrique du petit doigt externe (V°) à la manière d'un extenseur propre ; parfois il donne aussi une petite languette au doigt voisin (IV°).

« Dans les *Carnivores* c'est un faisceau charnu très faible recouvrant en partie le court péronier latéral et s'attachant en haut du péroné ; son tendon longe ce dernier muscle en arrière et se poursuit sur les phalanges du doigt externe (V°) où il se joint à l'une des branches de l'extenseur commun[4]. »

Considérations générales sur le péronier du 5° orteil (*peronœus quinti digiti*). — Des faits exposés jusqu'ici il appert que, dans l'espèce humaine aussi bien que dans les espèces animales, on rencontre à

---

[1] W. Ellenberger et H. Baum. *Anat. du chien*, trad. franç. de Deniker, 2e partie, p. 259.
[1] Testut. *Myologie de l'ursus Americanus*. (*Journal d'Anat. et de Phys.*, 1893, t. VII, fasc. 6 et 7.)
[2] Young. *Myology of Viverra civetta*, janv. 1880, p. 175.
[4] Lesbre. *Loc. cit.*, p. 166

II. 24

l'état de complet développement ou à l'état rudimentaire un muscle extenseur du 5ᵉ orteil qui peut provenir soit :

I. Du long péronier latéral (voy. ce muscle) ;

II. Du court péronier latéral (voy. ce muscle) ;

III. Du péronier antérieur (voy. ce muscle) ou plus exactement d'un faisceau externe différencié du long extenseur des orteils ;

IV. Du péroné ;

V. De l'une et l'autre de ces parties anatomiques.

Ce muscle a été, d'après ses origines, sa terminaison, sa situation, etc., décrit chez l'homme — on l'a vu — sous les noms les plus divers. Il en a été de même chez les animaux. Il a été appelé *peronœus parvus* par Bischoff, *peronœus tertius* par Meckel et Hartmann, *peronœus intermedius* par Bruhl, *peronœus quinti* et *peronœus sextus* par Macalister, *peronœus quinti digiti* par Huxley et Wood, *extensor brevis digiti quinti* par Franck et Ruge, *extensor proprius quinti digiti* par Davis, *extensor quinti digiti* par Young et Robinson, *fibulinus* par Strauss-Durckheim, *adductor digiti quinti longus* par Burdach, *péronier moyen* par Cuvier, *long extenseur propre du 5ᵉ orteil* par Maisonneuve, *5ᵉ pédieux* par Chudzinski, *péronier du 5ᵉ orteil* par Testut, etc.

Prouver qu'au point de vue de l'anatomie philosophique il ne s'agit ici que d'un seul et même muscle auquel ses différents modes de conformation dans la série animale ont valu plusieurs noms, est facile. Les muscles péroniers font, en effet, primitivement partie des muscles extenseurs du pied. Chez le *cryptobranche*, la *supinato-extensor mass* de la jambe et du pied est composée de deux couches : une couche profonde et une couche superficielle divisée elle-même en trois segments : un segment tibial, un segment péronier et un segment intermédiaire. Le segment tibial correspond au tibial antérieur, le segment péronier aux péroniers et le segment intermédiaire au long extenseur des doigts. Un faisceau délicat détaché du bord externe du segment intermédiaire et accolé à un faisceau semblable provenant du segment péronier constitue un *peronœus tertius* (le péronier antérieur de l'homme). L'abducteur du petit doigt est renforcé aussi par quelques fibres du segment péronier qui dépassent l'extrémité distale du péroné (Humphry, Gegenbaur).

Long abducteur du gros orteil.

Les membres pelviens étant les homologues des membres thoraciques il était à croire qu'on devait retrouver quelquefois dans les membres pelviens de l'homme des muscles qui ont disparu dans les membres thoraciques, et réciproquement. L'apparition au membre supérieur des muscles manieux et radio-carpien correspondant au pédieux et au tibial postérieur et le développement au membre inférieur d'un poplité à deux chefs, d'un péronéo-tibial, d'un quatrième péronier, d'un extenseur propre du second orteil (*indicator pedis, extensor digiti II pedis longus* de W. Gruber) etc., les analogues du rond pronateur, du carré pronateur, de l'extenseur propre du petit doigt, de l'extenseur propre de l'index ont confirmé cette induction. Elle est confirmée encore par la présence accidentelle au membre inférieur d'un long abducteur du gros orteil (*abductor hallucis longus* de Henle, *extensor ossis métatarsi hallucis* de Macalister) et d'un court extenseur du gros orteil (*extensor primi internodii hallucis* de Walther), les analogues du long abducteur du pouce et du court extenseur du pouce.

Quand le long abducteur de l'hallus de l'homme est entièrement différencié, il ressemble, je l'ai déjà dit (Voy. *M. jambier antérieur*) au long abducteur du gros orteil des *Singes*. Mais cette disposition est excessivement rare. Il émane le plus souvent soit :

1° du long extenseur commun des orteils ;

2° du long extenseur propre du gros orteil ;

3° du jambier antérieur[1].

Il est donc caractérisé surtout par son insertion inférieure à la base du 1er métatarsien.

M. Macalister l'a vu se réduire à un simple tendon fixé, d'une part, sur le ligament annulaire du tarse et d'autre part, sur l'extrémité inférieure du 1er métatarsien. Au dire de M. Testut ce faisceau anormal « rappelle très nettement le *supinator pedis* de Humphry qui, chez le *cryptobranche* et quelques autres *Vertébrés* se détache également de la partie inférieure du péroné pour venir s'attacher sur le deuxième métatarsien, le premier faisant défaut » ?

---

[1] Autrement dit des muscles jambiers ayant une origine embryogénique commune.

Court extenseur du gros orteil.

Ce muscle a été décrit pour la première fois sous le nom « d'*extensor primi internodii hallucis* » par Walther. Il est caractérisé par son insertion à l'extrémité postérieure et supérieure de la première phalange de l'hallus. Comme le précédent il peut être absolument isolé. D'ordinaire, cependant, il provient soit :

1° Du long extenseur commun des orteils ;

2° Du long extenseur propre du gros orteil ;

3° Du tibial antérieur [1].

Il est très commun. En 1866, Wood l'a trouvé chez 10 sujets sur 34 et chez tous — sauf chez 4 — des deux côtés. Chez 7 d'entre eux il était entièrement différencié, chez 2 il était une dépendance du long extenseur propre du gros orteil et chez 1, du long extenseur propre du gros orteil et du long extenseur commun des orteils.

En 1868, sur une nouvelle série de 36 sujets comprenant 18 hommes et autant de femmes, Wood l'a encore observé, chez 16 hommes et 13 femmes. Chez 3 sujets seulement il n'existait que d'un seul côté (2 fois à gauche et 1 fois à droite). Dans tous il se terminait sur le milieu de la face dorsale de l'extrémité postérieure de la première phalange en s'unissant au tendon correspondant du pédieux ou sans avoir de connexions avec ce tendon.

Chez tous, sauf chez 3 où il naissait du tibial antérieur, il était une dépendance de l'extenseur propre du gros orteil dont « il était, dit Wood [2] peu différencié, comme cela a été indiqué par Sœmmerring (*op. cit.* p. 326) et par Walther (Haller. *Disputationes anatomiæ selectæ*, vol. VI. p. 429) mais dont il avait, dans quelques cas, une tendance manifeste à se séparer pour former un muscle particulier, ainsi que cela a été observé par Meckel (*Archiv.* Bd. V. S. 447), Theile et Henle (*Muskellehre.* S. 277) ».

Pour Wood « l'*extensor primi internodii hallucis* » serait donc presque constant. Si je m'en réfère à mes propres statistiques, j'ai pourtant tout lieu de croire que l'on ne le rencontre que chez 1 sujet sur 2.

[1] Il est quelquefois aussi représenté par le faisceau interne différencié du pédieux (voy. ce muscle).

[2] Wood. *Proc. of the Roy. Soc..* n° 86, 1866, p. 240.

MUSCLES DU PIED

RÉGION PLANTAIRE

RÉGION PLANTAIRE INTERNE

ABDUCTEUR DU GROS ORTEIL

Tous les anatomistes français, sauf MM. Morel et Mathias Duval, l'appellent adducteur. Cette dénomination est erronée aussi bien au point de vue anatomique qu'au point de vue physiologique.

Au point de vue anatomique, les muscles courts du pied, comme les muscles courts de la main, comprennent, dans la série animale, trois couches qui sont, en procédant de la face concave à la face convexe :

La couche plantaire, de laquelle dérivent les abducteurs ;

La couche intermédiaire, de laquelle dérivent les courts fléchisseurs ;

La couche dorsale, de laquelle dérivent les adducteurs.

Au point de vue physiologique, Duchenne (de Boulogne), dont les recherches ont une valeur incontestée, affirme que ce muscle « fléchit la première phalange en l'éloignant du deuxième orteil et étend en même temps la deuxième phalange ». Il est donc bien abducteur du gros orteil par rapport à la ligne axiale du pied qui passe par l'index, dans l'espèce humaine, ainsi que nous l'avons dit. Du reste, tout en le qualifiant d'adducteur, les professeurs Cruveilhier[1] et Sappey[2] parlent principalement de son importance comme fléchisseur.

[1] Cruveilhier. *Anat. descript.*, 2ᵉ édit., II, p. 394.
[2] Sappey. *Anat. descript.*, 2ᵉ édit., t. II, p. 452.

Cuvier et Laurillard avaient déterminé nettement ce fait longtemps avant MM. Cunningham, Bischoff, Henle, etc. Qu'on en juge. A la page 559 du tome I, de la deuxième édition de leur *Traité d'anatomie comparée*, on peut lire :

« La plupart des animaux ayant toujours leur main dans un état forcé de pronation, il devenait nécessaire, en anatomie comparée, de fixer autrement qu'on ne le fait en anatomie humaine, le sens de ces mots abducteurs et adducteurs des doigts; nous prévenons donc que nous appelons abducteurs tous les muscles qui éloignent les doigts de celui du milieu, et adducteurs tous ceux qui les en rapprochent, aussi bien dans le pied que dans la main. »

Partant de cette donnée, ils classent de la sorte les muscles de la plante du pied :

L'*abducteur* du pouce (*adducteur du gros orteil des anthropotomistes, calcanéo-sous-phalangien du premier orteil*) ;

L'*adducteur oblique* du pouce (*abducteur oblique des anthropotomistes, métatarso-phalangien du premier orteil*) ;

L'*adducteur transverse* du pouce (*abducteur transverse des anthropotomistes, métatarso-sous-phalangien transversal du premier orteil*) ;

L'*abducteur du petit doigt* (*calcanéo-sous-phalangien du petit orteil*) ;

Les *interosseux* (*métatarso-phalangiens latéraux*).

Connexions plus intimes avec le court fléchisseur (voy. ce muscle).

Variations des insertions. — M. le professeur Macalister a vu l'abducteur du gros orteil se détacher en entier du tendon du long fléchisseur propre. C'est une des rares malformations dont je n'ai pas trouvé l'équivalent dans la série animale.

Faisceaux surnuméraires. — Rappelons d'abord pour mémoire le faisceau cutané signalé par Lépine (voy. M. court abducteur du pouce).

Sur les deux mains d'un homme qu'il a disséqué pendant l'hiver de 1866-1867 le professeur Wood a trouvé un trousseau de fibres qui, détachées de la partie antérieure de l'abducteur, allaient se perdre sur la base de la première phalange du second orteil.

En 1867-1868, Wood a noté de nouveau cette anomalie chez 3 hommes et 1 femme (1 fois à droite, et 1 fois à gauche et 1 fois des 2 côtés chez les hommes, 1 fois des 2 côtés chez la femme).

Sur 40 sujets du sexe masculin, Wood l'a vue, plus tard, encore 4 fois : 2 fois des 2 côtés, 1 fois à droite et 1 fois à gauche, et sur 30 sujets du sexe féminin, 1 fois à gauche seulement. Soit 5 fois sur 70 sujets ou exactement 1 fois sur 14 [1].

Mes élèves et moi l'avons observée 6 fois en 5 ans (4 fois chez l'homme, 3 fois des 2 côtés et 1 fois à droite ; 2 fois chez la femme 1 fois à droite et 1 fois à gauche).

Comme M. Poirier, j'ai vu souvent se détacher du bord supérieur de l'abducteur du gros orteil une expansion aponévrotique très solide, qui va se continuer avec le faisceau inférieur du ligament annulaire antérieur. M. Poirier a trouvé une fois un os sésamoïde dans cette expansion qui ne me paraît pas avoir été signalée jusqu'ici bien qu'elle soit fréquente. Il n'est pas très rare de noter le renforcement du muscle en question par quelques trousseaux de fibres contractiles naissant de la tubérosité du scaphoïde et d'une bandelette fibreuse qui s'étend du bord interne de l'aponévrose plantaire moyenne au bord interne du pied, sous la face profonde du muscle. C'est là un véritable chef accessoire, chef interne de quelques anatomistes. « A propos de cette division en deux chefs de l'abducteur il est bon de rappeler, dit M. Poirier, la division de quelques auteurs (Theile, Courcelles, *Icon. muscul. plantæ pedis*, Lugd. Batav. 1739) qui appellent chef postérieur l'ensemble des fibres à insertion calcanéenne, et chef antérieur les fibres venant du ligament annulaire. Toutes ces fibres aboutissant en dernière analyse au calcanéum ; cette division ne peut être acceptée [2]. »

ANATOMIE COMPARÉE. — Meckel a trouvé dans l'*ours blanc* un faisceau semblable au faisceau anormal signalé chez l'homme par Wood.

COURT FLÉCHISSEUR

Connexions plus intimes avec les muscles voisins. — Son chef externe, toujours plus ou moins uni à l'adducteur oblique en est quelquefois inséparable. La même remarque peut être faite en ce qui concerne les rapports de son chef interne avec l'abducteur. « Il n'est pas rare, a

[1] Wood. *Proceedings of the Roy. Soc.*, n° 104, 1868, p. 522.
[2] Poirier, *Traité d'anat.* cit. t. II, p. 275.

écrit Cruveilhier, de voir le plus grand nombre des fibres du court fléchisseur se rendre au tendon du court abducteur du pouce, avec lequel il forme alors un muscle biceps dont il est la courte portion[1]. »

Le court fléchisseur est relié aussi parfois par quelques trousseaux contractiles à l'opposant.

Anatomie comparée. — M. le professeur Cunningham a disséqué un certain nombre d'animaux dans lesquels le court fléchisseur du gros orteil se compose d'un seul chef tibial ou péronier. Le chef tibial existe seul dans le *Phascogale cahura*, la *loutre*, le *Dasyurus viverrinus*, l'*Ornythoryncus paradoxus*, le *Cœlogenys paca*, le *Myrmecophaga tamandua*, les *Lémuriens*, le *porc*, le *Macropus robustus*. Le chef péronier se rencontre seul dans le *Trechechus rosmarus*[2].

Dans l'*orang* le chef péronier du court fléchisseur et l'adducteur oblique du gros orteil sont intimement unis et la nature mixte de ce muscle unique est établie par les deux branches nerveuses qu'il reçoit, provenant l'une du nerf plantaire interne, l'autre du rameau profond du nerf plantaire externe (Ruge).

Tandis que Duvernoy et Macalister affirment que la tête externe fait défaut chez le gorille, Bischoff avance qu'elle est toujours présente dans le *gorille*, le *chimpanzé* et le *gibbon*. Ce qui est certain, c'est qu'elle existait chez chacun des quatre *Anthropoïdes* disséqués par le docteur Hepburn et dans le *fœtus de gorille* disséqué par M. Deniker[3].

Quant à l'opposant du gros orteil, il n'existe pas en tant que muscle distinct chez la plupart des *Mammifères*.

Faisceaux surnuméraires. — « Il n'est pas rare, disent MM. Morel et Mathias Duval, de rencontrer un petit faisceau tendineux du court fléchisseur inséré sur la base du premier cunéiforme[4]. » Ce petit faisceau est l'*interosseus plantaris primus* de quelques anatomistes. J'aurai l'occasion d'en parler plus loin (voy. M. *interosseux dorsaux du pied*).

Quelquefois le court fléchisseur envoie un tendon à la base de la première phalange du second orteil ou est renforcé par un trousseau

---

[1] Cruveilhier. *Anat. descript.*, 2ᵉ édit., t. II, p. 395.

[2] Cunningham. *Report on Marsupialia*, cit. p. 125-126.

[3] Deniker. *Loc. cit.*, p. 166.

[4] Morel et Mathias Duval. *Manuel de l'anatomiste*, muscle court fléchisseur du gros orteil.

de fibres provenant du tendon correspondant du long fléchisseur profond.

Ainsi que nous l'avons noté antérieurement (voy *M. tibial postérieur*), certains anatomistes considèrent à tort comme anormale l'insertion du jambier postérieur par une lame aponévrotique plus ou moins épaisse :

1° Sur les 2°, 3°, 4° métatarsiens (Harrisson);

2° Sur le cuboïde (Winslow);

3° Sur le court fléchisseur du gros orteil (Wood, Macalister).

Anatomie comparée. — Chez certains animaux chacun des orteils a un court fléchisseur composé de deux chefs ou d'un seul chef tibial ou péronier. C'est ainsi qu'en plus des courts fléchisseurs des doigts extrêmes on trouve un court fléchisseur à deux chefs pour l'index, un à deux chefs pour le médius et un à deux chefs pour l'annulaire dans le *Rat du Cap*, le *Phalanger renard*, le *Koala cendré*, le *lièvre*, etc. Dans le *Myrmecophaga tamandua*, le court fléchisseur de l'index, celui de l'annulaire et celui du médius n'ont qu'un chef tibial. Le court fléchisseur de l'index de l'*atèle* et du *Cynocéphale sphynx* n'a qu'un chef péronier; il en est de même du court fléchisseur du *porc domestique*.

« Dans les *Quadrumanes*, dit le professeur Cunningham, on ne rencontre jamais un court fléchisseur bien développé pour chaque doigt. Les courts fléchisseurs du gros orteil et du petit doigt ont bien deux têtes, mais le court fléchisseur de l'index et celui de l'annulaire n'en ont souvent qu'une et le court fléchisseur du médius paraît faire généralement défaut[1]. Dans le pied de l'*homme*, et du *gorille*, etc., certains des courts fléchisseurs perdent leurs têtes et deviennent des adducteurs[2]. »

Par « certains des courts fléchisseurs » il faut entendre les courts fléchisseurs de l'index, du médius et de l'annulaire et par « deviennent des adducteurs » deviennent des « interosseux palmaires », M. le professeur Cunningham a établi nettement, en effet, par ses nombreuses et patientes recherches sur la myologie comparée des extrémités des membres dans les différents ordres de *Mammifères* que « les interosseux palmaires » appartiennent à la couche moyenne du pied

[1] Cunningham. *Loc. cit.*, p. 115.
[2] *Ibid.*, p. 131.

(voy. *M. court abducteur du pouce*), c'est-à-dire à la couche des courts fléchisseurs des doigts et dérivent entièrement de ceux-ci.

Je lui cède la parole :

« Dans deux extraits de mon mémoire sur les *Marsupiaux*, publiés dans le *Journal de l'anatomie et de la physiologie*[1], j'ai rangé les courts fléchisseurs du gros et du petit orteil des *Bimanes* avec l'adducteur oblique et l'adducteur transverse du gros orteil dans la couche plantaire du pied. En le faisant j'ai fait miennes, dans une certaine mesure, les opinions de Meckel[2]. Ces opinions me paraissent maintenant erronées et je pense que les interosseux plantaires dérivent de la couche intermédiaire ou des courts fléchisseurs. Ma nouvelle manière de voir est basée sur les faits suivants :

« 1° La disparition graduelle dans les *Quadrumanes* de tous les muscles adducteurs des doigts sauf des adducteurs du gros orteil ;

« 2° L'existence des interosseux plantaires non seulement chez les *Singes* qui ont un appareil d'adduction complet (*cynocéphale*), mais encore chez ceux où cet appareil est représenté par les adducteurs du gros orteil et des bandes fibreuses pour les adducteurs des autres doigts (*orang*) et même chez ceux où il est réduit aux adducteurs du gros orteil (*gorille*) ;

« 3° La situation de la branche terminale profonde du nerf plantaire externe qui est placée sur les interosseux plantaires et recouvert par les adducteurs chez les animaux, entre les interosseux plantaires et l'adducteur oblique chez l'homme ;

« 4° La présence sur le pied d'un sujet humain, que j'ai disséqué en 1881 à l'amphithéâtre d'anatomie de l'Université d'Édimbourg, d'un adducteur oblique du gros orteil du bord externe duquel se détachait un faisceau charnu qui se rendait au côté externe de la base de la première phalange du second orteil, faisceau représentant clairement l'adducteur de l'index.

« Le court fléchisseur du cinquième doigt est un muscle à une seule tête qui est inséré « à la base et au bord externe de la première phalange du petit doigt » (Quain). Je pense que le troisième interosseux plantaire est constitué par la tête interne de ce muscle.

« Les deux interosseux plantaires qui restent (c'est-à-dire le second et le premier) sont formés par le court fléchisseur de l'annulaire et

[1] Cunningham. *Journ. of anat. and phys.*, vol. XIII, p. 443, et vol. XIII, p. 12.
[2] Meckel. *Anat. descript. et pathologique*, vol. I.

celui du médius qui ont perdu chacun leur chef externe et sont devenus adducteurs.

« Le court fléchisseur de l'index a complètement disparu du pied humain.

« Cette modification fonctionnelle et ce déplacement en profondeur des courts fléchisseurs ne sauraient étonner quand on sait que chez le *paresseux* ils sont situés à la face dorsale du pied où ils agissent comme extenseurs, que dans le *cheval* un d'entre eux est converti en un long et puissant ligament, etc [1]. »

D'autre part, Ruge a observé que pendant la vie intra-utérine, le pied de l'embryon humain reproduisait transitoirement, principalement en ce qui concerne les muscles interosseux, les modes de conformation divers des autres *Mammifères* [2] (voy. plus loin *M. interosseux plantaires*).

Après cet exposé on conçoit que le court fléchisseur de l'index se reproduise ou subsiste dans le pied humain. Et il s'y reproduit ou y subsiste, effectivement, sinon en totalité, du moins en partie. Le muscle court fléchisseur a trois tendons du gros orteil dont l'un se rend au second orteil trouvé anormalement dans la région interne de la plante du pied de l'homme, est le résultat de la fusion, par suite d'un vice de développement, d'un des chefs persistants du court fléchisseur de l'index avec le court fléchisseur du gros orteil. Le professeur Cunningham le reconnaîtrait sans peine, lui qui regarde comme représentant clairement l'adducteur de l'index « le faisceau charnu détaché du bord externe de l'adducteur oblique du gros orteil se rendant au second orteil ».

Reste à interpréter une dernière anomalie, celle qui consiste dans le renforcement du court fléchisseur du gros orteil par un trousseau de fibres provenant du tendon correspondant du long fléchisseur. Elle constitue une disposition normale chez le *Cynocéphale Anubis* (Champneys).

[1] Cunningham. *Report on Marsupialia*, cit. p. 120-121-122.
[2] Ruge. *Morphologische Jahrbuch*, 1878, p. 132.

ADDUCTEUR OBLIQUE DU GROS ORTEIL

Connexions plus intimes avec les muscles voisins. — Ainsi que nous l'avons dit, il est quelquefois inséparable du chef interne du court fléchisseur du gros orteil ou de l'opposant.

Variations des insertions. — Au lieu de se terminer par un faisceau aponévrotique à l'os sésamoïde externe de l'articulation métatarso-phalangienne du gros orteil, et au bord postérieur du ligament glénoïdien de cette articulation, il peut se terminer sur le tendon ou le corps charnu du chef externe du court fléchisseur du gros orteil.

Au lieu de naître en arrière par deux faisceaux, l'un venant de la face inférieure du cuboïde, l'autre du tendon de la gaine du long péronier latéral, des extrémités postérieures des 3e, 4e et 5e métatarsiens, et des ligaments transverses qui les unissent, il peut naître par un seul faisceau. Dans les cas de ce genre, le faisceau persistant est généralement celui qui s'insère à la gaine du long péronier latéral et aux parties avoisinantes.

Ces malformations sont la conséquence des nombreuses variations de nombre, de forme, de direction, de rapports et de structure des adducteurs des orteils dans les animaux et même dans l'embryon humain.

Faisceaux surnuméraires. — Le plus commun est celui qui a été découvert, en 1881, par le professeur Cunningham sur un sujet disséqué à l'amphithéâtre d'anatomie de l'Université d'Edimbourg. C'est, nous le rappelons pour mémoire, un faisceau détaché du bord externe de l'adducteur oblique et qui se rend au côté externe de la base de la première phalange du second orteil. MM. les professeurs Macalister et Henle l'ont aussi rencontré.

« Il représente clairement l'adducteur du second orteil », dit avec raison M. Cunningham[1]. La fusion de l'adducteur du second orteil avec les adducteurs voisins constitue du reste une disposition constante dans quelques espèces animales. Dans le *paca* les adducteurs

[1] Cunningham, *Report on Marsupialia*, p. 109, 87, 74.

du 1er, du 2e et du 5e orteils émanent par une masse charnue commune du milieu de la surface plantaire du tarse. Chez le *Dasypus sexcinctus*, les adducteurs du 1er, du 2e et du 3e orteils ont un tendon d'origine commun. L'*Echidna setosa* a cinq adducteurs dont les deux internes sont intimement unis quand ils naissent de la partie extérieure de la face inférieure du calcanéum.

M. Prenant a vu une disposition encore plus curieuse chez l'homme : « De l'adducteur transverse se détachaient deux faisceaux, allant se rendre sur le bord externe du 2e orteil. Un autre faisceau, très important, de 2 centimètres de large, aboutissait au même endroit et émanait de l'adducteur oblique[1]. »

Unis ou indépendants, les adducteurs sont plus ou moins nombreux dans les *Mammifères*. Il y en a deux, un pour l'index et un pour l'annulaire dans l'*Hyrax Capensis* et le *Bradypus Capensis* dont le pied est tridactyle ; il y en a trois, un pour l'index, un pour l'annulaire, un pour le petit doigt, dans le *chien*, le *chat*, le *lion*, le *léopard*, etc., dont le pied est tétradactyle ; il en y a quatre, un pour le gros orteil, un pour l'index, un pour le médius et un pour le petit doigt, dans le *Koala cendré* dont le pied est pentadactyle ; il y en a cinq, un pour le gros orteil, un pour l'index, un pour le médius, un pour l'annulaire et un pour le petit orteil dans l'*Echidna setosa*, dont le pied est également pentadactyle.

ADDUCTEUR TRANSVERSE DU GROS ORTEIL

Ce muscle, s'insère, d'après Henle, « par deux ou trois digitations à la partie inférieure des capsules des articulations métatarso-phalangiennes, et des ligaments plantaires des têtes des métatarsiens. Les digitations correspondent aux articulations des orteils 5 et 4, ou 4 et 3, ou 3, 4 et 5. Les faisceaux les plus rapprochés du gros orteil forment le bord antérieur du muscle. Le chef naissant de la fusion des deux adducteurs s'insère, avec le chef latéral du court fléchisseur au sésamoïde latéral, au bord de la base de la première phalange et au tendon de l'extenseur long du gros orteil sur le dos de la première phalange ».

[1] Prenant. Contribution à la connaissance des anomalies musculaires. extrait du *Bullet. de la Soc. des sciences de Nancy*, 1891, p. 25.

On remarquera dans cette description que le muscle n'a pas d'insertion sur les métatarsiens. La manière la plus simple de vérifier cette particularité, c'est de disséquer le muscle par sa face dorsale, en désarticulant les quatre derniers métatarsiens, tout en laissant les ligaments des articulations. Le muscle est ainsi mis à nu sans qu'aucune fibre soit entamée sur sa face dorsale. Une autre particularité que les auteurs ne signalent pas et qu'on peut démontrer par une dissection minutieuse c'est, dit M. Leboucq dans son remarquable mémoire *Sur les muscles adducteurs du pouce et du gros orteil*[1], « que les adducteurs oblique et transverse ne se confondent pas à leur terminaison sur le sésamoïde péronier. Les fibres de l'adducteur transverse restent distinctes de celles de l'adducteur oblique, qu'elles enveloppent à leur terminaison de telle sorte que quelques-unes vont passer du côté dorsal de l'appareil ligamenteux métatarso-phalangien, comme le décrit Henle ; mais une autre partie, la plus volumineuse même, passe du côté plantaire de l'insertion commune de l'adducteur oblique et du court fléchisseur (faisceau péronier) pour se terminer sur la gaine du long fléchisseur du gros orteil. C'est sur des coupes transversales du pied que cette disposition devient tout à fait évidente ; sur une section transversale d'un pied de fœtus, on constate nettement que les fibres de l'adducteur transverse partent du côté plantaire des 2ᵉ, 3ᵉ et 4ᵉ métatarsiens et des muscles interosseux et, arrivées au bord de l'adducteur oblique se divisent en deux masses qui enveloppent la section de celui-ci, et dont la principale glisse du côté plantaire de ce muscle et du court fléchisseur, pour se terminer sur la gaine du long fléchisseur. Ce n'est du reste pas le long fléchisseur seul qui reçoit cette terminaison du muscle transverse ; à la hauteur des tendons fléchisseurs des 2ᵉ, 3ᵉ et 4ᵉ orteils, on voit des faisceaux se terminer dans la face profonde de la gaine de ces fléchisseurs. Au niveau de l'insertion ligamenteuse du transverse, à la hauteur de l'extrémité distale du 5ᵉ métatarsien, cette insertion se bifurque et une partie passe du côté dorsal des fléchisseurs du 5ᵉ orteil, l'autre du côté plantaire pour se continuer avec l'aponévrose plantaire superficielle. En poursuivant dans le sens distal la série des coupes, le muscle transverse diminue d'épaisseur. À son bord antérieur, il se confond avec l'appareil ligamenteux recouvrant les têtes des métatarsiens ».

L'adducteur transverse du gros orteil est donc un muscle tendu entre les ligaments métatarso-phalangiens des orteils et l'aponévrose profonde, d'une part, et l'appareil ligamenteux métatarso-phalangien du gros orteil et la face profonde de la gaine des tendons fléchisseurs, d'autre part.

Absence. — Elle a été notée par Böhmer (*loc. cit.*, p. 8). En mars 1887 j'ai vainement cherché l'adducteur du gros orteil sur les deux pieds d'une jeune fille de dix-huit ans.

M. le professeur Macalister m'a écrit qu'il avait trouvé 12 fois ce muscle représenté par une lame contractile excessivement mince et pâle. Le faisceau de l'adducteur du gros orteil qui provient de l'articulation de l'extrémité distale du 5° métatarsien peut faire défaut ou constituer à lui seul tout le muscle.

Anatomie comparée. — Ce muscle manque chez les *Mammifères* dont le gros orteil est atrophié ou rudimentaire : le *chien*, le *chat*, le *porc*, etc.

Variations des insertions. — Faut-il redire que les digitations de l'adducteur transverse proviennent tantôt des 4° et 5° articulations métatarso-phalangiennes, tantôt des 3° et 4°, tantôt des 3°, 4° et 5°? Quelquefois ce muscle se prolonge en arrière jusqu'au bord antérieur de l'adducteur oblique. « Souvent, affirme Cruveilhier, les fibres d'insertion au côté externe de la première phalange du gros orteil se confondent avec celles de l'adducteur oblique. »

Anatomie comparée. — Dérivant de la même couche embryogénique, l'adducteur oblique et l'adducteur transverse ont normalement chez les animaux et devaient avoir anormalement chez l'homme des rapports intimes. Sauf peut-être dans le *walrus* et l'*opossum*, dans tous les *Mammifères des ordres inférieurs* les deux muscles dont il s'agit forment une lame continue (Ruge, Meckel). Parmi les *Singes* ils sont tantôt fusionnés, tantôt indépendants. Ils sont distincts et séparés chez le *gorille*, l'*Hylobates leuciscus*[1], le *Cynocéphale maïmon*, le *Cercopithecus sabæus*, le *Macacus cynomolgus*, le *cebus*, l'*Inuus nemestrinus*[2], tandis qu'ils sont présents tous les deux mais intimement unis

[1] A la page 39 de son mémoire sur l'*Hylobates leuciscus*, Bischoff a écrit que l'adducteur oblique et l'adducteur transverse du gros orteil de cet *anthropoïde* sont unis, et dans la table de ce même mémoire qu'ils sont *beide getrennt und stark*.

[2] Church. *Loc. cit. suprà.*

chez l'orang[1], le *chimpanzé*, le *Pithecia hirsuta* et l'*Hapale penicillata*. Dans les *Lémuriens* ils sont très développés et, bien qu'accolés, aisément séparables.

A ces modifications de la longueur de l'adducteur transverse dans les espèces animales correspondent des modifications dans la largeur. Dans une conférence *Sur les prétendus Quadrumanes*, faite le 26 décembre 1889 à la Société d'anthropologie de Paris, mon savant collègue et ami M. le professeur Hervé, comparant le pied de l'homme à celui des *Anthropoïdes*, a exposé avec une grande clarté les raisons des modifications structurales que subit le *transversus pedis* dans l'ordre des *Primates*. En voici un résumé succinct[2].

Le pied des *Singes* est préhensible, il fonctionne à la manière d'une main; l'animal s'en sert non seulement pour marcher, mais encore pour saisir : or, jamais chez l'homme le pied ne concourt à la préhension, du moins comme chez le *singe*, par le mécanisme de l'opposition du gros orteil aux autres orteils et à la plante.

L'adaptation à la vie arboricole a imposé, il est vrai, au pied simien des conditions fonctionnelles spéciales, qui n'avaient plus leur raison d'être chez l'homme, bipède parfait et terrestre. Les *Singes* saisissent et se cramponnent en s'aidant de leur pied. Le gros orteil, très mobile, et que l'animal peut renverser en arrière, fait ici, avec le bord interne du pied, un angle très ouvert. L'étendue de ce mouvement d'écartement de cet orteil ne le cède presque en rien à celle de ce même mouvement au pouce de la main; et Gaddi a montré que chez le *macaque*, par exemple, la ligne du gros orteil pouvait faire avec l'axe du pied un angle de 25 degrés, l'angle du pouce avec l'axe de la main ne dépassant pas 30 degrés dans l'abduction maximum. Le *singe* jouit ainsi de la faculté de saisir en grimpant, des branches volumineuses, entre son gros orteil écarté et très fort et ses autres orteils incurvés et très longs. Son pied est devenu, par le fait, un instrument de préhension puissant, plus puissant même que la main dont le pouce est en général assez réduit, surtout chez les *Anthropoïdes*, et parfois tout à fait atrophié (genres *atèle*, *ériode*, *colobe*). Chez l'homme le gros orteil, parallèle ou presque parallèle aux quatre orteils suivants, ne s'en écarte que dans des

[1] Ruge. *Loc. cit. suprà.* fig. 54. Quelques naturalistes, Bischoff entre autres, ont trouvé l'adducteur oblique et l'adducteur transverse indépendants chez l'orang.

[2] G. Hervé. Les prétendus *Quadrumanes*. *Bull. de la Soc. d'anthrop. de Paris*, t. XII, 3ᵉ série, 4ᵉ fasc., octobre-décembre 1889, p. 680 et suiv.

limites étroites et ne jouit à leur égard d'aucun mouvement d'opposition.

C'est un insignifiant détail de structure osseuse qui chez le *singe* procure la préhensibilité du pied et permet les mouvements d'opposition du gros orteil. Toute la différence avec l'homme se ramène à ceci : le premier métatarsien, au lieu de s'articuler directement, comme chez nous, sur la face antérieure du premier cunéiforme, s'articule un peu obliquement sur le côté interne de cet os du tarse. Le cunéiforme, volumineux, présente à cet effet une facette articulaire convexe et presque latérale faisant avec le plan vertico-transversal, dans lequel se trouve sensiblement comprise cette facette chez l'homme, un angle de plus de 45 degrés. A part cela, le squelette du pied est exactement semblable chez l'homme et chez le *singe*. Le volume, la longueur, la mobilité des tarsiens, des métatarsiens et des phalanges peuvent varier, mais les os sont les mêmes, en nombre égal de part et d'autre et ils présentent entre eux les mêmes connexions.

Du côté des puissances musculaires, les différences ne sont pas plus grandes. Ce ne sont pas des muscles spéciaux, mais des muscles semblables à ceux que nous possédons nous-mêmes, qui sont, au pied simien, les agents de la préhension.

La flexion oblique du premier métatarsien et l'opposition du gros orteil à la plante du pied y sont produites principalement par le muscle long péronier latéral. C'est le long péronier latéral, muscle ne différant en rien chez l'homme et chez le *singe*, ayant dans les deux types les mêmes insertions, le même mode de réflexion, qui est l'agent de l'opposition du gros orteil au pied simien, où, par suite d'une configuration articulaire particulière du premier cunéiforme, le premier métatarsien a pu être préalablement porté en abduction[1] (par rapport à l'axe du pied). Comme ce mouvement d'abduction est impossible chez nous, notre long péronier latéral n'actionne plus isolément le premier métatarsien, maintenu dans un rigoureux parallélisme avec ses voisins, il meut l'avant-pied en totalité.

L'action du long péronier latéral est renforcée chez le *singe* par

---

[1] Le mouvement d'abduction du gros orteil est déterminé dans les *Singes* par un long court abducteur. Ce que l'on décrit sous le nom de muscle long abducteur du gros orteil chez les *Singes* n'est que le dédoublement d'un muscle qui nous est commun avec le jambier antérieur. Ce dédoublement lui-même on le constate, ainsi que nous l'avons (voy. M. *jambier antérieur*), dans l'homme.
M.

celle de l'adducteur oblique du gros orteil, nous possédons également ce muscle plantaire.

Comme les *singes* nous avons, nous aussi, un muscle adducteur transverse du gros orteil, seulement il est notablement atrophié, notre gros orteil n'étant plus opposable. Chez le *singe*, au contraire, l'adducteur transverse, muscle très actif, s'étend beaucoup en largeur et en longueur, si bien qu'il est en partie recouvert par l'adducteur oblique, dont le sépare, chez l'homme, un large espace triangulaire. On a pu de la sorte considérer l'adducteur oblique et l'adducteur transverse du *singe* comme formant une masse musculaire unique, divisée en deux chefs. Mais l'adducteur transverse de l'homme n'est lui-même, ainsi que nous le dirons tout à l'heure, qu'une partie individualisée de ce muscle primitivement unique, et la séparation en deux muscles distincts n'est même pas la règle constante : dans nombre de cas, en effet, les faisceaux d'origine des deux chefs de l'adducteur du gros orteil restent accolés, sont réunis par des faisceaux chez l'adulte. Suivant la remarque de Huxley, « la plus superficielle investigation anatomique montre que la ressemblance de la prétendue main de derrière des *Singes* avec la vraie main ne va pas plus loin que la peau, et que, sous tous les rapports essentiels, le membre postérieur du singe est terminé par un pied aussi véritable que celui de l'homme[1] ».

Il est permis d'aller plus loin. Faisons cette supposition que la facette articulaire métatarsienne du premier cunéiforme soit, chez l'homme, légèrement oblique comme elle l'est chez le *singe*, rien ne s'opposera désormais à ce que le pied humain soit également préhensible. Il a pour cela tous les muscles nécessaires.

Déjà, en 1863, Wyman avait reconnu que sur l'embryon humain long d'un pouce environ « le gros orteil, au lieu d'être parallèle aux autres doigts, forme un angle avec le côté du pied, correspondant ainsi par sa position à l'état permanent de cet orteil chez les *Quadrumanes* ». (Wyman. *Proceed. soc. natur. Hist.* Boston, 1863, vol. IX, p. 185.) Plus récemment le professeur Leboucq (de Gand) a montré « qu'une section horizontale du pied, chez un embryon du deuxième au troisième mois, laisse voir en toute évidence la facette métatarsienne du premier cunéiforme dans la même position oblique qu'elle affecte au pied simien. Mais à mesure que l'évolution progresse, la face tibiale

---

[1] Huxley. *De la place de l'homme dans la nature*. trad. Dally, p. 221.

du cunéiforme se développant plus rapidement que sa face péronière, la position de la facette articulaire distale se rapproche de plus en plus de ce qu'elle est chez l'adulte ; l'obliquité de la facette a presque totalement disparu chez les fœtus de 4 centimètres de longueur[1] ».

Là n'est pas, au surplus, le seul trait par lequel le pied du fœtus ressemble au pied du singe.

Le pied simien, notamment celui des *Anthropoïdes*, s'articule avec le tibia beaucoup plus obliquement que le nôtre. La tête de l'astragale articulée avec le scaphoïde, regarde par suite vers le côté interne du pied, et l'axe antéro-postérieur du calcanéum a un angle très ouvert. Or, Aeby a reconnu que l'ouverture de cet angle astragalo-calcanéen était plus grande chez l'enfant nouveau-né que chez l'adulte[2], et M. Leboucq a pu constater, sur des sections horizontales du pied embryonnaire, que la tête de l'astragale était fortement déjetée vers le bord tibial. C'est en partie à cause de cette projection en dedans que tout le bord tibial du pied et le gros orteil en particulier se trouvent placés en abduction assez forte par rapport aux autres orteils[3].

Enfin les très intéressantes études de Ruge sur l'évolution des muscles du pied chez le fœtus[4], que j'ai déjà eu l'occasion de citer, ont fait connaître aussi qu'à certains stades de l'ontogénie de l'homme l'adducteur transverse du gros orteil présente un développement relativement considérable auquel succède l'atrophie de ce muscle. Primitivement, en effet, ses faisceaux d'origine sont disposés en éventail et viennent s'appliquer latéralement contre les faisceaux de l'adducteur oblique : c'est exactement la disposition simienne. On les voit ensuite se reporter progressivement du côté distal, vers les têtes des métatarsiens, de manière à prendre une direction transversale, en même temps qu'ils se séparent de l'adducteur oblique.

On assiste, en résumé, au cours du développement embryonnaire de chaque individu, à l'effacement graduel, puis à la perte de la faculté préhensible du pied. Le pied de l'enfant est plus rapproché du pied du

---

[1] Leboucq. *Le Développement du premier métatarsien et de son articulation tarsienne chez l'homme.*

[2] Aeby. *Beitr. zur Osteolog. des Gorilla.* (Morph. Jahrb., 1878, p. 288.)

[3] Pour les changements qui s'opèrent dans l'orientation du pied et la conformation des os du tarse pendant la vie fœtale et après la naissance, voir encore : Hueter, *Anatom. Studien an den Extremitätgelenken Neugeborener und Erwachsener. (Arch. de Virchow.* t. XXV, 1862.) — Thorens, *Documents pour servir à l'histoire du pied bot varus congénital,* Paris, 1873, p. 7 et suiv.

[4] Ruge. Morph. Jahrb., t. IV, suppl. 1878.

singe que ne l'est celui de l'adulte, et les caractères simiens du pied de l'homme, s'accusent de plus en plus à mesure que l'on remonte plus haut dans la série des stades embryonnaires.

Faisceau surnuméraire. — En disséquant le pied par sa face dorsale, si on enlève avec soin le premier interosseux dorsal, on peut trouver dans le premier espace interosseux, entre le premier interosseux dorsal et l'adducteur oblique, un faisceau musculaire triangulaire inséré par sa base, large de 1 centimètre environ, sur le tiers distal du bord plantaire du deuxième métatarsien, et se dirigeant obliquement en avant pour se terminer par un tendon sur la face profonde de l'insertion de l'adducteur transverse au côté péronier de la première articulation métatarso-phalangienne. « J'ai trouvé ce petit muscle, dit M. Leboucq [1], trois fois sur une soixantaine de pieds que j'ai examinés dans ce but; en outre, dans quelques cas, il existait à sa place une lamelle aponévrotique ayant mêmes insertions et même position... J'ai cherché vainement des indications à ce sujet dans les différents auteurs. J'ai parcouru notamment la longue liste des anomalies décrites par W. Gruber, sans trouver ce petit muscle mentionné. Il paraît qu'il est signalé par Macalister dans le *Traité d'anatomie de Quain* (cité par Brooks [2]). »

Anatomie comparée. — Dans le mémoire sur les *Muscles adducteurs du pouce et du gros orteil* qu'il a lu à l'Académie royale de médecine de Belgique, M. le professeur Leboucq a montré l'importance du faisceau de renforcement de l'adducteur du gros orteil au point de vue du déterminisme des homologies du pied et de la main de l'homme. Tout est à citer dans ce remarquable mémoire que je vais largement mettre à contribution.

Si on compare les adducteurs du pouce à ceux du gros orteil, on ne trouve au pied que deux faisceaux, dont l'un, oblique, représente sans le moindre doute le faisceau oblique de la main (faisceau cubital du court fléchisseur du pouce des anatomistes français) ; quant à l'adducteur transverse du gros orteil, il représente le faisceau inférieur aponévrotique superficiel de l'adducteur du pouce (voy. ce muscle). Au

---

[1] Leboucq. *Loc. cit. supra*, p. 11 et 12.

[2] H. Saint-John Brooks. *On the Short muscles of the pollex and hallus of the Anthropoïd Apes. (Journ. of anat. and phys.*, octobre 1887, p. 78.

pied, il est mieux développé, mais il a également subi une rudimentation dans le cours du développement.

Les recherches de Ruge n'ont-elles pas établi qu'il forme primitivement chez le fœtus une lamelle étendue largement sous les métatarsiens, de manière que son bord tibial se met en rapport direct avec le bord de l'adducteur oblique? Avec les progrès de l'âge l'adducteur transverse ne se réduit-il pas du côté proximal et ne s'avance-t-il pas dans le sens distal, de manière à former enfin la bandelette transversale que nous connaissons chez l'adulte?

L'étude des anomalies n'a-t-elle pas établi (voy. les deux paragraphes précédents) que le processus peut aller plus ou moins loin, de sorte que, chez l'adulte, on peut encore trouver un muscle triangulaire en contact partiel avec le bord de l'adducteur oblique, ce qui représente une persistance de l'état embryonnaire ; ou inversement, que la rudimentation peut aller jusqu'à la disparition complète?

Même à la main, le muscle paraît suivre une marche régressive dans le cours de son développement, puisque, comme je l'ai remarquer antérieurement, les faisceaux aponévrotiques superficiels existent chez l'embryon à la hauteur des extrémités distales des diaphyses des métacarpiens, tandis que chez l'adulte ils sont en général tout à fait rudimentaires.

Qu'est donc devenu au pied le faisceau supérieur ou métacarpien de l'adducteur de la main? Il n'y existe que d'une manière anormale. C'est le faisceau surnuméraire triangulaire, inséré par sa base sur le tiers distal du bord plantaire du second métatarsien et qui se termine sur la face profonde de l'insertion de l'adducteur transverse du côté péronier de la première articulation métatarso-phalangienne. C'est le petit faisceau que M. Leboucq, de Gand, a trouvé trois fois sur une soixantaine de pieds qu'il a examinés.

La question de fréquence n'est plus que secondaire. Il suffit que ce faisceau se trouve par anomalie pour représenter au pied la bandelette supérieure ou métacarpienne de l'adducteur de la main.

Il y a plus, ce faisceau paraît exister, sinon d'une façon constante, comme l'a affirmé M. Brooks, du moins beaucoup plus fréquemment chez les *Singes Anthropoïdes* que chez l'homme.

Dans sa monographie *On the Short muscles of the pollex and hallus of Anthropoïd Apes* [1], M. Brooks a appelé l'attention sur les deux

---

[1] *Journ. of anat. and phys.*, octobre p. 78.

espèces de muscles opposants qui peuvent se rencontrer au gros orteil des *Anthropoïdes*. Il y a d'abord l'opposant véritable, l'équivalent de l'opposant du pouce qui n'existe que chez l'*orang* (Bischoff) ; il y a ensuite ce qu'il a appelé l'*adductor opponens*, dérivé de l'adducteur : « In all the *Anthropoïds*, some fibres of the adductor transversus (and sometimes of the adductor obliquus also) are inserted into the metatarsal bone of the hallus constituting a second opponens. » Cette description est incomplète en ce sens que l'auteur n'a pas insisté sur la position de ce faisceau par rapport aux autres parties de l'adducteur. Or, ce point est très important. Beaucoup d'auteurs ont vu et donné un dessin de ce petit muscle.

Dans l'opuscule de Vrolik (*Recherches d'anatomie comparée sur le chimpanzé*, Amsterdam, 1841), il est admirablement figuré. Vu du côté dorsal, il se présente comme une bandelette musculaire insérée du côté plantaire du premier interosseux dorsal sur le deuxième métatarsien et se terminant à la portion distale du premier métatarsien. Ce muscle est superposé du côté dorsal à l'adducteur oblique, dont les fibres ont une direction tout autre. Il n'en est pas question dans le texte. Même remarque au sujet du muscle représenté par Duvernoy[1] chez le *gorille* (pl. IX, fig. A). Les faisceaux marqués 12, 13 et 14 sont indiqués, dans l'explication des planches, comme faisceaux du muscle adducteur du pouce. Or le faisceau indiqué sous le n° 12 a les insertions du premier interosseux palmaire de Henle, celui désigné sous le n° 13 représente ce deuxième adducteur et celui noté sous le n° 14 est l'adducteur transverse. Dans la lacune triangulaire, entre les faisceaux numérotés 12 et 13, on voit profondément un muscle dont la direction des fibres est celle de l'adducteur oblique : toutefois, il me semble que ces fibres devraient être plus convergentes vers l'extrémité distale du premier métatarsien. La même conformation peut s'observer à la planche suivante qui représente des plans plus profonds de la plante du pied. Il y a donc nettement distincts trois adducteurs : l'oblique, le transverse superficiel du côté plantaire et le dorsal (*adductor opponens*). Le texte (p. 111) ne s'exprime pas clairement au sujet du muscle adducteur dans son ensemble. Ainsi il n'établit pas de distinction entre un faisceau superficiel du côté plantaire et un faisceau profond, faisceaux nettement différenciés sur les figures. Hartmann a représenté également chez le *chimpanzé* un muscle placé

<hr>

[1] Duvernoy. Des caractères anatomiques des *grands singes pseudo-anthropomorphes*. *Arch. du Muséum*, t. VIII, 1853.)

dans le premier interosseux, parfaitement distinct du premier interosseux dorsal qui longe le bord du deuxième métatarsien. Il n'en est pas
question dans le texte [1]. Dans la planche XXVIII, figure 9, du mémoire
de M. Deniker (*Recherches anatomiques et embryologiques sur les
Singes Anthropoïdes*, Arch. de zool. expér. et génér., 2° série, t. III,
supplém., 1885), reproduisant un pied de fœtus de *gibbon*, on voit
encore un muscle superficiel du côté dorsal dans le premier espace, où
l'on distingue ainsi deux couches superposées. L'ensemble est indiqué
comme adducteur du gros orteil sans autre explication dans le texte.
M. Brooks, dans le travail que nous avons cité, a décrit le muscle
dont il s'agit comme *adductor opponens* et en a donné un bon dessin
chez le *chimpanzé* (Pl. III, fig. 3). C'est aussi chez le *chimpanzé* que
M. Brooks a eu l'occasion de le disséquer. Dans ce cas comme dans
les cas précédents, l'adducteur du gros orteil était composé par trois
muscles distincts : l'adducteur oblique, l'adducteur transverse et enfin
le faisceau dorsal (*adductor opponens*).

Si cette division peut se rencontrer chez tous les *Anthropoïdes*
comme l'a assuré M. Brooks, je crois cependant qu'elle n'est pas constante chez tous les sujets. C'est le faisceau *adductor opponens* qui
semble faire quelquefois défaut. Il y a plusieurs observations présentant toutes les garanties d'exactitude dans lesquelles il n'est ni mentionné ni figuré. Je citerai entre autres, celles de Langer [2] (*orang*),
Ruge [3] (*orang*), Kohlbrügge [4] (*gibbon*), Hepburn [5] (les quatre genres).

En résumé, les homodynamies des muscles adducteurs du pouce et
du gros orteil sont faciles à établir d'après ce qui précède. D'abord les
deux adducteurs obliques se correspondent comme les auteurs l'admettent ; ensuite l'adducteur transverse à la main est représenté au
pied par un faisceau anormal, et le muscle que l'on appelle adducteur
transverse au pied [6] est l'homodyname du faisceau transverse et superficiel que nous avons trouvé à la main à l'état d'anomalie au-devant
des articulations métacarpo-phalangiennes (voy. *M. adducteur du pouce*).

[1] Hartmann. *Die menschenähnl. Affen.* Leipzig, 1883, p. 168, fig. 55.
[2] Langer. Die Muskulatur der Extrem. des *Orang*. (*Wiener Akad. Sitzber.*, Bd. 79, 1879.)
[3] Ruge. Z. vergl. Anat. der tiefen Muskeln in der Fusssohle. (*Morph. Jahrb.*, Bd. IV, p. 644.)
[4] Kohlbrügge. Versuch einer Anat. des Genus *Hylobates*. (*Zoolog. Ergebnisse einer Reise in niederl. Ost-Indien v. M. Weber*, Heft II, 1890.)
[5] D. Hepburn. Comp. anat. of the muscles and nerves of sup. and exp. extrem. in Anthropoïd apes. (*Journ. of anat. and phys.*, vol. XXVI.)
[6] M. Leboucq considère l'adducteur transverse du gros orteil comme le premier contra-
liens du pied.

Reste la question de nomenclature. Un principe qui a été adopté par la commission allemande de nomenclature anatomique, c'est d'innover le moins possible. Fidèle à ce principe, M. le professeur Leboucq a proposé d'appliquer au petit muscle transversal du gros orteil le nom qui lui a été donné par l'anatomiste qui l'a découvert.

« C'est, dit-il, J. Casserius, de Plaisance, qui l'a décrit pour la première fois et lui a donné le nom de *musculus transversus pedis*. Casserius, en décrivant la fonction de ce muscle, a insisté d'une façon remarquable sur cette action de contracter la plante du pied de façon à adapter celle-ci à la forme des surfaces inégales et à rendre ainsi la marche plus sûre. Voici, du reste, en quels termes cette action est décrite par Spigelius, d'après le texte de Casserius [1] : « *Musculum hunc princeps laboriosissimus anatomicus Jul. Casserius Placentinus invenit, id officii ipsi assignans ut digitum magnum ad parcum ducens, cavum efficeret pedem. Ex hoc duplicem utilitatem nasci credidit ut in inæqualibus locis et similiter in planis commodissime ambulemus. In inæqualibus quidem, cum ipso se contrahente, quasi apprehensio quædam fiat quemadmodum certe observamus dum per saxosa loca incedimus, pedem a nobis contrahi ut tutior fiat et facilior gressus. In planis vero, etiam non agens, pedi instar ligamenti est, prohibens ne digiti a se invicem nimis abducantur.* »

Plusieurs anatomistes ont adopté la dénomination de Casserius, ou une équivalente ; ainsi Winslow l'appelle transversal du pied. Mais en même temps s'est introduit dans la nomenclature le nom de petit adducteur ou adducteur transverse du gros orteil. C'est cette désignation qui a prévalu.

Un nom correspondant à celui de *transversus pedis* a été, poursuit M. Leboucq, employé par Hallett pour désigner le faisceau anormal de l'adducteur du pouce ; il l'appelle *transversus manus*. Ce nom pourrait également être adopté.

Le tableau suivant met en parallèle les noms que M. Leboucq propose d'appliquer aux muscles homodynames :

A. Faisceau { carpien. { tarsien.	{ *Adductor pollicis obliquus.*	{ *Adductor hallucis obliquus.*
B. Faisceau { métacarpien. { métatarsien.	} *Adductor transversus.*	{ *Adductor transversus* (anormal).
C. Faisceau d'insertion aponévrotique.	{ *Transversus manus* anormal.	} *Transversus pedis.*

[1] Ad. Spigelii *Opera*. Amsterodami, 1645. — J. Casserii. *Tabulæ anatomicæ*. Francof., 1632.

RÉGION PLANTAIRE EXTERNE

ABDUCTEUR DU PETIT ORTEIL

« Il arrive, dit Cruveilhier, qu'un petit faisceau charnu détaché du corps de ce muscle va s'implanter à l'extrémité postérieure du 5e métatarsien, en même temps qu'une languette de l'aponévrose plantaire externe qui lui sert de tendon[1]. » Ce faisceau est évidemment la tête supérieure de l'abducteur du 5e métatarsien (voy. ce muscle) fusionnée avec l'abducteur du petit orteil. Une malformation du même genre est l'union intime de l'abducteur et du muscle suivant. Les connexions intimes des abducteurs externes du pied ne sauraient étonner, puisqu'ils ont la même origine embryogénique. Un abducteur du petit doigt avec une tête métatarsienne se rencontre, au surplus, dans le *Trichechus rosmarus*, le *Thylacinus Harrisii*, le *Felis concolor*, le *Felis leo*, etc. (Cunningham).

COURT FLÉCHISSEUR

La plupart des anatomistes étrangers avancent que le court fléchisseur du petit orteil ne se fixe pas d'ordinaire à la gaine du long péronier latéral. Je suis d'un avis contraire. La fusion complète ou incomplète du court fléchisseur et de l'opposant constitue de même la règle et non l'exception. Mais il n'en est pas de même des connexions plus ou moins intimes qui peuvent exister entre le court fléchisseur et l'un ou l'autre des abducteurs du petit orteil et du 5e métatarsien.

ANATOMIE COMPARÉE. — D'après M. Deniker, le court fléchisseur du 5e orteil manque complètement chez le *gorille*. Le muscle que décrit Bischoff sous ce nom représente aussi l'opposant, vu qu'il s'insère en

[1] « Parvenu au niveau de la tubérosité du 5e os du métatarse, on le voit, écrit d'autre part Sappey, tantôt poursuivre son trajet sans lui adhérer, tantôt s'y attacher par un petit faisceau musculaire, ou bien par un tendon, et le plus souvent à la fois par des fibres tendineuses et des fibres charnues. » (Sappey, *Anat. descript.*, 2e édit., t. II, p. 455.

partie sur la face externe du 5ᵉ métacarpien. Duvernoy nomme le court fléchisseur dont il s'agit, tantôt opposant, tantôt fléchisseur[1].

OPPOSANT

« Très souvent, dit Sappey, on voit un groupe de fibres du court fléchisseur s'en détacher pour se fixer sur la moitié ou les deux tiers antérieurs du bord externe du 5ᵉ métatarsien[2]. » Ces fibres sont un vestige de l'opposant. Cruveilhier[3] l'affirme catégoriquement. Après cela, je ne conçois pas comment l'opposant du petit orteil a été passé sous silence par tous les anatomistes français jusqu'à mes dernières publications.

Henle Krause Luschka, Gegenbaur et Huxley le regardent comme constant. Si l'opposant du petit orteil n'est pas aussi souvent détaché du court fléchisseur du petit orteil que l'opposant du gros orteil l'est du court fléchisseur du gros orteil, il est plus souvent présent.

Sur 36 sujets Wood l'a rencontré 6 fois : 1 fois chez l'homme et 5 fois chez la femme. Chez 4 il existait des deux côtés, chez 1 du côté droit et chez 1 du côté gauche.

Pour ma part je l'ai toujours rencontré chez plus de la moitié des sujets et plus souvent des deux côtés que d'un seul.

ANATOMIE COMPARÉE. — L'opposant du petit orteil a été décrit chez le *chimpanzé* par Alix. Gratiolet, Hepburn, Rolleston et Champneys[5], chez l'*orang* par MM. Wood et Hepburn, chez le *macaque* par le Dʳ Halford[5] et chez un grand nombre de *Carnassiers* et de *Marsupiaux* par M. le professeur Cunningham. Il est également figuré dans les planches du *lion* et de la *panthère* de l'*Atlas* de Cuvier et Laurillard.

Chez tous il dérive de la couche plantaire intermédiaire et, par suite, a des rapports plus ou moins étroits avec le court fléchisseur, sauf dans les *Carnicores*, ainsi que nous l'avons déjà écrit (voy. *Oppo-*

---

[1] Duvernoy. *Loc. cit.*, p. 115, et pl. IX, fig. B. *f.*

[2] Sappey. *Anat. descript.*, t. II. 2ᵉ édit., p. 456.

[3] Cruveilhier. *Anat. descript.*, 2ᵉ édit., t. II. p. 398.

[4] Dans le *Troglodytes niger* l'opposant s'insère à tout le corps du 5ᵉ métatarsien et naît par un tendon commun avec le premier interosseux palmaire et le court fléchisseur.

[5] Voy. Wood, Champneys. *Loc. cit. passim.*

sant du petit doigt). Sur les *Carnivores* où il l'a cherché, le *chien* (*Canis familiaris*), le *dingo* (*australian Wild dog*), le *chat* (*Felis catus*), le *puma* (*Felis concolor*), le *leopard* (*Felis leopardus*), le *lion* (*Felis leo*), la *loutre* (*Lutra vulgaris*), le *blaireau* (*Meles taxus*), le *putois* (*Mustela putorius*) et le *walrus* (*Trichechus rosmarus*), M. le professeur Cunningham l'a toujours vu naître « en commun avec l'adducteur du petit doigt et s'insérer au tiers distal de la face plantaire du corps du 5ᵉ métatarsien ». (Cunningham. *Report on the Marsupialia*, 1882, p. 77.) C'est là une exception bien curieuse.

L'homme est soumis à la loi générale. Ruge a prouvé d'une façon irréfutable que dans l'embryon humain l'opposant du petit orteil provient insensiblement du court fléchisseur. « Dans les premières périodes de la vie intra-utérine, il n'y a, dit-il[1], aucun vestige de l'opposant du petit orteil dans l'embryon humain. Puis on voit peu à peu des fibres se détacher du court fléchisseur pour se porter sur la tête du 5ᵉ métatarsien. D'abord limitées à ce point, ces fibres s'étendent lentement sur la face externe du corps de l'os qu'elles finissent par couvrir tout entière. Alors elles deviennent indépendantes et l'opposant est constitué. Chez l'adulte il diminue d'étendue et disparaît même fréquemment. »

RÉGION PLANTAIRE MOYENNE

COURT FLÉCHISSEUR DES ORTEILS

Absence. — Le muscle court fléchisseur du pied manquait absolument, ainsi que le tendon fléchisseur perforé du 5ᵉ orteil, sur le nègre Étienne, disséqué en juillet 1873 au laboratoire d'anthropologie de l'École des Hautes-Études par M. Chudzinski[2]. Je l'ai vainement cherché aussi sur les deux pieds d'une Angolaise. On sait qu'il est des espèces animales où il disparaît entièrement.

Diminution du nombre des tendons. — Le court fléchisseur des orteils représente, sous le rapport de la division de ses tendons, le

---

[1] Ruge. *Loc. cit.*, précédemment, p. 131.

[2] Chudzinski, 1874, p. 18 et suiv.

fléchisseur superficiel ou sublime des doigts, d'où les noms de *perforatus pedis*, de perforé et de percé du pied, que lui ont donné Spigel, Winslow et Diemerbroeck. Comme le fléchisseur superficiel des doigts, il a normalement quatre languettes qui se bifurquent au niveau de la première phalange pour laisser passer le tendon du long fléchisseur commun, se creusent en gouttière, se réunissent au-dessus de lui, se bifurquent encore pour aller se fixer le long des bords de la phalange.

Anormalement il peut n'avoir que trois tendons, le tendon du petit doigt faisant défaut. Dans les cas de ce genre, le tendon absent est le plus souvent remplacé par un tendon qui a d'ordinaire les mêmes insertions antérieures et la même structure, mais qui provient :

De la face inférieure des tendons du long fléchisseur ;

Ou de la face inférieure des tendons du long fléchisseur et de la portion charnue de l'accessoire du long fléchisseur (Wood) ;

Ou de la face inférieure des tendons du long fléchisseur, et de la tubérosité interne du calcanéum (Macalister) ;

Ou de la face inférieure des tendons du long fléchisseur et de la cloison intermusculaire externe [1].

MM. les professeurs Turner, Wood, Pfitzner et Schwalbe ont cherché à établir le degré de fréquence de disparition de la portion du court fléchisseur du pied destinée au 5ᵉ orteil. M. Turner a observé 5 fois sur 50 sujets cette disparition.

Sur 34 sujets, qu'il a examinés dans les salles de dissection du King's College, pendant le semestre 1866-1867, Wood a noté chez 7 le défaut de présence du tendon du court fléchisseur du 5ᵉ orteil. Dans une nouvelle série de 102 sujets (68 hommes et 34 femmes) disséqués dans le semestre suivant, il a découvert 15 fois la même malformation : 5 fois chez les femmes (4 fois des deux côtés, 1 fois du côté droit) et 10 fois chez les hommes (6 fois des deux côtés, 3 fois à droite et 1 fois à gauche).

Sur 540 sujets dont 367 du sexe masculin et 173 du sexe féminin, MM. Schwalbe et Pfitzner ont trouvé la portion du 5ᵉ orteil du court fléchisseur plantaire bien développée chez 70, soit chez 13 p. 100 ; grêle chez 335, soit chez 62 p. 100 ; absente chez 135, soit chez 25 p. 100.

---

[1] C'est Meckel qui, le premier, a signalé le remplacement du 4ᵉ tendon du court fléchisseur des orteils par un tendon venant du long fléchisseur commun. (*Manuel d'anatomie générale.* § 1236.

Ou en séparant les 367 sujets du sexe masculin des 173 sujets du sexe féminin examinés :

La portion du 5ᵉ orteil était bien développée chez 60 hommes, soit chez 16,3 p. 100; grêle chez 226, soit chez 61,6 p. 100; absente chez 81, soit chez 21,8 p. 100.

La portion du 5ᵉ orteil était bien développée chez 10 femmes, soit chez 5,8 p. 100; grêle chez 109, soit chez 63 p. 100; absente chez 54, soit chez 31,2 p. 100.

Sur 100 sujets comprenant autant d'hommes que de femmes, j'ai noté pour ma part le défaut de présence de la portion du court fléchisseur destinée au 5ᵉ orteil, 14 fois : 6 fois chez l'homme (3 fois à droite, 1 fois à gauche et 2 fois des deux côtés) et 8 fois chez la femme (5 fois à gauche, 2 fois à droite, 1 fois des deux côtés).

Réunissons ces statistiques :

L'absence de la portion du 5ᵉ orteil du court fléchisseur a été signalée par

Turner	chez	5	sujets sur	50	soit chez	10	p. 100.
Vood	—	22	—	136	—	16,1	—
Pfitzner et Schwalbe	—	135	—	540	—	25	—
L'auteur	—	14	—	100	—	14	—
Soit	chez	176	sujets sur	826			

Soit chez 21,3 p. 100 des sujets étudiés jusqu'ici à cet égard.

ANATOMIE COMPARÉE. — Que le 4ᵉ tendon du court fléchisseur ou fléchisseur plantaire soit absent et ne soit pas remplacé ou soit absent, mais remplacé par un tendon venant du long fléchisseur ou fléchisseur tibial ou de la chair carrée, il importe peu. L'une et l'autre de ces dispositions existent normalement dans la série animale.

La première a été signalée par Meckel chez le *castor* et par M. Testut chez quelques *Cercopithèques*.

La seconde est une disposition simienne par excellence.

Le court fléchisseur des orteils n'a qu'un faisceau calcanéen chez le *gorille* et l'*orang* et deux chez le *gibbon*, le *Cercopithecus sabœus*, le *Cynocéphale maïmon*, l'*Hapale penicillata* (Bischoff). Les doigts externes ne sont pas toutefois dépourvus pour cela de tendons perforés. Ceux-ci proviennent du fléchisseur tibial ou, pour être plus exact, du petit appareil musculaire annexé aux tendons du long fléchisseur, à la face inférieure desquels il s'attache, appareil musculaire que M. Chudzinski a décrit minutieusement chez les nègres et chez les *Singes Pithéciens*.

Pas plus que ceux des *Singes*, les systèmes tendineux des deux fléchisseurs longs de l'homme ne sont, je le rappelle, indépendants. Toujours en abordant la région plantaire, le tendon du long fléchisseur propre du gros orteil ou fléchisseur péronier laisse échapper par son bord externe une expansion tendineuse plus ou moins considérable qui d'ordinaire va se réunir aux tendons fournis au 2e et au 3e orteil par le long fléchisseur commun ou fléchisseur tibial (Turner, Schultze, Chudzinski). Outre cette anastomose constante, le fléchisseur tibial peut envoyer (25 fois sur 100) au tendon du fléchisseur péronier un faisceau de renforcement plus ou moins développé, disposition qui est normale chez un grand nombre de *Singes* (*cynocéphale, cercopithèque, gibbon*). Enfin la chair carrée de Sylvius concourt à compléter la soudure de cet appareil tendineux à connexions multiples. Il est inexact, en effet, que ce faisceau musculaire s'insère, chez l'homme, uniquement au fléchisseur tibial — d'où son nom impropre d'accessoire du long fléchisseur commun des orteils. — tandis qu'il irait se jeter, chez le *singe*, sur les deux fléchisseurs. Il résulte des dissections de Chudzinski que « le muscle chair carrée est l'accessoire des deux fléchisseurs des orteils, avec lesquels il se fusionne de la manière la plus intime[1] ». C'est de cet appareil ou directement du tendon du fléchisseur tibial avant sa division que se détache le tendon perforé du 5e orteil, quand ce tendon n'est pas fourni par le fléchisseur plantaire.

Voici les dispositions propres à quelques *Anthropoïdes*. « Les fléchisseurs perforés du *Troglodytes Aubryï* viennent, disent Alix et Gratiolet, de trois origines différentes. Ceux du 2e et du 3e doigt sont fournis par une masse musculaire indépendante insérée sur l'apophyse du calcanéum et sur l'aponévrose plantaire, à la manière du court fléchisseur des orteils chez l'homme[2]. Le tendon du 3e doigt reçoit un faisceau musculaire accessoire, émané de la face superficielle du tendon du fléchisseur tibial avant sa division. Le fléchisseur superficiel du 4e doigt est fourni par une masse charnue qui s'insère, en arrière de ce dernier faisceau, sur presque toute la partie tarsienne du fléchisseur tibial. Enfin, le fléchisseur superficiel du 5e doigt consiste en un petit corps, attaché tout entier sur le tendon profond du doigt.

[1] Th. Chudzinski. *Revue d'anthropologie*, 1874. p. 21 ; 1884, p. 615. Cf. Gegenbaur, *Traité d'anatomie humaine*. trad. Julin, p. 508 et 501. — L. Testut. *Les Anomalies musculaires*, p. 676 et 684. — G. Hervé. *Les prétendus Quadrumanes* (*Bull. de la Soc. d'anthrop. de Paris*, 1890, t. XII, 3e fasc. p. 705-706).

[2] Alix et Gratiolet. *Recherches anat. sur le Troglodytes Aubryï*, cit. p. 203.

M. le professeur Testut n'a pas rencontré cet agencement chez le *chimpanzé*, mais l'a retrouvé dans l'*orang*.

« Les orteils auxquels le court fléchisseur commun ne fournit aucun tendon, remarque de son côté le professeur Bischoff, reçoivent ces tendons d'une masse charnue qui recouvre la face inférieure du tendon non encore divisé, mais déjà élargi, du long fléchisseur commun. Il faut encore mentionner que chez le *gorille* et le *gibbon*, il ne se détache pour le 5ᵉ orteil qu'un tendon fort grêle du tendon du long fléchisseur, lequel n'est point perforé et s'insère tout simplement à la 2ᵉ phalange. »

M. le professeur Hartmann, de Berlin, signale également cette suppléance partielle des fléchisseurs les uns par les autres. « Chez le *gorille* que j'ai disséqué, écrit-il, le court fléchisseur commun des orteils fournissait des tendons perforés au 2ᵉ et au 3ᵉ orteil. Le long fléchisseur commun des orteils envoyait des tendons perforés au 4ᵉ et au 5ᵉ orteil. Au grand orteil et au petit orteil, le *chimpanzé* ne présente aucune disposition qui diffère essentiellement de celle décrite ci-dessus pour le *gorille*. Le court fléchisseur commun des orteils forme les tendons perforés du 2ᵉ et du 3ᵉ orteil. Le long fléchisseur commun envoie au 4ᵉ et au 5ᵉ orteil des tendons perforés, au 2ᵉ et au 3ᵉ orteil des tendons perforants; au 3ᵉ et au 4ᵉ orteil, ces derniers viennent du long fléchisseur du gros orteil. Ce dernier muscle fournit, comme chez le *gorille*, un faisceau qui se relie au tendon du long fléchisseur des orteils. Les tendons perforés de l'*orang* sont le plus souvent fournis par le court fléchisseur. Le tendon perforé du 4ᵉ orteil est, en outre, renforcé par une branche tendineuse du long fléchisseur qui paraît représenter le long fléchisseur du gros orteil. L'autre long fléchisseur envoie un filet tendineux au 5ᵉ tendon perforé. — L'un des longs fléchisseurs du *gibbon* fournit des tendons perforants au 2ᵉ au 3ᵉ et au 4ᵉ orteil et envoie de plus un tendon au gros orteil. Le petit orteil reçoit un tendon perforé grêle particulier. Tandis que le 1ᵉʳ de ces longs fléchisseurs représente celui du gros orteil de l'homme, le long fléchisseur commun des orteils n'aboutit qu'au 5ᵉ orteil. Chez ce *singe* et chez l'*orang*, comme d'ailleurs aussi chez le *gorille* et le *chimpanzé*, ces deux muscles sont reliés par un faisceau tendineux. N'oublions pas de mentionner, à cette occasion, qu'assez souvent le long fléchisseur du gros orteil de l'homme envoie un tendon au 2ᵉ orteil et même parfois au 3ᵉ. Selon l'indication très exacte de Bischoff, une masse charnue recouvre le tendon encore indivis, mais déjà élargi du long fléchisseur commun des orteils chez le *gibbon*. Cette lame tendineuse fournit des tendons perforés au 3e et au 4e orteil. Le 2e orteil reçoit un tendon perforé du court fléchisseur des orteils. La masse charnue précitée semble représenter ici le plantaire carré (*musculus quadratus plantæ*), qui est souvent indépendant, bien qu'à un faible degré, chez les autres *Anthropoïdes*[1]. »

« L'insertion des fléchisseurs perforés des deux et parfois des trois derniers orteils, remarque d'autre part M. Deniker, se fait ordinairement sur le tendon du fléchisseur tibial chez tous les *Anthropoïdes*. Le fléchisseur du 5e orteil peut avoir un tendon non perforé ou manquer complètement[2]. »

Dans les *Anthropoïdes* disséqués par le docteur Hepburn, le fléchisseur perforé des doigts possédait 3 tendons (un pour le 2e, un pour le 3e et un pour le 4e orteil) dans l'orang et le *gorille*; et 4 tendons (1 pour chacun des orteils externes) dans le *chimpanzé* et le *gibbon*.

Augmentation du nombre des tendons. — Kelly a disséqué un fléchisseur plantaire qui donnait 2 tendons au 2e orteil, et par conséquent avait 5 tendons. Je ne puis, faute de renseignement plus précis, interpréter positivement cette malformation.

Imperforation des tendons. — Elle peut porter sur l'un ou sur l'autre des tendons. Comme MM. Wood, Turner, Macalister et Testut, je n'ai vu cette anomalie que pour le tendon qui fléchit le petit orteil (chez une femme et seulement du côté droit). « Dans les cas de non perforation du tendon superficiel, le tendon correspondant du fléchisseur profond ou bien se réunit à lui, ou bien se porte directement sur la phalange onguéale, » assure M. Testut[3].

ANATOMIE COMPARÉE. — Meckel avance qu'il n'existe dans l'aï que deux fléchisseurs des orteils : un long fléchisseur commun et un court fléchisseur commun. « Le court fléchisseur commun est très fort et formé de trois ventres: il vient du calcanéum et est situé plus superficiellement que le long fléchisseur commun; ses trois tendons, qui sont courts, se confondent avec ceux du long fléchisseur commun,

---

[1] Hartmann. *Les Singes Anthropoïdes*, p. 137-138-139.
[2] Deniker. *Loc. cit. supra*, p. 176.
[3] Testut. *Traité des anom. musc.*, p. 683.

immédiatement au delà du point où ils sortent des chefs charnus du muscle ; ils ne sont pas perforés. »

Il nous semble plus exact cependant d'admettre que les *Édentés* sont privés du petit fléchisseur commun, et que le muscle qui vient d'être décrit comme tel représente la courte tête du fléchisseur perforant, par la raison que les tendons du premier ne sont pas perforés et que l'analogie avec le membre antérieur milite en faveur de cette opinion.

Dans l'*hyène*, le muscle provenant du 4ᵉ métatarsien et qui est très vraisemblablement l'homologue du fléchisseur plantaire humain, se termine par quatre tendons dont l'interne n'est pas fendu, mais « offre, au dire de Meckel, une gouttière qui longe le premier tendon du long fléchisseur commun[1] ».

Connexions plus intimes avec les autres fléchisseurs. — Tantôt le fléchisseur plantaire envoie quelques fibres charnues aux tendons de l'un ou de l'autre des fléchisseurs profonds, tantôt les tendons perforés et perforants d'un même doigt, fusionnés en partie ou en totalité, ont une insertion commune sur les phalanges. Henle, Brugnone et quelques autres anatomistes ont vu le court fléchisseur se détacher en entier, soit du tendon du long fléchisseur commun, soit du corps de l'accessoire, soit de la cloison aponévrotique qui sépare la loge plantaire moyenne de la loge plantaire externe.

Ce n'est en somme que l'exagération de la disposition normale signalée par M. Chudzinski chez l'homme, les *Anthropoïdes* et les *Singes Pithéciens*. Au bas de l'échelle animale chez le *lépidosiren*, le *crypto-branche*, les fléchisseurs longs et courts des orteils ne forment qu'une seule masse, la *pronato-flexor mass* de Humphry, dont nous avons parlé en traitant des muscles de la main. Dans le *koala*, le fléchisseur plantaire n'est encore qu'un faisceau mal dissocié du fléchisseur tibial (Young). Le court fléchisseur commun du pied des *Sariques* tire son origine de la face inférieure du profond fléchisseur, qui est bien plus fort que lui, et du long fléchisseur du pouce[2].

---

[1] Meckel. *Anat. comp.*, t. VI, p. 448-449. 451.
[2] Meckel. *Anat. comp.*, t. VI, p. 452.

CHAIR CARRÉE DE SYLVIUS

C'est le muscle qui est décrit, dans les traités d'anatomie humaine, sous le nom d'accessoire du long fléchisseur. Nous préférons le nom de chair carrée (*caro quadrata*) qui lui a été donné par Sylvius parce que ce nom est accepté en anatomie comparée, et que celui d'accessoire du long fléchisseur consacre une erreur.

Le chef externe fait plus souvent défaut que l'interne. Cette malformation, sur laquelle Theile a appelé le premier l'attention [1], a été notée depuis par divers anatomistes. Je l'ai observée 14 fois : 10 fois chez l'homme, 6 fois des deux côtés, 3 fois à droite et 1 fois à gauche ; 4 fois chez la femme, 3 fois des deux côtés, 1 fois à gauche seulement.

Le défaut de présence du chef interne a été observé par M. H. Morestin [2]. En mars 1895, un de mes élèves, M. Poupault, m'a montré également les deux pieds d'une femme chez laquelle la chair carrée était formée par un seul faisceau qui prenait naissance sur toute la face interne du calcanéum et venait se terminer sur la face supérieure des tendons du long fléchisseur commun, au moment où ils commencent à s'écarter.

Quelquefois, la chair carrée est réduite à son faisceau interne transformé en un mince et étroit cordon fibreux. L'absence totale du muscle en question a été constatée par M. Bradley sur un blanc et par M. Chudzinski sur un Annamite. Chez le sujet disséqué par M. Bradley, il y avait un abducteur du 5ᵉ métatarsien.

Un de mes anciens élèves, M. Robert, aujourd'hui médecin à Esvres (Indre-et-Loire), a vainement cherché la chair carrée sur les deux pieds d'un nègre de la Martinique.

ANATOMIE COMPARÉE. — La chair carrée existait chez les *chimpanzés* de Gratiolet, Chapman et Humphry et chez les *orangs* de Langer et de Bischoff. Par contre, elle faisait totalement défaut chez les *chimpanzés* de Bischoff, de Rolleston et d'Embleton, chez le *gibbon* de Bischoff et

[1] Theile. *Encyclop. anat.*, vol. II, *Myologie*, p. 121.
[2] H. Morestin. Anomalie de l'accessoire du long fléchisseur commun des orteils (*Bull. de la Soc. anat. de Paris*, LXX⁰ année, 5ᵉ série, t. IX, janvier-février 1895, fasc. 1).

de Hepburn, les *orangs* de Humphry, de Hepburn et de Testut, le *fœtus de gorille* et le *jeune gorille* de Deniker. Sur neuf *gorilles* disséqués, sa présence a été signalée seulement 2 fois (Huxley et Macalister). Ce muscle se trouvait à l'état rudimentaire dans le *gorille* et le *chimpanzé* de Hepburn.

L'accessoire des fléchisseurs des orteils n'avait pas de chef externe dans les *chimpanzés* de Champneys, Humphry et Testut. La tête interne faisait défaut dans un *papion* et un *macaque* disséqués par M. Morestin.

Remarque digne d'intérêt : la chair carrée, qui manque si souvent en partie ou en totalité dans le groupe des *Anthropoïdes*, se rencontre très généralement chez les *Pithéciens*. Elle manque totalement dans l'*Hyène striée*, les *Protèles*, etc. Parmi nos *Mammifères domestiques* elle ne se rencontre que chez les *Carnivores* et encore à l'état de vestige : c'est un petit faisceau qui procède du côté externe du calcanéum et se termine par une aponévrose sur les tendons perforants.

Variations des insertions. — Nous avons noté le tendon qu'elle envoie souvent au 5ᵉ orteil et les connexions qu'elle a avec les fléchisseurs plantaire, tibial et péronier. En arrière, elle peut s'étendre jusqu'à l'apophyse calcanéenne externe. M. le professeur Macalister l'a vue fournir un tendon au gros orteil. Par contre, elle n'a parfois aucun rapport avec les tendons des 3ᵉ et 4ᵉ orteils, ni avec les tendons des 4ᵉ et 5ᵉ orteils du long fléchisseur commun. Nous n'avons pas à nous appesantir sur ces variations dont nous avons donné précédemment l'explication.

Faisceau surnuméraire. — *Long accessoire du long fléchisseur, accessorius ad accessorium* de Turner, *accessorius ad calcaneum* de Gantzer et Wood, *peronæo-calcaneus internus* de Macalister, *pronator pedis, accessorius secundus* de Humphry, *tensor membrani synovialis tarsi* de Linhart, *tensor capsuli tibio-tarsalis anterior* de Henle, etc.

La chair carrée peut être renforcée :

a) Par un faisceau détaché du tiers inférieur du corps du péroné et auquel succède un tendon vertical qui passe sous le ligament annulaire (Gantzer, Wood, Testut, Morestin)[1] ;

b) Par un faisceau émanant du tiers inférieur du tibia et auquel fait suite, au niveau de l'articulation tibio-tarsienne, un tendon très ténu

[1] Morestin. *Bullet. de la Soc. an*, février 1896, fasc. à p. 145.

(Theile). Quelquefois, ce tendon s'atrophie en partie et, au lieu de se terminer sur la chair carrée, se termine sur la membrane synoviale du tarse (*M. tensor membrani synovialis tarsi* de Linhart[1], *tensor capsuli tibio-tarsalis anterior* de Henle)[2];

c) Par un faisceau analogue au précédent, mais attaché sur l'aponévrose d'enveloppe du long fléchisseur du gros orteil. Un de mes élèves, M. Pierre Barnsby, a trouvé ce faisceau, à droite et à gauche, chez une femme ;

d) Par deux faisceaux fixés, l'un au tibia, l'autre à l'aponévrose qui recouvre le fléchisseur tibial et aboutissant à un tendon commun qui se divise, à la plante du pied, en deux branches dont la plus interne va se perdre sur le tendon du fléchisseur du gros orteil. Ces faisceaux ont été décrits sous le nom de *M. peroneo-calcaneus internus* par M. Macalister qui les a découverts. M. Anvray en a signalé récemment un nouveau cas (1896) ;

e) Par un faisceau naissant du bord interne ou de la face profonde du soléaire ;

f) Par un faisceau provenant du court péronier latéral (Macalister) ;

g) Par un faisceau formé par les fibres les plus basses du long fléchisseur du gros orteil, avec quelques trousseaux musculeux émanant de la gaine d'enveloppe du long fléchisseur commun des orteils (Davies-Colley, Taylor et Dalton. Prenant)[3];

h) Par un faisceau ayant pour origine le bord interne du péroné, près de son extrémité inférieure (Kölliker) ;

i) Par un faisceau naissant en haut par trois branches, l'une de l'aponévrose de la couche musculaire profonde, l'autre de la gaine des vaisseaux tibiaux postérieurs, la 3e du péroné (Prenant). J'ai vu cette disposition des deux côtés chez une femme ;

j) Par un faisceau inséré à la face interne du calcanéum (Wood) ;

k) Par un faisceau partant de la face supérieure du calcanéum ;

l) Par un faisceau venant du ligament calcanéo-cuboïdien.

Quelquefois la malformation est beaucoup plus complexe :

Wood a trouvé ce faisceau surnuméraire composé de trois chefs : un naissant du péroné, un du ligament calcanéo-cuboïdien et un de la tubérosité externe du calcanéum.

---

[1] Linhart. *Œsterreich. med. Wochenschrift*. 1846, p. 506.
[2] Henle. *Muskellehre*, p. 313.
[3] Prenant. *l. c. cit.*, p. 21-22.

M. Ringhoffer a rencontré sur un membre difforme un muscle qui partageait, en haut, les insertions du long fléchisseur commun des orteils et allait se perdre, au pied, dans la chair carrée. (*Archiv. de Virchow*, vol. XXI, p. 28.)

M. Chudzinski a vu chez un Annamite la chair carrée absente remplacée à droite par un petit muscle fusiforme, charnu à sa partie moyenne, tendineux à ses extrémités, se détachant de l'aponévrose profonde de la jambe, et se bifurquant à la région plantaire en deux faisceaux ; le faisceau externe allait se jeter, comme l'accessoire ordinaire, sur les tendons du long fléchisseur commun ; le faisceau interne passait sous le muscle adducteur et se perdait sur les ligaments de la deuxième rangée des os du tarse[1].

Nous avons dit précédemment (voy. *M. quatrième péronier*) que trois de nos élèves, MM. Boyer, Dubois et Bourgougnon, avaient vu coexister sur le même pied d'un individu le muscle tibio-calcanéen, le muscle péronéo-calcanéen externe et l'*accessorius ad accessorium*.

Quant aux autres bandelettes musculaires décrites comme des muscles accessoires de la chair carrée par Theile, Rosenmüller, Turner, etc., il m'est impossible de les considérer comme telles.

D'après Wood, l'accessoire de la chair carrée s'observerait environ 1 fois sur 20 sujets. L'éminent professeur anglais l'a disséqué, en effet, 4 fois sur 68 hommes, 1 fois sur 34 femmes, soit 5 fois sur 102 sujets.

Ce faisceau annexe de la chair carrée peut être unilatéral ou bilatéral, charnu ou tendineux dans une partie ou la totalité de son trajet, composé d'un ou de plusieurs chefs ayant des points d'origine et de terminaison différents. Il peut remonter progressivement du cou-de-pied jusqu'au sommet de la jambe.

ANATOMIE COMPARÉE. — Je rappelle encore une fois que les muscles fléchisseurs et les muscles pronateurs de la jambe et du pied ne sont pas dissociés dans les *Reptiles*, les *Amphibiens urodèles* et autres *Vertébrés inférieurs* comme dans les *Mammifères* d'un ordre élevé.

Chez le *cryptobranche*, par exemple, cette masse est, d'après Humphry, constituée par deux couches : une couche superficielle qui correspond aux jumeaux, au soléaire, au plantaire grêle et au fléchisseur commun superficiel des orteils dans l'espèce humaine, une couche profonde qui

[1] Chudzinski. *Revue d'anthropologie*, 1881, p. 024.

se subdivise elle-même en trois portions dont une représente le poplité (*pronator tibix* de Humphry), une le fléchisseur tibial ou long fléchisseur commun des orteils, et dont une forme ce que M. le professeur Humphry a appelé *pronator pedis* [1]. Le muscle *pronator pedis* naît du péroné et de la partie postérieure du tarse et par quelques fibres du condyle externe du fémur. Il est à lui seul l'homologue du tibial postérieur et de ces deux portions du fléchisseur commun qu'on nomme, en anatomie humaine, le long fléchisseur du pouce et l'accessoire ou chair carrée de Sylvius.

Dans le *Cryptobranchus japonicus*, l'accessoire du long fléchisseur, uni au tibial postérieur et au fléchisseur péronier, provient de la jambe. Chez l'unau, il remonte également jusque dans la région jambière où il est très intimement lié au soléaire. Il est à présumer que cette disposition doit se rencontrer, à l'état normal, chez d'autres *Mammifères* que les *Édentés*. Dans le *Cynocéphale Anubis*, l'accessoire provient à la fois du calcanéum et du cuboïde (Champneys). Le chef plantaire du long fléchisseur des orteils du *chien* (chair carrée) se détache de la face externe de l'extrémité distale du calcanéum et du ligament latéral externe du tarse (W. Ellenberger et H. Baum). On retrouve anormalement ces types divers dans l'espèce humaine.

LOMBRICAUX

Absence. — M. le professeur Macalister a noté, des deux côtés, le défaut de présence de tous les lombricaux, sauf du troisième. En novembre 1892, mon prosecteur, M. André, m'a fait voir la même malformation sur la main droite d'une femme. L'absence du premier et du second lombrical a été constatée par M. Macalister, celle du second par Petsche [2] et le professeur Macalister [3] ; celle du troisième par Rudolphy [4], Behrends, Sœmmerring [5] et par moi (chez 1 homme et chez 1 femme, et chaque fois des 2 côtés), celle du quatrième par Heschl, Rudolphy, Wood. Prenant et par moi (2 fois chez l'homme

[1] Humphry. Observ. in *Myology*. cit. p. 23-25-26 et 27.
[2] Petsche. *Syllog. muscul.*, observ., p. 771.
[3] Macalister. *Passim*.
[4] Rudolphy. Cité par Gantzer.
[5] Behrends. Sœmmerring. *Rhodii Mantissa anat.*, p. 31. Hafniæ. 1661.

et 2 fois à droite, 1 fois à droite et à gauche chez 1 femme). Ce sont donc les deux derniers qui manquent le plus souvent. Cruveilhier l'avait déjà remarqué : « Les lombricaux plantaires sont, écrit-il, quatre petites languettes charnues qui vont en décroissant de dedans en dehors et dont les deux dernières sont souvent atrophiées. »

ANATOMIE COMPARÉE. — L'*aï*, le *phoque* et très vraisemblablement aussi le *kangourou* n'ont pas de lombricaux plantaires [1]. L'*Hyæna striata*, l'*Hyæna crocuta* et les *Protèles* en ont trois [2].

Duplicité et bifidité des lombricaux. — Le 3ᵉ et le 4ᵉ sont quelquefois doubles et le 4° bifurqué à son insertion.

ANATOMIE COMPARÉE. — Les lombricaux plantaires des *Loris*, dit Meckel, « sont réellement doubles ; les postérieurs s'implantent à la phalange, les antérieurs à la phalangine. Il y a de même des lombricaux externes et des internes ».

Le pied de ces *Singes* présente, par conséquent, les dispositions que nous avons déjà signalées à la main.

Les *Makis* proprement dits n'offrent pas cette disposition à leur pied, pas plus qu'à leur main ; leur 4° orteil seul a présenté à Meckel un lombrical externe destiné à la première phalange [3].

Chez le *murin* (*Vespertilio murinus*), les lombricaux « sont étendus, avance M. le professeur Maisonneuve (d'Angers), de l'épanouissement tendineux du long fléchisseur commun réuni au tendon du long fléchisseur propre du gros orteil et des divisions de ces tendons à la base de la première phalange des orteils.

« En allant du bord externe au bord interne, on trouve un *premier lombrical* partant de la partie interne du tendon qui se porte au gros orteil et de la partie externe du tendon destiné au 2ᵉ orteil, puis se rendant à la partie externe de la base de la 1ʳᵉ phalange du 2ᵉ ; le gros orteil, en effet, en est dépourvu.

« Un *deuxième*, de la partie interne du tendon du 2ᵉ orteil pour aboutir à la base de la 1ʳᵉ phalange du 3ᵉ, car il n'y en a pas à la partie interne du 2° orteil.

[1] Meckel. *Anat. comp.*, t. VI, p. 455.
[2] H. Young et A. Robinson. *On the anatom. of the Hyæna striata* (*Journ. of anat. and phys.*, vol. XXIII, janvier 1889, p. 196).
[3] Meckel. *Eod. loc.*, p. 456-457.

« Un *troisième*, situé dans le même espace intertendineux, et allant au côté interne de la 1re phalange du même orteil.

« Un *quatrième*, partant du bord interne du tendon du 3e, pour aboutir à la partie externe de la 1re phalange du 4e.

« Un *cinquième*, de la partie interne du tendon du 3e, à la base de ce même orteil.

« Un *sixième*, qui va s'insérer à la partie externe du 4e.

« Un *septième*, enfin, qui va se fixer à la partie interne du même[1].

« Il résulte de cette description que le gros orteil en est dépourvu, que le 2e en a un seul, lequel est situé à son bord externe, tandis que les 3e, 4e et 5e en ont deux situés l'un en dedans, l'autre en dehors. »

Le *Dasypus sexcinctus* a 7 lombricaux plantaires[2] : un pour l'hallus, un pour le 3e et un pour le 5e orteil, 2 pour chacun des deux autres orteils. Celui de l'hallus s'insère en dehors, ceux du 3e et du 4e orteil en dedans, les autres en dedans et en dehors.

Variations des insertions. — Le premier peut provenir en totalité du tendon du jambier postérieur ou à la fois du tendon du jambier postérieur et du tendon du fléchisseur propre du gros orteil. Wood a vu et j'ai vu moi-même le 3e émaner du tendon perforé au lieu du tendon perforant. M. le professeur Macalister a noté et j'ai noté aussi cette insertion du 2e et du 4e lombrical sur les tendons du court fléchisseur commun des orteils. Le 4e reçoit quelquefois un faisceau de l'accessoire du long fléchisseur commun.

Anatomie comparée. — Dans les *Sarigues*, le court fléchisseur commun est partagé en deux faisceaux dont l'interne donne naissance au lombrical du 2e orteil. Chez l'*ours*, les deux fléchisseurs sont fusionnés et de leur tendon commun se détachent 5 lombricaux : 2 d'entre eux sont destinés aux deux côtés du 5e orteil; les 3 autres se rendent au côté tibial des 2e, 3e et 4e orteils[3]. Sur le *Troglodytes niger* disséqué par M. Champneys, tous les lombricaux plantaires, sauf celui du 2e doigt, provenaient à la fois du fléchisseur tibial et du fléchisseur péronier. « Dans le *chimpanzé* comme dans le *gorille*, dit Duvernoy, les lombricaux, au nombre de 4, vont au bord tibial de chacun

---

[1] Maisonneuve. *Loc. cit.*, p. 286-287.

[2] Gant. Ou *Dasypus sexcinctus*, *loc. cit.*, p. 356.

[3] Meckel. *Anat. comp*, p. 453-454.

des deux derniers doigts. Un seul de ces lombricaux, dans le *chimpanzé*, celui du 2e orteil, s'attache au tendon correspondant du fléchisseur profond qui vient du tibia. Les trois autres lombricaux naissent du tendon du fléchisseur profond qui s'attache au péroné. Dans l'*orang*, le premier lombrical, celui de l'indicateur ainsi que celui de l'auriculaire se fixent sur leurs fléchisseurs. Le lombrical de l'annulaire naît, comme dans le *chimpanzé*, du tendon correspondant. Le lombrical du médius naît à la fois du tendon du fléchisseur profond du médius et du tendon du fléchisseur profond de l'index[1]. »

Le premier lombrical du *Troglodytes Aubryi* d'Alix et Gratiolet s'attachait sur le tendon de l'index, c'est-à-dire sur une division du fléchisseur tibial. Le 2e et le 3e s'inséraient sur les divisions digitales du fléchisseur péronier ; enfin, le 4e lombrical s'insérait à la fois sur le tendon fléchisseur de l'annulaire et sur le tendon fléchisseur du 4e doigt, c'est-à-dire sur les deux systèmes[2].

Pour de plus amples détails, voy. *M. lombricaux de la main.*

INTEROSSEUX

Ils varient moins que les interosseux de la main.

INTEROSSEUX PLANTAIRES

Nous avons écrit précédemment (voy. *M. court fléchisseur du gros orteil*) :

« Il n'est pas rare, disent MM. Morel et Mathias Duval, de rencontrer un faisceau tendineux du court fléchisseur inséré sur la base du premier cunéiforme. » Ce faisceau a été décrit en ces termes par Wood : « C'est un petit muscle fusiforme, situé au-dessous du cours fléchisseur du gros orteil et fixé, d'un côté, par un tendon triangulaire aplati au premier cunéiforme et, de l'autre, par un tendon arrondi à l'abducteur et au chef interne du court fléchisseur du gros orteil,

[1] Duvernoy. *Des Caractères anatomiques des grands Singes pseudo-anthropomorphes,* cit. p. 112.
[2] Alix et Gratiolet. *Nouvelles Archives du Muséum,* 1866, t. II, p. 202.

près de l'os sésamoïde interne. » — « Il me semble, a ajouté l'éminent professeur, représenter au pied l'*interosseus primus volaris* de la main[1]. »

Si on veut se reporter à ce que nous avons dit de l'homologie des muscles de la main et du pied (voy. *M. interosseux palmaires*), on verra que la conclusion de Wood n'est pas exacte[2].

Si l'*interosseus plantaris primus* n'est pas l'homologue au pied de l'*interosseus palmaris primus*, qu'est-il donc?

Désireux d'être fixé à cet égard, je me suis adressé aux savants les plus compétents.

Voici ce que m'a écrit, il y a deux ans, M. le professeur Cunningham, de Dublin, dont le nom fait autorité en la matière :

« Je n'ai jamais vu l'*interosseus primus plantaris*, et je ne puis, par conséquent, avoir une opinion définitive sur son compte. J'inclinerais volontiers pourtant à croire que son importance morphologique est minime et qu'il est purement et simplement un faisceau additionnel de la tête péronière du court fléchisseur de l'hallus. Comme mon premier assistant, M. le Dr Brooks, s'est occupé récemment de cette question, je lui ai adressé votre lettre : il me l'a retournée avec cette réponse :
« D'après ce que j'ai vu du mode de production et de la situation chez
« l'*orang* et le *gibbon* de l'*interosseus primus volaris*, l'homologie de
« ce faisceau avec la tête péronière du court fléchisseur du gros
« orteil est absolument certaine. Dans mes dissections multiples du
« pied des *Vertébrés* je n'ai jamais rencontré l'*interosseus plantaris*
« *hallucis*, j'en induirai donc qu'il n'a aucune signification morpholo-
« gique. Nous savons que les faisceaux du *flexor brevis pollicis*
« (*manûs*) peuvent se multiplier presque à l'infini. S'il en est ainsi à
« la main, pourquoi n'en serait-il pas de même au pied? » Et M. le
professeur Cunningham a ajouté : « Je partage cette manière de voir. »
— M. Macalister m'a fourni une réponse analogue.

Le distingué professeur de zoologie à l'Université de Cambridge a noté la perforation du premier interosseux plantaire par l'artère pédieuse. J'ai observé deux fois cette anomalie : une fois chez un vieillard et des deux côtés, une fois chez une fillette et du côté droit seulement.

[1] Wood. *Proceedings of the Roy. Soc.*, no 93, p. 1867, vol. XV, p. 543.

[2] L'*interosseus primus volaris* a pour homologue, ainsi que nous l'avons énoncé, le faisceau péronier du court fléchisseur du gros orteil. (Voy. *M. interosseux de la main*.)

Quelquefois l'interosseux plantaire le plus externe se détache du tendon du long péronier latéral.

INTEROSSEUX DORSAUX

Dans une *Note*[1] qu'il a communiquée à la Société anatomique de Paris, au mois d'octobre 1894, M. H. Morestin a appelé en ces termes l'attention des anatomistes sur un petit faisceau musculaire dépendant du premier interosseux dorsal plantaire :

« Avec les fibres ligamenteuses qui relient, dit-il, la portion antérieure du premier cunéiforme, en avant avec le premier métatarsien, en dehors avec le deuxième métatarsien et le deuxième cunéiforme, il faut mentionner un petit tendon du premier muscle interosseux dorsal qui vient prendre insertion sur la partie antérieure et saillante du premier cunéiforme. Ce petit faisceau m'a paru constant. Il s'attache un peu au-dessus du trousseau ligamenteux oblique qui va du premier cunéiforme au premier métatarsien et confond ses insertions avec celles de ce ligament. C'est une languette fort grêle à laquelle font suite quelques fibres musculaires. Il représente quelquefois à lui seul le chef postérieur et interne du premier interosseux dorsal. Ce muscle ne prend alors aucune insertion sur le premier métatarsien. »

« Il a paru à Cruveilhier que la plupart des interosseux dorsaux du pied ne s'inséraient qu'à un seul métatarsien. » Pour moi, je n'ai jamais trouvé avec une tête d'origine simple que le premier et le quatrième interosseux dorsal.

Les interosseux dorsaux sont si étroitement enserrés et si profondément encaissés entre les métatarsiens, qu'on supposerait *a priori*, et en particulier chez les enfants très jeunes, qu'il s'agit là d'une anomalie. Il n'en est rien.

Ruge a prouvé, par des coupes transversales du pied faites à diverses périodes de la vie intra-utérine, et dont il donne les diagrammes dans son *Mémoire sur le développement du pied humain*, déjà plusieurs fois cité par nous, que les interosseux dorsaux changent de position à mesure que l'embryon s'accroît. Pendant les premiers mois, les

[1] H. Morestin. *Bull. de la Soc. anat. de Paris*, LXIX° année, 5° série, t. VIII, fasc. 21, p. 718.

métatarsiens sont accolés et les interosseux dorsaux sont par suite entièrement plantaires; plus tard, les corps des métatarsiens s'écartent un peu et les interosseux dorsaux s'insinuent entre eux; enfin, au moment de la naissance et chez l'homme adulte, les corps des métatarsiens sont tout à fait distants et les interosseux dorsaux ont gagné en cheminant en hauteur, la face dorsale du pied.

On retrouve à l'état permanent chez les animaux ces dispositions transitoires. Dans le *chien* et le *dasyure*, les métatarsiens sont juxtaposés et les interosseux dorsaux sont absolument plantaires. Chez le *léopard*, les métatarsiens sont légèrement écartés et les interosseux dorsaux interposés entre eux. M. Champneys et M. Duvernoy remarquent : le premier que, dans le *Troglodytes niger*, et le second que, dans le *gibbon*, les interosseux dorsaux du pied et de la main sont moins superficiels que chez l'homme. « Dans les *Singes inférieurs*, dans le *cebus*, l'*Inuus nemestrinus* et le *Cynocephalus Anubis*, il n'y a pas à proprement parler, dit M. Champneys, d'interosseux dorsaux, mais bien deux couches d'interosseux plantaires dont la plus profonde représente, si on veut, les interosseux dorsaux[1]. » De sorte que les interosseux dorsaux qui sont plantaires chez la plupart des *Carnassiers*, se rapprochent chez les *Singes quadrupèdes* de la face dorsale du pied, où on les trouve chez les *Anthropoïdes* et chez l'homme.

Il est cependant un animal d'un ordre inférieur, le *Duck-bill platypus*, qui se rapproche de l'homme sous ce rapport. Il a des interosseux dorsaux qui occupent la face dorsale du pied et le premier et le deuxième de ces interosseux ont deux têtes.

Dans l'espèce humaine, Ruge a démontré également que les interosseux dorsaux de l'embryon humain ont primitivement une seule tête, comme ceux de la plupart des *Mammifères*, et n'acquièrent leur caractère bipenniforme que peu de temps avant la naissance.

[1] Champneys. *Loc. cit., Journ. of anat. and phys.*, vol. VI, p. 207.

RÉGION DORSALE

PÉDIEUX

Absence. — Je n'ai pas trouvé de trace du pédieux droit chez un adulte mort de fièvre typhoïde. Il y avait par contre du même côté un troisième péronier très développé. Le pied gauche était normal.

Anatomie comparée. — Le pédieux manque totalement dans la *taupe* et, en partie, dans le *phoque*, le *lièvre* (Meckel).

A l'état normal, le pédieux de l'homme a quatre faisceaux terminés, chacun, par un tendon destiné à chacun des quatre doigts internes. Anormalement, il en présente, comme le manieux, un plus ou moins grand nombre.

PÉDIEUX A CINQ TENDONS

« Il n'est pas rare, dit Cruveilhier, de voir le muscle pédieux présenter un cinquième faisceau qui va se perdre sur quelqu'une des articulations métatarso-phalangiennes. » Parfois ce faisceau envoie un tendon au cinquième orteil. Ce tendon du pédieux pour le cinquième orteil est indiqué par Meckel, Theile, Macalister, etc. Il est très peu commun, puisque sur 50 sujets où il l'a cherché M. Testut ne l'a pas rencontré. Sur 74 sujets (40 hommes et 34 femmes) que j'ai examinés dans la même intention, je n'ai pas été plus favorisé.

Les pédieux qui possèdent plus de cinq tendons sont ceux dont l'un ou l'autre des tendons a été dédoublé ou doublé par l'adjonction d'un tendon provenant d'un faisceau surajouté développé dans une partie quelconque de la face dorsale de la région tarso-métatarsienne. C'est le second orteil qui reçoit le plus communément deux tendons du corps charnu du court extenseur des orteils ou d'un corps charnu annexé à ce muscle.

En 1867-1868, sur 36 sujets qu'il a disséqués à King's collège, Wood a trouvé double dans 4 hommes 1 fois des deux côtés, 2 fois à gauche et 1 fois à droite) et dans 3 femmes (1 fois des deux côtés, 1 fois à droite et 1 fois à gauche) le tendon que le pédieux envoie au 2e orteil. Chez 2 des hommes, le tendon surnuméraire se fixait à la base de la première phalange, et chez 1 homme et chez 1 femme au premier interosseux dorsal.

Ultérieurement, M. Wood dit encore avoir observé « chez 40 hommes, le premier arrangement chez 6 et le second chez 3, et chez 30 femmes, le premier chez 3 et le second chez 1, soit 13 fois sur 70 sujets[1] ».

J'ai vu l'une et l'autre de ces malformations[2]. M. le professeur Testut avance « que le faisceau extenseur surnuméraire du second orteil se détache, dans la majorité des cas, de la masse commune du pédieux, compris dans l'angle dièdre que forment entre eux les deux premiers faisceaux de ce muscle ; mais qu'il peut provenir aussi du côté externe du corps charnu que le pédieux envoie au gros orteil ».

J'ai disséqué 5 fois ce faisceau : 3 fois chez l'homme, 2 fois des 2 côtés et 1 fois à droite ; 2 fois chez la femme, 1 fois à droite et 1 fois à gauche. Je l'ai vu naître toujours des os, entre les deux premières digitations du pédieux et n'avoir avec lui que des rapports de contiguïté. Je ne nie pas que la disposition signalée par M. Testut existe, mais je ne l'ai pas rencontrée. Dans un cas appartenant à Ringhoffer et dont Lotze a donné la description dans le *Journal de Henle et de Pfeufer*, 3, Reihe, vol. XXVIII, p. 99, il y avait également, en avant du pédieux normal, deux languettes charnues fixées, la plus externe au tarse, sous le tendon du court péronier latéral, la plus interne au troisième cunéiforme. À la plus externe succédait un tendon qui se rendait au petit orteil, à la plus interne un tendon qui gagnait le second orteil. M. le professeur Macalister a trouvé aussi un tendon surnuméraire du petit orteil qui émanait d'une lame contractile étroite accolée au bord antérieur du pédieux.

PÉDIEUX A TROIS TENDONS

MM. Beaunis et Bouchard ont signalé l'absence du 4e faisceau[3] et Bankart, Pye-Smith et Philips celle du 1er[4]. Dans un cas observé

---

[1] Wood. *Proceedings of the Roy. Soc.*, no 104, 1868, vol. XVI, p. 521.
[2] M. Prenant a signalé aussi une malformation du même genre. (Voy. Prenant, *Bulletins de la Société des sciences de Nancy*, 1894, p. 25.
[3] Beaunis et Bouchard. *Traité d'anatomie, Myologie*.
[4] Bankart, Pye-Smith et Philips. *Guy's hosp. Reports*, vol. XIV.

par M. Testut, le faisceau externe faisait aussi défaut; mais le péronier antérieur envoyait vers le 4e orteil un tendon fort grêle, lequel venait s'attacher sur la partie postérieure et externe de la 1re phalange [1]. Pour ma part, je n'ai pas trouvé le 1er faisceau chez une femme (1881), ni le 2e chez un homme (1890), ni le 3e également chez un homme (1893). M. Girard a cherché vainement le 4e sur les deux pieds d'un paralytique général.

PÉDIEUX A DEUX TENDONS

Chez la femme bochismane disséquée par MM. Flower et Murie [2], le pédieux était représenté par deux faisceaux de chacun desquels émanait un tendon pour le 1er et le 4e orteil. M. Macalister a mis a nu deux pédieux dont l'un était réduit à ses deux faisceaux moyens et l'autre composé de deux faisceaux pour le 3e et le 5e orteil. J'ai vu chez un homme et des deux côtés le muscle en question ne posséder que deux languettes, l'une pour le 2e et l'autre pour le 4e.

PÉDIEUX A UN TENDON

M. le professeur Macalister a trouvé un pédieux qui n'avait qu'un tendon pour le 3e doigt [3]. En 1879, M. le docteur Delaittre m'a signalé la même malformation, à droite et à gauche, chez un homme. J'ai eu la bonne fortune de la rencontrer en 1887 sur les deux pieds d'une aliénée. Un de mes anciens élèves, M. Sabathé, a trouvé chez une fille le pédieux du côté droit réduit à un seul chef pour le 4e orteil.

ANATOMIE COMPARÉE. — Dans l'*ornithorynque* et les *Loris* le pédieux a cinq tendons, un pour chaque orteil (Meckel) [4]. Il y en a 4 dans l'*Hyène striée* disposés ainsi : 1 pour le 2e orteil, 2 pour le 3e orteil et 1 pour le 4e orteil, mais de celui-ci se détache un mince filament aponévrotique qui se rend au 5e orteil (H. Young et A. Robinson). Il y en a 4

[1] Testut. *Traité des anom. musc.*, p. 726.
[2] Murie et Flower. *Journ. of anat. and phys.*, t. 1, p. 189.
[3] Note manuscrite.
[4] A la page 135 du livre du professeur Hartmann : *Les Singes Anthropoïdes et l'homme*, on lit : « Au pied droit d'un *chimpanzé* j'ai vu un 5e ventre du court extenseur qui se rendait au petit orteil. Comme j'avais précisément dessiné ce spécimen, j'ai fait représenter son pied ci-contre, malgré cette anomalie d'ailleurs intéressante, qui se retrouve parfois aussi chez l'homme (fig. 55 . »

dans la *civette*, où ils vont aux 4 orteils internes ; dans le *chien*, où ils se perdent sur les 4 orteils externes (H. Young et A. Robinson). Il y en a 3, 1 pour le 2°, 1 pour le 3° et 1 pour le 4° orteil, dans le *Cercopithecus sabæus* (Bischoff), l'*Orycteropus Capensis* (Humphry), le *Dasypus sexcinctus* (Galton, Cuvier et Laurillard[1]). Il y en a 3 également, 1 pour le 1er, un pour le 2°, 1 pour le 3° orteil, dans l'*Hyæna crocuta*[2]. Il y en a 2, 1 pour le 1er et 1 pour le 2° orteil, dans l'*éléphant* (Miall et Greenwood) ; 1 pour le 1er et le 4° orteil dans le *koala* (Young) ; 1 pour le 2° et 1 pour le 3° orteil dans le *porc-épic* et le *castor* (Meckel) ; un dédoublé pour le 2° et un dédoublé pour le 3° orteil dans les *Protèles* (H. Young et A. Robinson). Il n'y en a qu'un pour le 1er orteil dans le *phoque* (Meckel), etc.

« Assez fort chez l'homme et divisé inférieurement en quatre branches, le pédieux, observe mon éminent ami M. le professeur Lavocat, de Toulouse, décroît graduellement dans les animaux : il se termine par trois branches chez les *Carnassiers*, par deux chez le *porc* ; il est simple dans les *Ruminants* et les *Chevaux*[3].

« Le pédieux concourt à l'extension des phalanges, en même temps que s'opère la flexion du métatarse. Il manque aux extrémités antérieures, parce que l'extension du métacarpe et celle des phalanges ayant lieu dans le même sens, peuvent être facilement simultanées[4]. »

Nous venons de dire que les tendons du pédieux de l'*Hyène striée* et des *Protèles* étaient dédoublés. Ce dédoublement existe, avec des caractères variables, chez d'autres animaux. Le court extenseur du *pteropus* est, selon Humphry, constitué par quatre faisceaux : *a*) deux moyens décomposés chacun en deux chefs dont l'externe se jette sur le côté péronier du long extenseur correspondant et l'interne sur le côté tibial de ce même tendon ; *b*) un externe qui gagne sans se partager le côté externe du tendon du 4° orteil sous-jacent ; *c*) un faisceau interne, également indivis, qui se prolonge jusqu'à la base de la 2° phalange du 1er orteil. Celui du *l'espertilio murinus* a cinq tendons qui sont tous divisés, sauf le plus externe (Maisonneuve). Celui

[1] Cuvier et Laurillard, *Atlas d'anat. comp.*, pl. CCLIX, fig. 2.

[2] Meckel n'indique également que 3 tendons chez l'*Hyène striée*.

[3] Où il est relégué tout en haut du canon et se termine dans l'angle de rencontre des deux tendons de l'extenseur commun et de l'extenseur propre du doigt interne.

[4] Lavocat, *Mémoires de l'Académie des sciences, inscriptions et belles-lettres de Toulouse*, 8° série, t. I, 1er semestre 1879, p. 63.

de la *marte* est constitué par deux corps charnus : un externe qui se rend aux 2°, 3° et 4° orteils et un interne qui se termine en même temps sur le 1er et le 2°. Le court extenseur fournit aussi deux tendons au 2° orteil dans les *Atèles* et les *Oiseaux de proie* (Meckel). Il en fournit deux pour le 3° orteil chez le *pangolin*. Sa portion hallucienne en donnerait chez le *Pithecia hirsuta*, au dire de Bischoff, 1 au gros orteil et 1 au 2° orteil. Quant aux corps charnus surnuméraires indiqués, chez l'homme, en avant du pédieux, M. Champneys en a signalé un analogue dans le *Cynocéphale Anubis*. « Il semble être, dit cet anatomiste, une *réduplication* du court extenseur commun pareille à celle que nous avons notée sur quelques muscles, l'abducteur du pouce, le court fléchisseur du petit doigt de la main, l'iliaque et le psoas[1]. »

Indépendance du faisceau du gros orteil. — Henle prétend que les fibres du court extenseur qui donnent naissance au tendon qui se rend à l'hallus sont le plus souvent séparées des autres fibres et forment par leur réunion un muscle particulier, quelquefois divisé dans une partie ou la totalité de sa longueur, et auquel il donne le nom de *M. extensor hallucis brevis*. Cette assertion ne me paraît pas exacte. Sur 80 sujets (40 hommes et autant de femmes), j'ai trouvé le faisceau interne entièrement séparé des autres faisceaux seulement 26 fois : 12 fois chez l'homme, 8 fois des deux côtés, 3 fois à droite et 1 fois à gauche ; 14 fois chez la femme, 11 fois des deux côtés, 2 fois à gauche et 1 fois à droite. Ce faisceau a paru à M. Testut (de Lyon) recevoir constamment du nerf tibial antérieur un filet distinct, « de telle façon, dit-il, que, s'il est dans la majorité des cas intimement lié aux autres faisceaux du pédieux au point de vue anatomique, il en est peut-être toujours indépendant au point de vue fonctionnel[2] ». Dans presque tous les cas qui me sont personnels (24 sur 26), le mode d'innervation était celui que vient de décrire M. Testut.

Sur le pied gauche d'un sujet le distingué professeur d'anatomie à la Faculté de médecine de Lyon a vu « le faisceau interne du pédieux posséder deux faisceaux d'origine : entre les deux passait le nerf tibial antérieur ; les vaisseaux pédieux suivaient leur trajet normal le long du bord interne du corps musculaire ».

[1] Champneys. *Loc. cit.*, p. 203.
[2] Testut. *Traité des anom. musc.*, p. 727.

ANATOMIE COMPARÉE. — L'isolement complet du faisceau du pédieux destiné à l'hallus a été signalé chez le *chimpanzé* par Alix et Gratiolet, Testut ; l'*orang* par Duvernoy et Testut, le *gorille* par Duvernoy et Testut ; le *Macacus sinicus*, les *Cercopithèques* par Testut ; le *hamster*, l'*écureuil*, l'*agouti*, le *cochon d'Inde*, le *paca* et l'*hélamys*, etc., par Meckel. Cette conformation est-elle constante chez les *Primates*? Il y a lieu d'en douter : « Le court extenseur commun des orteils fournit, affirme en effet le professeur Hartmann, chez tous les *Anthropoïdes* un ventre puissant, dirigé obliquement et destiné au gros orteil[1]. »

Connexions plus intimes avec les muscles voisins. — Le tendon du pédieux destiné au 2ᵉ orteil et le 1ᵉʳ interosseux dorsal et le tendon du pédieux qui se rend au 3ᵉ orteil et le 2ᵉ interosseux[2] dorsal sont souvent reliés par quelques fibres (Macalister, trois faits personnels). M. Mac Whinnie a disséqué un faisceau de communication entre le corps du court extenseur des orteils et le tendon du long extenseur de l'hallus. Dans un cas observé en 1880 par M. Testut, le muscle extenseur commun fournissait un tendon surnuméraire (cinq au lieu de quatre) qui venait se terminer sur le tendon que le pédieux envoie au 4ᵉ orteil ; la fusion de ces deux tendons avait lieu dès l'origine du pédieux. Le tendon unique résultant de cette fusion se bifurquait à son tour presque immédiatement après, pour aller se confondre au niveau de l'articulation métatarso-phalangienne avec le tendon ordinaire que l'extenseur commun envoie au 4ᵉ orteil. Sur le pied droit d'une femme, j'ai vu les tendons du 3ᵉ et du 4ᵉ orteil de l'extenseur commun recevoir chacun une languette musculeuse détachée de la partie moyenne de la face supérieure du corps du court extenseur.

ANATOMIE COMPARÉE. — Nous avons dit précédemment que les muscles extenseurs des orteils dérivaient chez le *Cryptobranche* d'une même masse, *supinato-extensor mass* de Humphry, et les interosseux[3] dor-

[1] Hartmann, *Les Singes Anthropoïdes*, cit. p. 135.
Dans le *Troglodytes niger* disséqué par M. Champneys, l'*extensor hallucis brevis* n'était pas indépendant. Champneys, *Loc. cit.*, p. 203.

[2] Le 1ᵉʳ et le 2ᵉ interosseux dorsal reçoivent quelquefois des filets additionnels du nerf tibial antérieur sur la face dorsale du pied. Ruge en conclut que les muscles 1ᵉʳ et 2ᵉ interosseux dorsaux sont des muscles dans la composition desquels le court extenseur des orteils entre pour une bonne part. Ruge, *Die Gelenknerven des menschlichen Körpers*, Erlangen, 1857.

[3] On sait que M. Cunningham a établi que les interosseux palmaires dérivent des muscles fléchisseurs.

saux du court extenseur qui est un des éléments de la couche profonde de cette masse. Les faisceaux d'union des extenseurs et des interosseux dorsaux dans l'espèce humaine ne sont que des vestiges d'un état normal dans les espèces d'un ordre inférieur. Du reste, chez le *kangourou*, le long et le court extenseur (pédieux) sont encore confondus et l'extenseur propre est fusionné avec un faisceau qui se rend au 2ᵉ orteil, constituant ainsi un muscle extenseur propre du 1ᵉʳ et du 2ᵉ orteils.

Variations des insertions. — Ces variations ont été étudiées d'une façon fort complète par M. le professeur Ruge dans le mémoire qu'il a publié en 1875. (Ruge, Entwicklungsvorgänge an der Muskulatur des menschlishen Fusses, *Morph. Jahrbuch von Gegenbaur*, IV, supp., S, 117.) On peut les diviser en trois grandes classes :

Dans la première classe, A, rentrent toutes celles concernant l'extrémité antérieure, quel que soit d'ailleurs le nombre des tendons du pédieux ;

Dans la seconde, B. toutes celles concernant l'extrémité postérieure ;

Dans la troisième, C, toutes celles concernant à la fois l'extrémité antérieure et l'extrémité postérieure.

A. *Première classe.* — Les tendons peuvent se terminer tous sur les phalanges. Cette disposition est assez commune. Elle a été observée chez un nègre par M. Chudzinski[1]. Elle existe normalement dans l'aï[2].

Habituellement ces tendons vont se terminer, on le sait, sur les tendons correspondants du long extenseur qu'ils abordent par son côté externe ou péronier ; ils peuvent se fixer sur la face dorsale du pied (os, muscles, aponévroses[3]).

B. *Deuxième classe.* — Le corps charnu peut prendre en arrière des insertions sur l'un ou l'autre des trois cunéiformes, le cuboïde ou les extrémités postérieures des métatarsiens. Sur une planche jointe au mémoire de Ruge, on voit ces insertions se faire, dans certains cas, par des faisceaux reliés uniquement à la masse commune du muscle par de minces tractus fibreux ou un tendon excessivement ténu.

[1] Chudzinski. *Revue d'anthropologie*, 1882, p. 124.
[2] Meckel. *Loc. cit.*, t. VI.
[3] Le plus ordinairement vers l'extrémité antérieure du premier espace interosseux.

C. *Troisième classe*. — Le muscle n'a pas ses attaches normales ni en avant ni en arrière. Les dispositions sont ici tellement disparates, qu'il serait trop long de les décrire toutes.

Je n'ai pas à m'appesantir sur ces faisceaux anormaux. Ce sont des lambeaux du pédieux mal développé.

MUSCLES SURNUMÉRAIRES

FACE PLANTAIRE

Opposant du gros orteil.

Ce muscle, dont il n'est pas fait mention dans les traités d'anatomie, est souvent un des éléments constituants du pied humain. Ordinairement il est représenté par un faisceau profond du court fléchisseur du gros orteil, qui se fixe, en dehors, à la cloison intermusculaire interne et, en dedans, à tout le corps du premier métatarsien. Quelquefois pourtant l'opposant est entièrement libre. Plusieurs auteurs, M. le professeur Macalister entre autres, l'ont décrit. Je l'ai disséqué chez une femme où il existait à droite et à gauche et où il échangeait de nombreuses fibres avec le court fléchisseur.

ANATOMIE COMPARÉE. — « L'opposant du gros orteil est constant chez le *gorille* et le *chimpanzé* », dit le professeur Hartmann[1].

Cela ne me paraît pas douteux, surtout pour l'*orang*.

Dans son mémoire sur l'*Hylobates leuciscus*, Bischoff remarque, en effet, que parmi les *Singes* il n'a rencontré l'opposant du gros orteil parfaitement distinct que chez le *macaque* et l'*orang*.

M. le professeur Huxley l'a disséqué également dans ce *primate*[2].

M. Macalister le décrit aussi chez le *gorille*[3]. Mais Bischoff et Deniker ne l'y ont pas vu[4] et Duvernoy n'en fait pas mention dans le *Gorilla gina*.

[1] Hartmann. *Les Singes Anthropoïdes et l'homme*, cit. p. 135, 136.
[2] Huxley. *Upon the structure and classification of Mammalia. Report of Lecture, XVII, Royal Collège of Surgeons*. 1864, et *Med. Times and Gaz.*, vol. 1, p. 596.
[3] Macalister. *Proceed. of the Roy. Irish Acad.*, vol. 1, p. 506.
[4] Bischoff. *Beeträge z. Anat. des gorilla*, p. 31.

Adducteur du second orteil.

Un de mes meilleurs élèves, mon collaborateur pendant deux ans, celui auquel je dois la découverte du muscle choanoïde de l'œil, Frédéric Danseux, interne des hôpitaux de Paris, enlevé prématurément par une fièvre typhoïde contractée dans son service de l'hôpital Lariboisière, m'a montré en 1885-1886 trois spécimens de ce muscle. Depuis je l'ai encore disséqué quatre fois. Si l'adducteur du second orteil fusionné avec l'adducteur oblique a déjà été décrit, je ne sache pas qu'il en soit de même de ce muscle à l'état de complète indépendance.

Je résume les notes que m'a remises Frédéric Danseux :

« I. — H., cinquante-trois ans, ataxique ; novembre 1885. — Du côté droit seulement, on trouve un petit muscle fusiforme charnu dans toute son étendue, sauf en avant. Inclus dans la loge aponévrotique médiane de la plante du pied, il s'étend de la partie moyenne de la face inférieure du feuillet inférieur du ligament calcanéo-cuboïdien inférieur à la face externe de la base de la première phalange du second orteil. Il est séparé des interosseux palmaires par la branche profonde du nerf plantaire externe dont il reçoit un ramuscule très fin.

« II. — H. quarante-cinq ans, cirrhose hépatique ; janvier 1886. — Dans le même plan que l'adducteur oblique on met à nu, aussi bien sur le pied gauche que sur le pied droit, une bandelette musculaire très mince, ayant la forme d'un triangle isocèle allongé à base postérieure et à sommet antérieur. Elle se fixe, d'un côté à la face inférieure de la gaine du long péronier latéral, et de l'autre côté à la partie externe de l'extrémité supérieure de la première phalange du deuxième orteil. Le rameau profond du nerf plantaire externe est placé entre cette bandelette et les interosseux plantaires.

« III. — F. vingt-cinq ans, granulie aiguë ; mars 1886. — En disséquant les nerfs de la plante du pied gauche, on aperçoit un trousseau très mince de fibres d'un rouge pâle qui se rendent de la gaine du long péronier latéral ou plutôt du ligament calcanéo-cuboïdien inférieur et aussi de la face plantaire du 4ᵉ métatarsien au bord radial de la tête de la 1ʳᵉ phalange du 2ᵉ orteil. Il est accolé aux troisième et deuxième muscles interosseux plantaires dont il est séparé par la branche profonde du nerf plantaire externe qui lui fournit un ramuscule ténu. Le pied droit est normal »

En ce qui me concerne, j'ai trouvé 4 fois ce muscle, 3 fois chez l'homme, 2 fois des 2 côtés et 1 fois à gauche, et 1 fois chez la femme des 2 côtés. Toujours il recevait un ramuscule de la branche profonde du nerf plantaire externe et s'insérait à la face inférieure du long ligament plantaire dans le voisinage du tendon du long péronier latéral. Chez l'homme où il existait seulement du côté gauche il naissait cependant par deux chefs, l'un provenant de la face inférieure du 4e métatarsien, l'autre du ligament calcanéo-cuboïdien inférieur.

ANATOMIE COMPARÉE. — C'est à Bischoff et à Halford, de Melbourne, que revient l'honneur d'avoir décrit d'une façon méthodique et en essayant d'en déterminer la signification, un appareil d'adduction dans les extrémités des membres thoraciques et pelviens. Bischoff n'a pas toutefois compris l'adducteur du gros orteil dans cet appareil qu'il n'a recherché que chez les *Singes*[1]. M. le professeur Halford n'a également observé les muscles qui le composent que dans le *macaque*, mais il leur a donné le nom générique de *contrahentes digitorum*, nom que Bischoff a ultérieurement accepté[2].

En 1878, M. Cunningham a publié dans le *Journal de l'anatomie et de la physiologie* un résumé de son mémoire *Sur les Marsupiaux*, dans lequel il a dressé une liste détaillée des adducteurs du pied chez un grand nombre de *Mammifères*. Dans cette liste il a inscrit l'adducteur du gros orteil et défini nettement la situation et les fonctions du groupe musculaire ainsi constitué en l'appelant « couche plantaire des adducteurs ». Il est regrettable, ainsi que nous l'avons dit précédemment (voy. *M. court fléchisseur du gros orteil*, de voir figurer dans cette couche les interosseux plantaires.

Quelques années plus tard, dans un premier travail sur les muscles profonds de la plante du pied, le professeur Ruge, en se basant sur la situation et le mode de terminaison de la branche profonde du nerf plantaire externe a relevé cette erreur, c'est-à-dire démontré que si l'adducteur du gros orteil devait être classé parmi les adducteurs du pied, il fallait éliminer de ceux-ci les interosseux plantaires. Enfin dans une monographie plus récente *Sur le développement des muscles du pied humain*, à laquelle nous avons déjà fait quelques emprunts,

[1] Bischoff. *Anatomie des Hylobates leuciscus*. p. 23-24. München, 1870.
[2] Halford. *Not like man bimanous and biped, not yet quadrumanous, but chieropodous* (Melbourne, 1863) et *Lines of demarcation between man, gorilla and macaque* (Melbourne, 1864).

M. Ruge est revenu encore sur cette question et a rangé le court fléchisseur du cinquième orteil parmi les interosseux plantaires. Les idées du savant professeur sont aujourd'hui acceptées par la généralité des anthropotomistes et des zootomistes français et étrangers, et, nous l'avons dit, par M. Cunningham lui-même.

D'après Bischoff, l'agencement des adducteurs des *Quadrumanes* serait le suivant[1] :

Dans le *Cynocephalus maimon*, le *Macacus cynomolgus*, le *Cercopithecus sabæus*, le *Pithecia hirsuta* et l'*ateles*, la couche plantaire est composée d'un . . . .
- Adducteur du gros orteil dont les deux têtes (adducteur oblique et adducteur transverse[2]) peuvent être unies ou séparées.
- Adducteur de l'index.
- Adducteur de l'annulaire.
- Adducteur du petit orteil[3].

Dans l'*Hapale penicillata*, la couche plantaire est composée d'un . . . .
- Adducteur du gros orteil dont les deux têtes sont inséparables.
- Adducteur de l'index.
- Adducteur du cinquième doigt.

Dans le *chimpanzé* et l'*Hylobates leuciscus*, la couche plantaire est composée d'un . . . .
- Adducteur du gros orteil dont les deux têtes sont confondues dans le premier et indépendantes dans le second.
- Adducteur du petit orteil.

Dans l'*orang* et le *gorille*, la couche plantaire est composée d'un . . . .
- Adducteur du gros orteil dont les deux têtes sont fusionnées chez le premier et distinctes dans le second.

De telle sorte qu'il y aurait, suivant Bischoff, une diminution progressive, — en passant par l'*hapale*, le *chimpanzé* et le *gibbon*, — du nombre des éléments de la couche plantaire des *Singes quadrupèdes* à l'*orang* et au *gorille*. Dans les *Primates* l'orang serait le type intermédiaire entre le *chimpanzé*, le *gibbon* et le *gorille*. Chez cet *Anthropoïde*, Ruge avance, en effet, que les adducteurs du deuxième et du cinquième doigt qui font défaut sont remplacés par des bandes fibreuses séparées des muscles interosseux par la branche profonde du nerf plantaire externe et dans lesquelles on trouve des fibres musculaires striées[4]. Il y aurait là une substitution de tissus semblable à celle dont nous

[1] Bischoff. *Beiträge zur Anatomie des Hylobates leuciscus*, cit.

[2] Nous avons montré précédemment (voy. M. *adducteur transverse du gros orteil*) que cet adducteur est indivis dans la majorité des animaux.

[3] Cette conformation serait aussi celle de la couche plantaire du *Cebus apella*, selon M. Ruge, et des *Lémuriens*, selon MM. Marie et Mivart.

[4] Ruge. *Les Muscles profonds de la plante du pied*, cit., p. 659.

avons donné les raisons et la cause quand nous avons étudié les muscles dorso-épitrochléen, épitrochléo-olécranien, etc., etc.

Eu égard au peu d'*Anthropoïdes* qu'ils ont disséqués, les conclusions de MM. Bischoff et Ruge sont peut-être un peu prématurées en ce qui concerne ces *Singes*. J'en ai pour garant le témoignage des anatomistes moins anciens. Sur un jeune *chimpanzé* dont M. Cunningham a examiné le pied, le chiffre des adducteurs s'élevait à trois : un adducteur pour le gros orteil, un adducteur pour l'annulaire, un adducteur pour le petit doigt [1].

« Bischoff a décrit dit le professeur Hartmann [2], dans les régions profondes de la paume de la main et de la plante du *chimpanzé*, du *gibbon*, du *mandrill* et d'autres *Singes*, des muscles auxquels Halford a donné le nom de *contrahentes digitorum* (contracteurs des doigts et des orteils). Recouverts par les tendons des longs fléchisseurs des doigts et des orteils ainsi que par les lombricaux, ces muscles sont placés sur les interosseux. Je n'ai pas trouvé trace de ces muscles contracteurs chez le *gorille*. Chez un *chimpanzé femelle*, j'ai vu un muscle contracteur pour le 4e et un autre pour le 5e doigt ; il en existait de plus un pour le 4e et un pour le 5e orteil. Chez l'*orang* j'ai observé un contracteur du 4e et un autre du 5e doigt, et de plus deux contracteurs faibles pour le 4e et le 5e orteils. Le *gibbon à mains blanches* me montra ces mêmes muscles au 2e, au 4e et au 5e doigt, ainsi qu'au 4e et au 5e orteil. »

Ce qui est hors de doute, c'est qu'il peut y avoir normalement 1, 2, 3, 4 et même 5 adducteurs aux extrémités des membres des *Mammifères* ; que dans l'espèce humaine il y en a ordinairement 2, 4 pour chaque doigt extrême, mais qu'il peut exceptionnellement y en avoir 3 et même 4. Mon adducteur biceps du 2e orteil n'est-il pas constitué par la fusion des adducteurs du 2e et du 3e orteils à quelque distance de leur point d'origine ?

Libre ou relié à ses congénères voisins, comme chez l'homme, l'adducteur du 2e orteil se rencontre dans l'*Echidna setosa*, le *Koala cendré*, le *Dasyurus cicerrinus*, le *Phascogale calura*, la sarigue de Virginie, le *Dasypus sexcinctus* (Cunningham), le *Cynocéphale maïmon*, le *Macaque cynomolge*, le *cercopithèque*, le *Pithecia hirsuta* (Bischoff), l'*atèle*, le *Cebus apella* (Ruge, le *phalanger renard*, le *Myrme-*

---

[1] Cunningham, *The voyage of H. M. S. Challenger, zoology,* vol. V, p. 115, 1882.

[2] Hartmann, *Les Singes Anthropoïdes et l'homme,* p. 133, 1886.

cophaga *tamandua*, le *blaireau*, la *loutre*, le *putois*, le *paca*, l'*Hapale pénicillé*, l'*éléphant indien*, le *Thylacinus Harrisii*, le *chien*, le *dingo*, le *chat*, le *lion*, le *léopard*, le *porc*, le *lièvre*, le *puma*, l'*Hyrax du Cap* etc.

Abducteur du 5ᵉ métatarsien.

Ce muscle a été décrit pour la première fois en 1864 dans les *Proceedings of the Royal Society* de Londres par le professeur Wood sous le nom d'*abductor ossis metatarsi quinti*. Il est généralement fusiforme et longe, comme l'abducteur du petit orteil dont il est parfois inséparable en partie ou en totalité, le bord externe de l'aponévrose plantaire externe. Il s'insère, d'une part, à la tubérosité externe de la face inférieure du calcanéum et, d'autre part, par un tendon spécial ou par un tendon qui lui est commun avec l'abducteur du petit orteil, à l'apophyse de la base du 5ᵉ métatarsien.

Il est très commun. Chez 68 hommes Wood l'a trouvé 27 fois : 19 fois des deux côtés, 4 fois du côté droit et 4 fois à gauche; et chez 34 femmes : 16 fois, 10 fois des deux côtés, 3 fois du côté droit et 3 fois du côté gauche, « ce qui donne, dit-il, une proportion de 43 p. 100, un degré de fréquence de 1 chez l'homme et de 1 1/4 chez la femme[1] ».

M. Macalister, qui l'appelle *abductor ossis metatarsi minimi digiti*, l'a rencontré chez 9 sujets sur 12.

En 1889, je l'ai disséqué 18 fois sur 10 sujets, dont 20 hommes et autant de femmes. 11 fois chez les femmes, 6 fois des deux côtés, 3 fois à droite et 2 fois à gauche, et 8 fois chez les hommes, 5 fois des deux côtés, 1 fois à droite et 2 fois à gauche.

En somme, il paraît se développer plus souvent chez la femme que chez l'homme et des deux côtés que d'un seul.

Comme les autres muscles normaux ou anormaux, il varie dans une certaine mesure. Sur un homme Wood l'a vu se détacher, des deux côtés, par un ventre triangulaire de la tubérosité interne de la face inférieure du calcanéum et aller s'attacher par un long tendon sur la face antérieure de la base du 5ᵉ métatarsien. M. Macalister a noté également cette disposition. Je l'ai observée chez un homme, à droite

[1] Wood. *Proceedings of the Royal Society*, nº 104, 1868. p. 521.

et à gauche, et chez une femme, du côté gauche seulement. Chez la femme l'abducteur du 5e métatarsien et celui du petit orteil étaient assez intimement unis en arrière.

Dans trois cas signalés par le professeur de l'Université de Cambridge, l'abducteur du 5e orteil se fixait comme d'habitude à la tubérosité externe de la face inférieure du calcanéum, mais se perdait en avant sur le col de la base du métatarsien. Un de mes élèves, M. le Dr Ansaloni (de Blois), a disséqué les deux pieds d'une vieille femme sur lesquels existait ce mode de conformation.

ANATOMIE COMPARÉE. — Ce muscle a été décrit par le professeur Huxley et MM. Flower et Hepburn dans le *gorille* et le *chimpanzé*[1] et par Wood dans l'*orang-outang* et le *bonnet-chinois*. Ce dernier anatomiste en a trouvé aussi des traces évidentes dans le *chat*, le *hérisson*, l'*écureuil*. Strauss-Durkheim en donne un dessin dans ses planches de l'anatomie du *chat*. MM. Murie et Mivart l'ont disséqué dans l'*hyrax* et M. Murie dans l'*Iguana tuberculata*. Dans le pied de l'*échidné* quelques fibres rouges correspondent aussi, comme situation et comme direction, à ce faisceau[2]. Meckel a trouvé l'abducteur du 5e métatarsien dans les *Makis*, l'*ours brun* et le *coati*.

« Dans le *coati*, dit-il[3], l'abducteur du 5e orteil est divisé en deux muscles tout à fait distincts, dont le postérieur s'étend de la tubérosité du calcanéum au 5e métatarsien, l'antérieur allant de cet os à la 1re phalange de l'orteil correspondant. Il existe, en outre, dans l'*ours* et le *coati*, un adducteur mince, mais très large, qui prend naissance au milieu de la première rangée des os carpiens.

« J'ai vu, de plus, chez l'*ours brun*, un muscle plus petit s'étendre de la tubérosité du calcanéum au tubercule du 5e métatarsien. »

M. Champneys a rencontré l'abducteur du 5e métatarsien dans un *Cynocéphale Anubis* adulte[4] et M. le professeur Cunningham[5] dans le *thylacine*, le *Dasyurus viverrinus*, le *Phascogale calura*, le *Couscous maculé*, le *phalanger-renard*, le *Koala cendré*, la *sarigue de Virginie*, le *kangurou robuste*, l'*Ornithorhyncus paradoxus*, le *léopard*, le *puma*, le

<hr>

[1] M. Cunningham affirme pourtant qu'il manque dans le *chimpanzé*.

[2] Wood, *Proceedings of the Roy. Soc.*, June 1868, n° 104, p. 521.

[3] Meckel, *Anat. comp.*, t. VI, p. 463-464.

[4] Champneys, *Journ. de l'anat. et de la phys.*, cit. p. 205.

[5] Cunningham, *Loc. cit. passim*.

lion, le *blaireau*, la *loutre*, le *putois*, le *Trichecus rosmarus*, le *Myrme-cophaga tamandua*, le *Dasypus sexcinctus*, l'*éléphant des Indes*, le *paca*, la *chauve-souris*, le *Cynocéphale sphynx*, etc.

Parmi ces *Mammifères*, il en est plusieurs (le *lion*, le *léopard* par exemple), chez lesquels il naît du calcanéum par un corps charnu commun avec l'abducteur du petit orteil.

Abducteur accessoire du petit orteil.

J'ai disséqué trois fois ce muscle dont mes recherches bibliographiques ne me fournissent aucun exemple. Comme le choanoïde, l'auriculaire inférieur, le stylo-pharyngien inférieur, l'adducteur du 2e orteil, etc., je crois donc qu'il n'a pas encore été signalé.

I. — H., vingt-quatre ans, tuberculeux; novembre 1884. — Le pied droit est normal. Sur le pied gauche on trouve au-dessous et en dehors du court abducteur du petit orteil un faisceau musculaire plat et indépendant. Ce faisceau se fixe, en arrière, à la partie la plus externe de l'aponévrose plantaire externe et de la tubérosité externe de la face inférieure du calcanéum à un centimètre de l'abducteur du petit orteil, sur le tendon duquel il va se perdre au niveau de la base du 5e métatarsien. Il est innervé par un rameau provenant du nerf plantaire externe avant sa bifurcation.

II. — F., vingt ans, péritonite puerpérale; mars 1885. — Le muscle surnuméraire existe à droite et à gauche. En arrière il a les mêmes insertions que le précédent, mais en avant il est distinct de l'abducteur normal. A son corps charnu assez court fait suite une lame aponévrotique qui, après avoir abandonné quelques fibres nacrées au tubercule de la base du 5e métatarsien, va se perdre au côté externe de la base de la 1re phalange du petit orteil. Il reçoit un ramuscule nerveux du tronc du plantaire externe.

III. — F., quarante-neuf ans, pneumonie; décembre 1892. — Du côté gauche seulement on trouve un petit faisceau rougeâtre, rond, ayant la forme d'un triangle isocèle très allongé, dont le sommet tendineux se fixe à la face externe de la 1re phalange du petit orteil, en dehors de l'abducteur ordinaire, et la base charnue à la gaine du long

---

[1] Meckel. *Anat. comp.*, t. VI, p. 463.

péronier latéral. Il est mû par un filet du nerf plantaire externe avant sa division.

ANATOMIE COMPARÉE. — La *marmotte* a un 2e petit abducteur de l'orteil le plus externe du pied (Meckel).

Un 2e abducteur du petit orteil a été reconnu par M. le professeur Cunningham chez le *phalanger-renard*, le *Dasypus viverrinus*, le *Thylacine cynocéphale*, le *Couscous maculé*, etc.

Dans le *kangourou de Virginie*, le *Koala cendré*, l'abducteur normal est renforcé par un faisceau provenant chez le premier du bord inférieur du ligament annulaire du tarse et chez le second du cartilage plantaire[1].

FACE DORSALE

Tous les faisceaux musculaires surnuméraires du dos du pied ne sont pour moi, je l'ai dit, que des lambeaux du pédieux mal développé (voy. *M. pédieux*).

[1] Cunningham. *Report in Marsupialia*. p. 65, 68.

CONSIDÉRATIONS GÉNÉRALES

SUR LES

VARIATIONS DU SYSTÈME MUSCULAIRE

DE L'HOMME

———

Si la forme extérieure du corps, sa longueur, ses proportions, le squelette dans toutes ses parties, le cerveau, la peau, les cheveux, l'iris ont été l'objet de nombreuses recherches anthropologiques, il n'en a pas été ainsi pendant trop longtemps des muscles. Les muscles qui composent les deux tiers de la masse totale du corps, qui précèdent les os et les nerfs et en déterminent la formation, qui peuvent les modifier quand ils sont formés, et qui persistent, au bas de l'échelle animale (*Vers, Mollusques*), alors que les os n'existent pas, méritaient mieux.

On sait qu'on cherche à préciser les rapports qui existent entre le genre humain et les autres êtres vivants, et à classer les différentes races humaines, en comparant et en mesurant les os, les angles, les courbes et les cavités qui résultent de leur articulation (crâne, orbites, fosses nasales, etc.). Ce qu'on sait moins, c'est que telle ou telle disposition osseuse qui existe dans une race, manque dans une autre et ne se rencontre qu'exceptionnellement dans une troisième. Les observations de Broca sur les modes de conformation du ptérion (ptérion en H, ptérion en K, ptérion retourné, la courbe de la mandibule en U, en ellipse, en parabole), celles de Virchow sur l'os jugal (os jugal indivis, bipartite), etc., sont très instructives à cet égard. Les mêmes variations se retrouvent dans les parties molles. En voici la preuve pour les artères. L'artère carotide primitive se divise

« sous un angle aigu » chez les personnes dont le cou est long et « en forme de candélabre » chez ceux dont le cou est court. Eh bien ! de ce que la division de la carotide « sous un angle aigu » est plus fréquente à Göttingue, tandis que la division « en forme de candélabre » est plus commune à Breslau, Binswanger a conclu que les coupes transversales du corps sont représentées par des chiffres plus élevés dans le Hanovre que dans la Silésie.

Mais c'est surtout — si j'en juge d'après les statistiques des anatomistes étrangers et les miennes, — les variations du système musculaire qui offrent un grand intérêt au point de vue ethnologique. Il est des faisceaux surajoutés à des muscles normaux et des muscles anormaux qui se rencontrent plus fréquemment dans une race que dans une autre.

Ainsi le chef huméral du biceps apparaît chez 10,5 p. 100 des sujets en France, chez 10,3 p. 100 en Angleterre, chez 11 p. 100 en Alsace-Lorraine ; le présternal chez 3,2 p. 100 en Écosse, chez 3,3 p. 100 en Alsace-Lorraine, chez 4 p. 100 à Londres, chez 4,5 p. 100 en Touraine, chez 5,2 p. 100 en Russie, chez 6 p. 100 en Irlande. Le petit psoas fait défaut chez 49 p. 100 des sujets en Russie, chez 56,4 p. 100 en Touraine, chez 57 p. 100 en Alsace-Lorraine, chez 61 p. 100 en Amérique, chez 64 p. 100 en Angleterre. A Londres, le petit psoas n'existe pas chez 50 p. 100 des sujets, en Écosse chez 63 p. 100, en Irlande chez 66 p. 100 [1].

Inversement il est des muscles normaux qui disparaissent plus communément dans une race que dans une autre. Le pyramidal de l'abdomen manque chez 21 p. 100 des sujets en Amérique, chez 12 p. 100 en Alsace-Lorraine, chez 10,6 p. 100 en Touraine ; le petit palmaire, chez 24,6 p. 100 en Touraine, chez 20 p. 100 en Alsace-Lorraine, chez 12,7 p. 100 en Amérique ; le plantaire grêle, chez 7,5 p. 100 en Touraine, chez 6,2 p. 100 en Alsace-Lorraine, chez 5,4 p. 100 en Touraine ; le carré crural, chez 2,3 p. 100 en Alsace-Lorraine, chez 1 p. 100 en Angleterre ; le péronier antérieur, chez 9,8 p. 100 en Angleterre, chez 9,1 p. 100 en Touraine, chez 8,2 p. 100 en Alsace-Lorraine ; le tendon du 5ᵉ orteil du court fléchisseur commun des orteils, chez 25 p. 100 en Alsace-Lorraine, chez 16 p. 100 à Londres, chez 14 p. 100 en Touraine, chez 10 p. 100 à Édimbourg.

[1] Le petit psoas n'étant pas présent, — sauf en Russie, — chez plus de la moitié des sujets doit être considéré, je l'ai dit, comme un muscle anormal.

Le pyriforme est perforé chez 26,7 p. 100 des sujets en Alsace-Lorraine, chez 26 p. 100 en Italie, chez 10 p. 100 en Touraine, chez 8 p. 100 en Angleterre, etc.

Se basant sur la dissection de 60 blancs adultes, de 12 suppliciés et de 31 sujets appartenant à la race jaune et à la race noire, M. Chudzinski se croit autorisé à affirmer, d'autre part, que les anomalies musculaires sont plus communes dans les races de couleur que dans la race blanche. En tenant compte des dissemblances de conformation des muscles faciaux, des jumeaux de la jambe, des droits antérieurs de l'abdomen, etc., il paraît même acquis que les agents actifs du mouvement diffèrent dans les diverses races.

On n'a pas constaté jusqu'ici d'anomalies musculaires propres à certaines races, mais il est reconnu que, dans une même race, il est des sujets que les variations musculaires épargnent pour ainsi dire tandis qu'il en est d'autres chez lesquels elles sont extrêmement nombreuses.

On a prétendu enfin, mais cela est loin d'être prouvé, qu'elles sont plus communes chez les criminels et les déments.

Les variations musculaires sont-elles plus communes dans un sexe que dans un autre ? Laissons répondre les chiffres :

L'absence du pyramidal de l'abdomen a été notée chez 26 p. 100 des femmes et 14 p. 100 des hommes par M. T. Dwight, chez 13 p. 100 des femmes et 10 p. 100 des hommes par MM. Pfitzner et Schwalbe, chez 12,5 p. 100 des femmes et 8,4 p. 100 des hommes par moi ;

Celle du petit palmaire chez 14 p. 100 des femmes et 10,7 p. 100 des hommes par Gruber, chez 22 p. 100 des femmes et 19,3 p. 100 des hommes par MM. Pfitzner et Schwalbe, chez 30,7 p. 100 des femmes et 18,4 p. 100 des hommes par moi :

Celle du petit psoas chez 57 p. 100 des femmes et 57 p. 100 des hommes par MM. Pfitzner et Schwalbe, chez 54 p. 100 des femmes et 43 p. 100 des hommes par Gruber, chez 70 p. 100 des femmes et 56 p. 100 des hommes par M. Dwight, chez 72 p. 100 des femmes et 60 p. 100 des hommes par les anatomistes anglais, chez 69,3 p. 100 des femmes et 43 p. 100 des hommes par moi :

Celle du carré crural chez 2,4 p. 100 des hommes et 2,3 p. 100 des femmes par MM. Schwalbe et Pfitzner :

Celle du plantaire grêle chez 5,9 p. 100 des femmes et 9,1 p. 100 des hommes par Gruber, chez 5,9 p. 100 des femmes et 6,3 p. 100 des hommes par MM. Schwalbe et Pfitzner, chez 6,1 p. 100 des femmes et 4,7 p. 100 des hommes par moi :

Celle du péronier antérieur chez 14,7 p. 100 des femmes et 7,3 p. 100 des hommes par Wood, chez 11,5 p. 100 des femmes et 6,6 p. 100 des hommes par MM. Pfitzner et Schwalbe, chez 10 p. 100 des femmes et chez 8,3 p. 100 des hommes par moi ;

Celle du tendon du 5e orteil du court fléchisseur des orteils chez 14,7 p. 100 des femmes et 7,3 p. 100 des hommes par Wood [1], chez 31 p. 100 des femmes et 21,8 p. 100 des hommes par MM. Pfitzner et Schwalbe, chez 16 p. 100 des femmes et 12 p. 100 des hommes par moi.

Le chef huméral du biceps a été trouvé chez 11,6 p. 100 des hommes et 9 p. 100 des femmes par MM. Pfitzner et Schwalbe et chez 8 p. 100 des hommes et 7,7 p. 100 des femmes par moi.

La perforation du pyriforme par le grand nerf sciatique a été constatée chez 26,7 p. 100 des femmes et chez 16,6 p. 100 des hommes par MM. Pfitzner et Schwalbe, chez 11,2 p. 100 des hommes et 6 p. 100 des femmes par moi.

La fusion du sous-épineux et du petit rond a été observée chez 12,9 p. 100 des hommes et 12,9 p. 100 des femmes par MM. Pfitzner et Schwalbe.

Le présternal a été rencontré chez 3,3 p. 100 des hommes et 3 p. 100 des femmes par MM. Schwalbe et Pfitzner, chez 5,3 p. 100 des hommes et 3,9 p. 100 des femmes par moi. Pour M. Turner il est moins rare chez la femme que chez l'homme ; pour Wood, c'est l'inverse.

Wood a trouvé, enfin, 265 variations musculaires chez 18 hommes et 236 variations musculaires chez 18 femmes, dont il a disséqué un à un, à *King's college*, pendant le semestre d'hiver 1867-1868, tous les muscles de la nuque, du dos et des membres. Pour Wood, les malformations en question existeraient donc chez 6,7 p. 100 des hommes et chez 7,6 p. 100 des femmes.

La statistique générale de Wood repose sur l'examen d'un nombre trop limité de sujets pour qu'on puisse la prendre pour base. Les statistiques de Wood et de Gruber, celles de MM. Th. Dwigt, Pfitzner et Schwalbe et les miennes touchant le chef huméral du biceps, l'épitrochléo-olécranien, le présternal, le plantaire grêle, la perforation du pyriforme, l'union du petit rond et du sous-épineux, etc., etc., sont contradictoires ou n'indiquent que des différences peu significatives. Il en va autrement des statistiques des mêmes auteurs et des miennes

---

[1] 5 fois chez 34 femmes et 5 fois chez 68 hommes.

concernant le pyramidal de l'abdomen, le petit psoas, le petit palmaire, le péronier antérieur et le tendon du 5e orteil du court fléchisseur commun. Ces muscles disparaissent évidemment plus souvent dans le sexe féminin que dans le sexe masculin. Je n'en conclurai pas moins que la question du degré de fréquence relatif d'apparition des anomalies musculaires est loin d'être jugée. Je ne sais si Meckel a eu raison d'écrire « que les vices de conformation sont plus ordinaires chez la femme que chez l'homme ». Mais je crois avoir le droit de dire qu'en ce qui a trait aux malformations musculaires, les seules dont j'aie à m'occuper ici, le problème n'est pas résolu. De ce que le pyramidal de l'abdomen, le petit palmaire, le péronier antérieur et le tendon du 5e orteil du court fléchisseur commun disparaissent moins souvent chez l'homme que chez la femme, je me garderai bien surtout d'induire à « l'infériorité organique » de celle-ci. Il y a anomalies et anomalies. Celles qui consistent dans l'absence du péronier antérieur ou du tendon du 5e orteil du court fléchisseur commun reproduisant des dispositions simiennes, sont des *anomalies régressives;* celles consistant dans l'absence du pyramidal de l'abdomen, et du petit palmaire constituant un avantage fonctionnel, sont des *anomalies progressives.* Je reviendrai, du reste, sur cette question.

Quelles sont les régions qui offrent le plus de variations musculaires et quels sont dans chaque région les muscles qui sont le plus ordinairement mal conformés? Voici les renseignements fournis à cet égard par les 36 sujets (18 hommes et 18 femmes) dont Wood a examiné, un à un, tous les muscles du cou, de la nuque, du tronc et des membres :

Ire COU ET NUQUE

a). Muscles normaux avec disposition anormale :

	HOMMES	FEMMES	TOTAL	DEGRÉ de fréquence
Sterno-cléido-mastoïdien	4	3	7	7 ,36
Omo-hyoïdien	4	2	6	6 ,36
Digastrique	3	1	4	4/36
Trapèze	3	2	5	5/36
Angulaire de l'omoplate	4	3	7	7/36
Stylo-hyoïdien	2	»	2	2 ,36
Sterno-thyroïdien	1	»	1	1/36
Scalène	1	»	1	1 /36
Thyro-hyoïdien	»	1	1	1 /36

β). *Muscles surnuméraires ou surajoutés :*

	HOMMES	FEMMES	TOTAL	DEGRÉ de fréquence
Cléido-occipital	8	6	14	14/36
Rhombo-atloïdien	3	2	5	5/36
Cléido-trachélien	1	»	1	1/36
Élévateur du corps thyroïde	1	1	2	2/36
Soit : { *Muscles normaux avec dispos. anormale.*	22	12	34	34/36
— *surnuméraires ou surajoutés*	13	9	22	22/36
Total	35	21	56	56/36

2° TRONC

α). *Muscles normaux avec disposition anormale :*

	HOMMES	FEMMES	TOTAL	DEGRÉ de fréquence
Grand pectoral	5	2	7	7/36
Petit pectoral	5	5	10	10/36
Grand dorsal	1	2	3	3/36

β). *Muscles surnuméraires ou surajoutés :*

	HOMMES	FEMMES	TOTAL	DEGRÉ de fréquence
Présternal	1	1	2	2/36
Sterno-scapulaire	5	5	10	10/36
Scapulo-claviculaire	1	»	1	1/36
Chondro-coracoïdien	1	»	1	1/36
Soit : { *Muscles normaux avec dispos. anormale.*	11	9	20	20/36
— *surnuméraires ou surajoutés.*	8	6	14	14/36
Total	19	15	34	34/36

3° MEMBRES SUPÉRIEURS

α). *Muscles normaux avec disposition anormale :*

	HOMMES	FEMMES	TOTAL	DEGRÉ de fréquence
Sous-épineux	1	»	1	1/36
Coraco-brachial	3	4	7	7/36
Biceps	2	6	8	8/36
Brachial antérieur	2	2	4	4/36
Rond pronateur	2	3	5	5/36
Fléchisseur superficiel des doigts	4	9	13	13/36
Fléchisseur profond des doigts	7	7	14	14/36
Long fléchisseur propre du pouce	11	15	29	29/36
Grand palmaire	3	4	7	7/36
Petit palmaire	8	7	15	15/36
Long supinateur	»	1	1	1/36
Premier radial externe	9	3	12	12/36
Deuxième radial externe	10	8	18	18/36
Extenseur commun des doigts	6	6	12	12/36

	HOMMES	FEMMES	TOTAL	DEGRÉ de fréquence
Extenseur du petit doigt	17	16	33	33/36
Cubital postérieur	6	2	8	8/36
Long abducteur du pouce.	17	16	33	33/36
Court extenseur du pouce.	11	7	18	18/36
Long extenseur du pouce.	4	7	11	11/36
Extenseur propre de l'index	4	5	9	9/36
β). Muscles surnuméraires ou surajoutés :				
Épitrochléo-olécranien	4	»	4	4/36
Radial externe intermédiaire	8	5	13	13/36
Extenseur du pouce et de l'index	1	2	3	3/36
Extenseur propre du médius	2	6	8	8/36
Court extenseur de la main.	3	3	6	6/36
Soit : { *Muscles normaux avec dispos. anormale.*	130	128	258	258/36
{ — *surnuméraires ou surajoutés* . .	18	16	34	34/36
TOTAL.	148	144	292	292/36

4° MEMBRES INFÉRIEURS

α). Muscles normaux avec disposition anormale :

	HOMMES	FEMMES	TOTAL	DEGRÉ de fréquence
Iliaque interne.	1	»	1	1/36
Obturateur externe.	»	1	1	1/36
Pyramidal.	3	3	6	6/36
Jumeaux pelviens	2	1	3	3/36
Adducteurs de la cuisse.	1	»	1	1/36
Plantaire grêle.	1	2	3	3/36
Long fléchisseur des orteils.	6	4	10	10/36
Long fléchisseur du gros orteil	1	3	4	4/36
Tibial postérieur.	1	»	1	1/36
Long extenseur des orteils	2	2	4	4/36
Péronier antérieur.	8	7	15	15/36
Court péronier latéral	2	3	5	5/36
Court extenseur des orteils	5	3	8	8/36
Court fléchisseur plantaire	4	3	7	7/36
Accessoire des fléchisseurs	»	1	1	1/36
β). Muscles surnuméraires ou surajoutés :				
Extenseur de la première phalange du pouce. . .	16	13	29	29/36
Péronier du cinquième orteil	10	10	20	20/36
Soit : { *Muscles normaux avec dispos. anormale.*	37	33	70	70/36
{ — *surnuméraires ou surajoutés* . .	26	23	49	49/36
TOTAL.	63	56	119	119/36

D'après cette statistique les muscles du cou et de la nuque s'écarteraient donc plus souvent du type habituel que ceux du tronc (56 variations contre 34) et ceux du cou, de la nuque et du tronc, moins souvent que ceux des membres (90 variations contre 44). Aux membres, les muscles des membres thoraciques seraient plus fréquemment mal conformés que ceux des membres pelviens (292 variations contre 119) et, aux membres thoraciques et pelviens, les muscles des extrémités distales que ceux des extrémités proximales.

Cette statistique générale si favorable, comme on s'en rendra compte bientôt, à la théorie de l'évolution du système musculaire, ne peut malheureusement pas, je l'ai déjà dit, être acceptée sans réserve. Elle s'appuie sur un nombre insuffisant de dissections et les muscles de la tête, des parois de l'abdomen, du périnée, et le diaphragme n'y figurent pas. La Société anatomique anglaise l'a si bien compris que, sur l'initiative de MM. Cunningham et Macalister, elle a décidé, en 1889, que dorénavant on rechercherait chaque année et simultanément dans chacun des 36 instituts anatomiques du Royaume le degré de fréquence d'apparition de quelques anomalies désignées d'avance, et que les documents résultant de cette enquête, remis à une commission nommée *ad hoc*, serviraient à dresser une statistique qui fût à l'abri de tout reproche. Quand on songe combien peu de sujets sont mis à la disposition des élèves sans avoir été autopsiés et combien il faut de temps pour disséquer un à un tous les muscles d'un même sujet, cette manière de procéder paraît vraiment pratique.

Mais s'il est encore impossible d'affirmer catégoriquement quelles sont les régions du corps qui présentent le plus de variations musculaires, il n'est pas douteux — et cela de l'avis des anatomistes de tous les pays et de tous les temps — que les muscles qui font le plus souvent défaut chez nous sont ceux qui nous sont devenus foncièrement inutiles : le pyramidal de l'abdomen, le petit psoas, le petit palmaire, le plantaire grêle.

Si la connaissance des vices de conformation des muscles importe à l'ethnologue, elle n'importe pas moins au chirurgien. N'est-il pas bon d'être prévenu avant de pratiquer l'opération du strabisme que les muscles de l'œil peuvent augmenter de nombre (M. choanoïde), être dédoublés partiellement, avoir des tendons surnuméraires, être reliés entre eux par des faisceaux plus ou moins forts, et avant de pratiquer l'opération du torticolis chronique, qu'il existe assez souvent un cléido-occipital ? N'est-il pas indispensable de savoir que quelquefois l'artère sous-clavière, l'artère humérale, l'artère cubitale, etc., sont recouvertes par un plan contractile dans les régions où on les lie de préférence? C'est ainsi que j'ai vu un chirurgien d'hôpital chercher pendant fort longtemps et vainement l'artère axillaire, en dedans de l'arc axillaire pectoro-dorsal qu'il prenait pour le coraco-brachial. N'est-il pas nécessaire d'être avisé que le chef sternal du sterno-cléido-mastoïdien, le coraco-brachial, la longue ou la courte portion du biceps huméral, le long supinateur, le couturier, etc., etc., c'est-à-dire une partie ou la totalité des fibres des muscles satellites des artères carotides primitives, axillaires, humérales, brachiales, fémorales, peuvent faire défaut ou être déviés de leur trajet accoutumé. A quoi bon insister? Il y a là un gros livre à écrire pour le plus grand bien de la science et de l'humanité souffrante.

Comment classe-t-on les variations du système musculaire de l'homme ?

Pour comprendre les diverses classifications des variations du système musculaire de l'homme qui ont été proposées jusqu'ici et pour pouvoir juger de leur valeur il est de toute nécessité d'établir d'abord ce qu'on entend en anthropologie par organe vestigiaire et par atavisme. C'est ce que je vais faire.

« Un organe vestigiaire, dit M. Mahoudeau [1], est assimilable à une ruine, est dans notre corps une survivance anatomique, indéniable, témoin d'un passé entièrement disparu. Tous les appareils du corps de l'homme, de tous les animaux, sauf les *Protozoaires*, renferment de ces vestiges en plus ou moins grand nombre. Il en est qu'on rencontre constamment, on pourrait les dire permanents; il en est d'autres qui manquent dans un très grand nombre de cas, ce sont des vestiges accidentels. En général, ces traces sont d'autant plus manifestes que la mutation de fonctions qui les a rendues inutiles est plus récente; d'autant plus effacées qu'elles reflètent un passé plus lointain. Les organes vestigiaires peuvent se comparer à ces ruines qui doivent à des circonstances exceptionnelles de n'avoir pas subi les ravages du temps et de demeurer encore debout lorsque tous les monuments, leurs contemporains, sont depuis longtemps anéantis. C'est donc dire que, permanents ou accidentels, les organes vestigiaires ont tous une

[1] Mahoudeau. *Les organes vestigiaires, Journ. de l'École d'Anthropologie* de Paris, 1892, p. 382.

valeur égale ; ce sont des manifestations ataviques, des archives en un mot de notre passé. Les uns et les autres peuvent être transitoires ou persistants. Transitoires chez l'embryon où ils ne durent que fort peu de temps ; persistants chez l'adulte où ils demeurent dans le même état durant toute l'existence. »

En m'appuyant sur cette définition précise dont on appréciera plus loin la portée philosophique, je diviserai les organes vestigiaires de l'homme en deux grandes classes : I° ceux qui existent pendant la vie embryonnaire (*organes vestigiaires transitoires*) ; II° ceux qui existent *normalement* ou *anormalement* chez l'homme fait (*organes vestigiaires permanents*).

Je n'insiste pas sur les premiers. Qui ne sait depuis Hæckel que l'ontogénie est le résumé de la phylogénie « que la série des formes diverses que tout individu d'une espèce quelconque parcourt à partir du début de son existence est simplement une récapitulation courte et rapide de la série des formes spécifiques multiples par lesquelles ont passé ses ancêtres, les aïeux de l'espèce actuelle pendant l'énorme durée des périodes géologiques[1] ». Nous avons primitivement des branchies comme les *Poissons* ; un cloaque comme les *Oiseaux* ; un appendice caudal[2] ; 29 côtes (Ruge) ; le cœur double et communiquant des *Reptiles* ; les glandes génitales incluses dans l'abdomen des *Animaux testicondes* (*Oiseaux, Monotrèmes, Cétacés vrais et herbivores*[3], *Édentés*[4] et quelques *Pachydermes : damans, rhinocéros, éléphants*) ; des bourgeons épithéliaux en nombre plus considérable que les dents à apparaître ; les oreilles pointues ; le cerveau lisse ; le gros orteil formant avec les autres orteils un angle correspondant à l'état permanent du gros orteil chez les *Singes* ; les reins divisés, chaque glomérule de Malpighi représentant un rein primitif[5] ; la peau —

---

[1] Hæckel. *Histoire de la création des êtres organisés d'après les lois naturelles*, trad. franç. Paris, 1844.

[2] L'embryon humain âgé de cinq semaines possède une queue manifeste et un nombre de vertèbres supérieur à celui de l'adulte, 38 au lieu de 33 ou 34 : les 4 ou 5 dernières de ces vertèbres sont éphémères ; déjà chez l'embryon de six semaines, la 38e, la 37e et la 36e se confondent en une seule masse, la 35e elle-même n'a plus de limites parfaitement nettes ; l'embryon de neuf semaines n'a plus que 34 vertèbres, la 34e résultant évidemment de la fusion des 4 dernières et la queue est déjà beaucoup moins proéminente. (His, Fol, Phisalix.)

[3] Le *dauphin* (Stannius et Siebold), *Anat. comp.*, t. II, p. 509.

[4] Notamment les *Fourmiliers*, les *Paresseux*, les *Tatous*.

[5] En effet, chez les *Requins*, à chaque segment prévertébral répond, comme l'ont prouvé les recherches de Semper et de Balfour, un appareil génito-urinaire identique à ceux qui existent dans chaque anneau des *Vers annelés*. L'embryon humain reproduit ces phases rapidement.

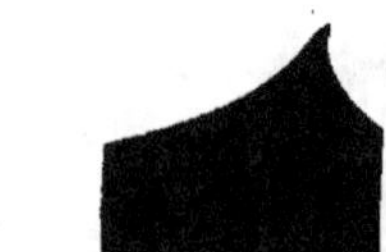

celle des pieds et des mains exceptée — doublée dans toute son étendue du peaucier et couverte du lanugo, duvet fin et abondant, en tout semblable à celui des *Simiens*[1], etc. « D'animal marchant à quatre pattes, l'ancêtre humain devenant un animal à deux pieds a, dit encore M. Mahoudeau[2], vu ses membres antérieurs pour être utilisables dans cette nouvelle attitude effectuer un mouvement de rotation. De cette évolution ancestrale les traces subsistent encore. Au 4° mois de la vie fœtale la torsion de l'humérus est de 133°. Celle des *Carnassiers* adultes est de 94°, celle des *Magots* de 106°, celle des *Gibbons* de 120°, des *Chimpanzés* de 128°. Le fœtus humain de 4 mois se place entre le *chimpanzé* et le *gorille* qui a 144°. Avec l'âge, après la naissance, la torsion va en augmentant, l'attitude bipède se perfectionnant, elle est de 140° environ durant la première année, de 148° de deux à quatre ans et atteint 150° vers la septième année[3]. »

Parmi les organes vestigiaires permanents normaux de l'homme fait, je citerai : le repli semi-lunaire de l'angle interne de l'œil ou 3° paupière interne de l'œil qui recouvre tout le globe oculaire des *Squales* et qui est encore assez bien développé chez divers *Mammifères;* le lobule de l'hippocampe et le sillon limbique qui nous relie aux *Animaux osmatiques;* l'appendice iléo-cœcal ou vermiculaire, qui a une longueur triple de celle du corps dans le *Koala*, constitue un immense cul-de-sac dans les *Herbivores* et qui ne sert plus chez nous qu'à loger de petits corps étrangers qui en provoquent l'inflammation; le pisi-

---

[1] Ce pelage tombe rapidement et la peau devient glabre, du moins en apparence, mais le microscope la montre aussi velue que celle des autres *Mammifères*. J'ai dit que le microscope révélait qu'elle était aussi toujours doublée normalement d'un plan musculeux chez l'adulte.

[2] Mahoudeau. *Loc. cit. suprà*, p. 385.

[3] Les transformations que subissent les animaux avant d'arriver à leur complet développement sont aussi curieuses. Les *Équidés* ont cinq doigts à un moment donné de leur ontogénèse. L'*hipparion* reparait dans les *chevaux à trois doigts* et l'*anchiterium* dans les *chevaux à cinq doigts* dont on a observé plusieurs exemples, sans compter Bucéphale, le fameux coursier d'Alexandre.

[4] Les *Poissons*, *pleuronectes* qui nagent habituellement dans de grandes masses d'eau, ayant besoin, dit Lamarck, de voir latéralement, ont leurs yeux placés sur les côtés de la tête. Mais ceux des *Poissons* que leurs habitudes mettent dans la nécessité de s'approcher sans cesse des rivages et particulièrement des rives peu inclinées ou à pentes douces, ont été forcés de nager sur leurs faces aplaties, afin de pouvoir s'approcher plus près des bords de l'eau. Dans cette situation, recevant plus de lumière en dessus qu'en dessous, et ayant un besoin particulier d'être toujours attentifs à ce qui se trouve au-dessus d'eux, ce besoin a forcé un de leurs yeux de subir une espèce de déplacement et de prendre la situation singulière que l'on connaît aux yeux des *Soles*, des *Turbots*, des *Limandes*, etc. » Combien Lamarck eût été heureux s'il eût connu les recherches actuelles d'embryologie, nous montrant les yeux de ces *Poissons*, placés d'abord symétriquement chez l'embryon, se déplacer graduellement pendant le développement de sorte que celui qui appartient au côté sur lequel se couche l'animal, va progressivement se porter du côté opposé et y rejoindre son congénère.

forme, os non moins superflu, compté à tort, pendant longtemps, parmi les éléments du carpe, et qui n'est qu'un rudiment d'un doigt post-auriculaire disparu [1] ; la persistance, à un degré d'atrophie plus ou moins considérable, des apophyses styloïdes du rachis, « derniers témoins, observe enfin M. Mahoudeau, d'une phase qui dura long-temps et pendant laquelle nos ancêtres, non redressés, progressaient sur le sol à la manière des *Quadrupèdes* ». Faut-il parler enfin, de la glande pinéale ? Galien en faisait un organe régulateur de la circulation sanguine. Descartes, au xvıı° siècle, avait eu l'idée d'y placer le siège de l'âme. En réalité, on ne pouvait lui attribuer aucune fonction et la connaissance de la signification de ce petit organe n'avait nullement avancé, lorsque les travaux d'histologie et d'embryologie vinrent enfin soulever et presque immédiatement résoudre le problème. De Graaf eut l'intuition, et Baldwin Spencer démontra, par des recherches faites sur des *Lézards européens et australiens*, que cette glande était le vestige d'un œil impair. Un *Saurien Iguanide* de la Nouvelle-Zélande, l'*Hatteria punctata*, possède actuellement cet œil si parfaitement développé, qu'il doit fonctionner. Il n'est peut-être pas inutile de remarquer que le *reptile* chez lequel cet organe n'a pas subi de marche régressive, appartient à une région dont la faune semble être demeurée immobile, n'avoir subi aucun changement depuis la période crétacée. L'*hatteria* est donc en quelque sorte un animal de la période secondaire, un contemporain attardé des *Reptiles fossiles*, chez lesquels la présence du trou orbitaire pariétal indique un organe en activité de service.

Mais, comme si cette constatation d'une si haute antiquité ne suffisait pas, l'examen histologique de cet œil impair réservait une nouvelle surprise. L'ordre dans lequel s'y présentent les éléments cellulaires formant la rétine se trouve être exactement à l'envers de l'ordre suivant lequel ces mêmes éléments sont rangés dans les deux yeux latéraux des *Vertébrés*. Nous sommes donc ici en présence d'un vestige, bien démonstratif, rappelant la très lointaine époque où nos ancêtres n'étaient encore que des êtres invertébrés. Une découverte paléontologique est venue, comme cela arrive si souvent, confirmer

[1] « L'homologue d'un rayon fortement réduit de la nageoire primitive, » selon Gegen-baur. Je donne ici l'opinion généralement admise, mais les dernières recherches de M. Retterer qui témoignent que le pisiforme se développe par deux points d'ossification et est très prononcé chez le *chien*, tendraient à rapprocher cet os en tout ou en partie du calca-néum. Il y a là un sujet d'études d'autant plus important à poursuivre qu'on regarde aujourd'hui le pyramidal comme l'homologue du calcanéum (voy. *M. Manieux*).

l'existence de cette phase phylogénique : chez les plus anciens *Verté-brés*, les *Poissons du vieux grès rouge*, M. Dollo a constaté qu'il n'y avait qu'un seul œil médian. Parmi les animaux vivants actuelle-ment, un *Vertébré* dégénéré, l'*amphioxus*, sorte de transition entre les *Chordés* et les *Invertébrés*, ne possède, lui aussi, qu'un point oculaire unique, toujours médian. Ne pouvant nous étendre plus longtemps sur ce sujet, nous rappellerons seulement que cet œil impair provient de la fusion des deux yeux du premier segment des *Vers*, qu'on le retrouve chez les *Insectes* où il prend le nom d'ocelles ; là, il est bilobé ; mais la trace des deux lobes se constate facilement dans le troisième œil des *Rep-tiles*[1]. De l'hermaphrodisme des *Animaux inférieurs* nous conservons non seulement des vestiges embryonnaires, phase durant laquelle l'orga-nisme en voie de développement offre à la fois l'appareil mâle et l'appa-reil femelle complet, mais il en demeure des traces permanentes dans les deux sexes. Chez l'homme, le canal de Muller, organe femelle, en se résorbant, laisse des reliquats de ses deux extrémités ; du pavillon du canal de Muller nous vient l'hydatide non pédiculée de Morgagni ; à la base du même canal subsiste une petite cavité, l'utricule prosta-tique ou utérus masculin, répondant à l'utérus de la femme. Chez la femme, en disparaissant, le canal de Wolf, organe mâle, laisse à son extrémité supérieure des fragments de canalicules correspondant à l'épididyme et à sa partie inférieure, d'autres débris connus sous le nom de canaux de Gartner, n'ayant plus d'autre utilité que d'être le point de départ de tumeurs kystiques, etc., etc.

Les autres organes vestigiaires permanents de l'homme fait consti-tuent les *Variations régressives réversives*, ou *théromorphies* (Virchow). Elles se montrent inopinément dans tous les appareils. Noterai-je la soudure des apophyses clinoïdes antérieures, moyennes et postérieures du sphénoïde, commune chez l'*orang* ; la crête épineuse sous-scapulaire normale chez la plupart des *Ursidés*, le *tamanoir* et l'*unau*[2] ; l'apophyse frontale du temporal si fréquente chez les *Gorilles*, les *Chimpanzés*, les *Macaques*, les *Magots*, par exemple chez l'*Innus speciosus* du Japon ; l'apophyse jugulaire de l'occipital, énorme chez le *porc* ; la fossette ver-mienne ; les *ossa epipterica* de Virchow : l'os interpariétal ; la fossette pharyngienne ; le *torus occipitalis transversus* ; la conversion en trou de la gouttière de l'arc postérieur de l'atlas logeant le premier nerf cer-

[1] Le 3° œil des *Vertébrés*. Leçons faites à l'École d'Anthropologie par le professeur M. Duval, recueillies par P.-B. Mahoudeau (*Journ. de micrographie*, juin 1888 et suiv.).
[2] Le Double. *Bullet. de la Soc. d'Anthropologie de Paris*, décembre 1876.

vical et l'artère vertébrale ; la non-soudure des deux moitiés du frontal ou de l'os malaire ; l'os sous-vomérien de Rambaud, reliquat du vaste organe de Jacobson du *cheval* ; l'appareil hyoïdien complet, analogue à celui des *Poissons* ; l'apophyse sus-épitrochléenne et son ligament fibreux, rudiment du canal osseux sus-épitrochléen du *chat* ; le troisième trochanter du fémur qui acquiert de si grandes proportions chez les *Équidés* ; le neuvième os ou os intermédiaire du carpe, l'homologue non seulement de l'os central du carpe, des autres *Mammifères*, mais même des deux os centraux des *Enaliosauriens fossiles* (Rosenberg) ; les apophyses d'union entre les côtes identiques aux apophyses costales des *Reptiles* et des *Oiseaux* ; la sacralisation de la 5ᵉ vertèbre lombaire — et dans l'appareil circulatoire : la persistance du trou de Botal auquel nous devons la maladie bleue ; celle du canal veineux prétympanique, indispensable à certains animaux dont la tête doit s'abaisser fréquemment pour prendre la nourriture ; la crosse de l'aorte donnant naissance par sa convexité, à deux troncs dont l'un constitue la sous-clavière gauche et dont l'autre, trifurqué, est l'origine de la sous-clavière droite de la carotide primitive droite et de la carotide primitive gauche, ainsi que chez le *gibbon*, l'*orang*, et le *chimpanzé*, les *Pithéciens*, les *Cébiens*, les *Carnassiers*[1]. Et dans les autres appareils : le lobule auriculaire de Darwin ; l'indépendance des deux lobes du corps thyroïde ; le lobule pulmonaire impar ou azygos, spécial aux *Mammifères*, *quadrupèdes*, mais qu'on observe aussi chez le *gibbon* ; le poumon à un seul lobe semblable à celui de l'*orang*[2] ou à quatre, cinq, six ou sept lobes, (Cruveilhier), pareil au poumon des *Pithéciens*, du *mouton*, du *bœuf*, etc. ; le lobe caudé du foie si bien isolé chez les *Primates* des ordres les plus élevés[3] ; les ectopies orchidiques inguinale, périnéale, ou crurale qui marquent les étapes régulières ou irrégulières de la migration de la glande génitale de l'abdomen vers le scrotum et qui répondent à un état permanent, la première chez le *castor* et les *Myopotames*, la seconde chez la *genette*, la *civette* et le *porc*, la troisième chez les *Loutres* et le *chameau*[4] ; la bifidité et même la duplicité de l'utérus qui remémorent à la pensée, l'une, les

---

[1] Le Double. *Bullet. de la Soc. d'Anthropologie* de Paris, 1890, p. 555.

[2] Signalé déjà par Vésale chez l'homme ; je l'ai retrouvé chez une femme.

[3] Comme M. Deniker je l'ai rencontré chez 10 fœtus humains, de six à neuf mois, appartenant à l'un et à l'autre sexe sur lesquels je l'ai cherché avec mon prosecteur M. Bougrier.

[4] Le Double. *De l'épididymite blennorrhagique dans les cas de hernie inguinale, de varicocèle ou d'anomalies de l'appareil génital*, p. 167. Paris. 1879.

utérus à cornes des *Rongeurs* et des *Lémuriens*, l'autre l'utérus double
et à deux orifices des *Marsupiaux* ; l'absence du corps calleux qui
est la règle chez tous les animaux à partir des *Mammifères aplacen-
taliens* [1], celle de la troisième circonvolution frontale horizontale, qui
est également la règle chez les *Singes inférieurs* ; celle, enfin, du
premier pli de passage pariéto-occipital externe si connu depuis
Gratiolet ; l'apparition des formes simiennes rostrale et operculaire des
lobes frontaux et occipitaux ; l'existence de corps mamillaires latéraux
ou accessoires, comparables à ceux du *lapin*, du *chien*, du *chat*, du *rat*,
du *cobaye* [2] ; l'ossification de la tente du cerveau et de la tente du cer-
velet, toujours ossifiées chez les *Carnassiers*, etc., etc.

Pour expliquer ces dernières malformations on invoque généralement cette force occulte, encore inconnue, qu'on nomme l'atavisme.
On a donné de nombreuses définitions de l'atavisme. Je me bornerai
à citer les principales :

« L'atavisme en physiologie est la ressemblance avec les aïeux
(Littré) ;

« L'atavisme est une hérédité de retour ou de réversion (Darwin) ;

« L'atavisme est une attraction vers le type de l'espèce (Vilmorin) ;

« L'atavisme, c'est la réapparition dans un individu de caractères
positifs ou négatifs que ses parents n'avaient pas, mais que possédait
un de ses ancêtres plus ou moins éloigné ; c'est une force qui, à la
manière d'un Sénat conservateur, s'oppose au progrès, demande l'ina-
movibilité, le respect de la tradition, qui s'épouvante du nouveau et
s'accroche au passé (Bordier. *Géographie médicale*) ;

« L'atavisme, c'est la reproduction dans un individu ou dans un
groupe d'individus de caractères anatomo-physiologiques, positifs ou
négatifs, que n'offraient point leurs parents immédiats, mais qu'avaient
offerts leurs ancêtres directs ou collatéraux (Dally, art. *Atavisme* du
Dictionnaire encyclopédique des sciences médicales) ;

« L'atavisme n'est autre chose que la suite de l'hérédité envisagée
dans la race. Il se manifeste surtout lorsqu'il s'est produit un trouble
dans la succession naturelle des générations (Baudement. *Encyclopédie pratique de l'agriculteur*. »

[1] Onufrowicz en a réuni 27 cas (*Arch. f. psych.*, 1887), sans compter ceux signalés par
Kauffmann, Virchow, etc.
[2] Staurrenghi dit que chez l'homme ils se montrent dans 10 p. 100 des cas sous forme
de saillies manifestes et que dans tous les autres cas on les retrouve à l'état de petits gan-
glions aplatis, en dehors des tubercules médians.

« On a désigné sous le nom d'atavisme, dit M. Delage[1], trois choses fort différentes :

« 1° La transmission dans une famille de caractères individuels qui, après avoir fait défaut pendant quelques générations, réapparaissent subitement.

« 2° La réapparition plus ou moins régulière, dans une race, de caractères qui appartiennent normalement à une race voisine dont la première provient par des croisements pertinemment constatés.

« 3° L'apparition de caractères tératologiques pour la race où ils se montrent, mais qui sont normaux dans les races qu'on suppose être les ancêtres de celle-ci.

« Nous les distinguerons sous les noms d'atavisme de famille, atavisme de race et atavisme tératologique. »

En somme, l'atavisme n'est qu'une modalité de l'*hérédité*, le contraire de l'*Innéité*. C'est, après une longue interruption, l'apparition chez un individu de caractères ayant appartenu à ses aïeux ou à des individus de sa race ou des races dont procède la sienne. Dans tout individu ou dans toutes générations d'individus il y a, en effet, deux tendances contraires, l'une de perpétuation des caractères (*hérédité*), l'autre de divergence ou de variabilité de ces caractères (*Innéité*).

Les caractères transmis par l'atavisme sont de tous les ordres : normaux, pathologiques, tératologiques, intellectuels et moraux. Ils s'observent dans les deux règnes.

D'après les observations les plus dignes de foi, notamment celles de Naudin, le retour aux caractères présentés par la souche familiale est l'état normal pour toute plante qui s'est écartée à quelque titre que ce soit de la pureté du type spécifique primitif; et c'est là un des plus forts arguments invoqués par les partisans de la perpétuité de l'espèce végétale. On connaît le *pélorisme* des *scrofulariées* qui fournissent parmi leurs fleurs irrégulières quelques fleurs régulières à cinq pétales semblables à ce qu'étaient certainement les ancêtres moins différenciés dont elles sont descendues. « Darwin a montré, observe à ce propos M. Delage, que les fleurs terminales de l'inflorescence ont beaucoup plus de tendance que les autres à montrer cette particularité. Ce fait n'est pas facile à interpréter, mais il plaide en faveur de la réversion; toujours dans les épis ou sur les gousses ce sont les grains terminaux qui manifestent la plus forte tendance

---

[1] Delage. *La structure du protoplasma et les théories sur l'hérédité et les grands problèmes de la biologie générale*. Paris, 1895, p. 242.

à la réversion. D'autre part, on ne voit jamais l'inverse du *pélorisme*, c'est-à-dire une plante à fleurs régulières porter par hasard quelques fleurs irrégulières, ce qui devrait arriver si, au lieu de réversion, il n'y avait là qu'un fait de variation accidentelle[1]. »

Les *Pucerons* donnent, entre deux états bisexués, jusqu'à quinze générations de femelles non ailées qui se reproduisent par bourgeons. Les *Trématodes*, *monostomes* et *distomes* se transforment en *Cercaires* qui subissent des métamorphoses dont le terme est le retour à l'état sexué. Et il ne s'agit point ici de métamorphoses analogues à celles des *Batraciens* ni des *Insectes*, les *Cercaires* de même que les *Pucerons* neutres sont des individus dont le développement est totalement réalisé.

Chez les *Animaux domestiques* l'atavisme joue un rôle considérable dans toutes les races qui ont été formées par les éleveurs. C'est le plus fréquemment sur la robe que s'exerce l'hérédité ancestrale. Selon de Quatrefages, c'est en vain qu'on tue chaque année, dans les troupeaux à laine noire de l'Andalousie, tout agneau qui porte la moindre trace de laine blanche; chaque année il naît encore quelques individus qui ont la teinte proscrite. Les *Vers à soie* de race blanche produisent un certain nombre de cocons jaunes, bien qu'on épure ceux-là avec soin depuis un siècle. D'après Darwin, toutes les races du *pigeon* proviennent du *biset* (*Colombia livia*) qui est bleu ardoisé avec le croupion d'un blanc pur. Eh bien! dans les croisements successifs, les caractères du *biset*, la coloration bleu ardoisé du corps et la coloration blanche du croupion reparaissent dans les races que l'on croyait définitivement fixées. Des observations du même ordre faites sur différentes espèces du genre *cheval* ont conduit l'illustre naturaliste à rattacher à un animal rayé, comme un *zèbre*, le parent commun du *zèbre* ou *couagga*, de l'*âne*, de l'*hémione* et de nos diverses races de *Chevaux domestiques*; c'est par là qu'il explique l'apparition accidentelle de raies sur les jambes de l'*âne*, du *cheval* et de l'*hémione*, sur le dos des *Chevaux* et sur les épaules de l'*hémione*[2].

Dans le genre humain on est souvent surpris de l'inégalité de ressemblance des enfants aux parents immédiats, et il arrive dans les

[1] Delage. *Loc. cit.*, p. 247.

[2] R. de Semallé a vu le plumage noir d'une de leur aïeule, de la variété dite du Malabar, reparaître après 24 générations chez des poules Bentham blanches. Vingt-quatre générations humaines représentent à peu près 744 ans. C'est donc comme si un homme de 1897 reproduisait trait pour trait un de ses ancêtres vivant en l'an 1154. (R. de Semallé, *Bullet. de la Soc. d'anthropol. de Paris.* t. III. p. 618. 1880.)

familles qui possèdent des portraits généalogiques, toute ressemblance ayant cessé depuis plusieurs générations, que l'on retrouve tout d'un coup la reproduction exacte des traits de l'un des ancêtres. De Quatrefages a connu un arrière-petit-fils du bailli de Suffren qui était le portrait frappant du célèbre marin. Le duc de Nemours ressemblait étonnamment à Henri IV. On voit quelquefois apparaître des cheveux blonds dans les familles à cheveux noirs, où l'on a conservé le souvenir d'un croisement avec une race blonde (Broca). Azara dit que quand on voit peu de barbe chez les Abipones les plus purs, on peut être certain qu'il y a eu un croisement européen à une époque reculée.

De Quatrefages dont je viens d'invoquer le nom a rapporté le cas officiellement constaté d'un métis issu d'un blanc et d'une négresse, et qui, étant entièrement noir, eut d'une négresse une fille entièrement blanche comme son père. Virey avance, d'autre part, « que la plupart des monstruosités ne sont que des *infra-formations*, des formes arrêtées en chemin, qui n'ont pu atteindre l'état normal de la classe à laquelle appartient l'animal, soit que cette imperfection ait lieu en totalité, soit pour quelques appareils d'organes. En sorte que, d'après la notion du développement embryogénique, on peut considérer les anomalies de l'organisation comme des traces d'une organisation atavique ». M. Gaudry voit ainsi les enchaînements du règne animal dans les os du carpe permanent de l'*hipparion*, *cheval* tridactyle de l'époque miocène et rattaché par les *Équidés* — espèce isolée dans la nature et pour laquelle on avait créé l'ordre des *Solipèdes* — à l'ordre des *Pachydermes*. Les dents incisives observées quelquefois à la mâchoire supérieure des jeunes *Ruminants* seraient également des faits d'atavisme, puisque les premiers *Ruminants* connus de l'époque géologique moderne ont des incisives aux deux maxillaires.

C'est de la sorte que Darwin[1] en est arrivé à formuler que l'homme descend d'une forme moins parfaitement organisée que lui : « Les bases sur lesquelles repose cette conclusion sont inébranlables, juge-t-il, car la similitude étroite qui existe entre l'homme et les animaux inférieurs pendant le développement embryonnaire, ainsi que dans d'innombrables points de structure et de constitution, points tantôt importants, tantôt insignifiants, — les rudiments que l'homme conserve et les réversions anormales auxquelles il est accidentelle-

---

[1] Darwin. *La descendance de l'homme*, II, 449.

ment sujet, — sont des faits qu'on ne peut plus contester. Ces faits, bien que connus depuis longtemps, ne nous enseignaient rien, jusqu'à une époque toute récente, relativement à l'origine de l'homme. Aujourd'hui, éclairés que nous sommes par nos connaissances sur l'ensemble du monde organique, on ne peut plus se méprendre sur leur signification. Le grand principe de l'évolution ressort clairement de la comparaison de ces groupes avec d'autres, tels que les affinités naturelles des membres d'un même groupe, leur distribution géographique dans les temps passés et présents et leur succession géologique. Il est incroyable que de tous ces faits réunis sortît un enseignement faux. Le sauvage croit que les phénomènes de la nature n'ont aucun rapport les uns avec les autres : mais celui qui ne se contente pas de cette explication ne peut croire plus longtemps que l'homme soit le produit d'un acte séparé de la création. Il est forcé d'admettre que l'étroite ressemblance qui existe entre l'embryon humain et celui d'un *chien* par exemple, — que la conformation de son crâne, de ses membres et de toute sa charpente, sur le même plan que celle des autres *Mammifères*, quels que puissent être les usages de ces différentes parties, — que la réapparition accidentelle de diverses structures, comme celle de plusieurs muscles distincts que l'homme ne possède pas normalement, mais qui sont communs à tous les *Quadrumanes*, — qu'une foule de faits analogues. — que tout enfin mène de la manière la plus claire à la conclusion que l'homme descend, ainsi que d'autres *Mammifères*, d'un ancêtre commun. »

« L'homme, dit encore Darwin, est bien excusable d'éprouver quelque fierté de ce qu'il s'est élevé, quoique ce ne soit pas par ses propres efforts, au sommet de l'échelle organique ; et le fait qu'il s'y est élevé, au lieu d'y avoir été placé primitivement, peut lui faire espérer une destinée plus haute dans un avenir éloigné. Mais nous n'avons pas à nous occuper ici ni d'espérances ni de craintes, mais seulement de la vérité dans les limites où notre raison permet de la découvrir. J'ai accumulé les preuves aussi bien que j'ai pu. Or, il me semble que nous devons reconnaître que l'homme, malgré toutes ses nobles qualités, les sympathies qu'il éprouve pour les plus grossiers de ses semblables, la bienveillance qu'il étend non seulement à ses semblables mais encore aux êtres vivants les plus humbles, malgré l'intelligence divine qui lui a permis de pénétrer les mouvements et la constitution du système solaire, — malgré toutes ces facultés d'un ordre si éminent, — nous devons reconnaître, dis-je, que l'homme conserve encore, dans son organisation corporelle, le cachet indélébile de son origine inférieure [1]. »

C'est également ce qu'a affirmé, dans un langage non moins éloquent, mon regretté maître le professeur Broca [2] : « L'orgueil qui est un des traits les plus caractéristiques de notre nature, a prévalu dans beaucoup d'esprits sur le témoignage tranquille de la raison. Comme ces empereurs romains qui, enivrés de leur toute-puissance, finissaient par renier leur qualité d'homme et par se croire des demi-dieux, le roi de notre planète se plaît à imaginer que le vil animal, soumis à ses caprices, ne saurait avoir rien de commun avec sa propre nature. Le voisinage du *singe* l'incommode ; il ne lui suffit plus d'être le roi des animaux ; il veut qu'un abîme immense, insondable, le sépare de ses sujets ; et parfois, tournant le dos à la terre, il va réfugier sa majesté menacée dans la sphère nébuleuse du règne humain. Mais l'anatomie, semblable à cet esclave qui suivait le char du triomphateur en répétant : « *Memento te hominem*, » l'anatomie vient le troubler dans cette naïve admiration de soi-même et lui rappelle que la réalité visible et tangible le rattache à l'animalité. »

On a invoqué, pour combattre l'atavisme qui sous-entend une idée de parenté entre l'homme et les animaux, la théorie de *l'unité de plan*. Mais la théorie de l'unité de plan de Geoffroy-Saint-Hilaire, si belle et si féconde qu'elle soit, n'explique rien, n'apporte qu'une solution négative à notre esprit toujours avide de connaître le comment et le pourquoi des choses. Qu'on en juge :

« Admettez pour chaque être, a écrit l'illustre naturaliste, l'existence d'un plan propre et distinct, et vous réduisez la science à la stérile observation des faits, sans lien réciproque, sans analogies rationnelles, sans conséquences possibles. Admettez l'unité de plan pour toutes les espèces d'un même genre, d'une même classe, d'un même embranchement ; ramenez le nombre immense des variétés du règne animal à mille, à cent, à dix types ; embrassez ainsi un horizon moins étroit : vous pouvez saisir des rapports, déduire des conséquences, fonder des théories, mais seulement des théories, des conséquences, des rapports partiels ; car vous n'avez encore que les fragments épars d'une science et non la science elle-même. Élevez-vous, au contraire, à l'idée de l'unité de plan ; ne voyez dans la multitude des êtres de la série ani-

<hr>

[1] Darwin. *Loc. cit. supra*, p. 440.
[2] Broca. Art. *Anthropologie* du *Dict. encyclopédique des Sc. médic.*

male que les innombrables parties d'un immense tout, que les manifestations diversifiées à l'infini d'un seul et même type ; concevez l'unité de l'effet visible comme de la cause suprême et inconnue ; puis, en marchant à la recherche de cette grande vérité, appliquez à la solution des difficultés qui se présenteront à chaque pas, la théorie des inégalités de formation et de développement, facile et admirable clef de la zoologie comme de la tératologie, dès lors l'horizon s'étend immense devant vous, les obstacles tombent. Ces rapports se manifestent comme d'eux-mêmes, et bientôt apparaît cette vérité vraiment fondamentale, qu'une ou plusieurs métamorphoses en plus ou en moins, quelquefois un simple changement dans le mode d'évolution d'un organe, expliquent toutes ces variations qui, au premier aspect, semblaient accuser d'innombrables différences de nature et d'essence. »

Incapable d'expliquer les théromorphies, la théorie de l'unité de plan est encore plus incapable d'expliquer les anomalies progressives dont il va être question dans un instant.

Après cette digression, aussi longue que nécessaire, j'arrive aux diverses classifications des variations du système musculaire de l'homme qui ont été proposées.

MM. Beaunis et Bouchard admettent des *anomalies par excès* et des *anomalies par défaut*. Cette classification ne signifie rien au point de vue de l'anthropo-zoologie et est très incomplète et confuse au point de vue même de l'anatomie pure. Elle ne tient aucun compte des variations d'insertion, de trajet, etc., des muscles normaux ; elle fait rentrer dans les *anomalies par excès* à la fois les muscles supplémentaires et les faisceaux surajoutés aux muscles normaux et dans les *anomalies par défaut* à la fois l'absence d'un ou de plusieurs muscles normaux et celle d'un ou de plusieurs faisceaux des muscles normaux.

M. Chudzinski distingue la *variation*, écart de la forme normale, par exemple, le biceps brachial à trois chefs, de l'*anomalie* qui consiste dans l'apparition ou la réapparition d'un muscle nouveau qui n'existe pas dans la majorité des cas dans la région (par exemple l'omo-trachélien) ou encore dans l'absence d'un muscle normal.

Il n'y a pas lieu, à mon avis, d'établir une pareille distinction. On ne devrait même jamais se servir, en zoologie, du mot anomalie, qui implique l'idée de la connaissance de toutes les lois et de la fixité de l'espèce, — ce qui est beaucoup. Il vaut mieux dire « variété », « variation ». C'est ce dernier terme que j'ai eu soin d'inscrire en tête de cet ouvrage, et si je me suis servi et me servirai parfois encore de celui d'anomalie, c'est pour éviter une répétition fastidieuse et parce que, pour moi, « anomalie » et « variation » sont deux termes synonymes.

Dans ses *Some morphological lessons taught by human variations*[1] M. le professeur Macalister signale, avec des exemples, à l'appui, des anomalies musculaires :

I.   *Hétéromères ou anomalies de quantité.*
II. *Métaplastiques* — *de substance.*
III. *Homoiotiques* — *de séries.*
IV. *Ataviques* — *d'héritage.*
V.   *Néoplastiques* — *de nouvelle formation.*

Les *anomalies hétéromères* sont la conséquence d'un excès ou d'un défaut de nutrition pendant la vie intra-utérine, des éléments contractiles du muscle, de son tendon et du tissu conjonctif péri-tendineux. De là deux espèces d'anomalies hétéromères : (α) les *anomalies hétéromères hyperplastiques* (β) *les anomalies hétéromères hypoplastiques.* — Dans les *anomalies hétéromères hyperplastiques* rentreraient les augmentations de volume, les insertions plus étendues, les dédoublements, les faisceaux surnuméraires, les connexions plus intimes, etc., etc.[2]. « Chaque muscle, dit M. Macalister, a acquis quelque chose de son individualité avant la chondrification des os du squelette et les insertions des fibres ont lieu d'abord sur des os non chondrifiés de sorte que si le développement du muscle et celui des os avec lesquels il est en contact et sur lesquels il se fixe ne se fait pas parallèlement, si la nutrition du muscle est seule activée ou ralentie, il en résultera que l'étendue des insertions fibrillaires augmentera et diminuera en même temps que les os verront leurs contours et leurs apophyses changer. Toutes les variations du péroné sont dues au développement hétéromère hyperplastique des muscles auxquels il fournit des attaches. D'autre part la différence qui existe entre le tissu conjonctif embryonnaire entrant dans la constitution d'un tendon et le tissu conjonctif aréolaire environnant n'a rien d'essentiel, et selon que les extrémités d'un muscle sont plus ou moins prononcées le tissu conjonctif qui se convertit en tendon varie proportionnellement. » — Dans les *anomalies hétéromères hypoplastiques* figureraient les diminutions de volume,

---

[1] Oxford, 1894.

[2] J'ai dit (voy. M. *sous-scapulaire*) que M. Macalister a pu s'assurer sur un fœtus de sept mois que le sous-scapulaire accessoire n'était qu'un faisceau dissocié du sous-scapulaire plus prononcé.

d'étendue des insertions, les variations de texture et les absences par réduction, etc. (Absence du long palmaire, du pyramidal de l'abdomen, du plantaire grêle, par exemple.)

Les *anomalies métaplastiques ou de substance* résultent de la transformation du tissu musculaire en tissu fibreux et réciproquement. Parmi elles il faudrait citer le muscle anormal d'Albinus, le ptérygo-épineux, le ptérygoïdien propre, le ligament latéral externe du genou, qui n'est rien autre chose que la tête fémorale du long péronier latéral, le grand ligament sacro-sciatique qui est principalement un reliquat de la tête caudale du biceps crural, le ligament rond très développé et en partie musculaire chez un grand nombre de *Mammifères* et *d'Oiseaux* et qui, comme le tendon de la longue portion du biceps brachial, est extra-capsulaire d'abord, proémine ensuite sur la face interne de la capsule et reste un certain temps sessile avant de s'isoler[1], la transformation, enfin, en tissu contractile du ligament stylo-hyoïdien, etc.

Les *variations homoiotiques ou de séries* sont celles qui reproduisent dans les membres thoraciques une disposition normale dans les membres pelviens et *vice versa*. Tels seraient le manieux et l'insertion du deuxième interosseux dorsal au côté cubital de l'index et de l'interosseux palmaire au côté radial du médius qui sont à la main des modes de conformation habituels au pied.

Les *variations ataviques ou d'héritage*. « Elles sont caractérisées, dit M. Macalister, par la présence dans le corps de l'homme de muscles anormaux qui ne se trouvent régulièrement que dans des organismes moins élevés. On peut les appeler *un souvenir histogénétique d'états qui ne sont plus*, tandis que les autres sont dues à l'action des milieux sur l'embryon en voie de développement. » Comme type de ces anomalies le savant professeur de l'Université de Cambridge indique le muscle dorso-épitrochléen.

Les *anomalies néoplastiques ou de nouvelle formation* tiennent le milieu entre les anomalies physiologiques et les anomalies pathologiques telles, par exemple, que ces masses étranges de tissu musculaire strié auxquelles Zenker a donné le nom de *Rhabdomyomata*, qu'on

---

[1] Chez l'homme adulte même on retrouve des traces de l'extériorité antérieure du ligament rond. Dans un travail récent M. Amantini (*Di una men nota ripiegatura synoviale dell' articulazione dell' anca*; Instituto anat. dell Univ. di Perugia) rattache au ligament rond le repli constant qui soulève la synoviale sur le bord inférieur du col; il considère ce repli qu'il nomme repli *pectino-fovéal* comme un vestige d'un muscle *pubo-fémoral* que l'on retrouve chez divers animaux et dont le ligament rond représente le tendon.

peut rencontrer dans le rein ou les autres glandes de l'organisme et qui ont été spécialement étudiées par Huber et Boström. La moins douteuse de ces anomalies serait le présternal qui manque chez les animaux, « bien qu'il y ait cependant peut-être lieu de croire, ajoute M. Macalister, que ce n'est qu'un faisceau différencié et déplacé de la grande couche musculaire préthoracique ».

On peut adresser à cette classification, très bonne peut-être pour un anatomiste pur, deux reproches :

1° Elle n'a aucune portée philosophique ;

2° Elle repose entièrement sur l'influence qu'exercent les milieux sur l'ovule humain en cours de développement. Or ce que nous savons aujourd'hui de l'évolution ontogénique du système musculaire de l'homme se résume à très peu de choses. Et M. Macalister en convient lui-même plus explicitement que moi lorsqu'il dit : « Quand on sait que l'être humain, cet être si complexe, sort d'un œuf unicellulaire, on s'imagine aisément quelles conséquences sérieuses peut avoir pour le produit de la conception le moindre changement apporté dans la constitution moléculaire de l'œuf. Les expériences faites en tératogénie témoignent que le processus embryonnaire est influencé par le milieu, mais ces expériences sont encore trop grossières par rapport à la matière sur laquelle nous opérons ; c'est comme si nous voulions fendre des cheveux avec un soc de charrue [1]. »

Pour M. Testut la question est très simple : « Toutes les anomalies musculaires de l'homme, qu'elles soient constituées par des formations nouvelles ou par des muscles nouvellement configurés, deviennent ainsi de vraies dispositions ancestrales disparues depuis une longue série de siècles et reproduites accidentellement chez le sujet qui en est porteur, par ce *quid ignotum* qu'on est convenu d'appeler l'atavisme [2]. » — *Toutes les anomalies musculaires sont ataviques.*

Pour justifier son dire, M. Testut est allé chercher souvent jusqu'au bas de l'échelle des *Vertébrés* les équivalents de beaucoup de vices de développement du système musculaire de l'homme comme si l'homologie de ces équivalents était absolument certaine, irrécusable. C'est ainsi que pour expliquer les faisceaux de renforcement des jumeaux il est descendu jusqu'aux *Oiseaux* et pour expliquer le présternal jusqu'aux *Ophidiens.*

[1] Macalister, *Loc. cit. suprà*, p. 24.

[2] Testut, *Trait. des anom. musc.*, cit. p. 827.

Cette manière de voir a été jugée en ces termes par MM. Chudzinski, Macalister et Poirier :

« Tous ces faisceaux de renforcement des jumeaux sont très intéressants à connaître, dit M. Chudzinski[1], mais nous doutons fort qu'ils puissent s'accommoder avec une certaine théorie qui veut voir dans cette réunion accidentelle des faisceaux charnus, une tendance à la fusion complète des deux chefs d'origine des jumeaux en une seule masse musculaire. D'abord une pareille fusion est rendue absolument impossible par suite de la conformation des muscles et des os du jarret, non seulement dans l'espèce humaine mais aussi chez les *Primates*. Même chez ces derniers (à notre connaissance au moins) on n'a pas constaté l'existence ni du troisième chef, ni des faisceaux de renforcement. Alors probablement c'est par plaisanterie qu'on est allé chercher la fusion des chefs des jumeaux tant désirée — chez les *Oiseaux*. »

« Avancer que toutes les anomalies musculaires sont ataviques, me paraît une assertion purement gratuite, » a déclaré, en 1894, à Londres, M. Macalister, au Congrès des sciences anthropologiques dont il était le président.

« Macalister. Le Double, Chudzinski, a écrit M. Poirier[2], s'accordent à reconnaître que si quelques variations peuvent être rattachées à des types homologues dans la série animale, il faut se garder d'exagérer cette tendance; à force de vouloir tout expliquer on n'explique rien. Lorsqu'un auteur, pour expliquer le muscle présternal de l'homme, remonte ou descend jusqu'au *serpent*, il court grand risque de n'être pas suivi. »

Je rends justice à M. Testut qui, plusieurs années après moi, s'est adonné, en France, à l'étude des anomalies musculaires humaines et en a publié un traité qui, pour être très incomplet, n'en a pas moins attiré l'attention de tous les anatomistes sur son auteur. Je dis « un traité très incomplet ». Dans ce traité, paru en 1883, et à propos duquel j'ai eu soin de rappeler dans une note, lue à la Société d'Anthropologie de Paris, par M. le professeur M. Duval[3], mes travaux bien antérieurs sur la même question (mes communications à la Société d'Anthropologie, 1879, à la Société anatomique, 1880, à l'As-

[1] Chudzinski. *Bullet. de la Soc. d'Anthropol. de Paris*, p. 488, 1894.
[2] Poirier. *Trait. d'anat. hum.*, t. II, 1ᵉʳ fasc., p. 71, 1896.
[3] Le Double. Sur la question des anomalies musculaires chez l'homme. *Bullet. de la Soc. d'Anthropol. de Paris*, p. 791 et suiv., 1883.

sociation française pour l'avancement des sciences, 1880, mes nombreux articles de myologie du *Dictionnaire encyclopédique des sciences médicales* de Dechambre et Le Reboullet, 1881-1882-1883, etc.) dans ce traité, dis-je, ne figurent pas, en effet, les variations des muscles de la face, de la mastication, des yeux, des oreilles, de la langue, du voile du palais, du pharynx, du larynx, des gouttières vertébrales, du diaphragme, du périnée, de la main et du pied décrites et interprétées ici.

Amicus Plato sed magis amica veritas. Je rends, je me plais à le répéter, justice à M. Testut, mais je conviens aussi qu'affirmer que toutes les anomalies musculaires sont la reproduction d'une disposition animale, c'est trop s'avancer. Je reconnais qu'assurer que tel muscle des *Vertébrés inférieurs* répond toujours positivement à tel muscle de l'homme, c'est trop de hardiesse. Mais, observera-t-on, vous avez vous-même dans plusieurs pages de cet ouvrage, rapproché certaines dispositions anormales du système musculaire de l'homme de certaines dispositions normales du système musculaire d'animaux très inférieurs. Oui, mais à titre de simple hypothèse, sans prétendre le moins du monde — tout en réservant les droits de l'avenir — établir absolument une homologie que l'insuffisance actuelle de nos connaissances en anatomie comparée rend souvent problématique.

J'en fournis la preuve. « L'anatomie comparée des muscles constitue un champ presque inexploré, » dit le professeur Gegenbaur.

« Les dissemblances entre les muscles homologues chez deux *Mammifères* d'un ordre éloigné sont parfois si prononcées que les anatomistes les ont décrits sous des noms différents, » observe également M. Marey.

M. Lesbre rapporteur de la Commission chargé par le Congrès vétérinaire qui a tenu, l'année dernière, ses assises à Berne, d'élaborer un projet de nomenclature anatomique imitée des *Nomina anatomica*. M. Lesbre, dis-je, s'exprime en termes non moins catégoriques[1] :

« L'homologation des muscles des *Animaux domestiques* avec ceux de l'homme a été et est encore, remarque-t-il dans son *Essai de Myologie comparée de l'homme et des Mammifères domestiques en vue d'établir une nomenclature unique et rationnelle*, le sujet de dissidences très grandes entre les anatomistes les plus autorisés, dissidences qui s'expliquent par la distance des types comparés, dans nos classifications. Il est évident que, dans les cas douteux, on ne peut arriver à la

[1] Gegenbaur. *Loc. cit.. Myologie ;* Marey. *La machine animale*, p. 77 ; Lesbre, *Loc. cit.*, p. 7.

vérité qu'à la condition de faire intervenir des types intermédiaires ou certaines anomalies comblant par degrés des différences qui, de prime abord, rendaient toute comparaison impossible. C'est pourquoi j'ai dû chercher des renseignements non seulement dans les ouvrages d'anatomie humaine ou vétérinaire, mais encore dans les divers travaux de Cuvier, Meckel, Theile, Huxley, Milne-Edwards, Maca-lister, Gruber, Sabatier, Lannegrâce, Le Double, Ellenberger et Baum, etc...

« Si je n'ai pas toujours résolu avec certitude les problèmes posés, je crois du moins avoir apporté un certain nombre de faits ou d'arguments qui pourront faciliter leur solution dans l'avenir.

« Les homologies déterminées, il ne restait plus pour entrer dans les vues du Congrès de Berne, qu'à appliquer aux animaux les *Nomina anatomica* du Congrès de Bâle. Malheureusement cette terminologie, faite pour l'homme exclusivement est loin de convenir toujours à l'anatomie comparée. J'ai donc dû signaler, à l'occasion, les imperfections des *Nomina anatomica* et parfois même proposer de leur substituer d'autres termes. On peut à la rigueur, se résigner, par force d'usage, à appeler biceps, demi-tendineux, demi-membraneux, etc., des muscles qui ne sont ni biceps, ni demi-tendineux, ni demi-membraneux ;..... mais il est clair qu'on ne saurait logiquement conserver le nom d'extenseur à un muscle qui est fléchisseur dans l'espèce envisagée, ou l'épithète de grand à un muscle qui est au contraire le plus petit de la région, etc., etc.

« A maintes reprises, on se convaincra par la lecture de ce mémoire que les *Nomina anatomica* ne réalisent pas cette condition indispensable d'une bonne nomenclature : *d'être applicables à l'anatomie comparée*. Leur revision pourrait être l'œuvre fort utile d'un Congrès mixte de médecins et de vétérinaires. »

Dans le mémoire dont je viens de citer le titre, M. Lesbre fournit çà et là, et notamment à propos du sterno-mastoïdien, des scalènes, du long du cou, du coraco-brachial, de l'anconé, de l'extenseur propre du petit doigt, du cubital postérieur (voy. ces muscles) les preuves de ces propositions. En voici encore de nouvelles touchant le sacro-lombaire et les muscles insérés sur le carpe et le métacarpe.

« L'étude du sacro-lombaire, comme celle de bien d'autres, dans la série animale, démontre, poursuit M. Lesbre [1], que les noms usités en

---

[1] Lesbre. *Eod. loc.*, p. 52 et 115.

anatomie humaine (sacro-lombaire, ilio-costale) ne conviennent pas en anatomie comparée. Pour arriver à une unification rationnelle de la nomenclature anatomique, il ne suffit pas de généraliser aux animaux les termes en usage chez l'homme, il faudrait d'abord discuter le bien fondé de ces derniers en se plaçant au point de vue de l'anatomie comparée. Or, en ce qui concerne le sacro-lombaire, il n'est pas douteux qu'il serait mieux nommé intercostal commun ; il est donc fâcheux que, pour unifier la nomenclature, les vétérinaires en soient réduits à épouser les erreurs des médecins.

« Les noms généralement attribués en anatomie humaine aux muscles terminés sur le carpe et le métacarpe sont difficilement applicables à l'anatomie comparée ; par exemple les deux muscles cubital antérieur et cubital postérieur sont, chez les *Quadrupèdes*, à cause de l'état de pronation de la main, dans une position précisément inverse ; le cubital postérieur est en avant, l'antérieur en arrière. Il serait évidemment préférable de les dénommer, à la manière de Cuvier, d'après le côté de leur insertion humérale et de dire : cubital interne ou mieux encore cubital épitrochléen, au lieu de cubital antérieur — cubital externe ou épicondylien au lieu de cubital postérieur. D'ailleurs ces expressions ont été adoptées par divers anatomistes étrangers ; il est regrettable que le Congrès de Bâle ne les ait pas ratifiées. On pourrait faire les mêmes objections en ce qui concerne les radiaux externes, muscles qui, dans la main des *Quadrupèdes*, se trouvent non pas en dehors, mais en dedans de l'avant-bras ; mais comme ces muscles prennent insertion du côté externe de l'humérus, nous pouvons à la rigueur admettre leur terminologie à la condition toutefois de ne plus désigner le grand palmaire sous le nom de radial interne pour éviter toute confusion ; encore serait-il préférable de dire radial tout court : 1er radial, 2e radial. »

On connaît les opinions diverses qui ont été émises sur l'homologie des os et des muscles entrant dans la composition des ceintures thoracique et pelvienne et sur celle des muscles entrant dans la composition des membres. Tenons-nous-en à la comparaison des muscles des membres. La comparaison établie par Vicq-d'Azyr entre ces muscles est sujette à caution parce qu'elle est basée presque exclusivement sur les fonctions. Celle établie par Martins n'est pas davantage à l'abri de toute suspicion. Elle est fondée sur la similitude qui existe entre les diverses pièces osseuses de la cuisse, de la jambe, du pied et celles du bras, de l'avant-bras et de la main. Or, c'est le muscle qui fait l'os et non pas l'os qui fait le muscle. Celle d'Albrecht qui repose sur l'innervation des organes actifs de la locomotion, est regardée comme fausse par Lannegrâce qui a disséqué, pour la combattre, une série d'animaux chez lesquels des adaptations particulières n'obscurcissent pas les parties (*Urodèles, Anoures,* etc.). Au total, rien de précis.

J'ai tenu, en traitant des fessiers et de l'iliaque — pour ne parler que d'eux — à prouver péremptoirement que Cuvier, le grand Cuvier lui-même, s'était trompé dans ses déterminismes. On ne pourrait trop l'excuser. Une science ne saurait être positive qu'à la condition de s'appuyer sur des faits recueillis avec soin et rigoureusement contrôlés. Telle doit être l'anatomie comparée. Mais il faut reconnaître que lorsque Cuvier a écrit son *Traité d'anatomie comparée,* il s'est trouvé en face d'insurmontables difficultés.

La myologie comparée laissait, d'une part, beaucoup à désirer parce que les muscles des animaux ont été toujours peu disséqués et, par conséquent, mal connus. Cela tient en partie à ce que ces organes sont très nombreux, à ce que leur préparation sur le même sujet exige plusieurs jours et à ce qu'ils s'altèrent rapidement si la température est élevée. Cuvier a donc dû prendre pour base de ses assimilations la myologie de l'homme, étudiée seule depuis longtemps.

Le Muséum de Paris ne possédait pas, d'autre part, les centaines d'animaux indispensables aux recherches, ne fût-ce que pour la classe des *Mammifères;* et les eût-il possédés que Cuvier n'eût pu se livrer à de longues et pénibles dissections sans négliger ses autres travaux.

Alors il a eu recours aux mémoires spéciaux des savants français et étrangers qui l'avaient précédé. Il n'en a retiré qu'un assez mince bénéfice, les auteurs de ces mémoires ayant été plus zoologistes qu'anatomistes. Quant aux descriptions myologiques contenues dans les ouvrages des hippotomistes de cette époque, et principalement dans ceux de Bourgelat, elles s'appliquaient presque exclusivement au *cheval* et fourmillaient d'erreurs qui n'ont pas été rectifiées et n'ont pu l'être en raison de l'inexpérience des jeunes gens que Cuvier avait chargés des dissections comparatives.

Ainsi s'expliquent les imperfections relevées dans les pages que le célèbre professeur du Muséum a consacrées aux muscles des *Mammi-fères.*

Voilà, n'est-il pas vrai, déjà bien des raisons qui doivent faire hésiter, à moins de recherches personnelles, avant de déclarer que tel muscle de l'homme correspond à tel muscle des *Carnassiers,* des *Rumi nants*, des *Rongeurs*, etc. Il en est encore d'autres. Les muscles des animaux dont la description a été copiée sur celle des muscles de l'homme qui varient comme ces derniers.

J'ai noté les différences de conformation qu'ont présentées à Gratiolet, Alix, Macalister, Broca, Humphry, Bischoff, Champneys, Duvernoy, Hepburn, Hartmann, Chudzinski, Deniker, etc., etc., les mêmes muscles des *Anthropoïdes*. Murie et Mivart signalent des variations individuelles dans la myologie des *Lémuriens*. Le système musculaire des *Chauves-souris* n'est pas décrit d'une façon identique par Cuvier, Macalister, Maisonneuve et Blanchard. On ne trouve pas davantage un accord parfait entre Bourgelat, Rigot, Girard, Strauss-Durckheim, Gurlt, Leyh, Frank, Martin, Lavocat, Arloing et Chauveau, Lesbre, W. Ellenberger et H. Baum, etc., en ce qui concerne la contexture des agents actifs du mouvement chez les *Animaux domestiques (cheval, bœuf, mouton, porc, chèvre, chien, chat,* etc.). Qu'on jette un coup d'œil sur la monographie de la *civette* qu'a publiée Young et sur celle qu'a publiée Devis, sur la monographie du *phoque* qu'a publiée Duvernoy et sur celle qu'a publiée le professeur Humphry, sur la monographie de *l'ours,* qu'a publiée Meckel et sur celles qu'ont publiées les professeurs Shepherd et Testut, et on sera frappé des contradictions qu'on y trouvera. M. Chudzinski avance même — et mes observations et celle de M. Keith sont loin de venir à l'encontre de cette assertion — « que les anomalies musculaires sont d'autant plus nombreuses qu'on s'élève dans l'échelle animale et qu'elles acquièrent leur maximum de fréquence chez les *Anthropoïdes* ». Chez 45 *gibbons*, M. Keith a noté deux fois l'insertion du droit antérieur de l'abdomen à la 3ᵉ côte, six fois à la 4ᵉ et sept fois à la 5ᵉ.

Mais je reviens aux classifications des anomalies musculaires qui ont été proposées. J'ai indiqué les classifications de MM. Beaunis et Bouchard, Chudzinski, Macalister et Testut. Il ne me reste plus qu'à parler de celle de M. Duval. Le professeur Duval distingue deux ordres de variations musculaires[1] : les unes qui sont une sorte de pas vers l'avenir, c'est-à-dire vers des transformations futures ; les autres qui sont un retour vers le passé, c'est-à-dire vers les transformations subies ; les premières sont les *anomalies progressives,* les secondes les *anomalies régressives.*

M. Debierre s'est fait, en 1896, à la Sorbonne, au Congrès des

____
[1] M. Duval, *in* Testut, *Traités des anom. musc.,* préface.

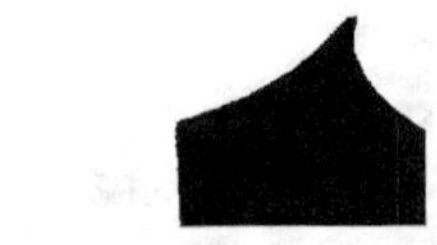

Sociétés savantes, le défenseur éloquent de cette manière de voir. Sans doute la classification de MM. Duval et Debierre est excellente et sera vraisemblablement celle de l'avenir, mais, en l'état actuel de nos connaissances, elle ne saurait s'appliquer à tous les cas.

Sous ces réserves je classe les variations ou anomalies des muscles de l'homme en :

I. *Anomalies régressives, réversives, ataviques ou théromorphiques;*

II. *Anomalies progressives, évolutives ou de perfectionnement;*

III. *Anomalies-monstruosités.*

M. le professeur Macalister m'a donc prêté des opinions qui ne sont pas les miennes lorsqu'il a déclaré, le 8 mai 1894, au Congrès des Sciences anthropologiques de Londres, qu'il présidait : « Je ne saurais me ranger à la manière de voir de mes éminents amis, le professeur Testut et le Dʳ Le Double, qui regardent toutes les anomalies musculaires comme ataviques[1]. »

1. Anomalies régressives réversives, ataviques ou théromorphiques. — Ce sont celles qui reproduisent ou tendent à reproduire dans l'espèce humaine un mode de conformation du système musculaire des animaux et principalement des *Mammifères supérieurs* (les *Primates*) — et dont on peut suivre sûrement les modifications essentielles d'un ordre dans un autre.

Voici un certain nombre de celles qui ont été étudiées dans ces volumes :

TÊTE

Muscle choanoïde, faisceaux d'union entre les muscles droits et obliques de l'œil, faisceau zygomatique de l'auriculaire antérieur, M. stylo-auriculaire, M. auriculo-temporal, segmentation de l'auriculaire postérieur en deux ou trois corps, M. auriculaire inférieur, développement excessif des muscles auriculaires, crotaphyte et masséter, fusion des deux élévateurs de la lèvre supérieure, multiplication des zygomatiques, masséter trigastrique, dédoublement du buccinateur, muscles faciaux plus épais et plus grossiers.

[1] Macalister. *Loc. cit. suprà*, p. 25.

COU

Augmentation d'épaisseur, d'étendue du peaucier, M. quadriceps de la tête, insertion du sterno-mastoïdien à la mâchoire inférieure, M. omo-trachélien, attache du digastrique réduit à son ventre postérieur à l'angle postérieur du maxillaire inférieur, M. occipito-hyoïdien, insertion des muscles sous-hyoïdiens sur une arcade ligamenteuse rétro-sternale, digastricité des sterno-cléido-hyoïdiens et sterno-chondro-hyoïdiens, M. coraco-hyoïdien, omo-hyoïdien entièrement charnu, omo-hyoïdien sans ventre postérieur, omo-hyoïdien inséré à l'angle supérieur et interne du scapulum, M. cléido-hyoïdiens surnuméraires, extension des insertions supérieures et inférieures des scalènes, union du scalène antérieur, du grand droit antérieur et du long du cou, fusion des longs du cou, diminution ou disparition du triangle sous-iniaque des splénius, augmentation du nombre des intersections du grand complexus, accessoire du petit complexus, M. thyroïdien trans-verse, M. crico-thyroïdien interne, M. glosso-épiglottique, M. thyro-épiglottiques, M. hyo-épiglottique, insertion du constricteur inférieur du pharynx sur les premiers anneaux de la trachée, connexions plus intimes des muscles du larynx et des muscles du pharynx, division en deux faisceaux du grand droit antérieur de la tête, M. atloïdo-mastoï-dien, faisceau mastoïdien du grand oblique de la tête, dédoublement du grand droit postérieur de la tête, etc.

TRONC

Division du trapèze en deux ou trois corps horizontaux, variations des insertions costales du grand dorsal, arc axillaire, M. dorso-épitro-chléen, M. transverse de la nuque, ascension du petit rhomboïde vers le crâne, fusion des deux rhomboïdes, M. rhomboïde de la tête, ampli-fication de la largeur et de la hauteur des petits dentelés postérieurs, continuité de l'angulaire et du grand dentelé, longs intertransver-saires, M. lombo-stylien, M. sacro-coccygien antérieur, M. sacro-coc-cygien postérieur, M. péri-claviculaires surnuméraires, absence de la portion claviculaire ou de la portion sterno-costale du grand pectoral, insertion en dehors du groupe pectoral sur les tubérosités humérales, la capsule de l'épaule, le bourrelet glénoïdien ou la courte portion du biceps, M. chondro-épitrochléen, division du petit pectoral en deux corps, insertion en dedans du sous-clavier à la 1re et à la 2e côte, augmentation de nombre, extension en longueur et état entièrement charnu des intercostaux, continuité des muscles larges de l'abdomen, des intercostaux et du transverse du thorax, développement incomplet du diaphragme post-cardiaque, perforation du pilier médian droit du diaphragme par l'œsophage, coalescence des piliers médians et des piliers intermédiaires, faisceaux phréno-œsophagiens et phréno-aortiques, extension en hauteur du droit antérieur de l'abdomen, hypertrophie du pyramidal de l'abdomen, intersections tendineuses ou ossiformes des muscles grand oblique, petit oblique, transverse et pyramidal de l'abdomen, hypertrophie des petits psoas, insertion du petit psoas sur le petit trochanter, M. ilio-capsulo-trochantérien, etc.

MEMBRES

Membre thoracique.

M. delto-claviculaire, M. delto-acromial et M. delto-spinal, fusion du deltoïde et du chef claviculaire du grand pectoral, court coraco-brachial, long coraco-brachial, M. tenseur de la capsule de l'épaule, *quadrijemellus brachii*, insertion de la longue portion du biceps brachial sur le col de la tête de l'humérus ou la capsule de l'épaule, chef bicipital surnuméraire provenant de la face interne de l'humérus entre le coraco-brachial et le brachial antérieur, attache inférieure du biceps brachial ou du brachial antérieur sur le radius et le cubitus, segmentation du triceps brachial, exagération de l'étendue de l'insertion scapulaire du même muscle, M. épitrochléo-olécranien, absence complète ou incomplète de l'un ou l'autre des muscles pronateurs et supinateurs de l'avant-bras, attache plus élevée du long supinateur sur le radius, développement plus prononcé, état charnu, duplicité, bifidité, trifidité du long palmaire, fusion totale ou partielle des longs fléchisseurs communs des doigts, du long fléchisseur du pouce et des fléchisseurs communs, des deux radiaux externes, du long abducteur et du court extenseur du pouce, attache par un tendon surnuméraire du long abducteur du pouce sur le trapèze, M. extenseur commun du pouce et de l'index, M. extenseur propre du médius, M. extenseur propre de l'annulaire, M. extenseur propre du petit doigt et de l'annulaire, segmentation de l'opposant du pouce, développement très prononcé du faisceau distal superficiel de l'adducteur transverse du pouce, naissance exclusive du pisiforme du court abducteur du petit doigt, fusion du court fléchisseur et du court abducteur du petit doigt, absence d'un ou de plusieurs lombricaux et lombricaux surnuméraires, troisième lombrical avec deux têtes d'origine, dédoublement des interosseux palmaires ou des interosseux dorsaux, identité de structure des interosseux de la main et du pied, M. manieux, etc., etc.

Membre abdominal.

Passage des vaisseaux et des nerfs obturateurs entre les deux faisceaux entièrement indépendants de l'obturateur interne, absence d'un des jumeaux pelviens, extension de l'attache inférieure du grand fessier, tendance à la division et à la multiplication de la masse fessière, M. *scansorius*, M. accessoire du petit fessier, soudure plus ou moins complète du pyramidal de l'abdomen et du moyen fessier ou du jumeau inférieur et de l'obturateur interne, augmentation de volume du couturier, couturier à deux têtes, suppression du tendon direct ou du tendon réfléchi du droit antérieur de la cuisse, absence de la courte portion du biceps crural, indépendance complète ou incomplète de la longue et de la courte portion du biceps crural, extension au-dessous du genou des insertions inférieures du biceps crural, du demi-membraneux, du demi-tendineux et du droit interne, demi-membraneux entièrement charnu, dédoublement du pectiné, variations du nombre des adducteurs de la cuisse, M. ischio-condylien, os sésamoïdes des jumeaux de la jambe, disparition de la tête tibiale du soléaire, développement plus prononcé du plantaire grêle, division en deux du jambier antérieur (M. long abducteur du gros orteil), M. *indicator pedis* (M. extenseur propre du second orteil), M. court extenseur du gros orteil provenant de la jambe, M. péronéo-tibial, M. *peronaeus quinti digiti*, suppression du péronier antérieur coïncidant avec un péronier du 5ᵉ orteil, M. *abductor opponens*, accolement ou union de l'adducteur oblique et de l'adducteur transverse du gros orteil, absence partielle ou totale de la chair carrée ou du tendon du 5ᵉ orteil du fléchisseur plantaire, interosseux dorsaux à une seule tête, M. *extensor hallucis brevis*, M. opposant du gros orteil, M. abducteur du 5ᵉ métatarsien, fusion de l'opposant et du court fléchisseur du petit orteil, M. abducteur accessoire du petit orteil, etc.

Parmi ces faisceaux il en est quelques-uns qui sont très caractéristiques, les muscles dorso-épitrochléen et épitrochléo-olécranien entre autres qui persistent normalement chez l'homme, l'un sous forme d'aponévrose, l'autre sous forme de ligament.

Les membres pelviens étant les homologues des membres thoraciques, il était à croire qu'on devait retrouver quelquefois dans les membres pelviens de l'homme, des muscles qui ont disparu dans les membres thoraciques et réciproquement. L'apparition au membre supérieur des muscles court et long coraco-brachiaux, court radial antérieur et manieux correspondant aux court et long adducteurs de la cuisse, au tibial postérieur, au pédieux et le développement au membre inférieur d'un poplité à deux chefs, d'un péronéo-tibial, d'un extenseur propre du cinquième orteil, d'un extenseur propre du second orteil, d'un long abducteur du gros orteil, d'un court extenseur du gros orteil, d'un *adductor opponens*, les analogues du rond pronateur, du carré pronateur, de l'extenseur propre du petit doigt, de l'extenseur propre de l'annulaire, du long abducteur du pouce, du court extenseur du pouce et du faisceau proximal de l'adducteur transverse du pouce confirment cette induction. Autant, plus peut-être même que le dorso-épitrochléen et l'épitrochléo-olécranien; ces formations musculaires insolites méritent de retenir l'attention du philosophe et du penseur.

Avant d'arriver à l'état de complet développement les muscles de l'homme passent-ils, comme le cœur, les reins, etc., par des formes transitoires répondant à des formes existant normalement dans la série animale? J'ai déjà eu l'occasion de dire que nos connaissances sur l'embryogénie du système musculaire humain se résument à peu de choses, mais ce peu de choses permet cependant de supposer qu'il peut en être ainsi. Le tableau suivant en fait foi :

	Après la naissance.	Pendant la vie embryonnaire.
Le peaucier	est limité à la région cervico-faciale,	double toute la peau comme chez la généralité des *Mammifères* et les *Oiseaux* (Sappey, Milne-Edwards, etc.).
Le diaphragme	est un muscle indivis dont la partie centrale est aponévrotique,	est formé d'abord par un *diaphragme pré-cardiaque*, puis par un *diaphragme post-cardiaque* [1] comme chez les *Sauriens*, les *Poissons*, etc. (His).

[1] L'absence de sac et le siége des hernies diaphragmatiques congénitales en témoignent encore chez l'adulte.

	Après la naissance.	Pendant la vie embryonnaire.
Les radiaux	sont dissociés et constituent un premier radial externe et un second radial externe.	sont fusionnés et correspondent à l'extenseur antérieur du métacarpe des *Mammifères domestiques* (Humphry, Macalister, Le Double).
La couche musculaire sous-hyoïdienne	est composée de quatre muscles : le sterno-cléido-hyoïdien, le sterno-chondro-thyroïdien, le thyro-hyoïdien et l'omoplat-hyoïdien.	est composée d'un seul muscle indivis analogue à celui des *Vertébrés inférieurs* : du *Seinque*, de l'*Uromatix spinipes*, du *platydactylus*, etc. (Gegenbaur).
La longue tête du biceps huméral	Est insérée au bourrelet glénoïdien et logée dans la capsule de l'épaule.	est insérée d'abord à l'humérus et située en dehors de la capsule de l'épaule, perfore ensuite cette capsule à laquelle elle est, enfin, avant de devenir libre, reliée par un méso-tendon comme chez le *chien*, le *chat*, la plupart des *Chéiroptères*, l'*atèle* (Welcker, Muller).
Le tendon plantaire du long péronier latéral	aboutit au 1er cunéiforme et au 1er métatarsien.	aboutit seulement au 1er cunéiforme de même que chez diverses espèces animales (Ruge).
L'adducteur transverse du gros orteil	est distant de l'adducteur oblique et constitué par des faisceaux transversaux.	est accolé à l'adducteur oblique et constitué par des faisceaux radiés comme chez l'*orang*, le *chimpanzé*, l'*Hapale Pithecia hirsuta*, l'*Hapale penicillata*, etc. (Ruge, Lebourcq, Brooks).
L'opposant et le court fléchisseur du petit orteil	sont entièrement ou partiellement indépendants.	sont confondus de même que chez tous les *Mammifères*, excepté les *Carnivores* (Ruge, Cunningham).
Les interosseux dorsaux du pied	occupent la face dorsale du pied et sont bi-penniformes.	occupent la face plantaire du pied et n'ont qu'une tête comme chez le *chien*, le *Dasyure*, le *Sajou*, l'*Innus nemestrinus*, le *Cynocéphale Anubis* (Ruge) [1].

[1] Chez les jeunes enfants le demi-tendineux et le demi-membraneux se prolongent au-dessous du genou ainsi que chez certains *Primates*. Quand le pectiné est divisé en deux couches — ce qui constitue la plus commune de ses anomalies — l'externe est innervée par le nerf crural et l'interne par le nerf obturateur, ce qui indique que, chez l'homme comme chez les animaux, ce muscle est primitivement double.

Si tous les muscles passaient par des phases ontogéniques analogues beaucoup de leurs malformations ne seraient plus que des arrêts de développement. Est-on sûr, au surplus, comme l'ont remarqué Virchow et Kölliker, que les théromorphies attribuées à ce *quid ignotum* qu'on appelle l'atavisme ne soient pas des arrêts de développement provoqués par des troubles pathologiques, arrêts de développement rendant définitifs certains stades de l'ontogenèse! Mais qu'importe, puisque dans un cas comme dans l'autre, les variations régressives humaines n'en seraient pas moins des images fidèles de ce qui existe normalement dans les espèces animales. On peut voir sur une série de colonnes cervicales que possède le Musée de l'Institut anatomique de l'Université de Cambridge tous les types intermédiaires entre l'apophyse costale normale de la 7e vertèbre cervicale et la 7e côte cervicale à l'état de parfait développement. De même la rudimentation graduelle du peaucier, des adducteurs transverses du pouce et du gro-orteil, du muscle sterno-cléido-hyoïdien primitif unique, la dissociation non moins graduelle du 1er et du 2e radial externes, de l'opposant et du court fléchisseur du petit orteil, l'apparition du diaphragme précardiaque avant le diaphragme post-cardiaque, la migration progressive du long péronier latéral du 1er cunéiforme vers le 1er métatarsien, celle des interosseux dorsaux du pied de la face plantaire vers la face dorsale du pied et leur état bi-penniforme primitif reproduisent successivement chez l'embryon humain tous les divers types du système musculaire des *Vertébrés* depuis les plus infimes *(scinque, Uromatix spinipes, platydactylus)* jusqu'aux *Primates*.

Si on tient compte de ces faits, si peu nombreux soient-ils, on s'explique ces variations musculaires régressives bizarres qui ne sont ni l'état normal ni l'état anormal absolu.

Tels sont ces faisceaux de l'angulaire de l'omoplate qui se portent, après un trajet plus ou moins long, sur un muscle, une aponévrose ou un os du cou; tels sont encore ces faisceaux, provenant du grand dorsal qui vont s'insérer au tendon de la longue portion du biceps, dans la coulisse bicipitale, à l'aponévrose de l'aisselle, etc. Il devient permis de regarder les premiers comme des portions incomplètement disparues du système transverso-épiscapulaire, les seconds, de l'arc axillaire (voy. M. *angulaire de l'omoplate* et M. *grand dorsal*).

Pour clore ce qui a trait aux théromorphies musculaires humaines j'ajouterai, enfin que M. le professeur Delage range celles de ces variations qui reproduisent des dispositions particulières aux *Singes*

H.   30

Anthropoïdes « sur les confins de l'atavisme de race et de l'atavisme tératologique », et les attribue « à une véritable réversion vers une forme ancestrale, bien qu'il ne s'agisse pas de races récemment créées par l'homme mais d'espèces naturelles [1] ».

J'ai eu soin de noter, précédemment, que les muscles des animaux variaient autant que ceux de l'homme. C'est ainsi qu'on a signalé l'apparition d'un court ou d'un long coraco-brachial chez le *chat* (Strauss-Durckheim), du biceps tricipital chez l'*ours* (Meckel), d'un extenseur antérieur du métacarpe pourvu d'une 3e branche pour l'annulaire chez le *chien* (Lesbre), etc. Toutes ces variations sont des variations réversives. J'ai relaté, çà et là, dans le cours de cet ouvrage celles concernant les *Anthropoïdes* et plus spécialement celles concernant le *Chimpanzé* dont le système musculaire me paraît tenir le milieu entre celui de l'homme et celui des autres *Anthropoïdes*.

II. Anomalies progressives, évolutives ou de perfectionnement. — Les anomalies musculaires progressives sont celles qui sont provoquées par l'adaptation des muscles à de nouvelles fonctions. A la vue des muscles puissants qui élèvent la mâchoire inférieure du *lion* et du *tigre* nous devinons que ces animaux sont destinés à attaquer une proie qui résiste et à la mettre en morceaux [2]. A la vue des muscles épais qui remplissent les gouttières vertébrales de l'*ours* nous pouvons conclure que c'est un *animal grimpeur*. J'ai établi antérieurement que chez les *Oiseaux*, les *Chauves-souris* et les *Mammifères fouisseurs* le muscle, sterno-claviculaire a le même mode de conformation parce que, chez les uns comme chez les autres, il a les mêmes usages, il tire fortement en arrière, contre l'air qui résiste et réagit, le segment primaire des membres antérieurs, qui entre en jeu dans l'action de voler et de creuser. Chez les *Oiseaux* la fonction du vol s'exerce dans des conditions fort différentes pour les diverses espèces: aussi la disposition anatomique des muscles moteurs de l'aile, des muscles pectoraux varie-t-elle d'une espèce à une autre. Tout le monde a pu remarquer que les *Oiseaux* qui ont de grandes

---

[1] Delage, *loc. cit.*, p. 243.

[2] Par exemple : La fusion du 1er et du 2e radial externes chez le *gibbon* (Deniker), l'insertion à la 3e côte du droit antérieur de l'abdomen chez le même *Anthropoïde* (Keith), l'absence de l'opposant du pouce chez le *Chimpanzé* (Embleton), la présence chez le même *Anthropoïde* du muscle péronéo-tibial Gruber , et du pédieux à cinq tendons (Hartmann), etc.

[3] Ce sont ces muscles qui arrondissent la face des *Félins* et lui donnent un aspect si caractéristique.

surfaces d'aile, comme l'*aigle*, la *frégate*, etc., ne font que des battements d'une faible amplitude; cela tient à la grande résistance que l'aile à large surface rencontre sur l'air. Les *Oiseaux* au contraire, qui n'ont que de très petites ailes, font des mouvements d'une grande étendue et compensent ainsi le peu de résistance que l'air leur fournit; le *guillemot* et le *pingouin* appartiennent à ce 2ᵉ groupe. Si l'on admet que, parmi les *Oiseaux*, les premiers doivent faire des mouvements énergiques, mais peu étendus, tandis que les seconds doivent faire des mouvements de peu d'énergie, mais d'une grande amplitude, on conclura nécessairement que les premiers devront avoir des muscles pectoraux gros et courts tandis que chez les seconds, ces muscles seront longs et grêles. C'est précisément ce qui a lieu; on peut s'en assurer à la simple inspection des dimensions du sternum chez ces diverses espèces, car cet os mesure, en quelque sorte, la longueur des muscles pectoraux qui logent dans ses fosses latérales. Or, les *Oiseaux à larges ailes* ont un sternum large et court; les autres ont un sternum long et effilé.

Quels sont les muscles qui prédominent chez le *Kangourou*, le *lièvre*, etc? Ne sont-ce pas les muscles du saut et principalement ceux qui fléchissent le premier segment du membre postérieur dont les dimensions contrastent si étrangement avec celles du premier segment du membre antérieur.

Le biceps fémoral, bien reconnaissable chez la plupart des *Mammifères*, y offre, dans ses attaches inférieures surtout, une extrême variabilité. Chez certains *Quadrupèdes*, il s'insère tout le long de la jambe, presque jusqu'au talon; chez ceux-ci la jambe ne s'étend jamais sur la cuisse. Chez les animaux qui jouissent de la faculté de sauter, l'attache inférieure du biceps est déjà plus élevée. Elle l'est plus encore chez les *Simiens* qui peuvent presque étendre la jambe sur la cuisse et se tenir debout. Enfin chez l'homme le biceps s'insère tout en haut à la tête du péroné.

« Laissons de côté, pour le moment, la question de savoir à quoi tient cette variété dans les attaches mobiles du biceps, observe M. le professeur Marey, auquel j'emprunte ces lignes[1], et bornons-nous à rechercher les conséquences que cette variété peut avoir sur la fonction. Il est clair que pendant les mouvements de flexion et d'extension du genou, chaque point des os de la jambe décrit autour de cette arti-

---

[1] Marey. *Loc. cit. suprà*, p. 78.

culation un arc de cercle d'autant plus étendu qu'il est plus éloigné du centre de mouvement. Il est également clair que chacun de ces points s'éloignera plus ou moins du fémur ou de l'ischion suivant l'étendue du mouvement circulaire qu'il exécutera. Et comme à de grands mouvements doivent correspondre de longues fibres contractiles, on devra trouver des inégalités dans la longueur du biceps chez les différents *Mammifères*.

« Or c'est précisément ce que l'on constate. Chez l'homme dont le biceps s'insère en bas, très près du genou, l'étendue des mouvements de l'attache mobile est peu considérable, aussi la fibre contractile aura-t-elle relativement peu de longueur, tandis que le tendon occupera une certaine partie de l'étendue du biceps en vertu de cette loi de Borelli « que la longueur de la fibre rouge est proportionnelle à « l'étendue du mouvement qu'un muscle est apte à produire[1] ». Chez le *Singe* l'attache inférieure, se faisant plus bas, aura par conséquent plus de mobilité, d'où la nécessité d'une plus grande longueur du muscle actif, ce qui est réalisé par la moindre longueur de la partie tendineuse. Chez les *Quadrupèdes* le tendon du biceps est à peu près entièrement disparu, et le muscle est formé de fibres rouges dans toute son étendue.

« Le muscle droit interne de la cuisse présente cette même variabilité dans ses attaches et dans sa structure. Si on observe sa disposition chez l'homme, on voit à la fois que l'attache de ce muscle à la jambe se fait très près du genou, que sa partie contractile est courte et que son tendon est assez long. Qu'on examine le même muscle sur un *singe*, on trouve son attache beaucoup plus éloignée du genou, et comme conséquence des mouvements plus étendus que cette attache exécute, on y voit la fibre musculaire gagner de la longueur aux dépens de celle du tendon qui se trouve réduit à une brièveté extrême.

« Cette variabilité du point d'attache est encore très sensible sur le muscle demi-tendineux, qui emprunte son nom à la disposition qu'il présente chez l'homme, où la moitié environ de la longueur de ce muscle est occupée par le tendon. Chez l'homme, en effet, l'attache inférieure du demi-tendineux est très voisine de l'articulation du genou, mais chez les *Singes*, où il s'attache plus bas, le muscle à

---

[1] C'est pour cette raison que le couturier, le droit antérieur de l'abdomen, le sterno-cléido-mastoïdien qui impriment de si grands déplacements à leurs attaches osseuses sont entièrement charnus et très longs. Il ne faudrait pas confondre toutefois avec les muscles longs les muscles *penniformes* qui rentrent toujours, quelles que soient leurs dimensions, dans la catégorie des muscles courts.

presque entièrement perdu son tendon ; il l'a perdu tout à fait chez la plupart des autres *Mammifères*, chez le *coaïta* par exemple. »

Partout et toujours éclate une harmonie parfaite entre la forme d'un muscle et les conditions dynamiques de son travail. Partout et toujours se révèle l'adaptation d'un muscle à sa fonction par l'influence de cette fonction même. La loi qui semble, dans la série animale, présider à l'évolution musculaire de l'avant-bras consiste à diviser, à dissocier des masses primitivement unies pour arriver à en former de secondaires. Si on envisage une de ces masses se dédoublant en deux corps distincts, si on voit ensuite l'un de ces corps se modifier dans sa forme et dans ses insertions, acquérir en un mot une indépendance complète, il est certain que des mouvements plus déliés, plus variés, pourront être effectués par le *Mammifère* chez lequel une pareille transformation se sera opérée. Il sera mieux armé dans la lutte pour la vie et dès lors ce qui n'est aujourd'hui qu'une anomalie pourra peut-être à la longue devenir un organe fixe. Un fait digne d'intérêt sous ce rapport est la différenciation, devenue entière, chez la généralité des hommes, du long fléchisseur du pouce, d'avec le fléchisseur commun profond des doigts. — On voit s'effectuer un travail analogue du côté des extenseurs des doigts[1].

Ce travail de morcellement tant de la masse des fléchisseurs que de la masse des extenseurs des doigts est l'inverse de celui qu'on remarque dans le membre inférieur humain. Là, toutes les masses charnues sont compactes, solides de structure ; la subdivision du travail musculaire n'est pas aussi nécessaire ; tout y est dirigé vers un but unique, le soutien du poids du corps et la marche. Aussi assistons-nous à l'absorption des muscles l'un par l'autre. C'est le cas pour l'extenseur propre du gros orteil fusionné avec un abducteur qui apparaît encore parfois à l'état isolé ; c'est encore le cas pour le groupe péronier, il s'est condensé en s'emparant d'un quatrième péronier qui se dévoile encore assez fréquemment à nos yeux. Il en est de même pour le court extenseur propre du gros orteil qui se joint à la masse générale du pédieux.

Le pyramidal de l'abdomen dont la largeur dépasse celle du grand droit chez les *Marsupiaux* et les *Monotrèmes* où il comprime les glandes mammaires incluses dans la poche où ces animaux logent leurs petits, le peaucier qui chez les *Oiseaux* et presque tous les *Mammifères* double toute l'enveloppe tégumentaire à laquelle il imprime,

[1] Certains pianistes, pour donner plus de liberté au 4ᵉ doigt, se font couper la bride fibreuse qui réunit le tendon extenseur de ce doigt à celui du tendon extenseur du médius.

en se contractant, des mouvements qui débarrassent les plumes et les poils des corps étrangers, sont rudimentaires et tendent à disparaître, chez les *Anthropoïdes* et chez l'homme.

D'autres faits affirment encore cette adaptation des muscles aux fonctions qu'ils doivent remplir. M. Marey les a étudiés dans le chapitre intitulé *de la Variabilité du système musculaire* de son beau livre sur *la Machine animale*. On me saura certainement gré de reproduire *in extenso* ce chapitre auquel j'ai fait déjà de larges emprunts.

« Nous avons dit, écrit M. le professeur Marey [1], comment le système osseux subit les influences extérieures et surtout celle des muscles qui impriment à chaque os la forme que nous lui voyons. La grande variété des formes du squelette chez les différentes espèces animales se rattache donc à la diversité de leurs systèmes musculaires. Aussi, toutes les fois que chez des animaux d'espèces différentes, on trouve sur certains os des traits de ressemblance, on peut affirmer que les muscles qui s'attachaient à ces os se ressemblaient aussi. Observe-t-on, au contraire, sur un animal un os d'une forme particulière, on peut être assuré qu'une particularité se retrouvera aussi dans les muscles auxquels cet os fournit des attaches.

« Mais si l'os et le muscle varient simultanément, quelle peut être la cause qui les influence ainsi tous deux ? On conçoit que le squelette, en se modifiant, ait un rôle purement passif ; qu'il subisse la forme que le muscle lui impose. Mais ce muscle, organe éminemment actif, véritable générateur de la force mécanique par laquelle le squelette est en quelque sorte modelé, qu'est-ce donc qui lui impose cette forme particulière que l'anatomie nous révèle ?

« Nous espérons démontrer que cette puissance, à laquelle la forme du système musculaire est soumise, appartient au système nerveux. La nature des actes que la volonté commande aux muscles modifie ceux-ci, dans leur volume et dans leur forme, de façon à les rendre aptes à exécuter ces actes le mieux possible. Et comme au-dessus de la volonté, règne cette *nécessité* qui détermine tous les actes de la vie animale, c'est elle, en somme, qui, par les conditions extérieures dans lesquelles chaque être se trouve placé, influence sa forme et la règle suivant des lois que nous devons chercher à reconnaître.

« Rien, dans la forme organique n'est livré au hasard ; on a trop souvent comparé les variétés spécifiques des êtres aux élégantes fantaisies

[1] Marey. *La Machine animale*, 5e édit., p. 98, Paris, 1891.

d'un architecte qui, sur un plan uniforme, invente mille variétés de
détails, comme un musicien compose une série de variations sur un
thème donné.

« En ce qui nous occupe on peut dire que la variété si grande que
revêt l'appareil musculaire, soit dans les différentes parties du corps
d'un animal, soit dans les parties homologues d'animaux d'espèces
diverses ; ces différences de longueur ou de volume des muscles ; cette
répartition si inégale de la fibre rouge ou contractile et de la fibre
blanche et inerte du tendon ; tout cela est entièrement soumis aux
lois dynamiques de la fonction musculaire.

« L'anatomie normale ne peut nous fournir que des exemples de
l'harmonie qui existe entre la forme des organes et leur fonction habituelle. L'expérimentation seule peut nous permettre de voir si, en
changeant la fonction, on peut amener dans la forme des organes des
modifications qui les remettent en harmonie avec les conditions nouvelles qui leur sont imposées. Il est facile d'instituer des expériences
dans ce but. Du moment où l'on sait bien dans quel sens la modification
organique doit se produire pour amener l'adaptation de l'organe à la
fonction, les changements qu'on observera chez les animaux placés
dans des conditions factices de fonctionnement musculaire prendront
une signification nette. Mais en attendant la réalisation de ce vaste plan
d'expériences, il en est qu'on peut utiliser dès aujourd'hui. Des expériences toutes faites nous sont fournies par l'anatomie pathologique.

« La médecine et la chirurgie sont pleines de renseignements sur cet
intéressant sujet. Elles nous montrent, par exemple, que c'est le mouvement même qui entretient l'existence du muscle. Un repos prolongé
de cet organe entraîne d'abord la diminution de son volume et bientôt
l'altération des éléments qui le constituent. Des corpuscules graisseux
se substituent à la fibre striée qui forme l'élément normal ; enfin, ces
corpuscules, devenant de plus en plus abondants, envahissent la substance musculaire tout entière.

« La phase d'altération ou de dégénérescence graisseuse, est suivie
d'une résorption de la substance du muscle qui disparaît entièrement
au bout d'un certain temps.

« Ainsi, non seulement le volume de l'organe croît et décroît suivant
que les besoins de sa fonction habituelle exigent une force plus ou moins
grande, mais il disparaît entièrement quand sa fonction est entièrement supprimée. On observe cet effet dans les paralysies où toute
action nerveuse est éteinte ; dans certains cas de luxations qui rappro-

chent les deux insertions d'un muscle de façon à rendre son action inutile ; parfois enfin, dans des fractures ou des ankyloses qui immobilisent, par une soudure intempestive, les deux extrémités d'un muscle et s'opposent à tout raccourcissement de ses fibres.

« Mais qu'arrive-t-il si le muscle, au lieu de perdre entièrement sa fonction, n'éprouve qu'un changement dans l'étendue des mouvements qu'il peut exécuter ? A la suite de certaines ankyloses ou de certaines luxations, on voit les articulations perdre plus ou moins de leurs mouvements ; les muscles qui commandent la flexion et l'extension n'ont donc plus besoin, en pareille circonstance, que d'une partie de l'étendue ordinaire de leur raccourcissement.

« Si la théorie précédemment énoncée est exacte, ces muscles devront perdre de leur longueur. Pour vérifier ce fait, nous devrons faire encore une courte excursion dans le domaine de l'anatomie pathologique.

« Une ardente polémique s'est élevée, il y a une vingtaine d'années, relativement à la transformation que subissent les muscles chez les sujets atteints de cette difformité que tout le monde connaît et qu'on nomme le *pied bot*. Tantôt le pied est luxé sur la jambe, de sorte que sa face dorsale repose sur le sol, tantôt le pied est si fortement étendu que le malade marche continuellement sur sa pointe. Dans tous ces cas, les différents muscles de la jambe n'ont plus qu'un rôle très borné ; ils subissent alors tantôt la transformation graisseuse, tantôt la transformation fibreuse. Parmi ces muscles ceux qui n'ont plus d'action subissent la dégénérescence graisseuse, puis disparaissent ; tandis que ceux dont l'action est partiellement conservée présentent seulement un changement dans le rapport de la fibre rouge au tendon. Chez ces derniers, la substance contractile diminue de longueur, et le tendon la remplace, prenant souvent ainsi un développement considérable. En signalant cette dégénérescence fibreuse des muscles, J. Guérin croyait voir en elle la preuve d'une rétraction musculaire primitive qui aurait ultérieurement produit la luxation du pied. L'éminent chirurgien pensait en outre que l'altération fibreuse était la lésion unique dans le pied bot. Scarpa soutenait, au contraire, que, dans la plupart des cas, la luxation du pied est un phénomène primitif.

« Quant à la nature des altérations musculaires, tous les chirurgiens, aujourd'hui, s'accordent pour admettre qu'elle peut avoir deux formes différentes, et que tantôt le muscle subit la dégénérescence graisseuse, tantôt il se transforme en tissu fibreux. C'est surtout aux beaux travaux de Cruveilhier qu'on doit la connaissance des conditions dans lesquelles se produit chacune de ces deux altérations de la substance musculaire.

« Un exemple fera bien comprendre comment se comportent les muscles, suivant que leur fonction est supprimée ou simplement limitée dans son étendue.

« Les muscles du mollet ou *gastrocnémiens* sont au nombre de deux ; les attaches et leurs fonctions sont assez différentes. Tous deux s'insèrent en bas, sur le calcanéum, par le tendon d'Achille, et sont, par conséquent, extenseurs du pied sur la jambe. Mais leurs insertions supérieures sont différentes : le *soléaire*, s'insérant exclusivement aux os de la jambe, n'a d'autre rôle que celui d'extenseur du pied, comme nous venons de le dire. Les *jumeaux*, au contraire, s'insérant au fémur au-dessus des condyles de cet os, ont une seconde fonction ; celle de fléchir la jambe sur la cuisse.

« Supposons qu'une ankylose du pied se produise ; elle supprime entièrement la fonction du *soléaire* qui passe par la transformation graisseuse et disparaît. Les jumeaux se trouvent dans une condition différente : si leur action sur le pied a disparu, il leur reste encore la fonction de fléchisseurs de la jambe sur la cuisse ; ces muscles n'ont donc éprouvé qu'une réduction dans l'amplitude du mouvement qu'ils effectuent. Or, dans ces conditions, les jumeaux perdent seulement une partie de la longueur de leurs fibres : ils subissent ce que les chirurgiens appellent la transformation fibreuse partielle, modification qui n'est, à notre point de vue, que le changement des rapports de la fibre rouge au tendon.

« Ceux qui sont habitués à considérer la pathologie comme une infraction complète aux lois physiologiques s'étonneront peut-être de nous voir chercher dans ces cas de luxations et d'ankyloses les preuves d'une loi qui règle normalement la forme du système musculaire. Il serait facile de montrer que ces scrupules sont mal fondés, mais il vaut mieux invoquer encore d'autres exemples qui soient entièrement à l'abri du reproche qu'on adresse si souvent aux applications de la médecine à la physiologie.

« C'est encore à J. Guérin que nous empruntons les faits dont nous allons parler.

« Lorsqu'on examine le système musculaire aux différentes époques de la vie, on lui trouve des aspects différents. Il semble que les muscles aient des âges bien distincts et que, formés d'abord de substance contractile, ils perdent peu à peu, en vieillissant, leurs fibres rouges que viennent remplacer les fibres blanches et nacrées du tendon.

« Ainsi, le diaphragme d'un enfant est en grande partie musculeux, tandis que chez le vieillard, le centre aponévrotique, véritable tendon du diaphragme, s'étend aux dépens de la fibre contractile. La substitution du tendon à la fibre musculaire est plus nette encore pour les muscles de la jambe ; dans l'enfance, ils sont relativement beaucoup plus riches en substance contractile que dans l'âge adulte. Chez le vieillard enfin, le tendon semble envahir le muscle, de sorte que ce qui reste du mollet se trouve très haut placé et très réduit en longueur. Les muscles des gouttières lombaires et dorsales présentent le même caractère ; c'est dans la vieillesse qu'ils sont le plus pauvres en fibres rouges, mais le plus riches en tendons.

« Or qu'advient-il de la fonction musculaire aux différents âges de la vie ? Chacun sait que, sauf les cas bien rares, où l'homme s'entretient dans l'habitude de la gymnastique, la fonction musculaire devient de plus en plus bornée, du moins relativement à l'étendue des mouvements. Les articulations des membres et celles de la colonne vertébrale subissent normalement une sorte d'ankylose incomplète qui va toujours en limitant de plus en plus la flexibilité du tronc.

« Voyez un jeune enfant s'ébattre en liberté : un de ses mouvements ordinaires est de jouer avec son pied ; le prendre dans ses mains et le porter à sa bouche lui paraît très naturel et on ne peut plus facile. Chez l'adulte, la force musculaire atteint son maximum, mais les mouvements ne sont plus aussi étendus que dans l'enfance ; l'homme n'a plus, comme on dit, la même flexibilité dans les membres. Le vieillard ne peut, ni se courber entièrement, ni se redresser tout à fait, sa colonne vertébrale a perdu de sa souplesse ; ses jambes ne font que de petits pas : pour lui, s'accroupir est extrêmement difficile, et si l'on essaye d'imprimer à son pied, par exemple, des mouvements de flexion et d'extension, on voit qu'ils sont devenus très limités.

« La fonction des muscles change donc avec les âges de la vie et, se restreignant sans cesse, utilise une longueur toujours moindre de la fibre contractile. C'est ainsi que s'explique naturellement la modification musculaire dont nous avons parlé. Cette modification qui consiste dans l'accroissement de l'élément tendineux aux dépens de la fibre rouge, on l'empêche de se produire en entretenant au moyen d'un exercice convenable, l'étendue des mouvements musculaires.

« Revenons maintenant à l'anatomie comparée. Lorsqu'elle nous montre une parfaite harmonie entre la forme des muscles dans les différentes espèces animales et les caractères de la fonction musculaire chez ces mêmes espèces, la conclusion la plus naturelle ne semble-t-elle pas être que l'organe a subi l'influence de la fonction [1] ?

« Si le cheval de course est modifié dans sa forme par l'effet de cet exercice spécial qu'on nomme l'*entraînement*, n'est-ce pas la preuve évidente de l'influence de la fonction sur les caractères anatomiques de l'organisme ? Et si une espèce, modifiée ainsi artificiellement, retourne au type primitif lorsqu'on la replace dans les conditions où on l'avait prise, n'est-ce pas la contre-épreuve de la théorie qui assigne à la fonction le rôle de modificateur de l'organe ?

« Ces mêmes faits sont pourtant interprétés de façon toute contraire par les partisans de la fixité de l'espèce : ceux-ci, dans le retour au type primitif, quand les influences modificatrices ont cessé, prétendent trouver un argument victorieux pour leur cause.

« Que faut-il conclure en présence de telles contradictions ? C'est que les partisans du transformisme ne sont pas au bout de leur tâche et qu'ils ont besoin d'ajouter encore des preuves nouvelles à celles qu'ils ont déjà données. C'est à l'expérimentation qu'appartient le rôle principal en pareil cas. La théorie toutefois n'est pas sans importance ; c'est elle en effet qui, en faisant prévoir dans quel sens certain mode de fonctionnement doit modifier tel muscle, donne presque toute sa valeur à la modification que l'on constatera ensuite. Bien plus, sans la théorie, l'expérimentateur ne saurait, le plus souvent, reconnaître la modification qui a pu survenir. On ne trouve guère en anatomie que ce que l'on cherche, surtout quand il s'agit de variations légères comme celles qu'on peut espérer produire dans l'organisme d'un animal.

---

[1] Driesch, Herbst, Godlewski, O. Hertwig ont même montré que les tropisme et factisme jouaient un rôle décisif dans la différenciation anatomique. Et, d'autre part, Roux a prouvé que l'Excitation fonctionnelle et la Lutte des parties organiques jouent un rôle considérable dans la Différenciation ontogénique et que les caractères histologiques n'ont besoin d'être déterminés que d'une manière vague et en quelque sorte générique, les conditions ambiantes suffisant à préciser l'espèce. Les pseudarthroses sont tout à fait démonstratives à cet égard. Il suffit qu'elles soient déterminées par leur constitution interne en tant qu'éléments de la substance conjonctive pour être capables de se différencier, selon les conditions auxquelles elles sont soumises, en fibres ligamenteuses ou aponévrotiques, en cellules cartilagineuses ou en tissu lamineux ou adipeux. A cet exemple on peut en ajouter un autre très remarquable qu'Eimer a fait connaître. Les *Mouches*, après l'hivernage, avant d'avoir volé, ont les muscles des ailes presque lisses. L'usage fait apparaître la striation. De là à admettre que l'usage a créé le muscle strié au moyen du muscle lisse il n'y a qu'un pas. (Voy. Eimer, *Die Entstehung der Arten auf grund. von vererben erworbener Eigenschaften nach den Gesetzen organischen Wachsens. Ein Beitrag zur einheitlichen Auffassung der Lebewelt. I. Theil.* — 8°, VI 161 S. 6. Abb. im. Text. Iena. 1888.)

« Les expériences à faire seront longues et pénibles ; leur plan, toutefois, est facile à tracer.

« Si l'homme, pliant à ses besoins les espèces domestiques, a déjà réussi à modifier, dans certaines limites, l'organisation de ces animaux, il a produit ces modifications fortuitement pour ainsi dire. N'ayant en vue, par exemple, que d'obtenir des chevaux de trait ou des chevaux de course, il n'a pas eu besoin de placer l'espèce chevaline dans des conditions tout à fait artificielles. C'est là pourtant ce qu'il faudrait faire, si l'on avait pour but d'élucider le problème scientifique dont nous parlons et de pousser à la limite du possible les changements dans les conditions du travail mécanique des animaux.

« L'homme a utilisé les aptitudes des différents animaux, plutôt qu'il n'a cherché à leur en donner de nouvelles. Il faudrait violenter davantage les habitudes des animaux et les contraindre graduellement à des actes auxquels leur organisation se prête difficilement. Que pour aller chercher sa nourriture, une espèce mal organisée pour sauter, soit forcée d'accomplir des sauts de hauteurs graduées, tout porte à croire qu'elle acquerra à la longue quelque aptitude au saut. Si la progéniture de ces animaux retient quelque chose de ses ancêtres, peut-être pourra-t-on, chez elle, développer encore davantage la faculté de sauter. Graduant ainsi l'effort imposé à cette espèce, non plus dans un but utilitaire qu'on n'a pas intérêt à dépasser, mais en exigeant indéfiniment plus de force ou plus d'étendue dans le mouvement des muscles, on peut espérer que la variation anatomique croîtra indéfiniment et qu'on pourra obtenir quelque chose d'analogue à ce qu'on appelle aujourd'hui le passage d'une espèce à une autre.

« Ce que nous disons de la fonction musculaire est applicable à toutes les autres, en modifiant d'une manière graduelle les conditions d'alimentation des animaux, celle de lumière ou d'obscurité, de température ou de pression atmosphérique dans lesquelles ils devront vivre, on devra imprimer à leur organisme des modifications analogues à celles que les zootechnistes ont déjà constatées sous l'influence des climats, des milieux et des altitudes variées où une même espèce animale se trouve placée naturellement. Ces changements, amenés par transitions ménagées et dirigées toujours dans le même sens, auraient chance de produire dans l'organisation animale des transformations considérables, si une volonté persévérante en accumulait indéfiniment les effets, comme l'ont fait les éleveurs pour l'emploi de la sélection.

« Nous n'irons pas plus loin dans le champ des hypothèses, et nous appelons, en terminant, le zèle des expérimentateurs. Plusieurs déjà semblent engagés dans cette entreprise dont ils ont compris l'importance considérable. En ce qui concerne l'espèce humaine, quelle question, en effet, est plus grave que celle-ci : *Notre espèce est-elle modifiable ? Selon la direction qui lui est imprimée ne peut-elle pas être conduite, soit au perfectionnement, soit à la dégradation ?* »

Ces expériences que M. Marey réclamait en ces termes dans la première édition de son livre sur *la Machine animale* il en a fait quelques-unes lui-même plus tard à la station physiologique du parc des Princes, et il en a communiqué, en 1887, dans une note, les résultats à l'Académie des sciences.

Dans cette note, M. Marey après avoir rappelé que « Borelli, il y a deux siècles, a fait voir que l'effort dont un muscle est capable est proportionnel à la section transversale de ses fibres rouges, tandis que l'étendue de son mouvement est proportionnelle à leur longueur », a ajouté :

« Qu'aujourd'hui la notion du travail mécanique étant mieux définie, on peut exprimer les relations constatées par Borelli sous une forme précise en disant : Le travail qu'un muscle peut produire est en proportion du poids de sa fibre rouge, tandis que les deux facteurs de ce travail, l'effort et le chemin, sont proportionnels, l'un à la section et l'autre à la longueur des faisceaux contractiles, le tendon n'étant qu'un organe de transmission du travail [1].

« Si les nègres semblent avoir peu de mollet, c'est que leurs muscles gastrocnémiens sont longs et minces, se prolongeant en bas aux dépens du tendon d'Achille [2]. Le nègre possède cependant une incontestable aptitude à la marche. Si les muscles gastrocnémiens ont une plus petite section que chez le blanc et par conséquent moins de force, ils doivent avoir des mouvements plus étendus et faire dès lors le même travail que des muscles plus gros, mais dont les mouvements sont moindres. S'il en est ainsi, les gastrocnémiens des nègres doivent agir sur un bras de levier plus long et leur calcanéum doit être par conséquent plus long que celui du blanc. »

M. Marey a vérifié cette prévision sur les squelettes du musée de la Société d'anthropologie et « a trouvé qu'en effet la longueur moyenne du calcanéum du nègre mesurée du centre du mouvement

[1] En Allemagne, les recherches du docteur W. Roux sur la morphologie des muscles l'ont conduit à formuler les mêmes conclusions.
[2] Voy. M. *jumeaux de la jambe.*

articulaire à l'attache du tendon est à cette longueur chez le blanc comme 7 est à 5 ».

Il en résulte que le pied du nègre est en général plus long et paraît moins cambré que celui du blanc; mais déjà M. Marey avait montré dans des travaux antérieurs « qu'un grand pied est favorable à la rapidité de la marche en ce qu'il allonge le pas et doit être ainsi en relation avec des mouvements plus étendus et conséquemment avec des gastrocnémiens plus longs, quoique peut-être plus minces, le pied faisant une plus grande part du travail total ».

Toutes ces variations seraient donc bien corrélatives, s'appelant et tendant à se produire les unes les autres. C'est cette loi de corrélation de M. Marey a soumis à la vérification expérimentale.

Disposant, à la station physiologique du parc des Princes, d'un terrain où il peut garder des animaux en liberté sans que leurs mouvements soient entravés par la réclusion, « il a réséqué le calcanéum de plusieurs *chevreaux* et de plusieurs *lapins* de manière à réduire à environ de moitié le bras de levier du muscle postérieur de la jambe.

« L'un de ces *lapins*, chez lequel l'opération a été suivie d'une *guérison rapide* [1] grâce à la méthode antiseptique rigoureusement employée, a été sacrifié un an plus tard en même temps qu'un autre lapin normal. Or tandis que chez le lapin normal les faisceaux rouges et le tendon du muscle postérieur de la jambe avaient à peu près la même longueur, chez le lapin dont le calcanéum avait été réséqué, les faisceaux rouges n'avaient déjà plus guère que la moitié de la longueur du tendon. »

Les mesures prises par M. Marey lui ont donné les chiffres suivants :

	LAPIN	
	Opéré.	Normal.
Longueur du muscle	27 mm.	37 mm.
— du tendon	50	36

M. Marey a varié l'opération de diverses manières. Il a cherché à réduire les mouvements en détachant les tendons du calcanéum sur lequel ils se réfléchissent en y contractant des adhérences, puis en luxant latéralement ces tendons. Le résultat a été le même que celui de la résection: les mêmes changements se sont produits dans la longueur relative du muscle et du tendon. « Il devait en être ainsi, puisque dans les deux cas le bras de levier de la force était diminué. »

---

[1] J'insiste sur ce point, qui défend de prétendre que l'allongement du tendon des gastrocnémiens a été la conséquence de l'immobilité prolongée nécessaire à la consolidation de l'os et non de phénomènes mécaniques.

En 1896, l'Académie des sciences ayant posé comme question de concours pour le prix Pourat :

« L'étude des changements morphologiques et fonctionnels qu'on peut produire expérimentalement sur l'appareil locomoteur »,

M. le docteur Joachimsthal, de Berlin, a fait déposer à Paris, entre les mains de qui de droit, et dans les délais voulus, divers mémoires dont M. le professeur Marey a résumé les conclusions dans un rapport que je crois aussi devoir transcrire[1] :

« Le point de départ de ces études est ce fait établi par moi, dit M. Marey, à savoir qu'un muscle dont on change les conditions fonctionnelles modifie spontanément la longueur et le volume de ses fibres pour s'adapter à sa fonction nouvelle. Si, dans les conditions créées, l'étendue du mouvement que doit exécuter le muscle est diminuée, la fibre rouge se raccourcit et du tendon remplace la fibre disparue ; si les conditions nouvelles exigent un plus grand effort, les fibres rouges doivent s'accroître en nombre et en volume.

« M. Joachimsthal, répétant sur le *chat* les expériences de résection du calcanéum qui ont eu pour effet de réduire l'étendue des mouvements des extenseurs du pied, a constaté un grand raccourcissement des fibres des gastrocnémiens, comme nous l'avions déjà observé sur le *chien* et sur le *lapin* dans des conditions semblables. Mais il a vu quelque chose de plus : les pièces anatomiques qu'il a adressées à l'Académie montrent un notable épaississement du tendon : celui-ci est d'environ un tiers plus gros que celui du côté sain. Or, d'après cet accroissement de volume du tendon, on doit, suivant Haughton, s'attendre à une augmentation parallèle des fibres musculaires. L'examen histologique des muscles a montré qu'en effet les fibres musculaires sont plus nombreuses du côté de la résection du calcanéum.

« Mais ces fibres n'ont pas le volume ordinaire, ce qui fait que, en somme, le muscle n'avait pas augmenté de grosseur comme on devait s'y attendre. Nous pensons, avec M. Joachimsthal, que l'accroissement du muscle en diamètre se fût produit si, au lieu de sacrifier l'animal au bout de huit mois, on lui eût laissé le temps d'adapter ses muscles d'une manière plus complète.

« Mais les délais imposés par les exigences du concours n'ont pas permis à l'auteur de conserver les animaux vivants pendant plusieurs années comme il eût voulu le faire.

[1] Marey, *Comptes rendus de l'Académie des sciences*, 1890, t. II, p. 1160.

« Heureusement, la clinique a fourni à M. Joachimsthal des cas où l'adaptation musculaire chez l'homme avait mis de longues années à se produire. Chez les sujets qu'il a observés, l'habile chirurgien de Berlin a déterminé, au moyen des rayons de Röntgen, la nature en acte des déplacements osseux ; il a mesuré sur des photographies l'amplitude des mouvements articulaires ; sur des moulages, les changements de forme des muscles, de sorte que ses observations ont toute l'exactitude qu'on pourrait exiger d'une expérience physiologique. Le résultat de ces observations cliniques a été absolument confirmatif des faits expérimentaux ci-dessus rapportés ; et comme, d'autre part, les autopsies faites par le professeur Roux, dans des cas d'ankyloses partielles, ont prouvé que les muscles dont les mouvements étaient réduits présentaient une diminution de longueur de leurs fibres rouges, proportionnelle à la réduction de leur mouvement, on peut conclure que l'adaptation de la forme des muscles aux conditions mécaniques de leur fonction est un fait général.

« Du reste, M. le docteur Joachimsthal a montré par divers exemples quel parti la chirurgie orthopédique peut tirer de la modification de la forme des muscles pour en déduire des déformations du système osseux ou des surfaces articulaires. »

Ainsi est démontré expérimentalement et par l'observation, c'est-à-dire d'une façon irréfutable, que les muscles gastrocnémiens sont chez le nègre à l'état sauvage et chez le blanc civilisé en harmonie parfaite avec les conditions de leur travail. Chez le nègre à l'état sauvage qui se couche ou reste accroupi dès qu'il ne marche plus et court plus volontiers qu'il ne marche faisant ainsi le même chemin en moins de temps ; chez lequel par conséquent les mouvements d'amplitude des jambes sont plus grands, mais durent peu, les gastrocnémiens sont plats, c'est-à-dire formés par des fibres contractiles longues et raréfiées. Chez l'homme civilisé au contraire, qui marche d'ordinaire à petits pas et lentement, demeure volontiers debout et use de ses gastrocnémiens soit pour supporter des fardeaux, soit pour s'arc-bouter dans l'effort pour pousser ou traîner, ils sont renflés, autrement dit constitués par des fibres contractiles courtes et multipliées.

Oui, l'homme est modifiable, et ceux qui prétendent que ses habitations et ses vêtements le protègent complètement contre les agents extérieurs, se trompent. Une excellente preuve que l'homme, malgré ses habitations et ses vêtements, varie aussi rapidement et même plus rapidement que les autres *Mammifères*, c'est qu'en Islande, pays où les habitations et les vêtements sont le plus nécessaires et le plus employés, il n'a pas fallu mille ans pour transformer les Scandinaves ou Normands en une race spéciale, parfaitement caractérisée, n'ayant presque rien conservé de sa physionomie originelle.

« Aux États-Unis, la race anglaise ne s'est guère implantée sérieusement qu'à l'époque des migrations puritaines, vers 1620, et de l'arrivée de Penn, en 1681.

« Deux siècles et demi, douze générations au plus nous séparent de cette époque; et pourtant l'Anglo-américain, le *Yankee*, ne ressemble plus à ses ancêtres. Le fait est tellement frappant que l'éminent zoologiste Andrew Murray, cherchant à rendre compte de la formation des races animales, ne trouve rien de mieux que d'en appeler à ce qui s'est passé chez l'homme aux États-Unis. »

Ce n'est pas moi qui le dis. C'est un des plus habiles défenseurs du *Règne humain*, l'adversaire éloquent du transformisme, de Quatrefages (voy. de Quatrefages, *l'Espèce humaine*).

En ce qui concerne le système musculaire on peut suivre pas à pas cette adaptation lente mais progressive des agents actifs du mouvement à de nouvelles fonctions.

L'indépendance fonctionnelle du pouce qui fait de la main de l'homme un si merveilleux organe de tact et de préhension n'existe pas chez les *Cercopithèques* où le fléchisseur commun profond fournit un tendon à chacun des cinq doigts de la main. Dans les *Anthropoïdes* le mode de conformation est très variable. Ainsi la présence d'un long fléchisseur propre du pouce plus ou moins indépendant semble être la règle chez le *gibbon* comme son absence paraît être la règle chez l'*orang*. Dans la plupart des *gorilles* et des *chimpanzés* il n'y a qu'un fléchisseur profond divisé suivant l'axe vertical du membre en deux portions distinctes : une portion cubitale allant aux trois derniers doigts et une portion radiale allant à l'index de laquelle se détache un tendon très grêle pour le pouce. A l'extrémité inférieure de l'échelle des *Vertébrés*, chez le *cryptobranche*, par exemple, le fléchisseur commun superficiel et le fléchisseur commun profond des doigts ne font qu'un.

Le peaucier qui se cantonne à la région cervico-faciale chez l'homme est déjà plus étendu chez les *Anthropoïdes* et se prolonge sur toute la nuque, la partie supérieure du dos, de l'épaule et de la poitrine chez le *cynocéphale* qui établit la transition entre les *Singes bipèdes* et les *Singes quadrupèdes*.

Les muscles de la face qui ne forment qu'un seul muscle qui est une dépendance du peaucier chez les *Singes inférieurs* sont intriqués et grossiers chez les *Anthropoïdes* et chez les races de couleurs (Chudzinski) et nettement divisés chez le blanc dont la mimique faciale est si expressive.

Dans les grands phénomènes que nous présentent les évolutions organiques dans l'espace et dont le temps, deux tendances, je le rappelle, se produisent, dont la résultante détermine une forme perpétuellement transitoire : l'une est une tendance à la variabilité provoquée non seulement par les influences du milieu mais encore par une propriété à laquelle Lucas a donné le nom d'innéité ; l'autre dont l'atavisme est une expression est la tendance à la perpétuité des formes passées, l'attraction vers le type de l'espèce, selon l'expression de Vilmorin. Parmi les animaux il en est chez lesquels il se produit, pendant le développement, une évolution vers un état supérieur qui ne se réalise point et dont les manifestations ébauchées disparaissent plus tard. Ainsi l'embryon de *l'huître* représente un animal beaucoup plus parfait que *l'huître* adulte; il possède un appareil locomoteur qui lui permet de nager avec rapidité, il est muni d'yeux et d'oreilles qui lui manquent dès qu'il est fixé. *L'amphioxus* que l'on oppose aux *Vertébrés crâniotes* sous le nom d'*Acrâniote* et qui n'a pas de tête possède pendant la période larvaire un cerveau qui devient ensuite rudimentaire pendant la métamorphose. Des observations analogues ont été faites sur les *Tuniciers*, le *taret*, etc.

Chez les *Mammifères* adultes depuis les ordres inférieurs jusqu'aux *Anthropoïdes* inclusivement, il n'est même pas rare de rencontrer également des variations qui sont un progrès. On a signalé la présence d'un cubitus entier avec une petite tête inférieure chez le *cheval* (Cuyer), d'un péroné styloïde étendu sous le court péronier latéral dans toute la longueur de la jambe chez les *Ruminants* et en particulier chez la *chèvre*, du court supinateur chez le *porc*, du pyramidal de la cuisse chez le même animal (Lavocat, Le Double) du long supinateur chez le *tapir* (Lesbre), du rond pronateur chez le *cheval* (Cuyer) [1]. « Et ce n'est pas un fait sans importance au point de vue de la doctrine évolutionniste, a écrit M. Lesbre, que de trouver ainsi un rond pronateur dans des espèces où les os de l'avant-bras se soudent de bonne heure et sont incapables du moindre mouvement [2]. » La courte et la longue por-

[1] Cuyer. *Bullet. de la Soc. d'Anthrop. de Paris*, 1887, p. 701.
[2] Lesbre. *Société d'Anthropologie de Lyon*, 1888.

tion du biceps crural entièrement indépendantes dans le *gorille*, l'*orang* et le *gibbon*, sont soudées partiellement mais quelquefois aussi soudées entièrement chez le *chimpanzé* comme dans l'espèce humaine. La terminaison du jambier antérieur par un tendon indivis rencontrée par Bischoff chez un *gibbon* et un *gorille*, l'autonomie du long fléchisseur du pouce observée par Hepburn chez un *orang*, la fusion du court extenseur du gros orteil et du pédieux signalée chez un *chimpanzé* par Champneys, l'absence de l'ischio-fémorien notée chez un *gibbon* par Deniker, l'indépendance de l'adducteur oblique et de l'adducteur transverse du gros orteil trouvée chez un *orang* par Bischoff, etc., constituent de même des perfectionnements. En ce qui concerne les variations progressives des plantes, je ne puis, en raison de l'espace dont je dispose, en citer qu'une, mais elle est très concluante. On sait que le cerisier de nos pays s'est transformé à Ceylan sous l'influence du climat en un arbre à feuilles persistantes.

Ceci établi, j'indiquerai parmi les anomalies musculaires progressives spéciales à l'homme :

La disparition ou l'état rudimentaire du peaucier, du long palmaire, du pyramidal de l'abdomen, du petit psoas, du plantaire grêle, des muscles du pavillon de l'oreille, de la portion proximale de l'adducteur transverse du gros orteil et de celle de la portion distale de l'adducteur transverse du pouce[1], l'état semi-aponévrotique et la réduction d'étendue des intercostaux et de l'ischio-coccygien, la dissociation plus parfaite des muscles faciaux, des fléchisseurs et des extenseurs communs des doigts, le court radial et le court cubital antérieurs, etc., etc.

On s'accorde généralement aujourd'hui aussi (Henle, Krause, Macalister, Sutton, Amantini, Lannegrâce, Bardeleben, etc.) à regarder comme des reliquats de muscles ayant subi la transformation fibreuse en raison de leur inutilité dans l'espèce humaine : le ligament de Civinini, le ligament stylo-hyoïdien, le ligament épitrochléo-olécranien, le grand ligament sacro-sciatique, le ligament rond, le ligament latéral externe de l'articulation du genou, les trousseaux fibreux que le grand dorsal envoie sur le bras et ceux que le biceps crural, le demi-tendineux, le

---

[1] D'organe de préhension et de sustentation le pied étant devenu exclusivement chez l'homme un organe de sustentation il s'ensuit que les mouvements d'opposition du gros orteil aux autres orteils ont disparu. Par suite, le faisceau de l'adducteur transverse du gros orteil chargé de l'exécution des mouvements d'adduction seuls persistants, le faisceau distal est demeuré le plus fort. A la main, pour des raisons inverses, c'est le faisceau proximal de l'adducteur transverse du pouce qui agit dans les mouvements d'opposition du pouce aux autres doigts qui est resté le plus prononcé.

demi-membraneux et le droit interne envoient sur la jambe, etc.
J'ai dit dans une des pages précédentes que le professeur Macalister
classait aussi dans les *Variations métaplastiques* le muscle anormal
d'Albinus, le ptérygo-épineux et le ptérygoïdien propre.

III. Anomalies monstruosités. — Je range dans cette classe d'ano-
malies toutes celles que, en raison de l'insuffisance actuelle de nos
connaissances, on ne peut faire figurer, sans forcer la vérité, dans les
deux classes précédentes. Tels sont les muscles pharyngo-azygos,
pubio-péritonéal, pubio-transversal, droit latéral de l'abdomen, les tenseurs de l'arcade crurale, du feuillet postérieur de la gaine du grand
droit de l'abdomen, l'unci-pisiformien, le présternal, le saphène, le
soléaire accessoire, etc. Mais de ce que l'explication de ces faisceaux
insolites nous échappe encore, qu'ils nous semblent aujourd'hui de
véritables aberrations de développement, des monstruosités en un mot,
il ne s'ensuit pas qu'il en sera toujours ainsi. Prenons garde aux
négations prématurées. Il n'y a aucune fortitude d'esprit à défier
l'avenir. Pour moi, j'ai la ferme conviction que le nombre de ces
anomalies ira chaque jour en diminuant avec les progrès de l'anatomie comparée, de l'histologie, de l'embryogénie et de la tératologie
expérimentale.

Le naturaliste n'est pas seulement un observateur, c'est aussi un
penseur ; son œuvre est de synthèse autant que d'analyse, autrement
à quoi bon amasser une quantité de matériaux ? Duperie, si nous
ne les employons pas à la construction d'un édifice. Une variation
musculaire ne signifie pas grand'chose, plusieurs signifient beaucoup.
Ainsi comprise la question des vices de conformation du système musculaire de l'homme, jusque-là simple objet de curiosité à peine digne
de former une dépendance de la tératologie, prend une place capitale
dans l'anatomie philosophique.

On a cherché de tout temps dans les différents appareils de l'homme
une disposition anatomique qui lui appartînt en propre. Cette disposition anatomique établissant une ligne de démarcation entre *l'homo
sapiens* et les autres *Mammifères*. Gratiolet a cru l'avoir trouvée dans
le second pli de passage du lobe pariétal au lobe occipital et dans
l'autonomie du long fléchisseur du pouce, Owen dans la structure du
lobe occipital, Halbertsma dans l'apparition du présternal, Topinard
dans la disparition du dorso-épitrochléen, etc. Qui attache mainte-

nant la moindre importance aux caractéristiques cérébrales de l'homme? Personne. On ne saurait en attacher désormais davantage aux caractéristiques musculaires. Le dorso-épitrochléen existe à l'état de parfait développement chez 1 sujet sur 19. Si le présternal entrait avec la valeur d'un organe type dans la composition du corps humain où il n'a aucun rôle à jouer, on devrait le rencontrer d'une façon constante, son absence et non sa présence constitue l'anomalie. Quant au fléchisseur propre du pouce dont l'indépendance, au dire de Gratiolet et de son école, établit « un abîme » entre l'homme et les *Singes*, il est, chez 29 p. 100 au moins des sujets, absent, renforcé par un faisceau coronoïdien ou uni à l'un ou l'autre des deux fléchisseurs communs des doigts comme chez les *Anthropoïdes*, les *Cercopithèques* et d'autres *Mammifères* encore plus inférieurs.

Ce qu'il est, au contraire, permis de conclure de cette longue étude, c'est :

1° Qu'en raison de leur diversité, de leur fréquence et de leur nombre, les anomalies musculaires de l'homme sont en contradiction formelle avec la doctrine de la fixité du système musculaire dans l'espèce humaine;

2° Qu'en raison de la reproduction fidèle ou ébauchée des muscles des animaux par beaucoup d'entre elles, elles établissent un lien de plus entre le type de l'organisation de l'homme et celui des animaux;

3° Qu'en raison de l'existence parmi elles de certaines qui sont mieux adaptées aux fonctions qu'elles ont à remplir que les muscles normaux dont elles tiennent la place, elles témoignent en faveur de la doctrine de l'évolution du système musculaire dans l'espèce humaine;

4° Qu'en raison de leur apparition plus commune dans un peuple que dans un autre, elles doivent être consultées comme tous les divers caractères anatomiques sur lesquels on se fonde pour déterminer la nature et le groupement des principales divisions de la famille humaine.

De ces quatre propositions la dernière est, on le sait, corroborée par la statistique. Il en est de même des trois premières. L'abducteur du 5° métatarsien s'observe chez 43 p. 100 des sujets, l'*extensor hallucis brevis* chez 32,5 p. 100, l'épitrochléo-olécranien chez 25 p. 100, le transverse de la nuque chez 25 p. 100 également, le chef huméral du biceps chez 10,4 p. 100 (chez 105 sur 1033), le péronéo-tibial chez 8 p. 100, l'arc axillaire chez 7,7 p. 100 (chez 39 sur 506), l'ad-

ductor opponens et l'accessoire de la chair carrée chez 5. p. 100, le présternal chez 4,2 p. 100 (chez 108 sur 2558), etc. Le petit psoas manque chez plus de la moitié des sujets (chez 2467 sur 4347), le tendon du 5ᵉ orteil du court fléchisseur commun des orteils manque chez 21,3 p. 100 des sujets (chez 176 sur 826), le pyramidal de l'abdomen chez 16,5 p. 100 (chez 217 sur 1309), le petit palmaire chez 11,2 p. 100 (chez 257 sur 2282), le péronier antérieur (chez 8,5 p. 100 (chez 65 sur 759), le plantaire grêle chez 6,8 p. 100 (chez 160 sur 2340) etc., etc. [1].

On conviendra qu'on ne saurait traiter de tels chiffres « de quantités négligeables » et on y attachera encore plus d'importance si on se rappelle que le système musculaire compose les deux tiers de la masse totale du corps humain et qu'un trouble dans l'évolution ontogénique de ce système a pour conséquences des troubles ontogéniques connexes dans les autres systèmes (systèmes osseux, nerveux, etc.).

S'il est donné, enfin, plus tard, d'ajouter à ces chiffres ceux de la statistique générale de Wood, vérifiée et reconnue exacte, concernant la fréquence d'apparition des variations musculaires dans les diverses régions de l'organisme humain, la doctrine de l'évolution en recevra un nouvel appoint.

Quelles sont, si cette doctrine est plus qu'une hypothèse, les régions qui doivent nécessairement offrir le plus de variations musculaires ?

α) Les membres. Pourquoi ? Parce que les fonctions des muscles du tronc ont été moins modifiées que celles des muscles des membres dont le postérieur a été obligé de s'adapter à la station bipède et dont l'antérieur est devenu un organe de tact et de préhension.

Dans la statistique de Wood les anomalies des muscles du tronc sont représentées par le nombre 90 et celles des muscles des membres par le nombre 411.

β) Les membres thoraciques. Pourquoi ? Parce que les fonctions des muscles des membres thoraciques ont été entièrement transformées tandis que celles des muscles des membres pelviens ont été conservées, bien que modifiées. Les membres thoraciques, soutenus par le corps au lieu de le soutenir, ne servent plus qu'au tact et à la préhension alors que les membres pelviens servent toujours à la sustentation et à la locomotion. Dans la statistique de Wood les anomalies des

<hr>

[1] Ces chiffres comprennent tous les cas qui ont été signalés jusqu'ici tant à l'étranger qu'en France.

muscles des membres pelviens sont représentées par le nombre 119 et celles des muscles des membres thoraciques par le nombre 292 [1].

γ) Les extrémités distales des membres. Pourquoi? Parce que les muscles des extrémités distales des membres, chargés plus spécialement que les muscles des extrémités proximales, des nouvelles fonctions dévolues à ces membres ont subi plus de changements. Qu'on se reporte à la statistique de Wood et on y verra que les muscles de l'épaule et du bassin varient moins que ceux du bras et de la cuisse, et ces derniers que ceux de l'avant-bras et de la jambe.

Un dernier argument — et celui-ci reposant sur le consensus unanime des anatomistes et l'examen de plusieurs centaines de cadavres fait par MM. Pfitzner et Schwalbe, les anatomistes anglais, Th. Dwight, Gruber et moi — et j'en ai fini avec cette question.

Quels sont les muscles qui disparaissent le plus communément de l'organisme humain? Ceux qui n'y servent plus à rien. Le pyramidal de l'abdomen qui chez les *Didelphiens* joue un rôle considérable relatif à la nutrition du fœtus enfermé dans la poche marsupiale, le petit psoas dont le volume dépasse celui du grand psoas chez les *Animaux essentiellement sauteurs*, le petit palmaire et le plantaire grêle qui chez les *Chauves-souris* et quelques *Quadrupèdes* constituent des fléchisseurs communs sous-cutanés des doigts superposés aux fléchisseurs communs et superficiels des doigts, etc.

Est-il possible, en prenant les théromorphies musculaires pour bases, de préjuger positivement de la généalogie de l'homme? M. Testut [2] le pense. Après avoir déclaré que toutes les anomalies de l'homme sont « de vraies dispositions ancestrales disparues depuis une longue série de siècles, » l'éminent professeur d'anatomie de la Faculté de médecine de l'Université de Lyon a déclaré : « Je dois faire remarquer ici que ces différentes formes ancestrales ne se retrouvent pas exclusivement ou en totalité dans les *espèces simiennes;* nous les rencontrons aussi bien souvent dans des ordres plus éloignés. chez les *Carnassiers,* chez les *Rongeurs,* chez les *Didelphiens.* Il est parfois nécessaire de descendre plus bas encore dans la série, jusque chez les *Vertébrés inférieurs.*

---

[1] Le plantaire grêle manque, on vient de le voir. chez 6.8 p. 100 des sujets et le palmaire grêle, son homologue au membre supérieur. chez 11.2 p. 100. L'absence du plantaire grêle est donc approximativement à celle du petit palmaire comme 1 est à 2.

[2] Testut. *Traité des anomalies musculaires*, p. 828.

« Ces faits, peu compatibles avec la théorie de la descendance exclusivement simienne de l'homme, concordent plutôt avec l'opinion de ceux qui n'admettent entre l'homme et le *Singe* qu'une parenté collatérale, l'un et l'autre descendant d'un même type, que ce type lui-même soit unique et ait donné naissance, à lui tout seul, à toutes les formes animales comme le veut Darwin (*développement monophylétique, théorie de l'arbre de vie*), ou bien qu'il ait coexisté avec d'autres types à évolutions indépendantes (*développement polyphylétique, théorie du bosquet composé de plusieurs arbres distincts*), comme l'enseignent Albert Gaudry et Carl Vogt. »

En affirmant que l'étude des variations du système musculaire humain « est peu compatible avec la théorie de la descendance exclusivement simienne de l'homme, concorde plutôt avec l'opinion de ceux qui n'admettent entre l'homme et le *singe* qu'une parenté collatérale », M. Testut me semble une fois encore être sorti du domaine des faits et des hypothèses légitimes. Il ne pouvait, au surplus, aboutir à une conclusion finale différente, étant donné le terrain mobile sur lequel il a construit son œuvre, à savoir que l'anatomie du système musculaire des *Vertébrés* est parfaitement connue dans son ensemble, dans ses détails et dans ses variétés et que tel ou tel muscle humain dévié du type normal correspond, sans contredit, au muscle portant le même nom chez les *Carnassiers*, les *Rongeurs*, les *Didelphiens*, voire même chez les *Oiseaux*, les *Reptiles* et les *Amphibiens*. Dans le règne animal il y a différence d'échelon, différence sériaire ; or, dans la comparaison des divers modes de conformation organiques, on ne peut supprimer un échelon, on doit le suivre dans le rang où il se présente. Avant d'induire des variations du système musculaire de l'homme que celui-ci a plutôt une parenté collatérale qu'une parenté directe avec l'*espèce simienne*, il faudra :

A). Avoir disséqué beaucoup de muscles des *Mammifères supérieurs* et principalement des *Anthropoïdes* pour savoir si l'on tient la règle ou si l'on a affaire à la variation ;

B). Avoir fourni la preuve que les anomalies musculaires régressives et progressives qui relient naturellement les ordres entre eux, manquent ou sont si rares dans certains ordres qu'on est forcé de croire à une ou plusieurs solutions de continuité dans la chaîne des êtres vivants ;

C). Avoir établi nettement l'homologie d'un nombre considérable de variations du système musculaire humain et de dispositions normales similaires du système musculaire animal ;

D). Avoir reconnu — l'hypothèse de la filiation directe de tous les êtres vivants étant démontrée inadmissible en principe — pour quels chiffres figurent dans les variations musculaires humaines dont l'homologie a été déterminée d'une façon précise, celles qui reproduisent une disposition simienne et celles qui reproduisent une disposition autre.

Aujourd'hui, je me plais à le répéter, on est seulement autorisé à dire : les variations régressives qui se montrent fréquemment chez l'homme le rattachent par d'étroits et nouveaux liens aux autres *Mammifères*. Que cette déclaration, synthèse de toutes les précédentes, plaise ou déplaise, elle n'en est pas moins indiscutable. Mais qu'importe, après tout, à la science les regrets ou les satisfactions de quelques-uns. Ses visées passent au-dessus d'eux. L'homme n'est pas libre de mettre ou de ne pas mettre un frein à l'activité fonctionnelle de son cerveau : son esprit d'examen est le plus noble et le plus irrésistible de ses attributs et comme l'a dit, en 1876, au Congrès de l'Association française pour l'avancement des sciences, mon maître et ami le professeur G. de Mortillet, sa caractéristique est là et non ailleurs.

Aussi bien si les théromorphies du système musculaire de l'homme le rapprochent des animaux, les variations progressives de ce même système l'en éloignent. Ces variations deviendront-elles un jour des organes fixes? Il n'est pas défendu de le supposer. Dans ce vaste univers tout se meut, tout se transforme, tout progresse. Issus d'animaux pourvus primitivement de dents[1] en nombre presque illimité, les *Mammifères* ont successivement vu ce nombre se réduire par coalescence de plusieurs dents entre elles et par disparition de certaines de ces dents composées devenues inutiles. De ces phénomènes d'évolution, les traces subsistent. Les *baleines* ne possèdent plus de dents, néanmoins leurs fœtus en présentent toujours les germes. Chez l'homme, où les dents se sont successivement réduites au nombre de 32, il nous est donné actuellement de saisir sur le fait deux ordres de variations, les unes régressives et les autres progressives. Les premières ont trait à la réapparition de dents depuis longtemps disparues. Des crânes de Néo-Calédoniens, de Tasmaniens, d'Australiens, présentent encore maintenant 36 dents et même davantage.

[1] L'évolution phylogénique des dents est des plus instructives, parce qu'elle a pu, grâce à l'inaltérabilité de ces organes, être suivie depuis les temps géologiques jusqu'à notre époque. L'embryogénie est venue plus tard, ainsi qu'il fallait s'y attendre, confirmer ce que la paléontologie avait révélé.

Je rappelle que chez l'embryon les bourgeons épithéliaux qui s'envaginent pour donner naissance à toutes les dents sont en nombre plus considérable que celui des dents à apparaître. Les dentelures des incisives de l'enfant dénote qu'elles sont les résultats de la soudure de plusieurs dents.

D'autre part, des phénomènes indiquant un progrès confirment en quelque sorte ceux que nous venons signaler en les reproduisant en sens inverse. Au lieu de réapparition de dents, il s'agit maintenant de la perte d'une dent faisant partie de notre formule dentaire actuelle. Notre dernière grosse molaire, connue sous le nom de dent de sagesse, est en voie de disparition et par suite le nombre des dents de l'homme tombera de trente-deux à vingt-huit. Cette molaire a déjà actuellement bien de la peine à pousser, elle vient fort tard, souvent elle ne vient pas du tout, son éruption donne lieu à des accidents parfois assez graves, elle ne sert à rien, sinon à faire souffrir et elle est la première à nous quitter. « Examinées à ce point de vue, des séries de crânes ont montré, assure M. Mahoudeau[1], que depuis l'époque romaine jusqu'à nos jours il y a une tendance marquée à l'absence de cette dent. Évidemment ce que nous voyons se passer sous nos yeux a eu lieu autrefois, et, dans les siècles à venir, nos descendants considéreront la troisième grosse molaire comme un organe vestigiaire... »

On comprenait difficilement comment les *Oiseaux* avaient pu naître des *Reptiles* par une série de transformations successives jusqu'au jour où le calcaire lithographique de Solenhoffen nous a montré l'animal de transition, l'intermédiaire entre le *reptile* et l'*oiseau*, l'*archeopteryx* qui a des plumes comme un *oiseau*, mais qui au lieu de croupion présente une queue de vingt-deux vertèbres, qui a des ailes comme un *oiseau*, mais des ailes terminées par trois doigts libres et munies d'ongles, qui enfin à un bec d'*oiseau*, mais muni de dents de *reptiles*. Entre la *hyène* et la *civette* l'hiatus semble considérable, cependant des fossiles trouvés par M. Gaudry le comblent en partie. La *girafe* nous faisait l'effet d'un type isolé ; des intermédiaires découverts dans le sol, l'*helladoterium* entre autres, la rattachent maintenant aux *Daims* et aux *Antilopes*. L'*amphycion*, *chien* plantigrade de l'époque tertiaire, peut être considéré comme l'un des représentants du genre sans doute si nombreux en espèces d'où

---

[1] Mahoudeau. *Loc. cit. supra*, p. 388.

sont sortis les *Ursidés* et les *Canidés*. M. Gaudry a prouvé que l'ordre des *Primates* dont nous faisons partie dérive des *Pachydermes* du genre *Sus* par les *Lémuriens* et spécialement par l'*adapis* que Cuvier avait rangé parmi les *Pachydermes* et que des découvertes plus récentes ont classé définitivement parmi les *Lémuriens*, bien qu'il ait des caractères manifestes des *Porcins*. Le crâne de Néanderthal datant du milieu des temps quaternaires, avec son énorme bourrelet formé par les arcades sourcilières, avec son frontal bas et fuyant rappelle à un tel point le type du *gorille* qu'il fût une époque où on hésita à l'attribuer à un de nos aïeux. Les mâchoires humaines, ses contemporaines, sont presque simiennes. Si le crâne du *Pithecanthropus erectus*, trouvé à Sumatra, dans le pliocène supérieur par M. E. Dubois, n'avait pas des caractères pithécoïdes dépassant ceux des races humaines les plus arriérées, tant anciennes que modernes, les anatomistes de Berlin n'eussent pas prétendu que ce crâne était celui d'un *singe anthropoïde* d'une espèce inconnue tandis que les anatomistes anglais soutenaient que c'était celui d'un homme. On sait, enfin, depuis Broca, que les crânes des Parisiens du xixᵉ siècle sont plus capaces que ceux des Parisiens du xiiᵉ. J'ai discuté longuement pourquoi la première côte cervicale et la douzième côte dorsale tendent à disparaître de notre organisme (voy. *M. intercostaux*).

Chez les *Mammifères* dans lesquels la sélection pratiquée par la main de l'homme favorise le développement d'un caractère, une variation accidentelle est devenue plusieurs fois l'origine d'une race particulière.

Si l'on a égard à la coutume des Chinoises de se serrer le pied, usitée depuis si longtemps, sans que le volume de l'organe en ait diminué; à l'usage de la circoncision chez les Juifs, qui n'a pas eu la moindre influence sur la longueur du tégument préputial, et à la non-hérédité des déformations artificielles du crâne, on croirait volontiers que, dans l'espèce humaine, les caractères acquis artificiellement ne se transmettent pas. Mais dans les deux premiers cas et généralement dans le troisième la modification ne porte que sur l'un des deux sexes. Or divers anthropologistes, Gosse entre autres, soutiennent que les déformations du crâne pratiquées sur les deux sexes, pendant plusieurs générations, deviennent héréditaires. La question n'est pas résolue, mais on ne saurait se dissimuler que l'aplatissement de la nuque chez les Malais, chez les Syriens et chez beaucoup d'Américains constitue un argument en faveur de cette opinion. Au sud de l'Arabie, parmi les Resténites sédentaires, dans les tribus des Hyamites (*Schafi*), qui occupent la péninsule depuis Bab-el-Mandeb jusqu'au Wadi-Métat, subsiste depuis plusieurs siècles une dynastie patriarcale, la famille des Fôdli : tous les enfants y naissent avec vingt-quatre doigts, très réguliers aux extrémités. Tout enfant incomplet à cet égard serait regardé comme adultérin, bâtard. Or, les Fôdli ne s'allient jamais en dehors de la parenté [1].

On connaît, enfin, les travaux présentés tout récemment à l'Académie des sciences par M. le professeur Marey au nom de M. Quinton. L'évolutionnisme n'a eu jusqu'ici qu'une base d'investigation : l'anatomie. M. Quinton vient d'introduire dans le débat un élément nouveau non plus anatomique mais physiologique, vient d'établir en substituant le thermomètre au bistouri :

1° Que la vie exige une température précise ;

2° Que la température du globe a toujours été en décroissant ainsi que l'atteste la flore fossile ;

3° Que pour lutter contre ce refroidissement du globe la vie s'est douée progressivement du pouvoir de faire de la chaleur, si bien que les températures animales échelonnent les espèces suivant leur ordre d'apparition.

Le refroidissement du globe est donc, pour me servir des expressions de M. Quinton, « la cause fondamentale de l'évolution ». Cette cause *constante* et *générale* de l'évolution que le darwinisme n'a pas soupçonnée est donc à ajouter à celles qu'il a déterminées : la concurrence vitale et la sélection naturelle. Il faut désormais tenir compte d'un nouveau facteur physiologique et ce ne sera vraisemblablement pas le dernier.

« Il n'est pas démontré, dit M. Delage, que les modifications acquises sous l'influence des conditions de vie soient généralement héréditaires, mais il paraît bien certain qu'elles le sont quelquefois. Cela dépend sans doute de leur nature. D'ailleurs on ne sait pas quelle est dans ce résultat la part de la transmission des modifications somatiques aux cellules germinales et celle de l'action directe des conditions ambiantes sur celles-ci [2]. »

Prolonger ces considérations serait un hors-d'œuvre. Disons-le hau-

[1] De Maltzan, *Mém. de l'Acad. des sc. de Berlin*, 1873.
[2] Delage, *Loc. cit.*, p. 221.

tement : plusieurs présomptions ne valent pas une certitude. La solution du problème de la transmission héréditaire des variations progressives du système musculaire de l'homme, problème qui se lie à celui de l'origine des races est entre les mains des anatomistes de l'avenir. J'ai accompli ma tâche, à eux d'accomplir la leur.

Dʳ A. Le Double.

Tours, le 15 juillet 1897.

TABLE DES CHAPITRES

TOME I

Préface de M. le professeur Marey V
Introduction IX
Muscles de la face 1
    — de la mastication 35
    — de l'œil 47
    — de l'oreille 61
    — de la langue 79
    — du voile du palais 82
    — du pharynx 85
    — du cou 97
    — du larynx 178
    — de la nuque et du dos 191
    — des parois de la poitrine 243
    — des côtes 287
Diaphragme 297
Muscles de l'abdomen 309
    — de la fosse lombo-iliaque 325
    — du périnée 332

TOME II

Muscles de l'épaule 1
    — du bras 21
    — de l'avant-bras 77

Muscles de la main 153
   —   de la hanche 219
   —   de la cuisse 249
    . .   de la jambe 303
    -     du pied 373
Considérations générales sur les variations du système musculaire de
   l'homme 429
Table des muscles et des faisceaux musculaires 497
Errata. Addenda 511

TABLE

DES MUSCLES ET DES FAISCEAUX MUSCULAIRES

A

Abaisseur de la lèvre inférieure et de la commissure labiale. I, 26.
— de la paupière inférieure. I, 60.
— de la queue. I, 363.
— du tendon du sous-scapulaire. II, 24.
— du voile du palais. I, 82.
— de la tête, I, 104.
— de l'épiglotte. I, 187.
— de l'oreille. I, 67.
Abdominal. I, 254.
Abdominal postérieur, I. 332.
Abdomino-brachial. I. 248.
— huméral, I. 248.
Abducteur accessoire du petit orteil. II, 427.
— de la jambe (long). II, 258.
— de l'oreille (long), I, 62.
— — (court). I. 63.
— du cinquième métatarsien. II, 423.
— du gros orteil. II, 373.
— — (long). II, 348, 371.
— du petit doigt. II, 171.
— du petit orteil. II, 393.
— du pouce (grand). II, 139.
— — (long). II, 139.
— — (court). II, 153.
— inférieur du bras. II, 7.
— huméral du pouce, II, 117.
— trochantérien. II, 247.
—, trochitérien. II, 12.
Abductor coccygis, I, 359.
— *hallucis longus*, II, 349, 371.
— *indicis*, II, 196.
— *ossis metatarsi quinti*, II, 425.
— — *minimi digiti*. II, 425.
— *pollicis biceps*, II, 117.
Accelerator aut ejaculator urinæ aut seminis. I, 340.

Accessoire de la longue portion du biceps crural. II, 281.
— du droit antérieur de la cuisse, II, 265.
— du grand dorsal, I, 203.
— — fessier, II, 243.
— — palmaire, II, 147.
— du long fléchisseur commun des orteils (long), II, 403.
— du petit complexus. I, 223.
— — fessier, II, 246.
— du sacro-lombaire, I, 226.
— du sterno-cléido-mastoïdien, I, 110.
— du trapèze, I, 235.
Accessoires de l'obturateur interne, II, 239.
Accessorii orbicularis, I, 12.
Accessorius ad accessorium, II, 403.
— *ad calcaneum*, II, 403.
— *ad flexorem carpi radialem*, II, 89.
— *ad flexorem profundum digitorum*, II, 101.
— *ad pollicem*. II, 106.
— *ad rectum*, I, 275.
— *menti*. I, 99.
— *secundus*. II, 403.
Acromio-basilaire, I, 235.
— claviculaire, I. 265.
— *clavicularis lateralis*. II, 6.
— cucullaire. I, 191.
— hyoïdien, I, 144.
— trachélien, I, 235.
Adducteur de la cuisse (court), II, 299.
— (grand). II, 296.
— (long). II, 299.
— (moyen), II, 296, 299.
— (petit). II, 296.
— (premier). II, 296.
— profond (grand). II, 296.
— — (petit). II, 296.
— (second), II, 296.
— superficiel (second), II, 296.

Adducteur de la cuisse (troisième), II, 296.
— jambe (long), II, 260.
— du pouce, II, 197.
— du gros orteil (petit), II, 392.
— du second orteil, II, 420.
— oblique du gros orteil, II, 380.
— — du pouce, II, 197.
— transverse du gros orteil, II, 381.
— — du pouce, II, 197.
Adductor brevis cruris, II, 296.
— *digiti quinti longus*, II, 370.
— *hallucis obliquus*, II, 392.
— *indicatorius*, II, 132.
— *longus cruris*, II, 296.
— *magnus cruris*, II, 296.
— *minimus cruris*, II, 296.
— *opponens*, II, 390.
— *pollicis obliquus*, II, 392.
— *quartus*, II, 296.
— *transversus*, II, 392.
— *vel compressor prostatæ*, I, 337.
Adductores anguli oris, I, 12.
Adjutor splenii, I, 235.
Agitator caudæ, I, 361.
Alaire extérieur, I, 41.
— intérieur, I, 42.
Alvéolo-labial, I, 21.
— maxillaire, I, 43.
Amygdalo-glosse, I, 86.
Ancone, II, 61, 121.
— antérieur, II, 58.
— externe, II, 61, 121.
— interne, II, 61.
— (long), II, 61.
— (moyen), II, 56.
— postérieur, II, 56, 58.
— (sus-), II, 58.
— (sous-), II, 60.
Anconæus brevis, II, 121.
— *epitrochlearis*, II, 60.
— *parvus*, II, 121.
— *quartus*, II, 60, 121.
— *quintus*, II, 60.
— *sextus*, II, 60.
Angulaire de l'omoplate, I, 209.
— dorsal de l'omoplate, I, 232.
Annexe du grand dorsal, I, 203.
Anormal d'Albinus, I, 118.
Anomalus menti, I, 30.
Ansiforme sus-claviculaire, I, 263.
Antérieur ou externe du marteau, I, 77.
Antitragus (M. de l'), I, 76.
Antitragus antilobien, I, 76.
Arc axillaire, I, 197.
Arcs cruraux, II, 271.
Articularis genu, II, 272.
Aryténoïdien transverse, I, 180.
Aryténoïdiens obliques, I, 180.
Aryteno-corniculatus obliquus et rectus, I, 180.
— *epiglotticus major*, I, 188.
— — *minor*, I, 188.
Aryténo-épiglottiques, I, 188.
Atlantico-basilaris, I, 174.

Atlantico-mastoïdeus, I, 240.
Atloïdo-basilaire interne, I, 174.
— mastoïdien, I, 240.
Attollens superior auris, I, 63.
Attrahens inferior auris, I, 63.
— *nasi*, I, 8.
— *superior auris*, I, 63.
Auriculaire antérieur, I, 65.
— — profond, I, 66.
— inférieur, I, 67.
— postérieur, I, 61.
— profond, I, 75.
— supérieur, I, 64.
Auriculo-frontalis, I, 66.
— glosse, I, 72.
— temporal, I, 64.
— styloïdien, I, 72.
Axillary slip of the subscapularis, II, 18.
Axoïdo-basilaire, I, 174.
Azygos uvulæ, I, 84.
— du pharynx, I, 91.

B

Basio-deltoïdeus, II, 5.
— glosse, I, 78.
— *humeralis*, I, 235.
Biceps brachial, II, 32.
— crural, II, 262, 275.
Biventer cervicis, I, 219.
Brachial antérieur, II, 47.
— postérieur, II, 56.
Brachialis brevis seu minor, II, 111.
— *internus*, II, 48.
— *internus minor*, II, 48.
— *lateralis minor*, II, 48.
Brachio-abdominal, I, 248.
— capsulaire, II, 24.
— *fascialis*, II, 43.
— *radialis*, II, 39, 110.
— sub-radial, II, 110.
Buccæ, I, 43.
Buccinateur, I, 43.
Bucco, I, 43.
Bucco-labial, I, 43.
— pharyngien, I, 44, 85, 86.
Bulbo-caverneux, I, 340.
— urétral, I, 340.

C

Calcanéo-sous-phalangien du petit orteil, II, 374.
— premier, orteil, II, 374.
Canin, I, 15, 27.
Capsulaire de la capsule du tendon de l'obturateur interne, II, 239.
— de la hanche, I, 327.
— de l'épaule, II, 26.
— du genou, II, 272.
— externe du genou, II, 268.
— interne du genou, II, 272.
Capsularis-humero-scapularis, II, 24.

Capsularis superior, II, 24.
— *sub-brachialis*, II. 58.
Caput angulare musculi quadrati labii superioris, 1, 13, 18.
— *breve tricipitis adductorum cruris*, II, 296.
— *infra-orbitale musculi quadrati labii superioris*, 1, 15, 18.
— *longum tricipitis adductorum cruris*, II, 296.
— *magnum tricipitis adductorum cruris*, II, 296.
— *zygomaticum musculi quadrati labii superioris*, 1, 21, 18.
Carré crural, II, 240.
Carré de la lèvre supérieure, 1, 13.
— des lombes, 1. 325.
— droit, 1. 126.
— du menton, 1. 28.
— pronateur, 1. 107.
Caro quadrata. II, 402.
Cassérien, 1. 77.
Caudo-fémoral, 1.361. 362.
— crural, 1, 362. 363.
— *pedalis*, 1. 362.
Central de la langue. 1. 32.
Céphalo-huméral. 1.110.
— pharyngien, 1. 85.
Cérato-aryténoïdien, 1. 186.
— cricoïdien, 1.184.
— glosse, 1. 78.
— pharyngien (grand), 1, 89.
— staphylin, 1. 84.
Cervical descendant. 1. 226.
Cervici-aurien, 1. 63.
— *submaxillaris*, 1. 121.
— costo-huméral, 1. 173.
— *humeralis*, 1. 235.
— hyoïdien, 1.145.
— scutien, 1. 63.
— tubien profond. 1. 63.
Ciliaire, 1, 53.
Chair carrée. II, 402.
Chef radial du perforant des animaux, II. 103.
Chef postérieur du triceps brachial, 1, 203.
Choanoïde, 1. 58.
Chondro-epitrochlearis, 1.248.
— épitrochléen, 1.248.
— glosse, 1. 78.
Claviculaire, 1. 258.
Claviculo-cervical, 1. 262.
— clavo-trachélien, 1. 235.
— cucullaire. 1, 191.
— *cervicalis*. 1. 237.
— *epistrophicus*, 1. 235.
Cléido-épitrochléen, II, 4.
— hyoïdien, 1, 145.
— accessoire, 1. 129.
— mastoïdien, 1. 104.
— occipital, 1. 108.
Cléido-omo-atlanticus, 1. 235.
Cléido-omo-transversaire. 1. 235.

Cléido-omo-trachélien pré-transversaire, 1, 237.
— omo-trachélien rétro-transversaire, 1, 237.
Cnémodactyle, II, 368.
Coccygeus, 1, 359.
Coccy-ischiatique, 1, 359.
— fémoral, 1, 361.
— sacro-trochantérien, II, 233.
— sus-fémoral ou trochantérien, II. 233.
Compresseur des lèvres, 1, 13.
— — narines (petit), 1, 31.
Compressor hæmispheriorum bulbi, 1, 340.
— *labii*, 1. 13.
— *naris*, 1. 8.
— *narium minor*, 1, 31.
— *nasi*, 1. 8.
— *sive constrictor urethræ*, 1. 340.
— *venæ dorsalis penis*, 1, 339, 340.
Complexus (grand), 1, 219.
— (petit), 1. 221.
— de la tête (petit), 1, 223.
— de l'atlas (id.). 1, 223.
Conchien interne. 1. 76.
Condyloïdeus adductor, II, 300.
Constricteur des poches anales, II, 335.
— inférieur du pharynx, II. 89.
— moyen du pharynx, II, 89.
— supérieur du pharynx, II. 85.
— du vagin, II, 340.
Constricteurs des fentes branchiales, 1, 125.
Constrictor alæ nasi, 1, 108.
— *isthmi urethræ*, 1, 340.
— *labiorum*, 1, 11.
— *prolabii superioris et inferioris*, 1, 11.
— *urethræ membranaceæ*. 1, 340.
Contracteurs des doigts et des orteils. II, 424.
Contrahens communis buccarum labiorum, 1.43.
Contrahentes digitorum. II, 422. 424.
Coraco-brachial (court ou supérieur). II, 22.
— (long ou inférieur). II, 30.
— (moyen). II, 26.
— *capsularis*. II, 22, 23.
— cervical. 1. 139, 261.
— claviculaire. 1, 261.
— cubital. II. 32.
— hyoïdien. 1. 144.
— *olecranalis*. II, 55.
— radial. II. 32.
Corde du fléchisseur du métatarse. II, 247.
— vocale (muscle de la). 1, 179.
— temporo-métatarsienne. II, 247.
Corrugator posticus. 1, 68, 101.
— *supercilii*, 1.56.
Costaux. 1, 286.
Costo-acromio-clavicularis, II, 5.
— *deltoïdeus*. II, 5, 6.
— *fascialis cervicalis*. 1, 172.
— hyoïdien. 1, 141.
— *humeralis*. 1.248.
Costo-scapulaire. 1. 258.
— trachélien. 1. 150.

Court du nez, I, 31.
Couturier, II, 248.
  — à deux têtes, II, 251.
Cranii cutaneus, I, 4.
Crémaster, I, 322.
Crico-aryténoïdien latéral, I, 179.
  — postérieur, I, 178.
Crico-corniculatus, I, 184.
  — hyoïdien, I, 172.
Cricoïdien interne, I, 183.
Crico-thyroïdien, I, 717.
  — droit, I, 177.
  — interne, I, 183.
  — oblique, I, 187.
Crico-thyroïdeus posticus, I, 184, 185.
  — *superior*, I, 183.
  — trachéal, I, 170.
Crotaphyte, I, 35.
Crural antérieur ou vaste moyen du quadriceps fémoral, II, 271.
  — externe, II, 222.
Cruro-coccygien, I, 368.
  — *pedalis*, I, 363.
Cruraeus, II, 272.
Cubital antérieur, II, 93.
  — (court), II, 148.
  — épicondylien, II, 122.
  — épitrochléen, II, 93.
  — externe, II, 122.
  — interne, II, 93.
  — postérieur, II, 122.
Cubito-carpien, II, 93.
  — phalangettien, II, 90.
  — commun, II, 99.
  — radial, II, 107.
  — sus-métacarpien, II, 122.
  — du pouce, II, 139.
  — sus-phalangettien, II, 133.
  — du pouce, II, 138.
  — sus-phalangien du pouce, II, 135.
  — radio-sus-métacarpien du pouce, II, 139.
Curcator coccygis, I, 363.
  — *tennis*, I, 263.
Cutanéo-sourcilier, I, 56.

D

Delto-acromial, II, 2, 3.
  — claviculaire, II, 2, 3.
Deltoïde, II, 1.
  — profond (second), II, 6.
Delto-spinal, II, 2, 3.
Demi-épineux de la tête, I, 221.
  — membraneux, II, 290.
  — tendineux, II, 285.
Dentelé (grand), I, 256.
  — (large), I, 213.
  — postérieur et inférieur (petit), I, 215.
  — supérieur (petit), I, 217.
Depressor alae nasi, I, 10.
  — *anguli oris*, I, 25.

Depressor apicis narium, I, 12.
  — *auriculae*, I, 2.
  — *caudae*, I, 363.
  — *labii inferioris*, I, 28.
  — — *superioris*, I, 10.
  — — — *alaeque nasi*, I, 10.
  — *labiorum communis*, I, 25.
  — *mandibulae*, I, 221.
  — (*nasal*), I, 10.
  — *palpebrae inferioris*, I, 55, 60.
  — *scapulae*, I, 257.
  — *septi mobilis narium*, I, 12.
  — *supercilii*, I, 53.
  — *tendinis subscapularis majoris seu retinaculum subscapularis majoris*, II, 24.
Depressores cartilaginis de Santorini, I, 180.
  — *costarum*, I, 462.
  — — *proprii*, I, 299.
Der zweichbauchiger abzieher des daumens, II, 117.
Dermo-gastrique, I, 102, 103.
  — huméral, I, 102, 103.
Diaphragme, I, 297.
  — post-cardiaque, I, 297.
  — pré-cardiaque, I, 297.
  — thoraco-abdominal, I, 307.
  — pulmonaire, I, 307.
Digastricus maxillae inferioris, I, 104.
Digastrique, I, 113.
Digastrique du cou, I, 219.
Dilatateur des narines, I, 9.
  — antérieur des narines, I, 31.
  — inférieur du sac lacrymal, I, 54.
  — postérieur des narines, I, 9.
  — supérieur du sac lacrymal, I, 53.
Dilatator naris anterior, I, 31.
  — *posterior*, I, 9.
  — *narium*, I, 10.
  — *pinnae*, I, 10.
Doppelkinmuskel, I, 29.
Dorsal (grand), I, 194.
  — (long), I, 227.
Dorsalis narium, I, 6.
Dorsi-patagialis, I, 102.
Dorso-antibrachial, I, 203.
  — deltoïdien, II, 8.
  — cucullaire, I, 192.
  — *fasciolis*, I, 103.
  — épitrochléal, I, 203.
  — *épitrochlearis*, I, 203.
  — épitrochléen, I, 203.
  — humérien, I, 102, 103.
  — olécranien, I, 203.
  — occipital, I, 110.
Droits de l'œil, I, 49.
Droit antérieur de l'abdomen, I, 311.
  — de la cuisse, II, 262.
  — de la tête (grand), I, 161.
  — (petit), I, 163.
  — médian de la tête, I, 173.
  — interne de la cuisse, II, 292.
  — latéral de la tête, I, 231.
  — (long), I, 240.

Droit postérieur de la tête (grand). I, 221.
— (petit). I, 225.
— postérieur moyen de la tête. I, 224.
Duverney M. de . I, 54.

E

Élévateur commun de la lèvre supérieure et de l'aile du nez. I, 13.
— externe de la lèvre supérieure et de l'aile du nez. I, 15.
— interne de la lèvre supérieure et de l'aile du nez. I, 13.
— de la glande thyroïde, I, 167.
— de la mâchoire, I, 35.
— inférieur de la mâchoire. I, 42.
— propre de la lèvre supérieure. I, 15.
— ou releveur profond de la lèvre supérieure. I, 15.
— ou releveur superficiel de la lèvre supérieure. I, 13.
Épicondylo-cubital. II, 121.
— cubito-sus-métacarpien. II, 121.
— radial. II, 113.
— sus-métacarpien. II, 115.
— sus-phalangettien commun. II, 126.
— — du petit doigt. II, 130.
Épicranio-temporalis. I, 65.
Épicranius. I, 1.
— occipitalis. I, 4.
Épigastric slip. I, 241.
Épiméral. II, 245.
Épineux du dos (long). I, 227.
— cou (long). I, 227.
Épistaphylins latéraux. I, 84.
Épisterno-cleido-hyoïdeus sublimis, I, 137.
Épitrochléo-anconœus. II, 60.
Épitrochléo-carpi-palmaire. II, 85.
— coroni-phalanginien. II, 95.
— cubital. II, 60.
— cubito-carpien. II, 93.
— olécranien. II, 60.
Épitroklo-métacarpien. II, 83.
— palmaire grêle. II, 85.
— phalanginien commun. II, 95.
— radial. II, 79.
Erector penis. I, 339.
Étrier (M. de l'). I, 77.
Eustachien. I, 77.
Ex-occipito-épiscapulaire. I, 213.
Extenseur accessoire de l'index, II, 209.
— antérieur des phalanges. II, 126, 214.
— — — petit, II, 214, 339.
Extenseur commun des deux doigts. II, 127, 347.
— — des doigts (court). II, 213.
— — — (long). II, 215.
— — des orteils (court).
— — — (long). II, 351.
— — du petit doigt et de l'annulaire, II, 131.
— commun du pouce et de l'index. II, 151.
— de l'avant-bras (petit). II, 121.

Extenseur de la capsule articulaire du coude, II, 58.
Extenseur de la queue. I, 368.
— du gros orteil (court). II, 372.
— intermédiaire des doigts, II, 128, 352.
— latéral des phalanges. II, 130.
— — — (petit). II, 127.
— oblique du métacarpe, II, 135.
— propre de l'annulaire. II, 132, 150.
— — l'index, II, 133.
— — — (court). II, 209.
— du cinquième orteil, II, 370.
— du doigt externe. II, 132.
— — interne, II, 127, 347.
— du gros orteil (court) II, 417.
— — (long). II, 358.
— du médius, II, 134, 149.
— du micros, II, 215.
— du paramèse, II, 215.
— du petit doigt, II, 130, 132, 215.
— du petit orteil, II, 344.
— du quatrième et du troisième doigt, II, 215.
— du terpus, II, 215.
Extenseurs directs des doigts, II, 216.
— latéraux des doigts. II, 216.
Extenseur propre du 1er et du 2e orteil, II, 419.
Extensor brevis des Mittelfingers, II, 203.
— — digiti indicis vel medii, II, 203.
— — digitorum, II, 203.
— — proprius vel lateralis medii digiti, II, 203.
Extensor carpi radialis accessorius, II, 117.
— — — brevis. II, 115.
— — — intermedius, II, 117.
— — — longior, II, 115.
— — — longus. II, 115.
— — ulnaris. II, 122.
— digitalis lateralis, II, 130, 133.
— — principalis, II, 133.
— digiti quinti proprius, II, 130.
— — II pedis longus, II, 356.
— dorsi. I, 227.
— hallucis brevis. II, 417.
— — longus tricaudatus. II, 359.
— indicis. II, 133.
— indicis proprius. II, 133.
— indicis et medii digiti. II, 134.
— metacarpi pollicis. II, 139.
— minimi digiti. II, 130.
— ossis metatarsi hallucis, II, 371.
— pollicis major, II, 138.
— — minor, II, 135.
— primi internodii hallucis. II, 371, 372.
— — — pollicis. II, 135.
— proprius quinti digiti. II, 370.
— quinti digiti. II, 370.
— secundi internodii pollicis. II, 138.
— secundus digitorum. II, 128, 352.
— tertii internodii indicis. II, 196.
Externe du marteau (petit muscle), I, 77.
Externum caput musculi tricipitis, II, 55.

Externus radialis, II, 115.
— — (*brevior*), II, 115.

F

Faisceau auriculaire du stylo-glosse, I, 72.
— caudal du grand fessier, I. 360.
— costo-pleural ou profond de l'appareil suspenseur de la plèvre, I, 161.
— inférieur de l'auriculaire postérieur, I. 61, 68.
— ischiatique du grand fessier. II, 243.
— pectoro-dorsal du grand dorsal, I, 197.
— supplémentaire du grand pectoral, I. 248.
— sous-symphysien du triangulaire des lèvres, I, 26.
Faisceaux accessoires ou extra-pelviens de l'obturateur externe. II, 239.
Fasciculus aberrans pronator quadrati, I, 145.
— *infra-spinatus delloïdeus*, I, 5, 6.
Fémoro-coccygien, I, 360.
Fessier antérieur (petit). II, 245.
— (cinquième), II, 247.
— (grand), II, 219.
— marginal, II, 245.
— (moyen), II, 224.
— (petit), II, 227.
— profond, II. 248.
— (quatrième), II, 245.
Fibres de Lucas, I, 103.
— accessoires du triangulaire des lèvres, I.25.
Fibularus, II, 368.
Fibulinus, II, 368, 370.
First pollical extensor, II, 139.
Fléchisseur commun des orteils (court). II, 395.
      (long), II. 327.
      profond des doigts, II. 99.
      superficiel des doigts, II. 95.
— digastrique de l'index. II. 96.
— du gros orteil (court), II, 375.
— du petit doigt . II, 175.
— du petit l'orteil — , II, 393.
— du pied, II, 347.
— du pouce (court), II, 162.
— — (long), II, 163.
— — (grand), II, 163.
— et adducteur de la jambe (long), II, 287.
— externe, ou péronier de la jambe, II, 275.
— du métacarpe. II, 122.
— interne du métacarpe, II, 83.
— oblique du métacarpe, II, 93.
— — des phalanges, II, 334.
— perforant des doigts, II, 99.
— — des orteils, II, 327.
— perforé des doigts, II, 95.
— — des orteils, II, 395.
— péronier des orteils, II, 327.
— plantaire des orteils, II, 397.
— propre du gros orteil, II, 327.
— — (long), II, 163.
— tibial des orteils, II, 327.

Fléchisseurs internes ou tibiaux de la jambe, II, 288.
Flexor carpi radialis, II, 83.
— — *brevis vel profundus*, II, 141, 147.
— — *ulnaris*, II, 93.
— *digiti secundi proprius*, II, 334.
— *digitorum profundus*, II, 99.
— — *sublimis*, II, 95.
— *manûs radialis*, II, 83.
— *minimi digiti accessorius*, II, 176.
— *secundi internodii digitorum*, II, 95.
— *tertii internodii digitorum*, II, 95.
Folien, I, 77.
Frénateur tympanique externe, I, 77.
— — interne, I, 77.
Frontal, I.
Frontalis pars per dorsum nasi ducta, I. 6.
Frontis (m.), I. 1.
Fronto-auriculaire, I, 56.
— sourcilier, I, 56.

G

Gaine musculaire du tendon de l'obturateur interne, II, 239.
Gantzer (muscles de), II, 89, 101, 106.
Gastrocnémien, II, 308.
— à trois chefs, II, 308.
Gastrocnemius tertius, II, 308.
Génio-épiglottique, I, 187.
— glosse, I, 80.
— *glossus accessorius*, I, 81.
— hyoïdien, I, 128.
— pharyngien, I, 86.
Gladiolaire, I, 254.
Gléno-brachial, II, 34, 35.
— cubital, II, 32, 33.
— radial, II, 32, 33.
Glosso-épiglottique, I, 187.
— pharyngien, I, 85.
Glateo-perinealis, I, 357.
Gracilis cruris, II, 292.
Gracillimus orbitis, I, 47.
Grêle interne, II, 293.
— antérieur de la cuisse, I, 327.
Groin (M. du), I. 9.
Guthrie (M. de), I. 340.

H

Harling (M. de), II, 298.
Hélix (grand muscle de l'), I, 75.
— petit muscle de l', I, 75.
Hépatico-diaphragmatique, I, 301.
Hischio-péronéal, II, 282.
Horn-Ringknorpelmuskel, I, 184.
Houppe du menton, I, 30.
Huméro abdominal, I, 248.
— styloïdien, II, 110.
— sus-métacarpien, II, 115.
— sus-radial, II, 110.
Hyo-angularis, I, 125.

Hyo-cervical, I, 172.
— épiglottique, I. 186.
— *fascialis*, I, 172.
— glosse, I. 168.
— thyro-thyroïdien, I. 168.
— trachéal, I. 196.
Hypéro-pharyngien. I. 91.

I

Iléo-capsulo-trochantérien, I, 326.
— péronéal, II, 280.
Iliaque. I, 326.
— (petit), I. 326.
Ilio-aponévrotique, II, 221.
Ilio-capsularis, I, 326.
— coccygien, I. 337.
— costal, I. 226.
— *costalis lumborum*, I. 226.
— fémoral grêle, I. 327.
— rotulien, II. 266.
— tibial, II, 220, 256.
Incisif moyen, I. 10.
Incisifs inférieurs, I. 12.
— supérieurs. I. 12.
Incisivus labii inferioris. I. 10.
— — *superioris*, I. 30.
Incisura cartilaginis thyroïdeæ mediæ trans-
versus (m.), I. 181.
— *cartilaginis thyroïdeæ mediæ obli-*
quus. I, 181.
Incisorius, I. 15.
Indicator. II, 133.
— *anomalus brevis et extensor brevis anoma-*
lus medii digiti, II. 203,
— *biceps.* II. 203.
— *pedis.* II. 356.
Indicatorius. II. 133.
Infra-clavicularis. I, 66.
— *costales.* I. 290,
— *spinatus minor*, I. 11.
— — *secundus.* I. 18.
Innerer langer Kopf des dreiköpfigers streckers.
II. 55.
Interaryténoïdien. II. 180.
— transverse. II. 180.
Interaryténoïdiens obliques, II. 180.
Interclavicularis digastricus anticus, II. 265.
Intercostaux externes, II. 287.
— internes, II. 288.
Interdigastrica (m.). II. 115.
Interépineux, I, 230.
— superficiel, I, 231.
Interne du marteau, I. 77.
Interosseus plantaris hallucis. II, 410.
— *prior indicis*, II. 196.
— *primus plantaris.* 376, II. 410.
— *volaris*, II. 194.
Interosseux de la jambe, II. 362.
— de la main (dorsaux). II. 189.
— — (palmaires). II. 193.
— dorsal surnuméraire de la main. II. 202.

Interosseux du pied (dorsaux), II, 411.
— — (plantaires), II, 409.
Interpollicaris transversus, II, 202.
Interscutien, I, 64.
Intertransversaire antérieur du cou (long),
I, 229.
— postérieur du cou (long), 230.
Intertransversaires communs ou longs, I, 228.
— propres ou courts, I, 230.
Intertransversaires obliques, I. 230.
Intra-costales. I. 290.
Inventor femoris, II, 245.
Ischii-fémorien, II, 299.
Ischio-caudal, I, 359.
— caverneux, I. 339.
— coccygien, I. 359.
— condylien, I. 298.
— fémoral, II, 243. 296.
— fémorien, II. 243.
— pénien, I, 339.
— périnéal, I. 355.
— péronéal, II, 282.
— pubio-urétral, I, 340.
— urétral, I, 340.
— urétral transverse profond, I, 345.
Isocèle (premier), I. 229.

J

Jambier antérieur, I. 346.
— — (deuxième), II, 347.
— petit. II. 372.
— postérieur. II. 323.
Jochbeinzacke. I. 16.
Jugo-maxillaire. I, 39.
Jumeau accessoire de la jambe. II, 308.
Jumeaux de la jambe. II. 303.
— pelviens. II. 236.

K

Klein (M. de). I. 13.
Kerato-cricoïdeus. I, 184.
Kopf-arm-muskel. I. 236.

L

Labial. I. 11.
Labio-auriculaire, I. 20.
Labio-nasal depressor, I. 10.
Lacrymal. I. 19. 60
— antérieur. I. 53.
— postérieur. I. 53.
Lacrymalis. I. 54.
Lacrymo-labial, I. 19.
Lambdo-conchien. I. 63.
Lateralis nasi, I. 10.
Latissimo-condyloïdeus. I. 203.
Laxator tympani major, I. 77.
— — *minor*, I. 77.
Levator anguli oris, I. 97.

Levator caudæ, I, 368.
— *claviculæ*, I, 235.
— *coccygis*, I, 360.
— *glandulæ thyroïdeæ lateralis*, I, 168.
— *labii inferioris*, I, 30.
— — *superioris proprius vel major*, I, 15.
— *labiorum communis*, I, 27.
— *menti*, I, 30.
— *palati mollis anterior*, I, 82.
— *pharyngis internus*, I, 87.
— *proprius alæ nasi anterior*, I, 31.
— *posterior*, I, 9.
— *prostatæ*, I, 337.
— *scapulæ major vel anterior*, I, 235.
— — *minor vel posterior*, I, 232.
— *tendinis latissimi dorsi*, II, 23.
Levatores breves costarum, I, 289.
— *longiores costarum*, I, 289.
Linguaux verticaux, I, 32.
Lombo-stylien, I, 241.
Lombricaux de la main, II, 178.
— du pied, I, 406.
Long du cou, I, 164.
Longissimus atlanticus, I, 223.
— *capitis*, I, 222, 223.
— *cervicis*, I, 222.
— *pollicis*, I, 103.
Longus atlantis, I, 164.

M

Mâcheur (second), I, 42.
— (premier), I, 38.
Malaris, I, 55, 56.
Mandibularis externus, I, 38.
Mandibulo-maxillaire, I, 39.
Manducatorius, I, 38.
Manieux, II, 203.
Manubrial profond, I, 254.
— superficiel, I, 254.
Marsupiaux, II, 239.
Masséter, I, 38.
— interne, I, 42.
— *trigastricus*, I, 39.
Masto-parotidien, I, 107.
— hyoïdien, I, 114, 119.
— huméral, I, 110, II, 3.
— — profond, I, 173.
Mastoïdo-acromio-claviculaire, I, 235.
— auriculaire, I, 75.
— parotidien, I, 112.
— pharyngien, I, 87.
Maxillaire, I, 14.
Maxillo-labial, I, 25.
— mandibulaire, I, 39.
Membrana pleuro-œsophagea, I, 303.
Mentalis, I, 30.
Mento-labial, I, 28.
Mento-hyoïdien, I, 166.
Merkel M. de, I, 118.
Métatarso-phalangien du premier orteil, II, 374.

Métatarso-sous-phalangien transversal du premier orteil, II, 374.
— phalangiens latéraux, II, 374.
Moustachier, I, 10.
Multifide, I, 228.
Muscle de l'agression, I, 6
— de l'attention, I, 1.
— de l'étonnement, I, 1.
— de la lubricité, I, 8,
— de la menace, I, 6.
— de la réflexion, I, 53.
— du dégoût, I, 28.
— du mécontentement, du mépris, I, 25.
— du pleurer, I, 15, 21.
— — à chaudes larmes, I, 13.
— du rire, I, 20.
— du rire forcé, menaçant, I, 25.
— du sanglot, I, 13.
Mylo-hyoïdien, I, 126.
— glosse, I, 79.
— pharyngien, I, 85.
Myrtiforme, I, 10.

N

Nasal depressor, I, 10.
— *dilatator*, I, 19.
Nasalis, I, 10, 11.
Nasalis labii superioris, I, 12.
Naso-labialis, I, 12.
— *labial elevator*, I, 13.
Natatores capitis, I, 105, 112.

O

Oblique de l'abdomen (grand ou externe), I, 317.
— (petit ou interne), I, 319.
— de la tête (grand), I, 225.
— (petit), I, 226.
— de l'œil (grand), I, 49.
— (petit), I, 49.
— du pavillon de l'oreille, I, 76.
— primitif, I, 285.
Obliquus inferior colli, I, 164.
— *superior colli*, I, 164.
Obturateur externe, II, 235.
— interne II, 233.
Occipital, I, 4.
— transverse, I, 68.
Occipitalis minor, I, 68.
— *teres*, I, 68.
Occipiti-auricu, I, 62.
— rotateur, I, 62.
Occipito-frontal, I, 2.
— hyoïdien, I, 119, 166.
— pavillien, I, 63.
— pharyngien, I, 86.
— pollicien, I, 192.
— scapulaire, I, 232.

Occipito-scutien, I, 63.
 — staphylin, I, 88.
Œsophagien. I, 167.
Omo-anconœus, I, 203.
 — *atlantiens*. I, 235.
 — cervical. I, 245.
 — claviculaire. I, 261.
 — hyoïdien. I, 136.
 — trachélien. I, 235.
 — — prétransversaire. I, 237.
 — — rétro-transversaire, I, 237.
Opposant du gros orteil. II, 420.
 — du petit doigt, II, 177.
 — — orteil. II, 394.
 — — pouce. II, 611.
Oral angle elevator, I, 27.
Oral orbicular muscle. I, 11.
Orbiculaire de l'urètre, I, 340.
 — des lèvres. I, 11.
 — des paupières, I, 53.
 — externe des lèvres, I, 12.
 — interne des lèvres. I, 12.
 — supérieur des paupières. I, 53.
Orbicularis latus. I, 53.
 — *oculi*, I, 53.
 — *oris*, I, 11.
Orbito-labial. I, 19.
Oethe foremost muscle du suspensorium, I, 125.

P

Palatin (grand). I, 42.
Palato-glosse. I, 85.
 — pharyngien, I, 90.
 — staphylin. I, 83.
Palmaire cutané. II, 170.
 — (grand). II, 83.
 — grêle, II, 85.
 — (long). II, 85.
 — (petit). II, 85.
Palmaris bicaudatus, II, 91.
 — *tricaudatus*, II, 91.
Palpébral inférieur. I, 60.
Panniculus carnosus. I, 97, 286.
Paraméral. I, 361.
Parotido-auriculaire. I, 67.
Pars abdominalis pectoralis majoris. I, 248.
 — *transversa musculi nasalis*. I, 8.
Peaucier. I, 97.
 — cervico-facial. I, 98.
 — dorso-huméral. I, 103.
 — du thorax et de l'abdomen. I, 102.
 — (grand). I, 102.
 — releveur de la valve et du scrotum. I, 102.
Peauciers abdominaux. I, 102.
 — axillaires. I, 102.
 — dorsaux, I, 102.
 — sous-occipitaux de la nuque. I, 68, 101.
 — thoraciques. I, 102.
Pectiné, II, 294.
Pectoral (grand). I, 243.
 — intermédiaire. I, 245.

Pectoral (petit), I, 250.
 — superficiel, I, 245.
 — (troisième), I, 248.
Pectoralis minimus, I, 254.
 — *quartus*. 200, I, 248.
Pédieux. II, 413.
 — de la main. II, 203.
 — (cinquième). II, 370.
Percé du pied, II, 396.
Perforant des doigts, II, 99.
 — — orteils, II, 327.
Perforatus pedis, II, 396.
Perforé des doigts, II, 95.
 — — orteils, II, 396.
Perforé du pied, II, 396.
Péristaphyli-pharyngien, I, 91.
Péristaphylin externe, I, 83.
 — interne. I, 84.
Péritonéo-diaphragmatique, I, 305.
Perodactylus, II, 368.
Peronœo-calcaneus externus, II, 364.
 — *calcaneus internus*, II, 403.
Péronéo-cuboïdien, II, 365.
 — malléolaire. II, 368.
 — tibial. II, 360.
Peroneus accessorius, II, 364.
 — *intermedius*. II, 341, 370.
 — *medius*. II, 364.
 — *parvus*. II, 370.
 — *quartus*. II, 364.
 — *quinti*. II, 370.
 — *quinti digiti*. II, 340, 370.
 — *sextus*. 364, II, 370.
 — *tertius*. II, 342, 370.
Péronier antérieur. II, 342.
 — du doigt pénultième, II, 342.
 — du cinquième orteil. II, 369, 370.
 — latéral (court), II, 339.
 — — (long). II, 334.
 — moyen. II, 370.
 — (quatrième). II, 364.
Pétro-pharyngien. I, 87.
Pharyngo-staphylin, I, 90.
Philips (M. de). I, 127.
Phréno-gastrique. I, 304.
 — hépatique, I, 304.
 — œsophagien. I, 303.
 — péritonéal. I, 304.
 — rétro-médiastinal, I, 304.
Pilier intermédiaire du diaphragme, I, 308.
 — latéral du diaphragme. I, 308.
 — médian du diaphragme, I, 302.
Piliers accessoires du diaphragme, I, 305.
Pinnal radié. I, 10.
 — supérieur. I, 9.
 — transverse. I, 8.
Plantaire carré. II, 400.
 — grêle. II, 314.
Plantaris. 308. II, 315.
 — *bicaudatus*. II, 318.
Plat de la joue (M. du). I, 38.
Platysma myoïdes. I, 2.
 — *risorius*. I, 21.

Pleuro-transversaire, I, 160.
Poplité, II, 319.
— (muscle accessoire en connexion avec le), II, 319.
— (petit), II, 319.
— (sous-), II, 363.
— supérieur, II, 319.
Popliteus biceps, II, 320.
— *geminus*, II, 320.
Poumon (m. du), I, 307.
Portio abdominalis pectoralis majoris, I, 248.
— *musculi cutanei supra parotidem ad aurem ascendentis*, I, 101.
— *pyramidalis pectoralis majoris*, I, 248.
Portion antérieure du carré des lombes, I, 326.
— de l'épineux postérieur (petite), II, 12.
— du faisceau antérieur du carré des lombes (petite), I, 326.
— ilio-costale du carré des lombes, I, 326.
— lombaire du carré des lombes, I, 325.
— lombo-costale du carré des lombes, I, 326.
— postérieur du carré des lombes, I, 326.
— principale du scalène des lombes, I, 326.
— transverso-costale du carré des lombes, I, 325.
Préclaviculaire latéral, I, 264.
— médian, I, 265.
Précoraco-huméral, II, 11.
Présternal, I, 275.
Primi paris constrigium alas, I, 8.
Primus omnium maximus sai lateris clunem efformans, II, 225.
Procerus nasi, II, 6.
Pronateur (carré), II, 107.
— (grand), II, 79.
— oblique, II, 79.
— (petit), II, 107.
— (rond), II, 79.
— transverse, II, 107.
Pronator pedis, II, 322.
— *tibiæ*, II, 483.
Prostatique supérieur, I, 337.
Protracteur de l'os marsupial, I, 316.
Protractor arcis cruralis, I, 324.
Protractores anguli oris, I, 12.
Protrusores anguli oris, I, 12.
Psoas accessoire, I, 328.
— (grand), I, 328.
— (petit), I, 328.
— surnuméraire, I, 330, 331.
Ptérygoideus major, I, 42.
— *minor*, I, 41.
Ptérygoïdien externe, I, 41.
— interne, I, 42.
— propre, I, 44.
Ptérygo-épineux, I, 45.
— maxillaire, I, 45.
— (grand), I, 42.
— (petit), I, 41.
— *palatinus*, I, 82.
— pharyngien, I, 95.
— pharyngien extrinsèque, I, 95.
ubio-fémoral, II, 296.

Pubio-péritonéal, I, 323.
— prostatique, I, 340.
— tibial antérieur, II, 256.
— transversal, I, 323.
Pubo-coccygien, I, 337.
— fémoral.
Pyramidal de l'abdomen, I, 314.
— de la hanche, II, 228.
— du nez, I, 615.
— (grand), I, 126.
Pyramidalis, I, 13.
Pyramidalis auriculae, I, 75.
— *menti*, I, 25.
— *narium*, I, 13.
— *nasi*, I, 6.
— *socius*, I, 14.
Pyriforme, II, 230.

Q

Quadratus labii inferioris, I, 28.
— — *superioris*, I, 13.
— *femoris*, II, 230.
— *menti*, I, 28.
— *plantæ*, II, 400.
Quadriceps brachial, II, 57.
— fémoral, II, 260.
Quadrijumeau de la tête, I, 113.
— du bras, II, 33.
Quadripartitus (m.), II, 49.
Quinticeps fémoral, II, 266.

R

Radial accessoire, II, 118.
— antérieur, II, 83.
— — court, II, 141.
— externe (premier), II, 115.
— — (second), II, 115.
— intermédiaire, II, 117.
— — bicipital, II, 117.
— interne, II, 83.
Radialis externus tricornis, II, 119.
Radio brachio-carpien, II, 144.
— carpien, II, 142.
— carpo-métacarpien, II, 142.
— cubito-carpien, II, 144.
— épitrochléo-carpien, II, 144.
— *internus brevis vel minor*, II, 141.
— palmaire, II, 142.
— phalangettien du pouce, II, 103.
— phalangien, II, 142.
— métacarpien, II, 144.
— sus-phalangien, II, 135.
Rectus abdominis superficialis, I, 281.
— *accessorius cruris*, II, 266.
— *anticus medius seu minimus capitis*, I, 173.
— *capitis*, I, 162.
— *colli*, I, 164.
— *labii*, I, 13.

Rectus lateralis. I, 317.
— — *accessorius*. I, 340.
Rectus sternalis. I, 275.
— *sterni*. I, 275.
— *thoracis*. I, 275.
Releveur de la lèvre antérieure. I, 14.
— de l'anus. I, 337.
— de la paupière supérieure. I, 47.
— de l'épiglotte. I, 188.
— de la queue, I, 369.
— de la verge. I, 39.
— propre de l'épaule. I, 232.
Rétracteur de la dernière côte. I, 320.
— du scrotum. I, 335.
Retractor costæ. I, 320.
Retrahens anterior auris, I, 63.
— *inferior auris*. I, 63.
— *internus auris*. I, 63.
— *superior auris*. I, 63.
Rhabdomyomata, II, 45.
Rhinœus. I, 13.
Rhomboïde antérieur. I, 232.
— de la tête, I, 232.
— cervical. I, 232.
— (grand). I, 208.
— (petit). I, 207.
— occipital. I, 232.
Rhombo-alloïdien. I, 234.
Rhomboïdeus de Santorini, I, 18.
Risorius. I, 24.
— *novus*. I, 24.
Rond (grand), II, 15.
— (petit). II, 13.
— de la cuisse (petit).
Rotateurs des vertèbres. I, 228.
Rotator humeri. II, 22.
Rotatores breves. I, 228.
— *longi*, I, 228.

S

Sacro-coccygeus inferior. I, 363.
— *posterior*, I. 368.
— coccygien antérieur. I, 363.
— postérieur. I, 368.
Sacro-lombaire. I, 226.
Sacci-lacrymalis (m.). I, 54.
— *anterior* (m.). I, 54.
— *posterior* (m.). I, 54.
Salpingo-pharyngien. I, 87.
Saphène (m.). II, 301.
Sangle du menton, I, 26.
— du triangulaire des lèvres, I, 26.
Sartorius bicaudatus, II, 254.
— *biceps*, II, 254.
— *digastricus*, II, 250.
Satellite de l'artère cubitale (m.), II, 93.
— — radiale (m.). II, 110.
Scalène antérieur. I, 155.
— intermédiaire, I, 155.
— latéral, I, 159.
— moyen, I, 158.

Scalène (petit), I, 160.
— pleural, I, 160.
— pleuro-transversaire, I, 160.
— postérieur, I. 159.
Scalènes, I, 149.
Scalenus accessorius, I. 60.
— *minimus*. I, 155.
Scansorius, II, 245.
Scapulo-claviculaire, I, 260.
— clavien. I, 260.
— *costalis*. I, 258.
— huméral grêle. II. 26.
Scapulo-humeralis digastricus, II, 6.
— trochitérien (petit), II, 15.
— scuto-auriculaire, II, 15.
Second chef de l'*indicator biceps*, II, 209.
— faisceau du crico-thyroïdien double, I, 184.
— opponens, II, 390.
— *pollical extensor*, II, 135.
Semi-spinalis dorsi et cervicis. I, 228.
Singularis colli, I. 229.
— *splenii accessorius*, I, 235.
Serratus internus, I, 290.
Soléaire, II, 310.
— accessoire, II. 311.
— surnuméraire. II. 311.
Sourcilier, I, 56.
Sous-clavier, I. 260.
— costaux, I. 290.
— crural, II, 272.
— cutané du cou, I, 112.
— — épicranien, I. 2.
— épineux, II, 11.
— — superficiel, II. 12.
— pubi-fémorien, II, 299.
— pubio-fémoral, II, 296.
— — fémorien. II. 299.
— scapulaire. II. 17.
— — accessoire, II, 18.
— — — (petit), II, 18.
Sphéno-maxillaire et palatin, I, 45.
— maxillien (petit), I. 41.
— pharyngien, I, 87.
— salpingo-pharyngien, I. 88.
Spino-dorsaux. I. 221.
Spino-huméraux. I, 221.
Sphincter ani tertius. I, 336.
— de l'anus (externe). I. 334.
— — (interne). I, 335.
— — (supérieur ou d'O.Beirne). I, 336.
— de l'urètre. I, 340.
— de la vessie (externe). I. 340.
— — (interne). I, 353.
— des naseaux. I. 11.
— du cloaque. I, 323.
— laryngien. I. 177.
— *oculi*. I. 53.
— œsophagien. I. 306.
— *oris*. I, 11.
— *palpebrarum*. I. 53.
— prostatique. I. 353.

Sphincter strié du vagin, I, 340.
Splenius accessorius, I, 235.
Splénius de la tête, I, 217.
— du cou, I, 216.
Stapédien, I, 77.
Sternal, I, 275.
— transverse, I, 286.
Sternalis, I, 275.
— *brutorum*, I, 275.
Sterno-abdominalis, I, 291.
— aponévrotique, I, 245.
— basilaire, I, 111.
— céphalique, I, 112.
— cervical, I, 172.
— chondro-scapulaire, I, 258.
— — thyroïdien, I, 131.
— claviculaire, I, 260.
— *clavicularis superior*, I, 264.
— cléido-hyoïdien, I, 129.
— — mastoïdien, I, 105.
— — mastoïdo-occipital, I, 113.
— *fascialis*, I, 172.
— huméral, I, 245.
— mastoïdien, I, 111.
— maxillaire ou mandibulaire, I, 104.
— *omoïdeus*, I, 264.
— occipital, I, 107.
— préscapulaire, I, 245.
— scapulaire, I, 258.
— trochinien, I, 245.
Stimmbandmuskel, I, 179.
Stylo-auriculaire, I, 73.
— chondro-hyoïdiens, I, 123.
— glosse, I, 79.
— *hyoïdeus alter*, I, 123.
— — *novus*, I, 123.
— — *secundus*, I, 123.
— hyoïdien, I, 122.
— — (petit), I, 123.
— — profond, I, 123.
— maxillaire, I, 125.
— pharyngien, I, 90.
— — inférieur, I, 92.
— *pharyngeus alter*, I, 90.
Subanconeus, II, 58.
Subclavius posticus, II, 258.
Subcostalis, II, 290.
Subcoracalis, II, 272.
Subcruceus, II, 272.
Subscapularis minor, II, 18.
— *secundus*, II, 18.
Subscapulo-capsularis, II, 18.
— *humeralis*, II, 18.
Sublorsal, I, 53.
Subthyroideus, I, 182.
Subvertebral rectus, I, 162.
Superior labial elevator, I, 15.
Supinateur (long), II, 110.
— court, II, 113.
Supinator, II, 113.
— *brevis accessorius*, II, 115.
— *longus accessorius*, II, 111.
— *pedis*, II, 371.

Supinator primus, II, 110.
Supra-labial elevator, I, 15.
— *costalis*, I, 271.
Sur-costal antérieur, I, 271.
Sur-costaux (courts ou petits), I, 289.
— (grands ou longs), I, 289.
Surnuméraire du dos de la main, II, 203.
Sus-cervico-cutané, I, 102.
Sus-cervico-pavillien, I, 63.
Sus-épineux, II, 10.
Sus-clavier, I, 260.
Sus-maxillo-labial, I, 14.
— — (grand), I, 13.
— — (moyen), I, 15.
— — (petit), I, 27.
— labiaux accessoires, I, 19.
— nasal (grand), I, 15.
— naso-labial, I, 14.
Suspenseur de la plèvre, I, 160.
— du duodénum, I, 305.
— du testicule, I, 322.
Syndesmo-pharyngien, I, 90.
— thyroïdien, I, 182.

T

Tataroff (m. de), I, 75.
Temporal, I, 35.
— superficiel, I, 35.
Temporalis minor, I, 37.
Temporo-auriculaire, I, 64.
— maxillaire, I, 35.
— maxillien, I, 35.
Tendon digital ou phalangien du court péronier latéral, II, 340.
— dorsal du court péronier latéral, II, 340.
Tenseur de l'aponévrose cervicale superficielle, I, 263.
— de l'aponévrose de la jambe, II, 316.
— — sous-claviculaire antérieure, I, 266.
— de l'arcade crurale, I, 362.
— de la capsule de l'épaule, II, 20.
— de la gaine du fléchisseur commun des doigts, II, 141.
— de la muqueuse alvéolo-labiale, I, 18.
— de la synoviale du coude (antérieur), II, 58.
— — (postérieur), II, 58.
— — du genou, II, 272.
— — radio-bicipitale, II, 75.
— du *fascia lata*, II, 258.
— du feuillet postérieur de la gaine du grand droit, II, 323.
— du feuillet postérieur de la gaine du grand droit de l'abdomen et du *fascia transversalis*, I, 323.
— du voile du palais, I, 82.
Tensor capsuli tibio-tarsalis anterior, II, 403.
— *fasciæ brachii*, I, 102.
— *deltoideæ a fascia infra-spinatâ*, II, 5, 103.
— *fasciæ margine axillari scapulæ*, II, 5.

Tensor fasciæ colli. I, 263.
— — *dorsalis pedis,* II. 318.
— — *et cutis foveæ axillaris,* II. 17.
— — *femoris internus,* II. 253.
— — *plantaris.*
— — *poplitealis.* II. 279.
— *laminæ posterioris vaginæ m. recti abdominis.* II.
— *laminæ posterioris vaginæ m. recti abdominis et fasciæ transversalis abdominis.* I, 323.
— *membrani synovialis tarsi.* II. 403.
— *plicæ alaris,* I. 150 et II. 10.
— *tarsi.* II. 54.
— *trochlear.* I. 48.
— *tympani.*
Tensores fasciæ suralis. II. 278.
Teres minimus. II. 15.
Tête externe du tendon du muscle obturateur. II. 239.
Thénar cutané. II. 201.
Thiernesse (m. de). II. 214.
Third pollical extensor. II. 138.
Thyreo-syndesmicus. II. 136.
— *triticealis.* II. 136.
Thyro-adénoïdien. II. 167.
— *aryténoïdeus minor.* II. 179.
— aryténoïdien. II. 178.
— épiglottiques. II. 187.
— épiglottique grand. II. 187.
— épiglottique petit. II. 187.
Thyroïdeus marginalis inferior. II. 181.
— *proprius.* II. 181.
— *superior.* II. 136.
Thyroïdien inférieur. II. 182.
— propre. II. 183.
— transverse. II. 181.
Thyroïdeus lateralis or cerato hyoïdeus. I, 136.
— *superior or minor or azygos.* I, 135.
Thyro-hyoïdien. I. 135.
— médiastinal. I. 171.
— staphylin. I. 90.
— trachéal. I. 170.
Tibial antérieur. II. 346.
— postérieur. II. 323.
— — (second). II. 324.
— — de l'avant-bras. II. 41. 147.
Tibialis posticus vel internus. II. 325.
— *secundus.* II. 324.
Tibio-astragalus anticus. II. 350.
— calcanéen. II. 366.
— *fascialis anticus.* II. 350.
— *tarsalis.* II. 35.
Trachélo-atloïdien. I. 229.
— *clavicularis imus.* I. 237.
— occipital. I. 219.
Tragus (m. du). I. 75.
Transversaire du cou, I. 222.
— épineux du cou et de la tête. I. 220.
— grêle. I. 226.
Transversal des côtes, I. 273.
— du pied. I. 302.

Transversalis, I, 162.
— *cervicis anterior.* I. 230.
— *anticus,* I, 229.
— *medius,* I. 229.
— *menti,* I. 26.
Transverse de l'abdomen. I. 321.
— la nuque, I. 68.
— l'orbite, I. 68.
— du cou. I. 171.
— menton. I. 26.
— nez, I. 8.
— — (accessoire). I. 31.
— pavillon de l'oreille, I. 75.
— — (supérieur). I. 76.
— périnée, I. 355.
— — (profond), I. 340.
— — (superficiel). I. 355.
— scapulum, 235, I. 210.
— thorax, I. 291.
Transverso-anal. I. 355.
Transverso-épiscapulaire, I. 213.
— urétral, I. 340.
Transversus colli, I. 181.
— *manus.* II. 392.
— *nasi (accessorius).* I. 31.
— *nuchæ,* I. 68.
— *pedis,* II. 384. 392.
— *perinei,* I. 355.
— — *(alter).* I. 356.
— *thoracis posterior,* I. 290.
Trapèze, I, 191.
— cervical. I. 191.
— dorsal. I. 191.
— antérieur. I. 192.
— postérieur. I. 192.
Triangularis coccygis, I. 359.
— *menti.* I. 25.
— *nasi,* I. 8.
Triangulaire, I. 126.
— des lèvres, I. 25.
— du sternum. I. 291.
— — (antérieur ou externe), I. 275.
— interne, I. 25.
Triceps brachial. II. 53.
— crural. II. 262.
— laryngien, I. 180.
— *longus secundus,* II. 55.
— sural. II. 306.
Trifémoro-rotulien. II. 269.
Trigastricus. I. 115.
Tripartites (m.). II. 48.
Triticéo-glosse. I. 78.
Trumpeter (m.). I. 43.
Tympano-auriculaire. I. 75.

U

Ulnaris externus, II. 122.
— — *brevis.* II. 122.
— *internus,* II. 93.
— — *brevis,* II. 148.

Ulnaris quinti digiti, II, 126.
Ulno-carpalis singularis anterior, II, 148
Unci-pisiformien, II, 202.
Urétro-bulbaire, I, 340.
   — pubien, I, 340.

V

Vaste externe du quadriceps fémoral, II, 266
  —   —   brachial, II, 57.
  — interne du quadriceps fémoral, II, 269
  —   —   brachial, II, 57.
  — (long), II, 221.
  — moyen du quadriceps fémoral (crural antérieur), II, 270.
  — moyen du quadriceps brachial (brachial postérieur), II, 57.
Vertébro-hyoïdiens, I, 145.
Vertico-scutien, I, 64.
Vésico-prostatique, I, 337.

X

Xyphoïdien (péri-), I, 324.

Y

Ypsilo-glosse, I, 78.

Z

Zygoma risorius, I, 24.
Zygomatique (grand), I, 20.
  — (petit), I, 21.
Zygomato-auriculaire.
  — labial (grand), I, 20.
  — — (petit), I, 21.
  — maxillaire, I, 38.

W

Wilson (m. de), I, 340.

ERRATA-ADDENDA

Mylo-hyoïdien. — *Division en plusieurs faisceaux*, I, p. 127, l. 11. — La glande sublinguale envoie aussi chez nombre de sujets des prolongements dans les lacunes que peuvent présenter les faisceaux de ce muscle. Ces prolongements glandulaires expliquent, d'après M. Morestin, le développement des grenouillettes sus-hyoïdiennes. (Morestin, *Bullet. de la Soc. anat. de Paris*, avril 1897.)

Omo-hyoïdien, I. 3ᵉ l. de la note de la p. 137. — Lire, en modifiant la ponctuation : « Elle se fixe dans le *seinque* à la clavicule et au scapulum et dans le *phoque*, parmi les *Mammifères*, elle a pour limites etc. »

Thyro-aryténoïdien, I. p. 179, l. 1. — Pour des détails circonstanciés sur les rapports, dans les différentes races et chez les *Singes Anthropoïdes*, du thyro-aryténoïdien et de la corde vocale, voy. Giacomini, Sull anatomia del negro. (*Giornale dell' Accademia di Medicina di Torino*, 1882-1897.)

Hyo-épiglottique, I, p. 197, l. 2. — Au dire de M. Antonini (*Monit. Zoologico Italiano*. An. VIII, n. 7, Florence 1897) le muscle hyo-épiglottique existe chez tous les *Mammifères domestiques* où il est représenté tantôt par un faisceau médian qui se porte de la face antérieure de l'épiglotte au corps de l'os hyoïde, tantôt par un faisceau médian et deux faisceaux latéraux aboutissant aux petites cornes de l'os hyoïde. Suivant le même anatomiste le mode de conformation de ce muscle est dans la série animale subordonné au mode de conformation de l'épiglotte, du prolongement lingual et des petites cornes de l'os hyoïde.

Glosso-épiglottique, I, p. 187, l. 4. — M. Antonini a également rencontré ce muscle chez tous les *Mammifères domestiques* qu'il a examinés.

Idem, I, p. 187, l. 9, au lieu de *iverres* lire *viverres*.

Trapèze. — *Dédoublement du muscle*, I, p. 192, l. 10. — Chez un homme M. Titone a trouvé au-dessous du trapèze :

A gauche, un faisceau charnu naissant de l'ellipse aponévrotique et aboutissant à l'angle supérieur et interne de l'omoplate (*m. spino-cervico-angulo-scapulaire*);

A droite, un faisceau charnu provenant de l'apophyse épineuse de la 6ᵉ cervicale et ayant le même mode de terminaison que le précédent :

Des deux côtés, un faisceau charnu qui se portait de l'apophyse épineuse de la 3ᵉ dorsale sur l'aponévrose d'insertion du trapèze à l'omoplate (*m. spino-dorso-scapulaire*).

M. Titone a donné à ces trois faisceaux le nom de « *m. sub-cucullari* » (Michele Titone, *Anomalie anatomiche*, p. 19. Palerme, 1893).

Grand dorsal. — *Dorso-épitrochléen*. Syn. I, p. 203, l. 2. — Faire figurer dans cette énumération les muscles : *Extensor cubiti* de Naumann ; *Anconeus gracilis* de Bendz ; *Dorso-olecranalis*, *Dorso-antibrachialis* de Westling ; *Latissimo-olecranalis* de Windle et Parsons.

Omo-trachélien. — *Syn.* I, 235, l. 27. — Inscrire dans cette nomenclature les *m. clavi-atlantoideus* de Titone, *Atlanto-acromial* de Coues, *Trachelo-clavicularis* de Naumann, *Omo-cleido-transversarius* de Brown, *Levator scapulæ* de Sidebotham.

Présternal. — *Syn.* I, p. 275, l. 13. — A ces qualificatifs joindre les suivants : *Rectus thoracicus, Anomalus sterni. Episternalis. Episternale* (anatomistes italiens).

Idem, I, p. 277, l. 3. — Parmi les anatomistes qui ont observé le présternal citons aussi : MM. Titone, Zoja, de Giacomo, Marchesano, Antonelli (*Resaconto della R. Accad. Med.-chir. di Napoli*, 1878), Varaglia Un muscolo epislernale, Torino, 1883), Griffon (*Bullet. de la Soc. Anat. de Paris*, juillet 1896), Jeanne (*eod. loc.*, mai 1897).

Idem. — *Fréquence*, I, p. 281, l. 22. — Au lieu de « Dans la *Statistique des Variations de l'Anthropologie* de MM. Schwalbe et Pfitzner (*Anatomischer Anzeiger*, 1891) », lire : « Dans la statistique des variations de l'anthropologie de MM. Schwalbe et Pfitzner (*Anatomischer Anzeiger*, 1891 ».

Releveur de l'anus, I, p. 337, l. 30 et note. — Au lieu de Lartscheider lire Lartschneider.

Biceps brachial. — *Augmentation du nombre des chefs*. — *Biceps à trois chefs*. — II, p. 39, l. 20. — Le chef du biceps brachial qui prend naissance sur la face interne de l'humérus, entre le brachial antérieur et le coraco-brachial, a été signalé encore par MM. Titone, Antonelli et Tenchini. Pour M. Tenchini il se rencontrerait chez 6 p. 100 des Italiens et plus souvent à droite qu'à gauche.

Extenseur propre du médius, II, p. 150, l. 8. — Dans un cas observé par M. Titone, le tendon avait deux branches qui se perdaient l'une et l'autre, sur le tendon de l'extenseur commun allant au même doigt. Titone, *Sicilia medica*, anno I, fasc. II.)

Petit fessier antérieur, II, p. 247, l. 2. — Dans son *Anatomia del cimpanzé*, en cours de publication (*Unione Tipographica Editrice*, Torino, 1897), M. Sperino, après avoir noté que chez le *chimpanzé* qu'il a disséqué, le *scansorius* était innervé par un rameau des nerfs fessiers, dit également que ce muscle est « *una portione individualizzata del piccolo gluteo* ». Le petit fessier antérieur est appelé *m. gluteus ventralis* par MM. Windle et Parsons (Bertram C. A. Windle and F.-G. Parsons. — On some points in comparative myological nomenclature ; *Journ. of anat. and phys.*, vol. XXXI (juillet), p. 522-529, Londres 1897).

Accessoire du petit fessier. II, p. 247, l. 3. — Il appert des recherches récentes de MM. Windle et Parsons que ce muscle que je croyais avoir vu le premier, a été signalé par Douglas et décrit par lui sous le nom de « *m. parvus in articulatione femoris situs* ». MM. Windle et Parsons proposent de l'appeler « *gluteus profundus* ».

Jambier antérieur. — *Division totale ou partielle du muscle en deux corps*. — II, p. 347, l. 23. — Sur 400 membres inférieurs examinés par M. Bovero, les deux branches du tendon terminal étaient séparées dans toute leur largeur chez quatre et dans une étendue d'un à deux centimètres chez un quart. Chez les deux tiers l'aponévrose d'insertion plantaire de Sappey était présente. Chez tous l'os sésamoïde scaphoïdien, — dont je nie ainsi que M. Pfitzner l'existence, mais que M. Debierre prétend être constant, — faisait défaut. (Bovero, Sui muscoli « tibialis anterior » ed « extensor hallucis longus ». *Giornale della Reale Accademia di medicina di Torino*, vol. III, an LX, fasc. 6, juin 1897.)

L'une ou l'autre des deux branches du tendon terminal peut, aussi bien dans l'espèce humaine que dans les espèces animales, être absentes. Chez le *lièvre*, le *lapin*, le *cobaye*, etc., le muscle en cause se fixe seulement sur le premier métatarsien et chez le *hérisson*, la *taupe*, etc., sur le premier cunéiforme.

Le tendon terminal du jambier antérieur est, enfin, pourvu d'une gaine séreuse, bien étudiée par MM. Cannieu et Chemin. (Cannieu A. Sur une disposition rare des gaines tendineuses du jambier antérieur et de l'extenseur propre du gros orteil normale chez les *Singes cynocéphales*. *Bibliographie anat.*, III, p. 84, 1895.) — (Chemin, Recherches sur les gaines synoviales tendineuses du pied. *Comptes rendus de la soc. de Biologie de Paris*, n° 8, p. 236, 1896.) Cette gaine peut communiquer avec celle du tendon de l'extenseur propre du gros orteil ou avec la synoviale de l'articulation cunéo-métatarsienne. Elle fait ordinairement hernie entre les deux branches du tendon terminal segmenté du jambier antérieur.

Idem. — *Faisceaux surnuméraires*, II, p. 349, l. 25. — Des faisceaux analogues ont été décrits par Sanchez (*Tratado de Anatomia humana, miologia*, p. 452, Valladolid, 1872), Welcker

Zeitschrift f. anat. u. Entwickel. 1 Bd. 1876), Stauvenghi (*Archivio di Ortopedia*, Milan, 1885), Franceschi *Bolletino delle Scienze mediche*, vol. XXIV, p. 100, 1889), Bardeleben (*Anatomischer Anzeiger*, Jahrb. V, nº 15, p. 435, 1890, et *Verandl. der Anat. gesellsch. auf der fünften Versammlung*, S 213-216, *ibid.*, 1891), Quain (*Anatomy, myology*, p. 278, 1892), Sala (*Atti dell' Accademia delle Scienze mediche naturali*, 1896) et Bovero.

Les opinions les plus diverses ont été émises sur la nature de ces faisceaux et du muscle dont ils proviennent.

Pour Quain, le jambier antérieur est l'homologue du long abducteur du pouce alors que pour M. Bardeleben le long abducteur du pouce, confondu avec le long et le court extenseur du pouce, est rappelé par le long extenseur du gros orteil.

Pour le professeur Testut, le *tibia-astragalus anticus* « représente la portion la plus élevée du long abducteur du pouce du membre thoracique, laquelle prend naissance sur le ligament interosseux et le radius (homologue du tibia) et va se terminer sur les os du carpe ».

De ce que chez les *Chimpanzés* de Humphry, de Wilder et de Wyman, le long abducteur du pouce avait deux tendons : un pour le premier métacarpien, un pour le premier métacarpien et le scaphoïde et de ce que l'astragale, « os tibial + os intermédiaire du tarse » équivaut au scaphoïde « os radial + os central du carpe », M. Sala admet que le *tibia astragalus anticus*, inséré, en bas, sur le col de l'astragale, correspond au long abducteur du pouce.

« Mais, observe justement M. Bovero, l'insertion du long abducteur du pouce sur le carpe (trapèze, scaphoïde, os central) n'est pas constante chez les *Anthropoïdes* (ex. l'orang de Bischoff, le *chimpanzé* de Testut, le *gorille* de Hepburn, le *gibbon* de Deniker) et, chez l'homme, la portion du jambier antérieur qui se fixe sur l'extrémité proximale du premier métatarsien ressemble au long abducteur du pouce qui s'attache à la base du premier métacarpien ». S'appuyant sur ces données, sur les recherches de Welcker, qui témoignent que les deux radiaux fusionnés font partie intégrante du jambier antérieur et sur celles de Bardeleben, qui montrent que le long supinateur, inséré, chez l'homme, à l'apophyse styloïde du radius, se prolonge, chez divers *Mammifères*, jusqu'au préhallux, au deuxième métacarpien, etc., M. Bovero pense :

« D'accord avec M. Guibé, que le jambier antérieur représente au membre inférieur les cinq muscles suivants du membre supérieur confondus en un seul : les deux radiaux externes (Welcker), le long abducteur du pouce (Quain), le long supinateur (Bardeleben) et le court supinateur, à la partie supérieure. A ces cinq muscles, M. Bovero en ajoute un sixième, le court extenseur du pouce, quand le court extenseur du gros orteil naît du jambier antérieur. »

Pour ma part, je m'en tiens à l'analogie manifeste qu'il y a entre le long abducteur du pouce et le faisceau du jambier antérieur aboutissant au premier métatarsien, et entre le court extenseur du pouce et le faisceau que le jambier antérieur envoie anormalement à la première phalange du gros orteil et dont il est parlé plus loin. (Voy. *M. court extenseur du gros orteil.*)

Long extenseur propre du gros orteil. — *Variations des insertions du tendon terminal.* II, p. 358, l. 2. — Ainsi que les professeurs Gruber, Calori, Testut et moi, M. Bovero affirme « qu'à de rares exceptions près le long extenseur propre du gros orteil se fixe toujours aux deux phalanges du gros orteil et que la majeure partie des auteurs classiques sont dans l'erreur quand ils avancent qu'il s'attache seulement à la phalange onguéale ». Sur 400 membres inférieurs, il n'a, en effet, noté le manque d'insertion du muscle dont il s'agit à la première phalange que chez 22, dont 12 possédaient un court extenseur du gros orteil.

Idem, II, p. 359, l. 7. Au lieu de « l'insertion du fléchisseur propre du gros orteil à la seconde phalange », « lire l'insertion du long extenseur propre du gros orteil, etc. ».

Idem, II, p. 359, l. 13. Au lieu de « l'insertion du fléchisseur propre à la seconde phalange » lire « l'insertion du long extenseur propre, etc. ».

Idem, II, p. 359, l. 20. J'ai découvert (mai-août 1897) la bourse séreuse de M. Morestin chez une petite fille de quatre ans et deux jeunes garçons de sept et neuf ans, mais je ne l'ai pas découverte chez un jeune garçon de huit ans ni chez quatre fœtus (1 fille et 3 garçons) de huit à neuf mois. De son côté M. Bovero qui ne l'a jamais rencontrée chez le nouveau-né ni chez le fœtus, l'a disséquée chez 317 membres inférieurs d'adultes sur 400. « Tout en reconnaissant qu'elle est due au frottement, l'âge peu avancé de certains sujets que j'ai examinés me donne à croire, dit l'assistant du professeur Giacomini, qu'elle peut aussi se transmettre par hérédité. »

II

Idem, II, p. 359, l. 23. Au lieu de « *tendons surnuméraires* » lire « *faisceau et tendons surnuméraires* ». Sur 12 p. 100 environ des sujets que j'ai disséqués le long extenseur propre du pouce était renforcé, dans le voisinage du tarse, par un faisceau détaché de la face externe du tibia. Sur 400 membres inférieurs M. Bovero a également noté 52 fois la présence de ce faisceau que plusieurs anatomistes, M. Testut entre autres, regardent à tort comme constant. Il existe parfois chez le *papio nigrescens*, le *macaque*, le *cynocéphale*, etc. (Bovero).

Idem, II, p. 359, l. 31. L'*extensor hallucis longus tricaudatus* de Gruber a été retrouvé par MM. Testut, Calori, Legge, Bovero et par moi (des deux côtés, chez une femme).

Quatrième péronier, II, p. 364, l. 17. — Les principales variétés de ce muscle sont décrites dans « Le varietà dei muscoli della gamba (*Atti R. Accad. dei Fisiocritici di Siena*, série III, vol. III, 1883) de M. Lachi et le péronéo-calcanéen dans les *Anomalie anatomiche* de M. Titone. Dans l'opuscule de M. Titone sont mentionnées, — en plus des variations musculaires indiquées dans les pages précédentes comme lui appartenant — les variations musculaires suivantes :

Transversus menti ; absence du ventre antérieur de l'omo-hyoïdien ; remplacement du sterno-thyroïdien par une lame tendineuse insérée en haut, sur la gaine des vaisseaux carotidiens ; faisceau se portant de la première côte au bord externe du sterno-thyroïdien près de son extrémité supérieure ; tractus musculeux étendu de la ligne courbe supérieure de l'occipital au risorius ; cléido-mastoïdien aponévrotique ; élévateur de la glande thyroïde (2 cas) ; terminaison du ventre antérieur du digastrique par une expansion fibreuse étalée en éventail, sur le mylo-hyoïdien ; stylo-hyoïdien surnuméraire ; mylo-hyoïdien accessoire, attaché, d'une part à l'os hyoïde d'autre part, au ptérygoïdien interne ; bande contractile émanant de l'occipital, au-dessus du trapèze et se perdant à l'état aponévrotique, en avant du cou, entre le sterno-cléido-mastoïdien et le peaucier (2 cas) ; insertion du grand dorsal sur la gaine conjonctive du coraco-brachial ; insertion partielle du même muscle sur la lèvre antérieure de la coulisse bicipitale ; dorso-épitrochléen ; attache d'un faisceau de l'angulaire de l'omoplate à l'apophyse mastoïde et union de la partie supérieure de ce muscle et de la partie supérieure du sterno-cléido-mastoïdien ; absence des deux transverses superficiels du périnée et transverse superficiel surnuméraire allant rejoindre l'ischio-caverneux ; tenseur de la capsule de l'épaule ; faisceau musculaire reliant le sommet du deltoïde à l'aponévrose sus-épineuse ; faisceau d'union entre le corps du biceps brachial et la partie inférieure du coraco-brachial ; court coraco-brachial ; tenseur de l'aponévrose de l'avant-bras naissant de l'humérus, au-dessous du coraco-brachial ; absence et duplicité du palmaire grêle ; insertion du palmaire grêle sur le carpe ; accessoire du long fléchisseur du pouce ayant les mêmes origines que le fléchisseur commun superficiel des doigts et se perdant dans le long fléchisseur du pouce à la naissance du tendon ; faisceaux d'union entre le premier radial externe et le long extenseur du pouce et entre le premier radial externe et le long extenseur et le court abducteur du pouce ; segmentation du premier radial externe ; radial intermédiaire ; fusion des corps charnus du court extenseur et du long abducteur du pouce ; triplicité du tendon du long abducteur du pouce avec attaches normales, extenseur de l'index et du médius ; indépendance de chacun des chefs de l'extenseur commun des doigts ; faisceaux aberrant du palmaire cutané recouvrant l'artère cubitale dans une étendue de 4 centimètres ; trousseaux de fibres rouges se portant du tendon du petit palmaire ou de l'aponévrose anti-brachiale sur le tendon de l'abducteur du petit doigt ; faisceau grêle musculo-tendineux étendu du pisiforme à la base de la première phalange du petit doigt, entre l'opposant et l'abducteur du petit doigt ; couturier double ; os sésamoïde dans le tendon inférieur du biceps crural ; insertion supplémentaire du tibial postérieur sur le premier métatarsien.

Court extenseur du gros orteil, II, p. 352, l. 6. — Sur 150 sujets qu'il a examinés le professeur Gruber l'a vu chez les 2/3 provenir du long extenseur propre du gros orteil, chez 1/23 du jambier antérieur et chez 1/5 du ligament annulaire du tarse, du ligament croisé etc. Gruber, Constante Endigung des *extensor longus hallucis* mittelst zweier Sehnen an beiden Gliedern der grossen Zehe. *Abhandl. a. d. mensch. u. vergleich. Anat.* Saint-Petersbourg, 1852, 4, Abt. 8, S. 121 et Ueber Varietäten des *musculus extensor hallucis longus*, *Reichert's and Du Bois Reymond's Arch.*, 1875, S. 595). Dans les 400 membres inférieurs étudiés par M. Bovero, il naissait dans 155 du tendon ou du corps charnu du long extenseur propre du gros orteil, dans 169 de la gaine aponévrotique du même muscle, dans 6 du jambier antérieur et dans 48 de la face dorsale du pied. Il existait dans 338 membres, soit dans 84,5 p. 100. En somme, de l'avis de Gruber, de Wood et de M. Bovero, et c'est aussi le mien, — il est le plus souvent constitué par un faisceau aberrant du long extenseur propre du gros orteil.

Gruber a donné le nom d'*extensor hallucis longus minor tibialis* au court extenseur du gros orteil qui dépend du jambier antérieur.

Voy. aussi Staurenghi, *Gazzetta degli Ospedali*, n° 5, Milan, 1889.

Considérations générales, II, p. 445, Note 2, avant-dernière ligne. — Au lieu de « en l'an 1154 » lire : « en l'an 1153 ».

Idem, II, p. 481 l. 1. — Pour M. Sutton le ligament sus-gléno-sus-huméral de l'articulation de l'épaule est de même « un reste ancestral du tendon du muscle sous-clavier » et le ligament coraco-huméral de ladite articulation « un vestige de l'insertion primitive du petit pectoral ».

Nous avons formulé, M. Macalister et moi, il y a longtemps une opinion identique sur la nature du ligament coraco-huméral Voy. Le Double, Contributions à l'histoire des anomalies musculaires. Anomalies du petit pectoral, *Revue d'Anthropologie*, p. 283, Paris, 1885.

Pour le ligament sus-gléno-sus huméral de Farabeuf (lig. *Coraco-brachiale* de Schlemm, gléno-huméral supérieur de Morris) l'assertion de M. Sutton me paraît sujette à caution. D'autant plus sujette que pour M. H. Welcker « ce faisceau correspond homologiquement au ligament rond de l'articulation de la hanche » (Welcker, *Arch. f. anat. u. phys.*, p. 20, 1878), tandis que pour M. Poirier c'est le faisceau gléno-huméral moyen qui est l'homologue du ligament rond, Poirier, *Traité d'anatomie humaine* t. I, p. 586, 1896.) Ajoutons que pour M. H. Welcker le ligament sus-gléno-pré-huméral de Farabeuf (lig. *glenoidea brachiale internum* de Schlemm, gléno-huméral moyen de Morris) représente chez l'homme le ligament interarticulaire huméral de divers animaux.

MM. Sutton et Antonini pensent enfin, comme moi, que le ligament hyo-épiglottique est, dans l'espèce humaine, un reliquat du muscle hyo-épiglottique des autres *Mammifères*. Le frein de l'épiglotte de l'homme est aussi, à mon avis, un vestige du muscle génio-épiglottique du *chat*, du *phoque*, etc.

Pour détails complémentaires sur le système musculaire de l'homme et des animaux et en particulier des *Anthropoïdes* consulter, outre les ouvrages cités précédemment, les importants mémoires suivants :

J.-C. Mayer. Zur Anatomie des Orang-Utang und des Chimpanzé ; *Arch. f. Naturgesch* von Troschel ; Bd. XXII, pp. 281-304, 1856.

J.-B. Sutton. On some points in the anatomy of the Chimpanzee : *Journ. of anat. and phys.*, vol. XVIII, pp. 66, 85, 1884.

Ch. Tricot. — Parallèle anatomique des extenseurs du pied chez l'homme et chez les singes, *Th. de Bordeaux*, 1884.

H. Rex. Ein Beitrag zur Kenntnis der muskulatur der Mundspalte der Affen. *Morph. Jahrb.*, Bd. XII, pp. 275-286, 1887.

B. Windle. A note on the extensor tendons of the *manus* of apes ; *Proc. phis. Soc. Birmingham*, vol. VI, pp. 22-25, 1888.

Symington. Observations on the myology of the gorilla and chimpanzee : *Rep. Brit. associ.*, pp. 629-630, Londres 1889-1890.

Antonini. Ricerche anatomiche sur le inserzioni terminali del muscolo tibio-premetatarsico nel cavallo ; *Giornale di anatomia, fisiol. et patol. degli animali*, t. XXIII, fasc. VI, Pise, 1891.

O. Seydel. Ueber die Zwischensehnen und den metameren Aufbau *m. obliquus thoraco-abdominalis externus* der Säugethiere, *Morph. Jahrb.*, Bd. XVIII, pp. 544-604, 1892.

Idem. Ueber die *serratus posticus* und seine Lagebeziehung zum *obliquus abdominis* und *intercostalis externus* bei Prosimien und Primaten : *Morph. Jahrb.*, Bd. XVIII, pp. 35-75, 1892.

G. Ruge. Zeugnisse f. die metamere Verkürzung des Rumpfes bei Säugethieren (der *m. thoraco abdominalis* der Primaten : *Morph. Jahrb.*, Bd. XIX, pp. 376-427, 1893.

Idem. Varietäten im Gebiete der *arteria femoralis* des menschen der Gefaskanal im *adductor magnus* : *Morph. Jahrb.*, Bd. XXII, pp. 164-224, 1894.

Kollmann. Der *levator ani* und der *coccygeus* bei den geschwanzten Affen und den Anthropoïden : *Anatomischer Anzeiger*, Suppl., Bd. IX, p. 198, 1894.

F. Blum. Die Schwantzmuskulatur des Menschen ; *Anatomische Hefte*, Bd. IV, p. 471, 1894.

A. Keith. Note on a theory to account for the various arrangements of the *flexor pro-*

fundus digitorum in the hand and foot of Primates. *Journ. of an. and phys.*, vol. XXVIII. p. 335, 1894.

R. Fick. Vergleichend anatomische Studien an einem erwachsenen Orang-Utang ; *Arch. f. anat. u. Entwickel.* (His), pp. 1-94. Leipzig 1895.

Idem. Beobactungen an einem zweiten erwachsenen Orang-Utang und einem Chimpansen ; *Arch. f. an. u. Entwickel.* (His', pp. 289-318, 1895.

Th. Dwight. Notes on the dissection and Brain of the Chimpanzee « *Gumbo* » (*Troglodytes niger*) ; *Mem. of the Boston soc. of nat. Hist.*, vol. V, n. 2, pp. 31-52, 1895.

Frank E. Beddard. Contributions to the anatomy of the anthropoid Apes ; *Transact of the zoolog. soc. of London*, vol. XIII, pp. 177, 218, 1895.

A. Bovero. Contributo alla casistica delle anomalie muscolari (grande pettorale in un gorilla) ; *Giornale delle R. Accad. di medicina di Torino*, 1896.

E. Imparati. Contribuzione alla miologia delle regioni antero-laterale del torace costale e della spalla nelle scimmie ; *Rivista Italiana di scienze naturali*. An. XV, pp. 118, 121, 129, 132, 145, 148 ; an. XVI, pp. 7. 17, Siena 1895, 1896.

A. Keith. An introduction to the study of anthropoid Apes ; *Natural science*, vol. IX, 1896. — *The gorilla*, n. 53 ; *The chimpanzee*, n. 56 ; *The orang-outang*, n. 57 ; *The gibbon*, n. 58.

A. Lanzilloti-Buonsanti. Ricerche intorno alla morfologia del muscolo extensore anteriore delle falangi nel cavallo. — Extensor digitorum communis. — *Monit. Zoologico Italiano*. A. VIII, N. 6, 1897.

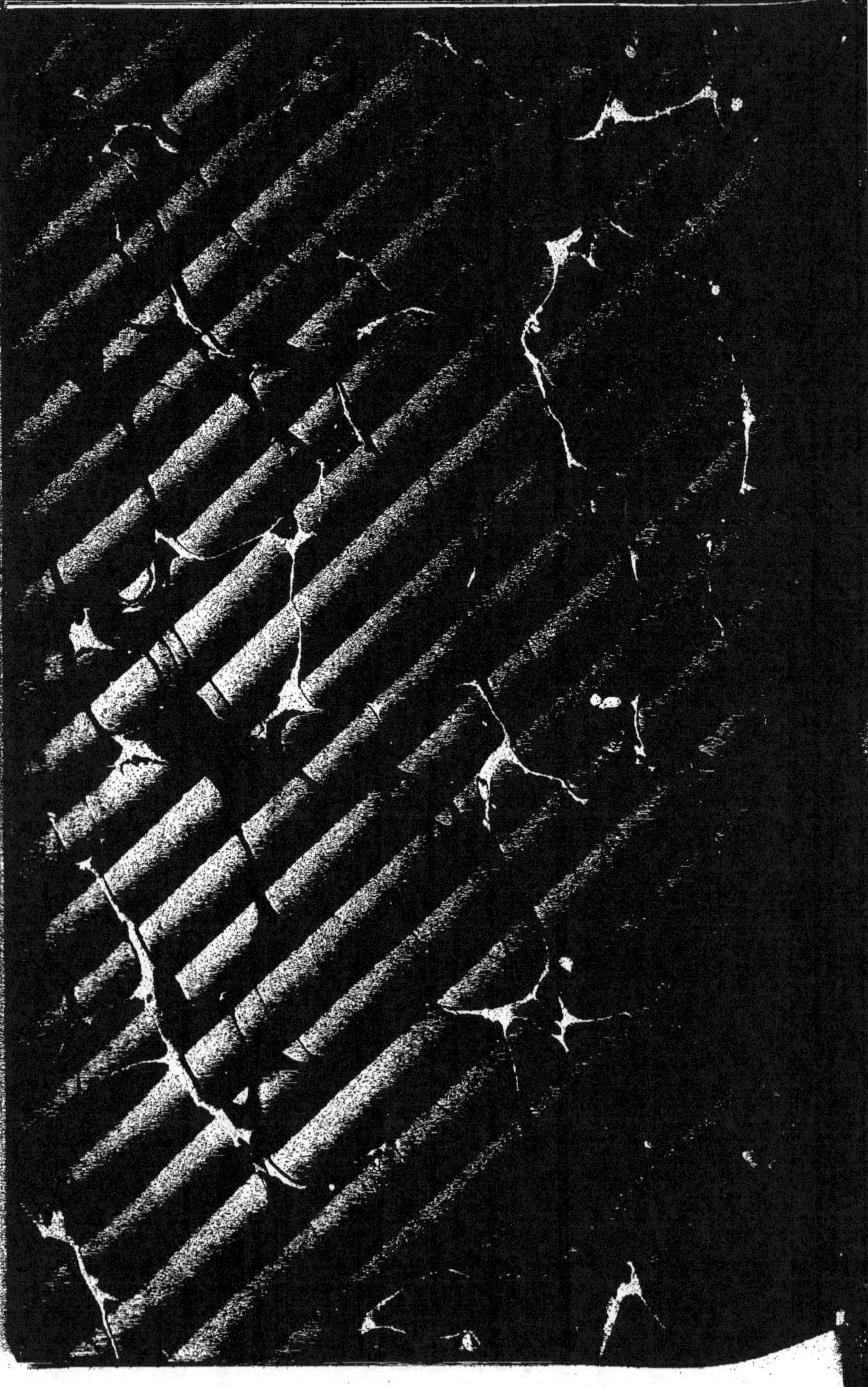

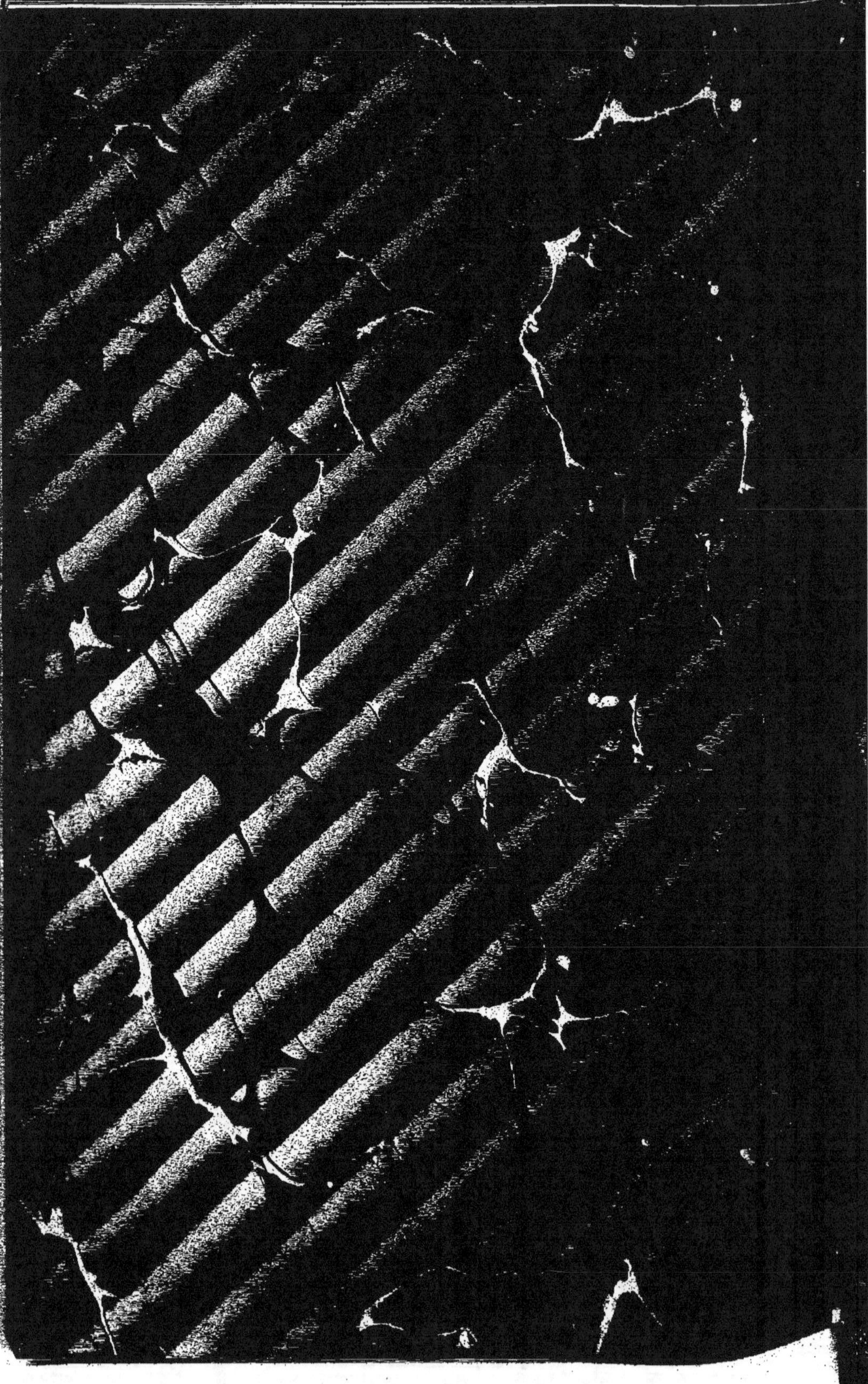

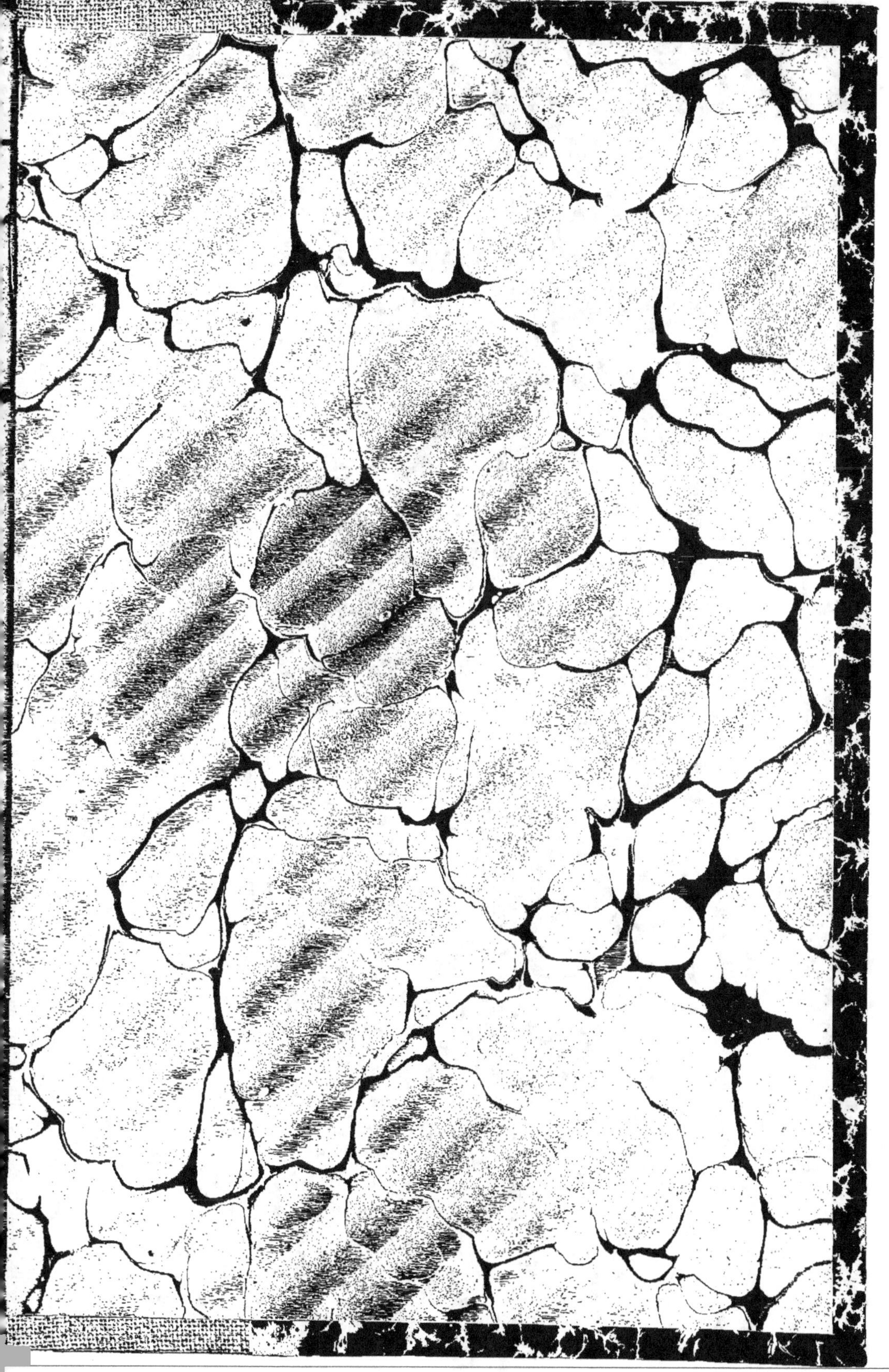

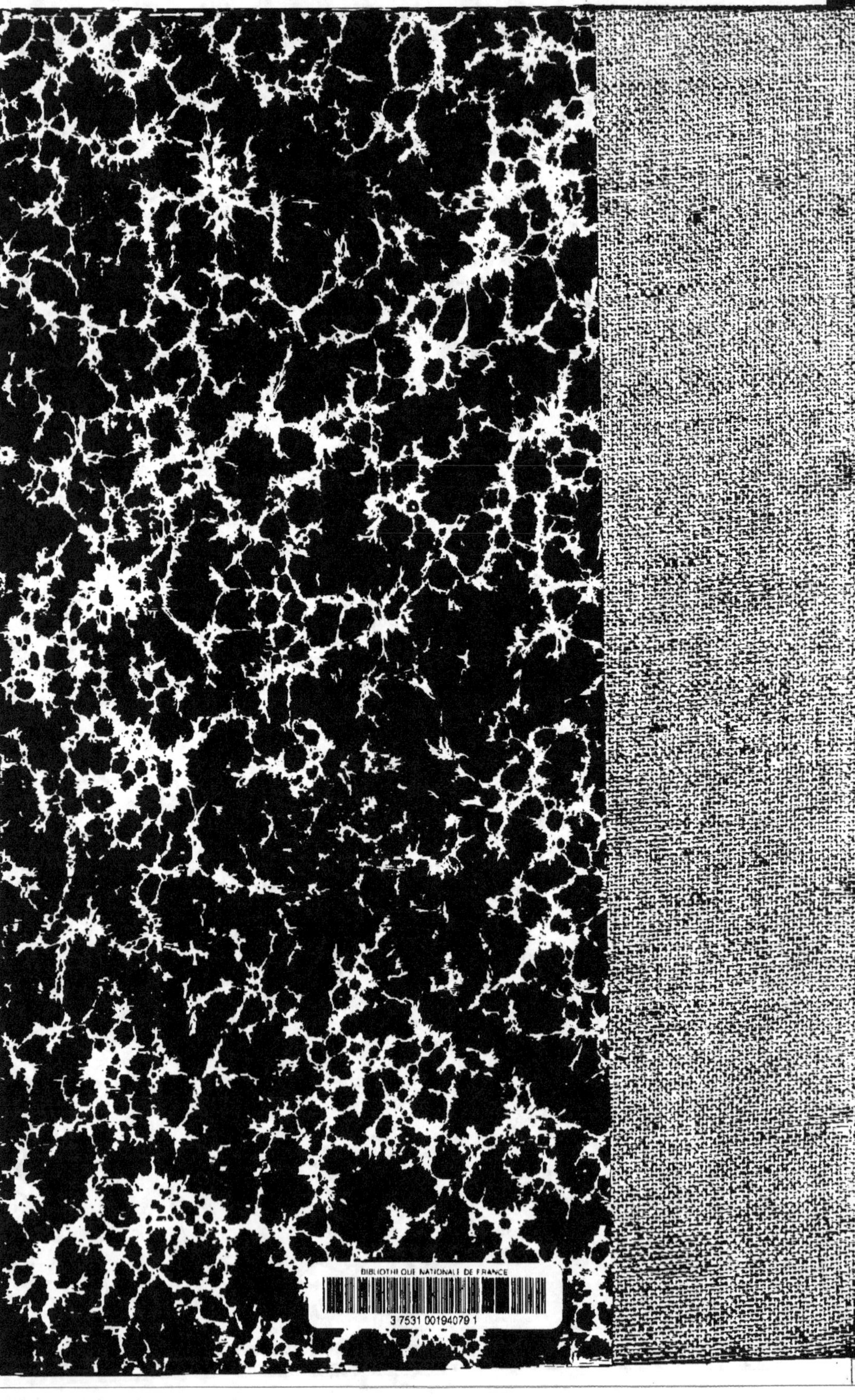